Gynäkologische Standardoperationen

Gynäkologische Standardoperationen

Herausgegeben von

Hermann Hepp · Peter Scheidel · Bernhard Schüßler

Mit Beiträgen von

Peter Eberl-Lehmann · John M. Monaghan · Klaus Peter · Klaus Ulsenheimer

333 Einzelabbildungen, davon 224 in Farbe

Ferdinand Enke Verlag Stuttgart 1991

Professor Dr. med. Hermann Hepp
Direktor der Frauenklinik im Klinikum Großhadern der Ludwig-Maximilians-Universität
Marchioninistraße 15
D-8000 München 70

Professor Dr. med. Peter Scheidel
Chefarzt der Abteilung für Gynäkologie und Geburtshilfe
Marienkrankenhaus
Alfredstraße 9
D-2000 Hamburg 76

Professor Dr. med. Bernhard Schüssler
Frauenklinik im Klinikum Großhadern der Ludwig-Maximilians-Universität
Marchioninistraße 15
D-8000 München 70

Illustrationen:

Jane Carolyn Teichner, M.S.
5950 SW 128 Street. Miami, Florida 33156 USA

Abb.: 1.59 a/b, 1.60, 1.61 a/b, 1.62, 1.140, 1.172, 1.173 a/b, 1.177 a/b, 1.181, 1.185, 2.2 a/b, 2.3, 2.4, 2.5, 2.6, 2.7, 2.8 a/b, 2.9, 3.5, 3.9, 3.15 a, 3.52, 3.53, 3.55, 3.56, 3.57, 3.58, 3.59:
Nancy Cliff Neumüller
Herzogstr. 10, 8059 Langenpreising

Die Deutsche Bibliothek – CIP-Einheitsaufnahme

Gynäkologische Standardoperationen / hrsg. von Hermann Hepp ... Mit Beitr. von Peter Eberl-Lehmann ... – Stuttgart : Enke, 1991
ISBN 3-432-99441-9
NE: Hepp, Hermann [Hrsg.]; Eberl-Lehmann, Peter

Wichtiger Hinweis:

Wie jede Wissenschaft ist die Medizin ständigen Entwicklungen unterworfen. Forschung und klinische Erfahrung erweitern unsere Erkenntnisse, insbesondere was Behandlung und medikamentöse Therapie anbelangt. Soweit in diesem Werk eine Dosierung oder eine Applikation erwähnt wird, darf der Leser zwar darauf vertrauen, daß Autoren, Herausgeber und Verlag große Sorgfalt darauf verwandt haben, daß diese Angabe dem ***Wissensstand bei Fertigstellung des Werkes*** entspricht.

Für Angaben über Dosierungsanweisungen und Applikationsformen kann vom Verlag jedoch keine Gewähr übernommen werden. ***Jeder Benutzer ist angehalten,*** durch sorgfältige Prüfung der Beipackzettel der verwendeten Präparate und gegebenenfalls nach Konsultation eines Spezialisten festzustellen, ob die dort gegebene Empfehlung für Dosierungen oder die Beachtung von Kontraindikationen gegenüber der Angabe in diesem Buch abweicht. Eine solche Prüfung ist besonders wichtig bei selten verwendeten Präparaten oder solchen, die neu auf den Markt gebracht worden sind. ***Jede Dosierung oder Applikation erfolgt auf eigene Gefahr des Benutzers.*** Autoren und Verlag appellieren an jeden Benutzer, ihm etwa auffallende Ungenauigkeiten dem Verlag mitzuteilen.

Geschützte Warennamen (Warenzeichen ®) werden *nicht* besonders kenntlich gemacht. Aus dem Fehlen eines solchen Hinweises kann also nicht geschlossen werden, daß es sich um einen freien Warennamen handelt.

Satz und Druck: Druckhaus Götz GmbH, D-7140 Ludwigsburg
Filmsatz 11/12 Times, Linotype System 5 [202]

5 4 3 2 1

Vorwort

Er kann, ohne sich durch Glück oder Unglück
beeindrucken zu lassen, ganz gelöst sein;
in der Tat mutig, im Handeln einfach,
im Denken überlegen.

R. Lay

Ziel einer Operationslehre ist es, eigene Erfahrungen so darzustellen, daß sie für andere Erfahrungssuchende Anleitung und Hilfe bedeuten. Dabei kann – gerade in der Vermittlung operativer Techniken – die eigene Erfahrung andere nur zum Lernen anleiten. Beim Schreiben wurde uns bewußt, daß wir selbst noch Lernende sind. Insofern betrachten wir das vorliegende Werk keineswegs als abgeschlossene Operationslehre; würden wir doch dieses Buch nach Fertigstellung mit Hilfe dessen, was wir bei seiner Erstellung gelernt haben, sehr gerne neu schreiben. Diese Überlegung schränkt jedoch die Verwendungsfähigkeit der dargestellten Techniken nicht ein. Sie sind in der eigenen operativen Tätigkeit auf ihre Eignung hin überprüft und vielfach hinterfragt worden. Dabei ist uns eine Trennung zwischen dem, was wir von unseren Lehrern erlernt und was wir durch eigene Erfahrung hinzugewonnen haben, nicht mehr möglich.

Während der Ausbildung in der operativen Gynäkologie findet eine starke persönliche Prägung durch den Lehrer statt. Mag man auch im Verlaufe der eigenen Entwicklung Techniken ändern, so verläuft sie doch häufig im Sinne dessen, welcher uns primär angeleitet hat. Die eigene Persönlichkeit bestimmt darüber hinaus strategische Entscheidungen in der operativen Gynäkologie oft stärker als klar zu vermittelnde Handlungsanweisungen.
Das Loslösen von einer operativen Schule hin zur individuellen situativ angepaßten Operationstechnik setzt die Bereitschaft zum ständigen Dazulernen voraus. Die manuelle Geschicklichkeit des Operateurs ist eine Gabe, die er entwickeln und trainieren kann. Die Grenzen seiner Geschicklichkeit wird er sehr schnell erfahren. Hingegen ist die permanente intellektuelle Auseinandersetzung mit der Operationstechnik eine unbeschränkte Erfahrungsdimension.

„Alles Gescheite ist schon gedacht worden, man muß nur versuchen, es noch einmal zu denken" (Goethe). Die in diesem Zitat liegende Wahrheit wurde uns beim Schreiben dieses Buches in besonderem Maße bewußt. Wir nehmen deshalb nicht für uns in Anspruch, in diesem Buch etwas neues Gescheites hinzuzufügen. Beeindruckend ist die Fülle der Anregungen, die wir durch die Diskussionen mit anderen Kollegen im offenen Gespräche, meist anläßlich von Besuchen im Operationssaal, erfahren haben. Diese aus vielen Besuchen in den Vereinigten Staaten, England und anderen Ländern des europäischen Kontinents entstandenen Anregungen sind in die dargestellten Operationsabläufe eingeflossen und es wäre an dieser Stelle unmöglich, alle namentlich zu erwähnen, welche uns hierbei behilflich waren. Stellvertretend für alle möchten wir jedoch an dieser Stelle V. Friedberg, O. Käser und J. M. Monaghan danken; sie haben in ganz besonderer Weise unsere Vorstellung von operativer Gynäkologie beeinflußt und uns die Wege gewiesen.

Dieses Buch wird sich notwendigerweise dem Vorwurf aussetzen müssen, die Indikation zur Operation nicht zu berücksichtigen. Einer der großen gynäkologischen Vordenker (STOECKEL) formulierte: „Indikation ist Wissenschaft, Operation ist Technik". Dieser Mangel ist uns bewußt.

Noch stärker aber glaubten wir berücksichtigen zu müssen, daß die Indikation zur Operation sich einem noch schnelleren Wandel unterzieht, als die Operationstechnik selbst. Vielleicht wird es einmal möglich sein, dieses Buch über operative Techniken durch ein Buch über Indikationen zur Operation zu ergänzen.

Wir haben darüber nachgedacht, was dieses Buch leisten soll und wir sind uns bewußt, daß es vieles nicht leisten kann. Wir erhoffen uns Leser, welche auf der Suche nach dem eigenen Weg, und sei es nur vorübergehend, nach einer Hilfe bei der Beherrschung von Techniken suchen. Es ist uns klar, daß es keine für alle Operateure in gleicher Weise geeigneten Techniken gibt. Der Leser wird sich aus dem Angebot der dargestellten Operationstechniken die wählen müssen, die ihm am meisten zusagen. Dennoch sollte man nicht gleich von einer Methode zur anderen springen. Oft entwickelt eine operative Methode erst nach längerem Üben ihre Möglichkeiten. Aus eigener Erfahrung bei der Ausbildung haben wir erlebt, daß vor allem jüngere Kollegen häufig dazu neigen, bestimmte Schritte in der Operationstechnik zu modifizieren, insbesondere dann, wenn sich die gewünschten Ergebnisse nicht schnell und ohne Aufwand erzielen lassen.

Zur Wahrung der Einheitlichkeit haben wir uns bemüht, die wesentlichen in unserem Fach geübten Operationen in einfacher nachvollziehbarer Weise darzustellen, so wie sie von uns selbst durchgeführt werden. Wir verschließen uns dabei nicht den Aspekten einer zunehmenden Spezialisierung in der operativen Gynäkologie. Der Titel „Gynäkologische Standardoperationen" – will darauf hinweisen, daß es sich hier um die wesentlichen und typischen gynäkologischen Operationen handelt, welche jedem Gynäkologen in Planung und Ausführung bekannt sein sollten, ohne daß er sie deshalb notwendigerweise selbst beherrschen muß. Dies gilt besonders für die onkologischen Operationen. Ganz bewußt haben wir auf die Darstellung von nur ausnahmsweise durchzuführenden Operationen verzichtet. Wir verweisen dazu auf die großen Operationslehren.

Die Durchführung aufwendiger Operationsmethoden bzw. die zunehmende Betreuung von Risikopatientinnen setzt eine verständnisgeprägte Kooperation mit dem Anästhesisten voraus. Ebenso ist heute die forensisch abgesicherte Patientenaufklärung eine notwendige und sinnvolle Voraussetzung für jeden operativen Eingriff. Fachkompetente Beiträge zu diesen wichtigen Themen schienen uns deshalb unverzichtbar.

Wir freuen uns deshalb sehr, daß wir in den Anästhesisten K. PETER und P. EBERL-LEHMANN sowie dem Juristen K. ULSENHEIMER entsprechend ausgewiesene Autoren zur Mitarbeit gewinnen konnten.

Da die radikale Vulvektomie an den meisten Kliniken in Deutschland ein relativ seltener Eingriff geworden ist, sind wir J. M. MONAGHAN dankbar, daß er dieses Kapitel übernommen hat. Wir selbst haben die Technik an seiner Klinik beobachten dürfen und sie in allen Schritten übernommen. Durch die Zentralisierung der operativen onkologischen Gynäkologie in England basiert die Erfahrung MONAGHAN's auf mehr als 400 persönlich operierten Vulvakarzinomen.

Wir danken all unseren Freunden und Mitarbeitern, die bei der Erstellung dieses Buches behilflich waren. Einen ganz besonders hohen Anteil an der praktischen Realisierung ist der Zeichnerin Frau H. Teichner zuzuschreiben. Sie hat in den USA eine Ausbildung als „Medical Illustrator" absolviert, welche es ihr ermöglichte, unsere Vorstellungen graphisch umzusetzen. Dank auch an Frau N. Cliff-Neumüller. In kurzer Zeit hat sie sich mit großem Einfühlungsvermögen in die vorgesehene Zeichentechnik eingearbeitet und wichtige Ergänzungen zum Bildmaterial erstellt.

Unser ganzer Dank gilt dem Enke-Verlag und hier besonders Frau Dr. M. Kuhlmann. Auf ihre Initiative hin wurde dieses Werk begonnen. Jederzeit brachte sie Verständnis auf für immer neue Wünsche bezüglich der Ausgestaltung des Buches. Frau Dr. R. Reutter und Herr D. Kosmidis haben mit Geduld und Sachverstand unsere Manuskripte überarbeitet bzw. die graphische Gestaltung vorgenommen. Ihre konstruktiven Anregungen haben uns sehr geholfen.

Unseren Sekretärinnen, Frau D. Johnsen und Frau R. Reichert, ohne die dieses Buch sicher begonnen, aber möglicherweise niemals fertiggestellt worden wäre, möchten wir an dieser Stelle besonders herzlich danken.

München/Hamburg, Herbst 1991 Die Herausgeber

Mitarbeiterverzeichnis

Dr. med. Christoph Anthuber
Frauenklinik im Klinikum Großhadern der Ludwig-Maximilians-Universität München
Marchioninistraße 15, D-8000 München 70

Dr. med. Peter Eberl-Lehmann
Institut für Anästhesiologie der Ludwig-Maximilians-Universität München
Marchioninistraße 15, D-8000 München 70

Dr. med. Uwe Hasbargen
Frauenklinik im Klinikum Großhadern der Ludwig-Maximilians-Universität München
Marchioninistraße 15, D-8000 München 70

Dr. med. Rainer Kimmig
Frauenklinik im Klinikum Großhadern der Ludwig-Maximilians-Universität München
Marchioninistraße 15, D-8000 München 70

Dr. med. Matthias Korell
Frauenklinik im Klinikum Großhadern der Ludwig-Maximilians-Universität München
Marchioninistraße 15, D-8000 München 70

Dr. med. Werner Meier
Frauenklinik im Klinikum Großhadern der Ludwig-Maximilians-Universität München
Marchioninistraße 15, D-8000 München 70

John M. Monaghan
M. D., Regional Department of Gynaecological Oncology, Queen Elizabeth Hospital
GB-Gateshead, NE 96 SX

Professor Dr. Dr. med. h. c. Klaus Peter
Direktor des Instituts für Anästhesiologie der Ludwig-Maximilians-Universität München
Marchioninistraße 15, D-8000 München 70

Professor Dr. med. Dr. Klaus Ulsenheimer
Maximilianstraße 12, D-8000 München 2

Inhalt

Operationstechniken

Eröffnung und Verschluß des Abdomens 2

Pfannenstielinzision (Suprasymphärer Querschnitt) 7
Modifikation der suprasymphysären Inzision 17
Medianer Unterbauchlängsschnitt 21
Extraperitonealer Zugang 25
Wundrevision 25

Abdominale Operationen 27

Abdominale Hysterektomie 27
Radikale Hysterektomie 47
Pelvine Lymphonodektomie 71
Paraaortale Lymphonodektomie 79
Adnexektomie 86
Salpingektomie 94
Organerhaltende Adnexoperationen 98
Zystenexstirpation aus dem Ovar 98
Operationen bei Tubargravidität (Tubenteilresektion/ Salpingotomie/Keilexzision) 105

Vaginale Operationen 114

Vaginale Hysterektomie 114
Diaphragmaplastik (Vordere Scheidenplastik) 132
Kolpoperineoplastik 142
Radikale Vulvektomie mit inguinaler Lymphonodektomie (J. M. Monaghan) 155
Vulvektomie mit getrennter Schnittführung der inguinalen Lymphknoten 171
En-bloc-Resektion der inguinalen Lymphknoten 173
Kürettage des Uterus 176
Konisation der Zervix 185
Marsupialisation der Bartholinischen Zyste 191

Operationen bei Streßharninkontinenz 195

Abdominale Urethro-Kolposuspension 197
  Modifikation nach Krantz/Symmonds 197
  Modifikation nach Hirsch 204
Vaginale Kolposuspension (Modifikation nach Raz) 206
Suprapubische Harnableitung 216

Laparoskopie 222

Hysteroskopie 239

Diagnostische Eingriffe 242
Transzervikale Uteruschirurgie 246

Operationen an der weiblichen Brust 253

Organerhaltende Mammakarzinomoperationen 253
  Exstirpation eines Mammatumors 253
  Isolierte axilläre Lymphonodektomie 264
Ablatio mammae mit axillärer Lymphonodektomie 275
Reduktionsplastik 287

Geburtshilfliche Operationen 303

Episiotomie 303
Dammriß III. und IV. Grades 311
Sectio caesarea 317
  Transperitonealer isthmischer Querschnitt (Standardzugang) .. 318
  Isthmokorporaler Längsschnitt 328
Cerclage nach McDonald 332

Perioperatives Manual

Präoperative Patientenvorbereitung 338

Anästhesie in Geburtshilfe und operativer Gynäkologie 338
(P. Eberl-Lehmann, K. Peter)
  Prämedikationsvisite 338
  Standardanästhesieverfahren 345
  Narkose bei ambulant durchgeführten Eingriffen 352
  Anästhesie zur Sectio caesarea 355
  Perioperativer Flüssigkeitsersatz 359

Präoperative Darmvorbereitung . . . 361
(Unter Mitarbeit von C. ANTHUBER)

Vorbereitung der Vagina . . . 362
(Unter Mitarbeit von C. ANTHUBER)

Grundregeln der Patientenaufklärung . . . 363
(K. ULSENHEIMER)

Empfehlungen zur Patientenaufklärung . . . 363
Aufklärungsprobleme bei nicht vorgesehener Operationserweiterung . . . 368
Verhaltenshinweise nach einem Zwischenfall . . . 370

Die Operation . . . 373

Standardlagerungen . . . 373
(Unter Mitarbeit von R. KIMMIG)

Anforderungen an die Lagerung bei gynäkologischen/geburtshilflichen Operationen . . . 373
Allgemeine Lagerungsgrundsätze . . . 373
Verhalten in der postoperativen Phase . . . 373
Steinschnitt/steil . . . 375
Steinschnitt/flach . . . 376
Rücken/flach . . . 377
Rücken/halbsitzend . . . 378

Technologien im chirurgischen Einsatz . . . 379
(Unter Mitarbeit von M. KORELL)

Elektrochirurgie . . . 379
Endothermie . . . 384
Infrarotkoagulation . . . 384
Lasertechnik . . . 385

Desinfektion . . . 386
(Unter Mitarbeit von C. ANTHUBER)

Chirurgische Händedesinfektion . . . 386
Desinfektion des Operationsfeldes . . . 387
Desinfektion des Operationssaales . . . 389
Handschuhallergie . . . 390

Nahtmaterial . . . 391

Wahl des Nahtmaterials . . . 391
Absorbierbare Nahtmaterialien . . . 392
Nichtabsorbierbare Nahtmaterialien . . . 393
Klammern . . . 393
Hämoclips . . . 393
Die chirurgische Nadel . . . 394

Drainagesysteme in der operativen Gynäkologie . . . 396

Passive Drainagesysteme . . . 396
Saugdrainagen . . . 397

Postoperative Patientenbetreuung 399

Patientenüberwachung 399
(P. Eberl-Lehmann, K. Peter)

Kostaufbau und Flüssigkeitstherapie 400
(Unter Mitarbeit von C. Anthuber)

Anhang

Chirurgische Knotentechnik 404
- Knotensicherheit 404
- Aufgabe der Knotentechnik 404
- Zweihandknoten 405
- Einhandknoten 413
- Doppelter überkreuzter Knoten (Chirurgischer Knoten) 419
- Instrumentenknoten 420
- Ligatur 423

Vorgeschriebener Operationskatalog für die Anerkennung zum Arzt für Gynäkologie und Geburtshilfe 426

Operationsbericht 428
(Unter Mitarbeit von U. Hasbargen)
- Aufbau des Operationsberichts 428
- Validisierung und Archivierung 431

TNM-Klassifikation gynäkologischer Tumoren 432
(Unter Mitarbeit von W. Meier)
- Allgemeine Regeln des TNM-Systems 432
- Cervix uteri 437
- Corpus uteri 441
- Ovar 445
- Vulva 449
- Vagina 453
- Mamma 457

Vereinbarung zwischen den Berufsverbänden Gynäkologie und Anästhesie über die perioperative Zusammenarbeit 462
- Leitsätze für die Zusammenarbeit 462

Vereinbarung zwischen den Berufsverbänden Gynäkologie und Chirurgie über die Durchführung plastischer Mammaoperationen . 471

Literatur 473

Register 475

Operationstechniken

Eröffnung und Verschluß des Abdomens

Definition

Die Eröffnung der Bauchdecken gewährleistet den Zugang zum Operationsgebiet bei abdominalen Operationen. Bei der Planung der Inzision sind funktionelle und kosmetische Aspekte sowie die Erweiterungsmöglichkeit des Schnittes zu berücksichtigen. Zusätzlich gilt es, die Methode zu wählen, welche das geringste Risiko einer Wunddehiszenz oder Narbenhernienbildung aufweist.

Folgende Punkte sind dabei von Bedeutung:

- Wie sicher ist die Diagnose?
- Wie dringlich ist die Operation (Wahl- oder Notfalleingriffe)?
- Ernährungszustand der Patientin (Adipositas?)
- Wurde die Patientin bereits voroperiert und bestehen Laparotomienarben?
- Könnte die Anlage eines Stomas erforderlich werden?

In der Gynäkologie ist die Sicherheit der Diagnose ausschlaggebend. Grundsätzlich kann man natürlich den ursprünglich geplanten Schnitt durch zusätzliche Inzisionen erweitern. Bei der Kombination von Quer- und Längsschnitten muß man jedoch mit Wundheilungsstörungen rechnen. Außerdem sind solche Kompromisse weder kosmetisch noch funktionell befriedigend.

Bei Notfalleingriffen hat ein möglichst rascher Zugang zum Operationsgebiet Priorität. Dies gilt insbesondere für intraabdominelle Blutungen und notfallmäßige Schnittentbindungen.

Die Statur der Patientin spielt insofern eine Rolle, als bei untersetzten Patientinnen ein interiliakaler Schnitt häufig einen besseren Zugang zum kleinen Becken gewährleistet als ein medianer Unterbauchlängsschnitt.

Wurde die Patientin bereits voroperiert, so wählt man – wann immer dies möglich und vertretbar ist – den Zugang unter Exzision der alten Narbe. Hier gilt jedoch auch, daß sich der Operateur nicht zu einer Relaparotomie über einen vorbestehenden Unterbauchquerschnitt verleiten lassen sollte, wenn er sich seiner Diagnose nicht sicher ist.

Auch wenn die Anlage eines Stomas (Anus praeter, Harnableitung) in der Gynäkologie relativ selten erforderlich wird, sollte man im Einzelfall bei der Verlängerung des Schnittes in den Oberbauch die Umschneidung um den Nabel so vornehmen, daß sie von dem geplanten Stoma möglichst weit entfernt ist.

Vorbereitung der Patientin

Zur Vorbereitung der Patientin gehört eine ausgiebige **Reinigung der Haut** am Vortag der Operation (Dusche, Bad). Dabei sollten oberflächliche Verletzungen der Haut vermieden werden. Eine routinemäßige Rasur der Schamhaare ist nicht erforderlich. Im Einzelfall können die Schamhaare gekürzt werden, eine Verletzung der Haut ist auch hier zu vermeiden.

Das Wundgebiet sollte sehr sorgfältig auf vorbestehende **Hautveränderungen** hin untersucht werden. Lokale Infektionen stellen eine relative Kontraindikation für eine Laparotomie dar. Bei elektiven Operationen sollte vorab die Sanierung des Operationsgebietes, z. B. bei Pilzbefall in Bauchdeckenfalten, erfolgen. Eine routinemäßige lokale Scheidentherapie mit antibiotisch wirksamen Substanzen ist nicht erforderlich.

Zu Operationsbeginn wird die Haut großflächig um die gewählte Schnittführung herum gesäubert und danach desinfiziert. Für die **Desinfektion** des Hautareals wird ein geeignetes handelsübliches Desinfektionsmittel benutzt. Dabei muß man sorgfältig darauf achten, daß keine Flüssigkeitsreste unter der Patientin verbleiben (Verbrennungsgefahr bei Elektrokoagulation!).

Nach der Desinfektion wird das Operationsgebiet steril abgedeckt und die Hautinzision durchgeführt. Eine zusätzliche Desinfektion der Scheide ist nur sinnvoll, wenn die Scheide während der Operation eröffnet wird (z. B. Hysterektomie).

Aufklärungspflichtige Risiken

Allen Laparotomien gemeinsam ist das Risiko der Infektion, des Wundhämatoms und der revisionsbedürftigen Blutung in die Bauchdecke. Da es sich hierbei um allgemeine unvermeidbare Risiken handelt, die der Patient nicht ausschließen kann, ist ein allgemeiner Hinweis zur Aufklärung ausreichend. Obwohl das Risiko einer hypertrophen Narbenbildung grundsätzlich vorhanden ist, wird es wohl nur bei jüngeren Patientinnen und elektiven Eingriffen Erwähnung finden.

Die **sekundäre Wundheilung** ist ebenso wie die Sekundärnaht in aller Regel Folgeerscheinung einer Infektion im Bereich der Bauchdecken (Phlegmone, Abszeß). Es ist deshalb fraglich, ob sie einer gesonderten Aufklärung bedarf. Bei elektiven Eingriffen (z. B. Bauchdeckenplastik) sollte das präoperative Aufklärungsgespräch jedoch auch diese Möglichkeiten aufzeigen.

Die weitere Aufklärung orientiert sich an der Notwendigkeit des geplanten Eingriffs und sollte im Einzelfall auch alternative Verfahren darstellen (z. B. vaginales oder abdominales Vorgehen).

Zugang zum Operationsgebiet

- Die **Hautinzision** bei operativen Eingriffen im Abdomen erfolgt meist längs (B) oder quer (D–G), in wenigen Fällen jedoch auch schräg (A, C) (Abb. 1.1).

Die schräge Verlängerung eines Unterbauchlängsschnittes in den Oberbauch hinein (Hockeystick) ist besonders vorteilhaft zur Mobilisierung der linken Colonflexur (Beispiel: geplante Sigmaresektion) oder zur Durchführung einer simultanen Cholezystektomie anläßlich eines Eingriffs im Unterbauch.

Bei den genannten Beispielen sind neben dem besseren Zugang gegenüber der medianen Inzision auch verbesserte Wundheilungsergebnisse zu erwarten. Wird der Schnitt um den Nabel herumgeführt (z. B. zur paraaortalen Lymphonodektomie) sollte neben dem Nabel eine ausreichende Faszienmanschette verbleiben, um den späteren Wundverschluß zu erleichtern.

In der Regel wird man in der Gynäkologie einen **suprasymphysären Querschnitt** anlegen. Dieser kann tief (F, G) (in der Schamhaargrenze) oder höher (D, E) – interiliakal – lokalisiert sein. Wenn nach dem Einsetzen der Retraktoren eine geringe Spannung auf die Enden der Hautinzision ausgeübt wird, war die Länge der Inzision optimal. Nicht selten wird der Zugang jedoch durch die Faszieninzision oder die Muskulatur (Anästhesie) limitiert, so daß der Hautschnitt nicht optimal ausgenutzt werden kann.

Die Hautinzision ist weitgehend unabhängig vom weiteren operativen Vorgehen. Bei einer queren Hautinzision kann die Aponeurose nach entsprechender Präparation des subkutanen Fettgewebes durchaus längs eröffnet werden. Auch das Peritoneum läßt sich danach sowohl quer als auch längs inzidieren. Bei der Wahl der Hautinzision ist häufig eine Individualisierung notwendig. Während bei **schlanken Patienten** die zarten Hautfalten als kosmetisch günstige Leitlinie dienen, sollte man bei einer ausgeprägten **Adipositas** eine Inzision in der Falte unterhalb der Bauchdeckenfettschürze vermeiden (Abb. 1.2). Hier bewährt sich der interiliakale Querschnitt. Bei der Adipositas per magna liegt die Verbindungslinie zwischen der Spina iliaca anterior superior links bzw. rechts manchmal oberhalb (!) des Nabels – die Inzision muß entsprechend angelegt werden (Abb. 1.3). Wundheilungsstörungen sind dabei nicht häufiger, der operative Eingriff wird so jedoch erleichtert.

Zur Erzielung einer guten Wundheilung sollte die Hautinzision immer scharf (Skalpell) durchgeführt werden und die Durchtrennungslinie senkrecht zur Haut liegen. Inzisionen mit dem elektrischen Messer oder dem Laser bieten bei der Haut keinen Vorteil gegenüber der scharfen Inzision.

Bei **Relaparotomien** sollte immer, wenn dies möglich ist, der Zugang zum Abdomen durch die vorausgegangene Inzision gewählt werden. Neben den kosmetischen Gesichtspunkten ergibt sich damit die Möglichkeit evtl. Dehiszenzen (Inzisionshernien) zu versorgen. Gleichzeitig kann altes Narbengewebe oder noch vorhandenes nichtresorbierbares Nahtmaterial entfernt werden.

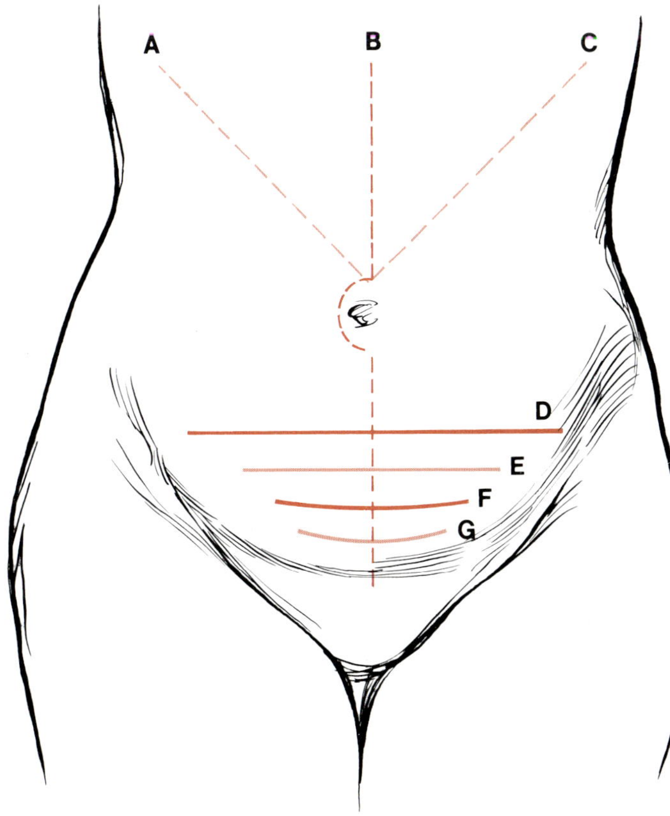

Abb. 1.1

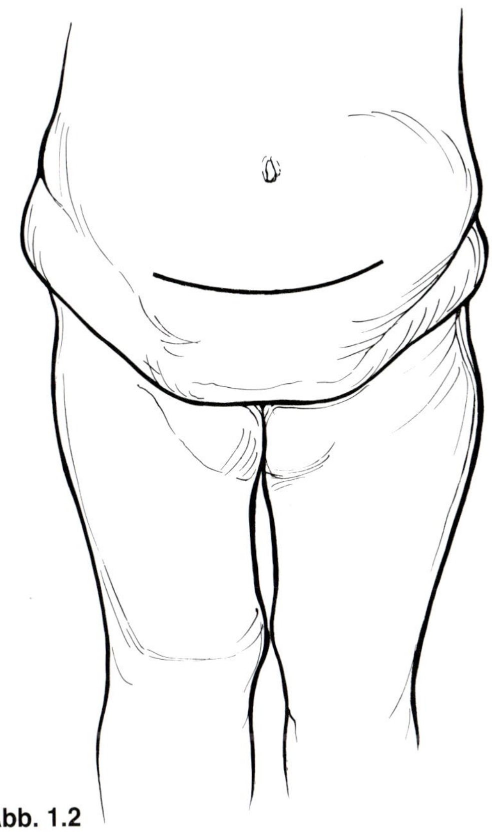

Abb. 1.2

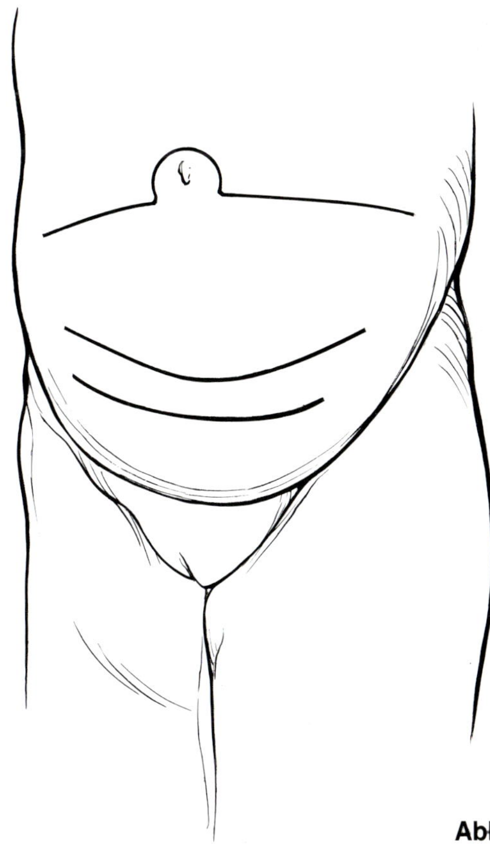

Abb. 1.3

• Die Durchtrennung des **subkutanen Fettgewebes** sollte möglichst mit einer zügigen Inzision bis knapp über die Aponeurose erfolgen. Ein zu zögerliches Vorgehen durch wiederholte kleine, nicht tiefgehende Inzisionen schafft eine wesentlich größere Wundfläche mit stärkerer Wundsekretion und vergrößert damit auch das Risiko einer sekundären Infektion.

• Die Inzision der **Aponeurose** kann grundsätzlich längs oder quer erfolgen. Bei tiefen suprasymphysären Querschnitten und querer Eröffnung wird man einen bogenförmigen Schnitt entsprechend dem Faserverlauf durchführen.

Da die bindegewebigen Anteile der Rektusaponeurose für den späteren Verschluß der Bauchdecke in ihrer Integrität nicht beeinträchtigt werden sollten, ist auch bei diesem bradytrophen Gewebe eine sorgfältige und **atraumatische Präparation** empfehlenswert. Meist kann eine Fixierung mit scharfen Klemmen (zum Beispiel Kocher) vermieden werden. Solche Klemmen können bei ungeschickter Manipulation ausreißen und schaffen damit unregelmäßige Wundränder. Am besten wird die Aponeurose ebenfalls mit dem Skalpell durchtrennt. Bei querer Eröffnung ist jedoch die Gefahr der Verletzung des darunter liegenden Muskels recht groß, die meisten Operateure bevorzugen deshalb die Schere.

• Die anschließende Inzision des **Peritoneums** gelingt in der Regel leicht. Bei adipösen Patienten zeigt der vom Harnblasenscheitel zum Nabel verlaufende obliterierte Urachus das Peritoneum an.

Bei **Relaparotomien** kann jedoch der Zugang zum Abdomen durch multiple Verwachsungen erheblich erschwert sein. In diesen Fällen sollte unter Umständen die Inzision des Peritoneums in einem Gebiet durchgeführt werden, welches von der Voroperation noch nicht tangiert wurde (z.B. oberhalb des Nabels).

Besondere Vorsicht ist bei Eröffnung des Peritoneums auch geboten, wenn eine **Ileus**situation vorliegt. Durch die massiv überblähten Darmschlingen, die direkt unter dem Peritoneum liegen und auf dieses einen gewissen Druck ausüben, ist die Gefahr der Verletzung des Dünndarms besonders groß.

Nachdem ein Zugang zur Peritonealhöhle geschaffen wurde, kann das Peritoneum über dem schützenden Finger oder in direkter Sicht eröffnet werden.

Pfannenstielinzision (Suprasymphysärer Querschnitt)

Nach wie vor ist die quere Hautinzision oberhalb der Symphyse mit nachfolgender querer Durchtrennung der Aponeurose, Längsinzision zwischen den Rektusbäuchen und Längseröffnung des Peritoneums die Standardzugangsmethode zum Abdomen in der Gynäkologie. Sie reicht praktisch bei allen gutartigen Erkrankungen im kleinen Becken aus.

Eröffnung der Bauchdecke

1. Die **Hautinzision** erfolgt quer. Die Inzisionslinie kann präoperativ markiert werden. Die Eröffnung der Haut sollte man mit dem „Bauch“ des Skalpells unter mäßigem Druck durchführen, so daß alle Schichten der Haut mit einer Inzision möglichst senkrecht zur Oberfläche durchtrennt werden (Abb. 1.4).

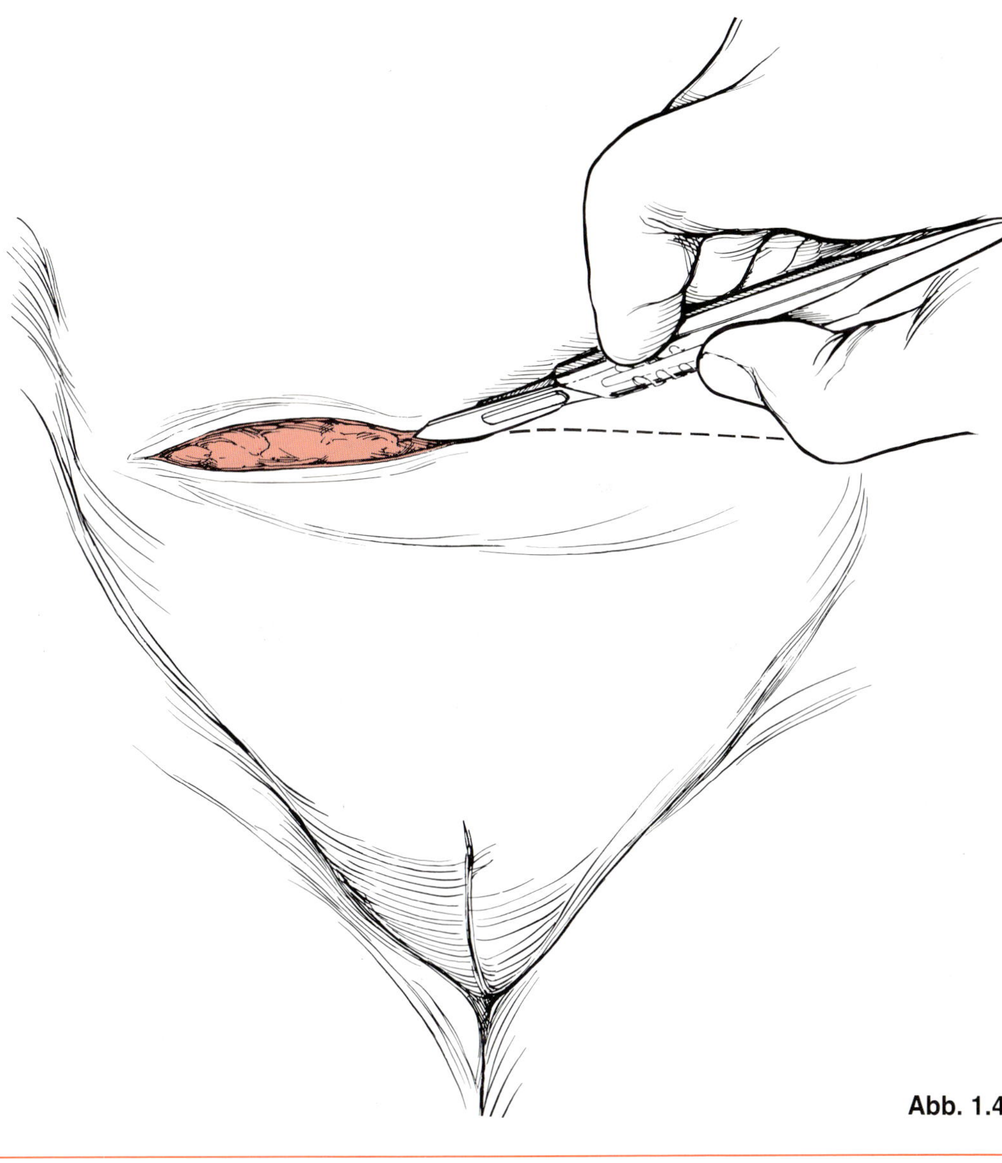

Abb. 1.4

2. Nach der Durchtrennung des **subkutanen Fettgewebes** wird die Faszie komplett dargestellt. Die Inzision erfolgt über der Linea alba ohne den darunter liegenden Muskel zu verletzen. Wenn man seitlich der Linea alba das Gewebe mit zwei Klemmchen anhebt, kann man die Faszie mit der Schere von der Muskulatur abheben und so eine Läsion der Muskulatur bei der seitlichen Erweiterung des Schnittes vermeiden. Durch diese Unterminierung mit der Schere entsteht ein gleichmäßiger glatter Schnitt, welcher in Abhängigkeit von der Lage der Inzision vor allem bei tiefen suprasymphysären Schnitten nach lateral leicht bogenförmig angelegt wird. Dieses Vorgehen läßt sich insbesondere bei adipösen Patienten durch die Einlage von Wundhaken erleichtern, die je nach Situation die Wunde nach kranial und kaudal bzw. in den Wundwinkeln nach lateral exponieren (Abb. 1.5).

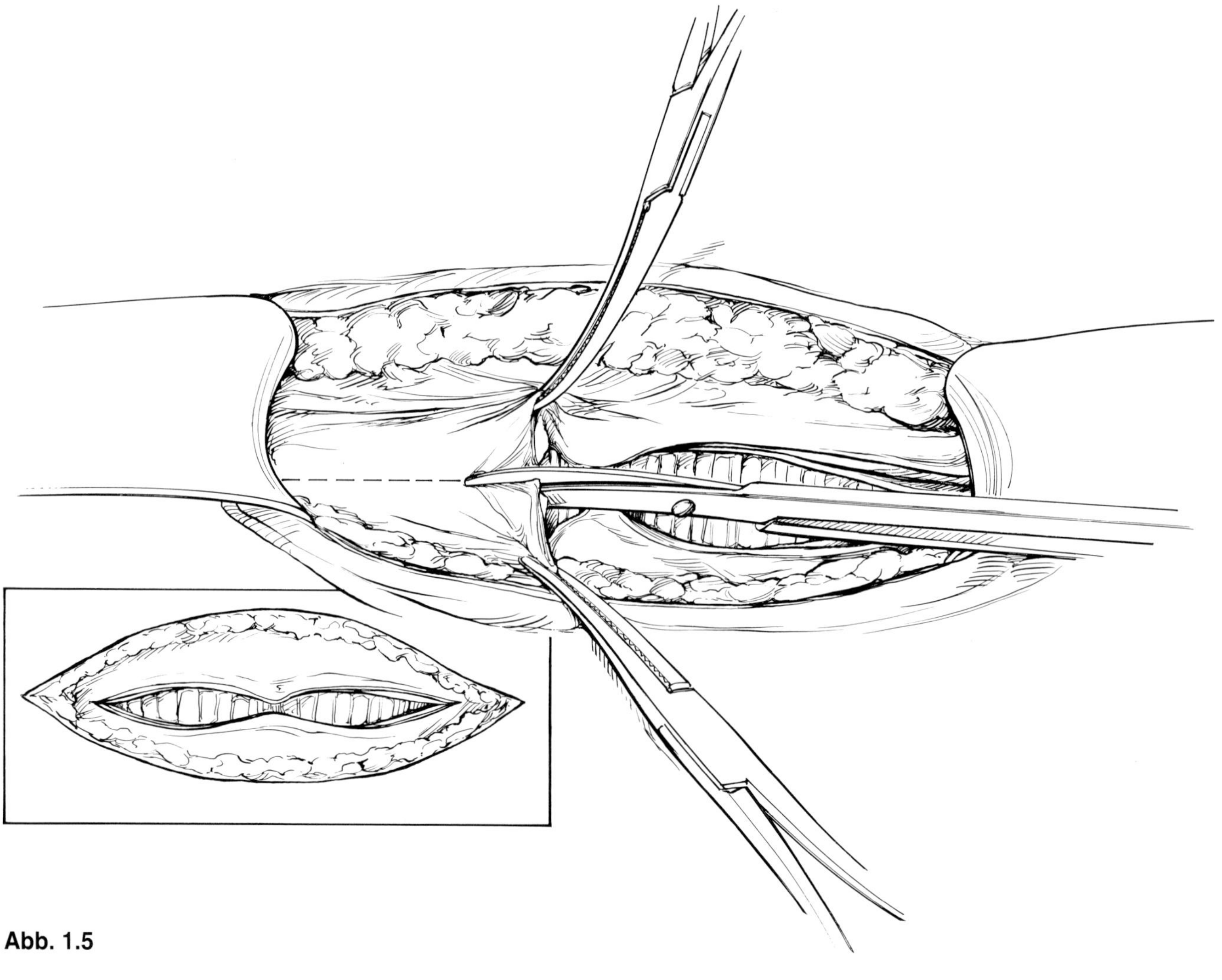

Abb. 1.5

3. Zwischen der Aponeurose und dem Muskel besteht keine feste Verbindung. Lateral der Medianlinie laßt sich deshalb der Raum zwischen Aponeurose und Muskel stumpf eröffnen. Die scharfe Präparation bietet allerdings häufig den Vorteil, daß es nicht zur Zerreißung der den Muskel penetrierenden Gefäße kommt, welche sich in die Muskulatur retrahieren können und so die Blutstillung erschweren.

4. Bei der Ablösung der Faszie von der Mittellinie stößt man kaudal auf die Mm. pyramidales. Diese können ganz unterschiedlich ausgebildet sein. Wichtig ist lediglich, sie in ihrer Integrität zu erhalten. Ob man zwischen den Mm. pyramidales und dem M. Rektus inzidiert, oder diese Muskeln von der Aponeurose löst, hängt vom Einzelfall ab (Abb. 1.6). Bei einer Verletzung dieser Muskeln mit der Schere kommt es jedoch häufig zu stärkeren Blutungen, die gestillt werden müssen.

Nach der Präparation sollte noch einmal geprüft werden, ob die Mobilisation der Faszie ausreicht, um den Hautschnitt voll auszunutzen. Gegebenenfalls kann die Präparation erweitert werden.

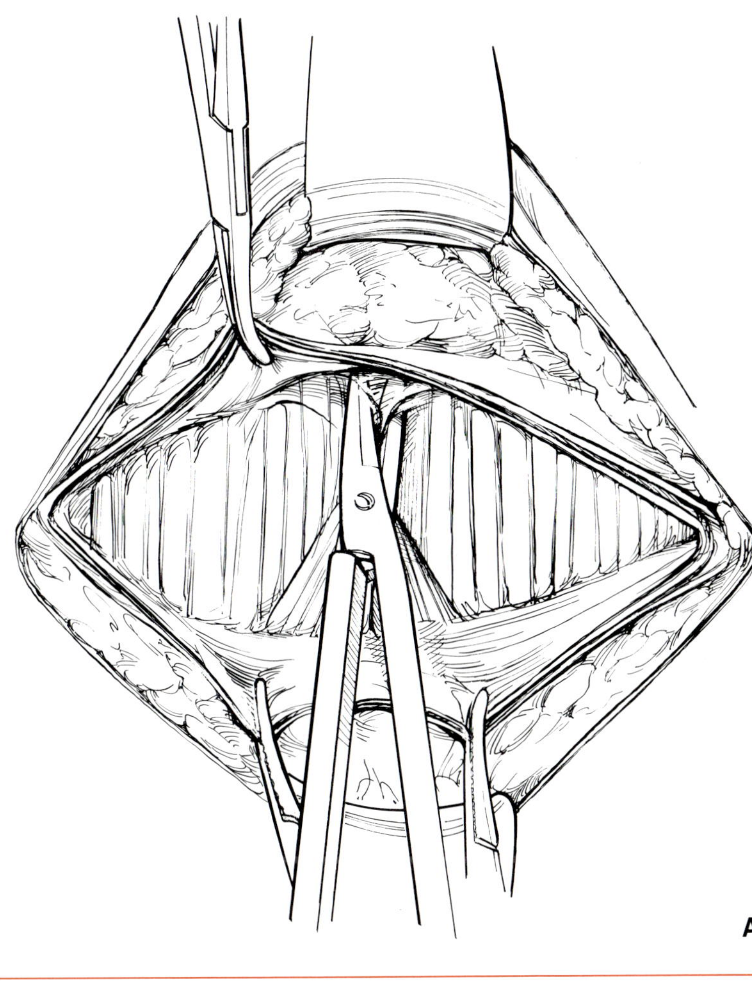

Abb. 1.6

5. Nach der Lösung der Aponeurose von den **Mm. recti** in der Mittellinie kann man mit dem Skalpell weiterpräparieren. Dieses Vorgehen wird durch eine optimale Entspannung der Muskulatur erleichtert. Unterhalb der Linea alba stößt man auf das **präperitoneale Fettgewebe,** welches sehr unterschiedlich ausgeprägt sein kann.

Dieses muß nun mit der Pinzette gefaßt und unter größtmöglicher Sorgfalt durchtrennt werden. Insbesondere bei Relaparotomien kann es vorkommen, daß man aus dem präperitonealen Fettgewebe nahtlos in das Fettgewebe des großen Netzes gerät und nicht realisiert, daß das Peritoneum bereits eröffnet wurde. Bei adipösen Patienten sollte man deshalb mit den Pinzetten nach kleinen, nicht zu tiefgehenden Inzisionen jeweils wieder nachfassen. Häufig erkennt man das intakte Peritoneum bei einem Zug am Gewebe, da die Spannung zwischen den Pinzetten nach dem Eröffnen des Peritoneums sofort nachläßt (Abb. 1.7).

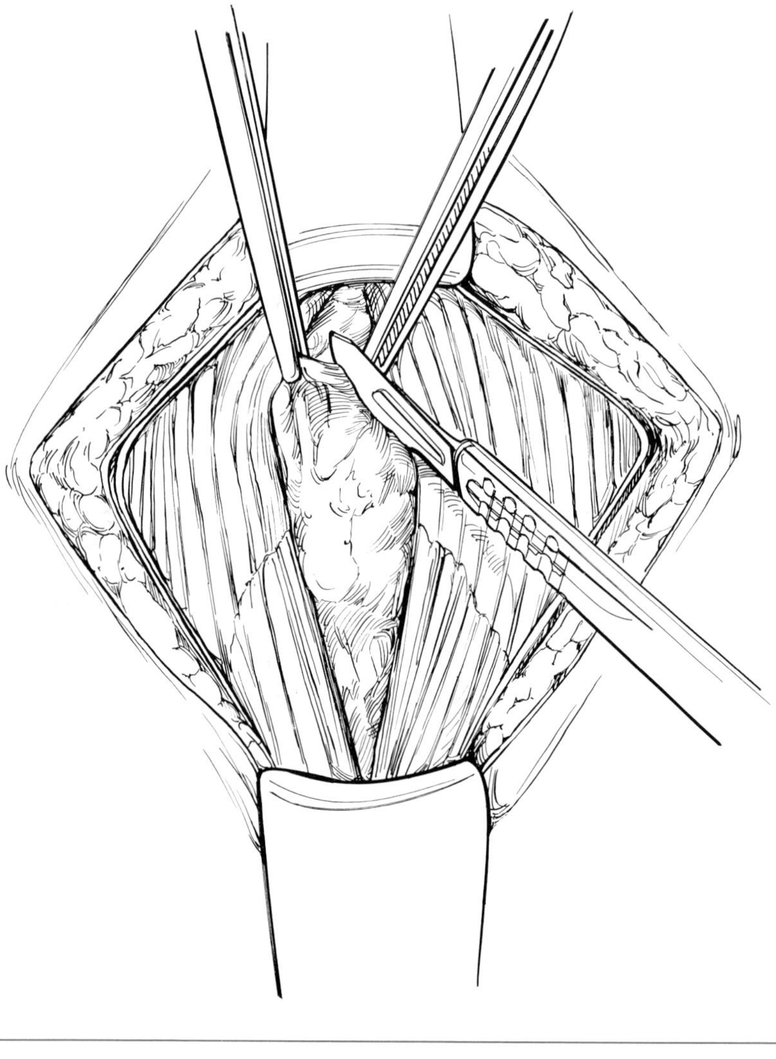

Abb. 1.7

6. Nach der Eröffnung des Peritoneums auf einer Länge von ca. 1 cm sollte der Operateur zunächst mit dem tastenden Finger nach kranial, lateral und kaudal den Situs auf evtl. vorhandene Adhäsionen prüfen. Nach Appendektomien sind im rechten Unterbauch fast regelmäßig Adhäsionen zur vorderen Bauchwand zu finden.

Man eröffnet das Peritoneum zunächst nach kranial bis knapp unterhalb des Nabels. Danach kann auch der Assistent mit dem Finger eingehen. Unter mäßiger Anhebung des Peritoneums läßt sich die Inzision nach kaudal fortführen. Gewissermaßen unter Diaphanoskopie kann das durchscheinende Peritoneum so gefahrlos bis zu der Blasenmuskulatur durchtrennt werden (Abb. 1.8). Ein Warnsignal, das auf die Nähe der Blasenmuskulatur hinweist, ist das Auftreten von stärkeren Blutungen. Das Peritoneum ist sehr dehnbar und die Inzision muß deshalb nicht bis in unmittelbare Blasennähe durchgeführt werden. Ist die Harnblase in der Medianlinie weit nach kranial ausgezogen, kann die Inzision bei Bedarf entsprechend der Diaphanoskopie nach lateral geführt werden.

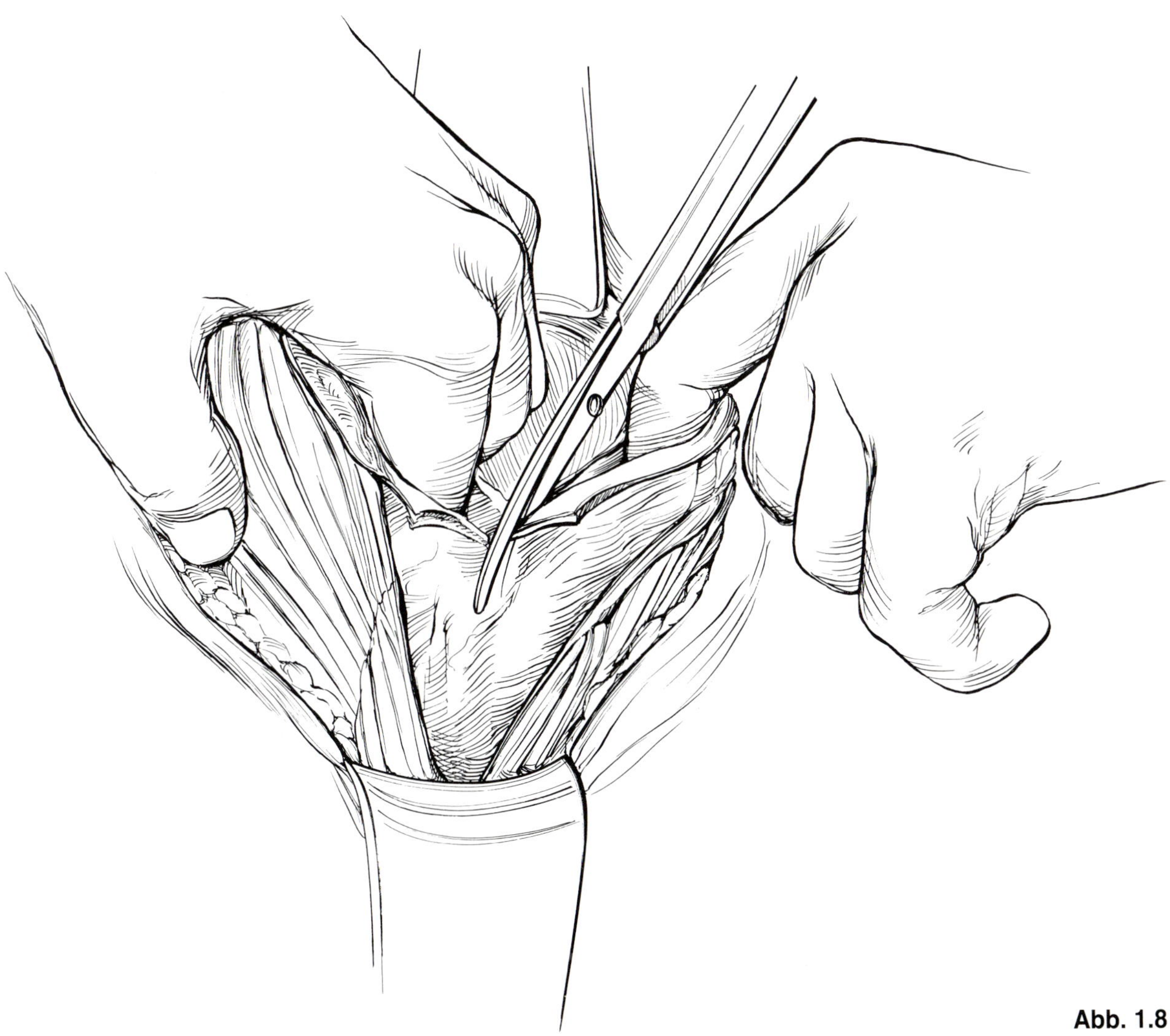

Abb. 1.8

7. Bevor man nun das Darmkonvolut in den Oberbauch verlagert und mit Bauchtüchern fixiert, sollte eine sorgfältige **Exploration des Oberbauches** durchgeführt werden. Nicht selten entdeckt man dabei zusätzliche Befunde, welche im Operationsbericht zu dokumentieren sind. Das gleiche gilt für den Fall, daß eine Adhäsiolyse durchgeführt werden muß, um den Zugang zum Unterbauch zu gewinnen.

Das Abstopfen des Darmes in den Oberbauch wird durch das Anheben der Bauchdecke erleichtert. In der Regel benutzt man heute feuchte Bauchtücher. Für das **Abstopfen** gilt: Möglichst wenige Bauchtücher, möglichst wenig Druck und möglichst kurz, damit der Darm möglichst wenig traumatisiert wird.

Probleme können beim Pfannenstielquerschnitt insbesondere dann entstehen, wenn die gewählte Inzision keinen ausreichenden Zugang zum Operationsgebiet gewährleistet. Die erste Maßnahme stellt die Einkerbung des M. rectus abdominis an seinem sehnigen Ansatz dar. Bei Bedarf kann der gesamte Ansatz des M. rectus durchtrennt werden. Dadurch läßt sich der Zugang zum Abdomen deutlich erweitern. Eine Verlängerung der Hautinzision bzw. der Aponeurose nach lateral verbessert den Zugang nur soweit wie man sich innerhalb der seitlichen Beckenwände befindet.

Sonderfall

Manchmal ist es sinnvoll, von vornherein die **quere Durchtrennung der Rektusmuskulatur** einzuplanen (Mackenrodt-Maylard). Dabei wird nach einer queren Inzision der Aponeurose der darunter liegende Muskelbauch scharf mit dem Skalpell durchtrennt, die präperitoneal verlaufenden Vasa epigastrica isoliert gefaßt und ligiert (Abb. 1.9). Der Vorteil dieser Methode läßt sich jedoch nur über einen höher angesetzten interiliakalen Querschnitt realisieren. In dieser Kombination ermöglicht die quere Durchtrennung der Rektusmuskulatur einen idealen Zugang bei größeren Eingriffen im kleinen Becken, zum Beispiel der gesamten radikalen Chirurgie des Zervixkarzinoms.

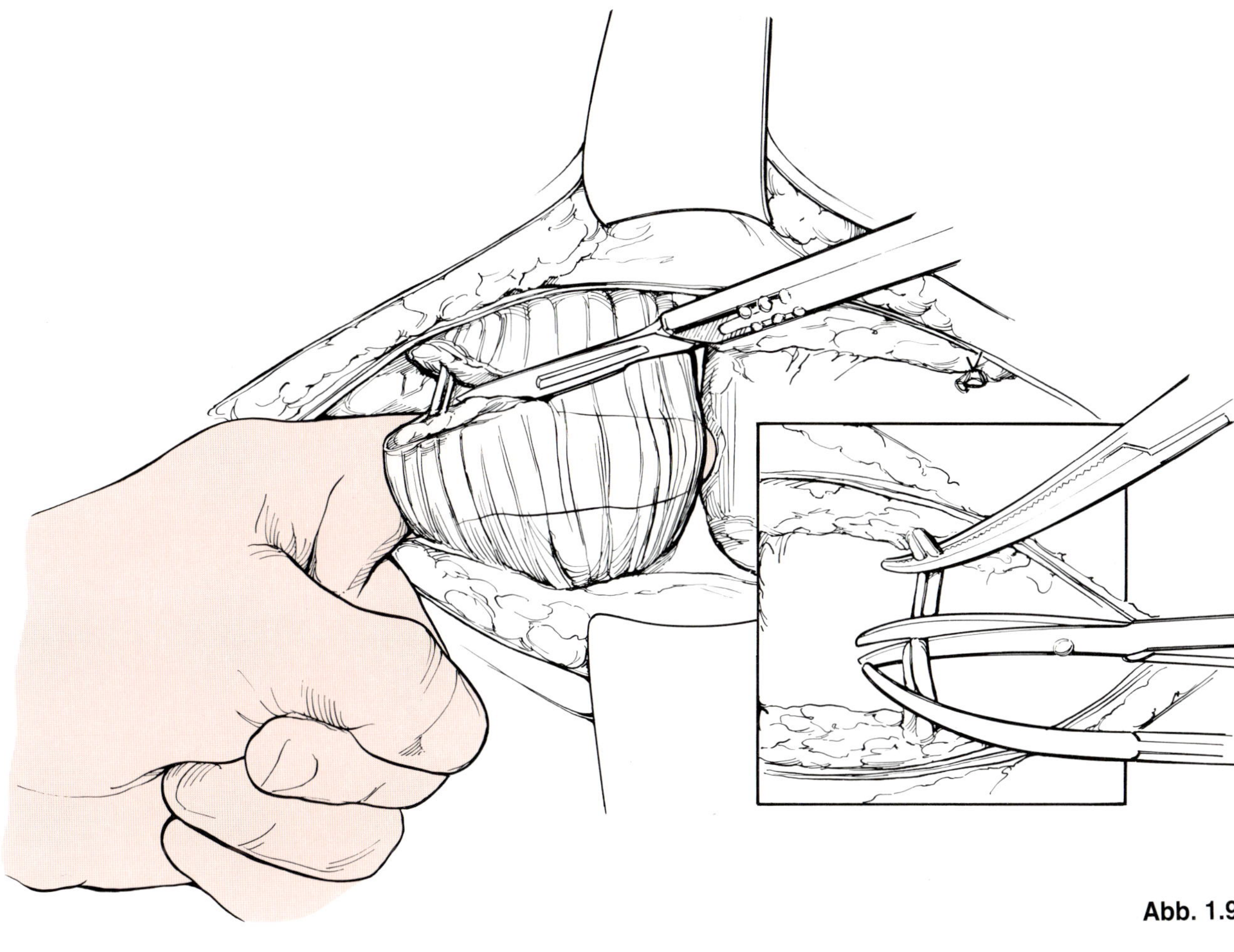

Abb. 1.9

Verschluß der Bauchdecke

1. Der Verschluß der Bauchdecken nach durchgeführter suprasymphysärer Inzision erfolgt schichtweise. Dabei kann zunächst das **Peritoneum** durch eine fortlaufende atraumatische Naht geringer Stärke vereinigt werden (Abb. 1.10).

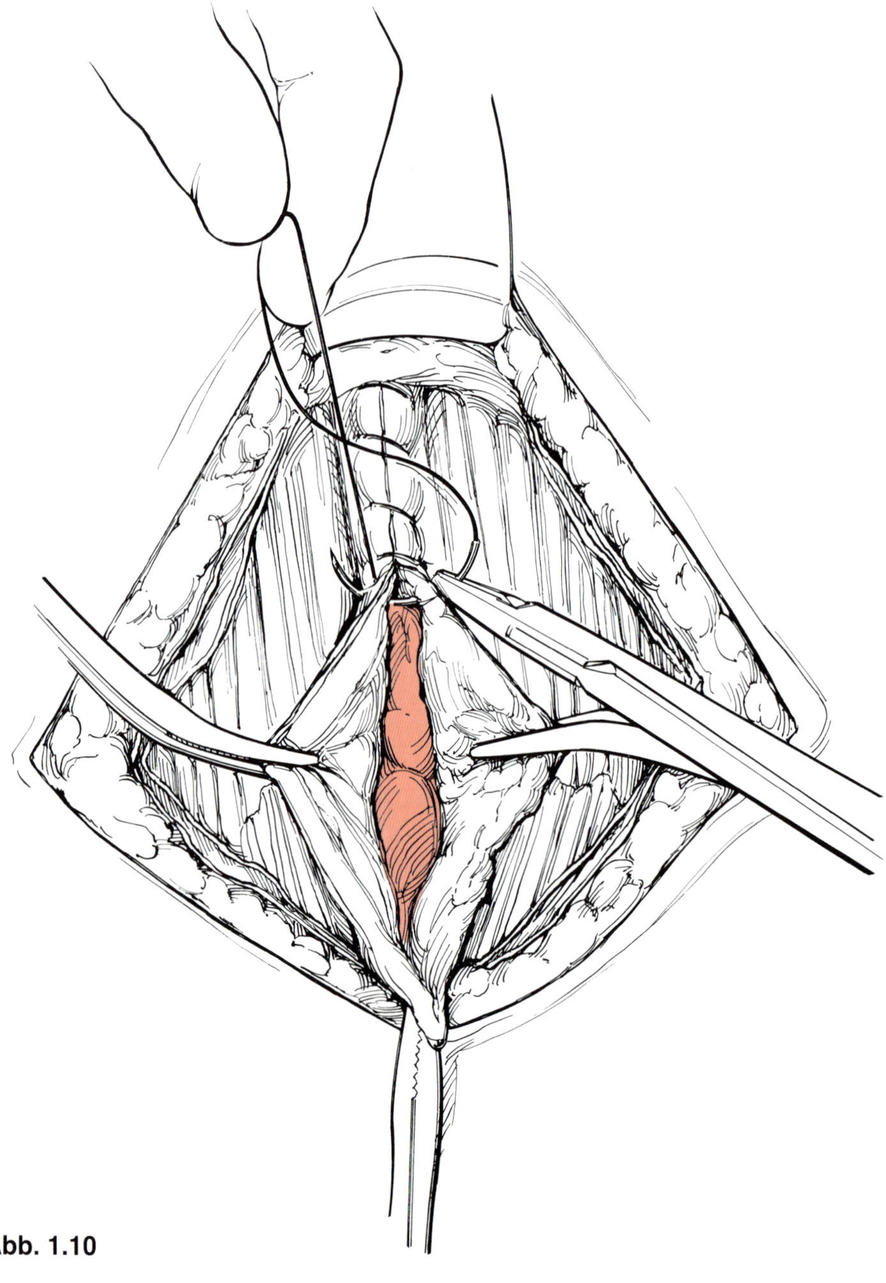

Abb. 1.10

2. Die **Rektusbäuche** sind auf Verletzungen zu inspizieren (Blutungsgefahr). Intakte Rektusbäuche werden in der Medianlinie – wenn überhaupt – mit ein oder zwei Einzelknopfnähten vereinigt.

Die Naht der **Aponeurosen** kann heute ohne Bedenken mit synthetischem **resorbierbarem** Nahtmaterial durchgeführt werden. Das Nahtmaterial sollte sowohl dem Eingriff als auch den anatomischen Verhältnissen angepaßt werden. Bei kleinen Laparotomien und jüngeren Frauen (z. B. nach Operationen an den Adnexen) ist 2–0 als Nahtmaterial völlig ausreichend. Bei ausgedehnten Eingriffen bzw. Relaparotomien empfiehlt sich die Verwendung eines resorbierbaren synthetischen Nahtmaterials der Stärke 0 bis 1.

Gleiches gilt für die Nahttechnik. Grundsätzlich kann heute die Faszie bei unkomplizierten Verhältnissen mit einer fortlaufenden Nahr verschlossen werden. Bei älteren Patientinnen, größeren Inzisionen oder sonstigen Risikofaktoren für eine Wundheilungsstörung empfiehlt sich das Anlegen lateraler Einzelknopfnähte zur Sicherung der Wundwinkel und die nachfolgende mediane Vereinigung der Aponeurosenblätter durch eine fortlaufende Naht (Abb. 1.11). Dieses Vorgehen wird durch ein Anwinkeln der Beine zur Entlastung der Naht (in Abhängigkeit von der gewählten Lagerung) erleichtert. Eine routinemäßige Drainage des subfaszialen Raumes ist nicht erforderlich.

3. Nach dem Verschluß der Aponeurosen vereinen wir das subkutane Fettgewebe mit wenigen approximierenden Einzelnähten der Stärke 3–0. Nach unserer Erfahrung kommt es so seltener zu einer kosmetisch störenden Einziehung der Narbe mit Fixierung der Unterhaut an der Aponeurose. Bei **Relaparotomien** achten wir sorgfältig auf die Mobilisation des Unterhautfettgewebes und auf die Vereinigung durch eine ausgreifende Naht, die jedoch nur locker geknüpft wird. Bei **adipösen** Patienten empfiehlt sich nach unserer Erfahrung die Drainage dieser nicht kleinen Wundhöhle, da hier häufig ein größeres Serom bzw. auch durch Fettgewebsnekrosen entstehende Flüssigkeit abgesaugt werden kann.

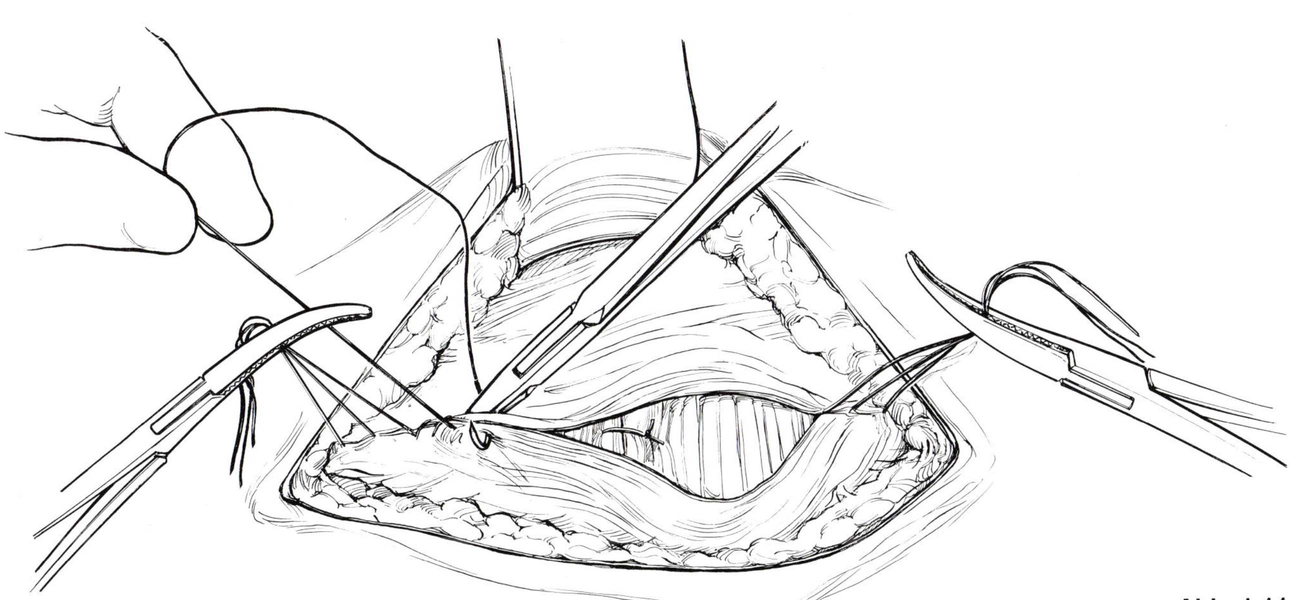

Abb. 1.11

4. Die **Vereinigung der Haut** erfolgt leicht, schnell und unproblematisch mit Hilfe moderner Klammergeräte (Abb. 1.12). Eingeschränkt wird deren Verwendung nur durch die höheren Kosten.

Die Standard-Hautnaht in der Gynäkologie ist wegen der kosmetischen Bedürfnisse der Patientin die **intrakutane Naht** mit einem monofilen synthetischen resorbierbaren Faden, welcher nicht entfernt werden muß. Die Vereinigung der Epidermis kann zusätzlich durch Adhäsionsstreifen erfolgen.

Bei der Durchführung von Hautnähten – sei es als Einzelknopfnaht, als Rückstichnaht oder auch als fortlaufende Naht – sollte die Nadel nach lateral etwas mehr Gewebe in der Tiefe fassen, um damit eine Eversion der Hautränder zu erzeugen. Diese Form der Nahttechnik führt zu einem sehr schnellen exakten Wundverschluß. Bereits nach 24 Stunden wird eine offene Wundpflege bei allen genannten Möglichkeiten der Hautvereinigung durchgeführt. Eine Bedeckung der Wunde über diesen Zeitraum hinaus ist grundsätzlich nicht erforderlich.

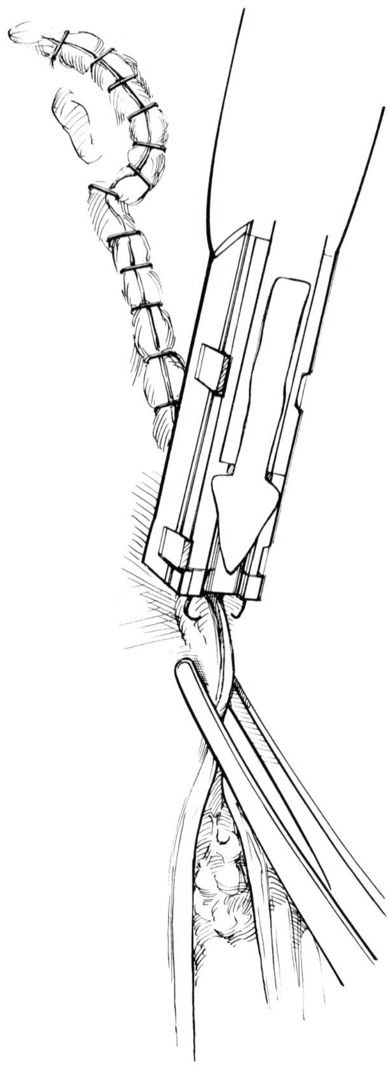

Abb. 1.12

Modifikation des suprasymphysären Querschnitts

Es gibt eine große Zahl von Modifikationen der suprasymphysären Inzision. Die meisten kommen nur in Ausnahmefällen zum Einsatz. Eine Modifikation jedoch, die einen sehr raschen und blutungsarmen Zugang zum Abdomen verschafft, soll nachfolgend dargestellt werden. Sie wird nach ihrem Erstbeschreiber Joel-Cohen-Inzision genannt.

1. Die **Haut** wird oberhalb der Symphyse auf einer Länge von 8 bis 10 cm bis zu den oberflächlichen Schichten des subkutanen Fettgewebes durchtrennt. Danach erfolgt lediglich die Durchtrennung des subkutanen Fettgewebes bzw. der Aponeurose über der Linea alba auf einer Breite von ca. 2,5 bis 3 cm (Abb. 1.13).

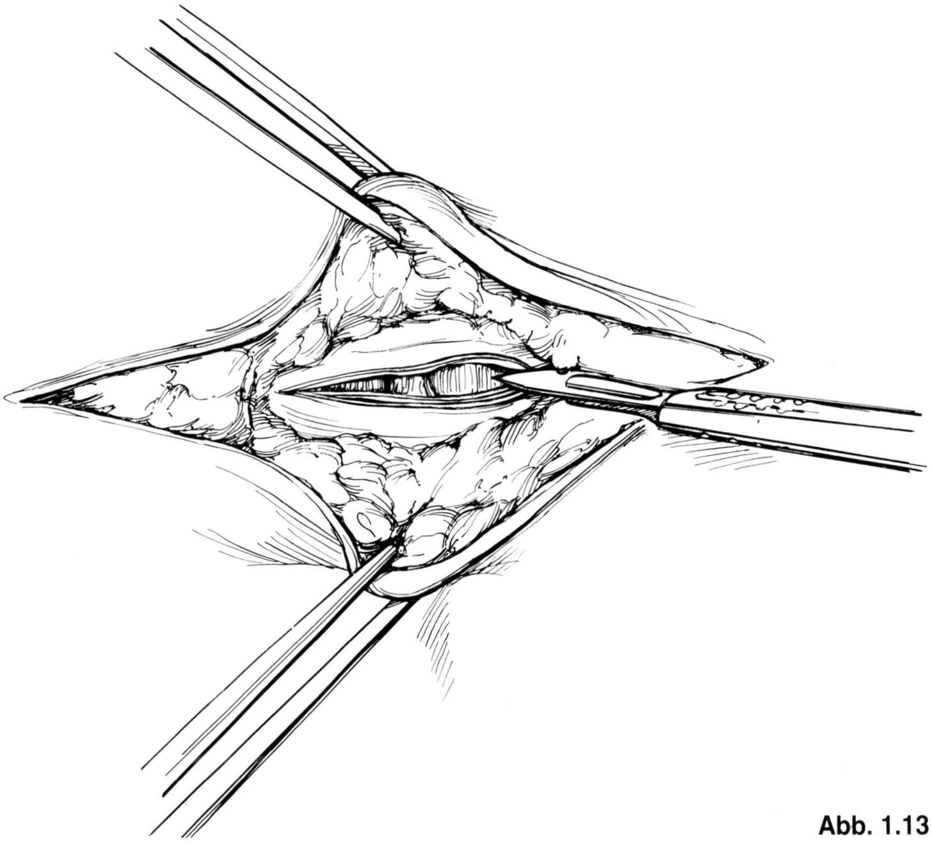

Abb. 1.13

2. Der Assistent hebt die seitlichen Wundränder mit zwei chirurgischen Pinzetten so an, daß durch die kleine laterale Inzision mit dem unteren Teil des Scherenblattes die **Aponeurosen** vom M. rectus abgehoben werden können. Der obere Anteil des Scherenblattes eröffnet stumpf den Raum zwischen Faszie und subkutanem Fettgewebe, ohne daß dieses in seiner gesamten Breite zuvor durchtrennt wurde (Abb. 1.14).

3. Nach der seitlichen Eröffnung der Aponeurose werden nun die bindegewebigen Anteile in der Mitte lediglich im Bereiche der Linea alba durchtrennt und so der Raum zum **präperitonealen Fettgewebe** eröffnet (Abb. 1.15).

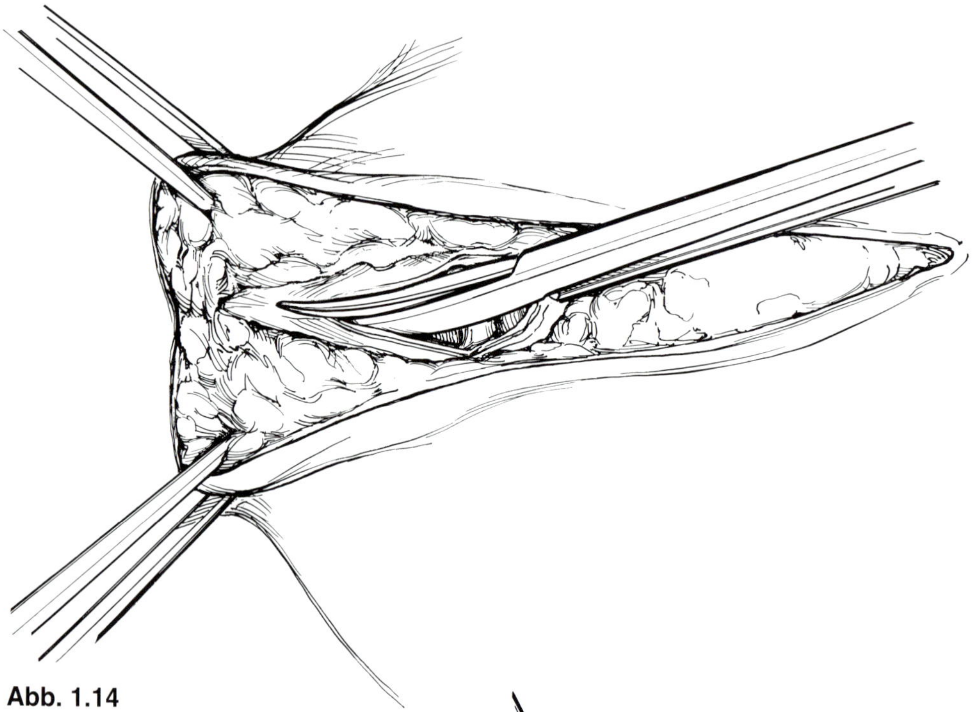

Abb. 1.14

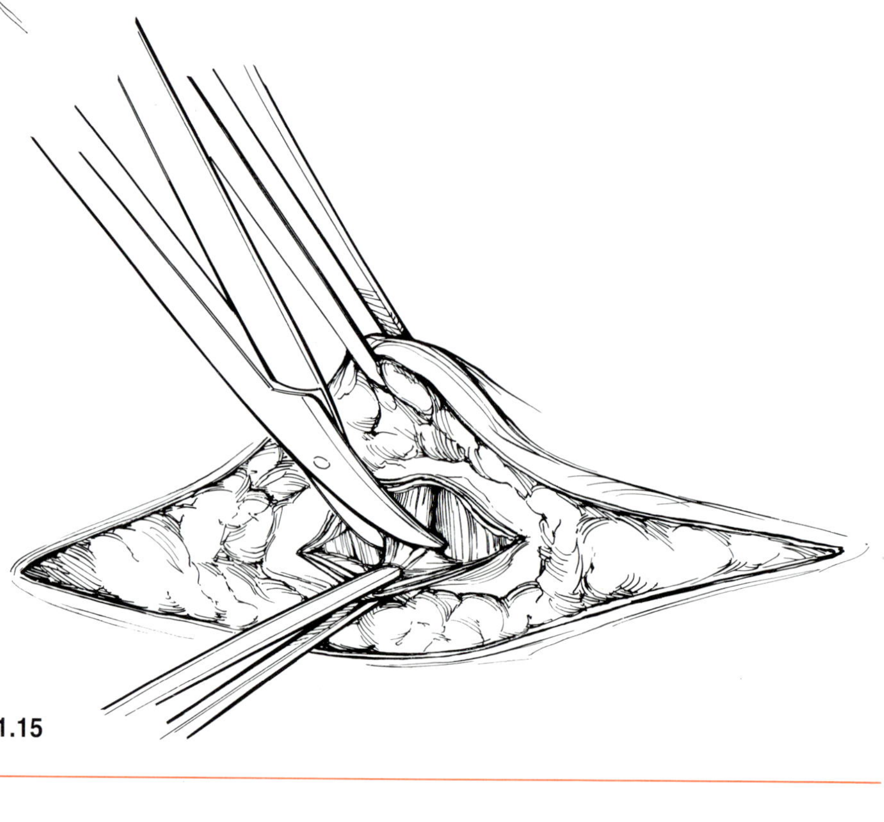

Abb. 1.15

4. In diese Öffnung geht man nun mit den Fingerkuppen beider Zeigefinger. Unter kräftigem Zug nach kranial und kaudal wird das Gewebe, welches jetzt nicht mehr fixiert ist, stumpf gedehnt. Bei diesem stumpfen Vorgehen bleiben sowohl die Gefäße der Subkutis als auch des Muskels, welche die Faszie penetrieren, weitgehend intakt (Abb. 1.16).

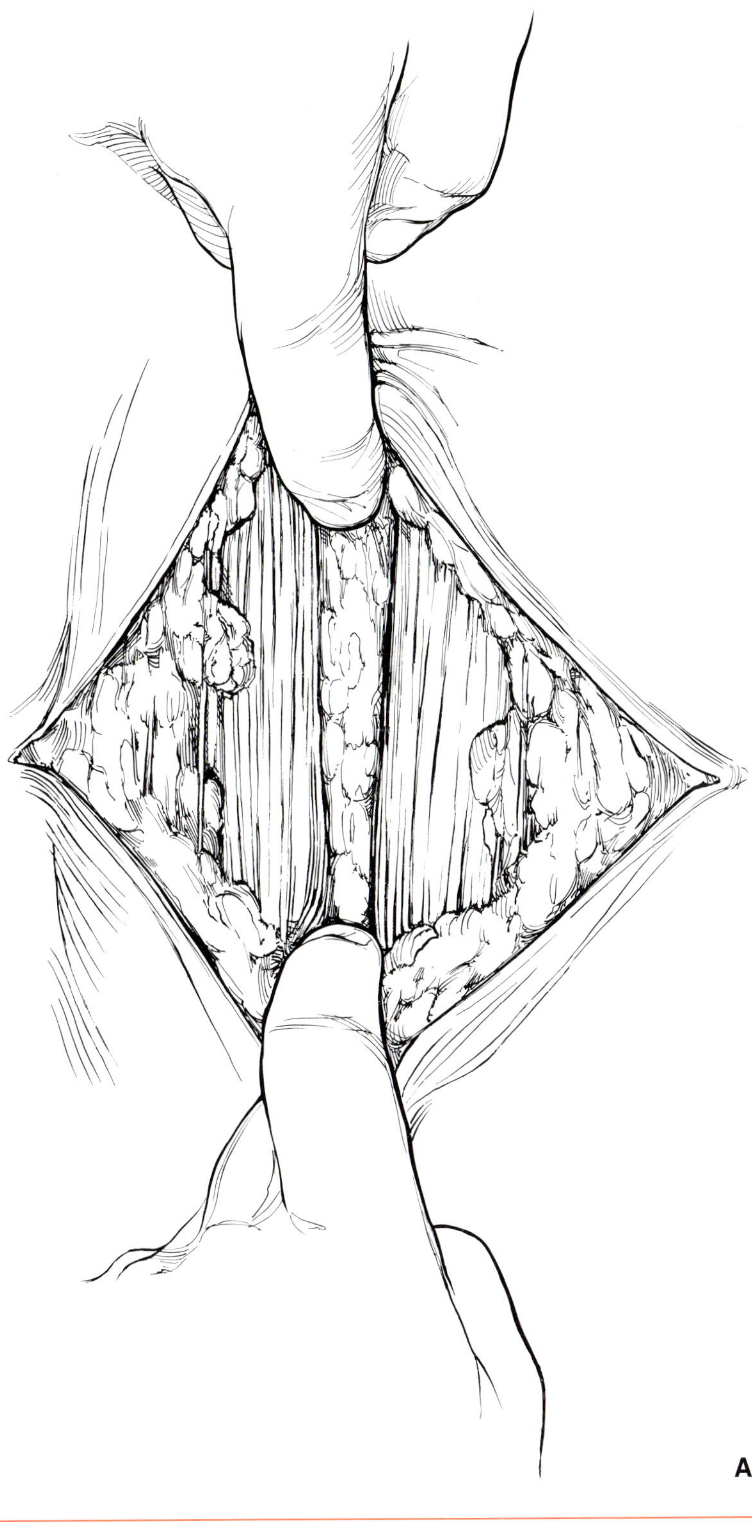

Abb. 1.16

5. Mit zwei stumpfen Wundhaken werden nun die Rektusbäuche nach lateral gedrängt und das **Peritoneum** oberhalb der Blase quer inzidiert (Abb. 1.17).

Dieses Vorgehen erlaubt ein extrem rasches Eröffnen der Bauchdecken, weil praktisch keine Blutstillung notwendig ist. Diese Modifikation des suprasymphysären Querschnittes stellt eine exzellente und attraktive Alternative dar, insbesondere bei der Sectio caesarea.

Limitiert wird dieser Zugang durch eine Adipositas der Patientin. Auch sollte die Hautinzision 1 bis 2 cm oberhalb der Schamhaargrenze durchgeführt werden. Zeigt sich intraoperativ, daß ein erhöhter Platzbedarf notwendig ist, kann man sämtliche Modifikationen der normalen Pfannenstielinzision durchführen. Als Relaparotomie ist dieses Vorgehen allerdings nicht möglich.

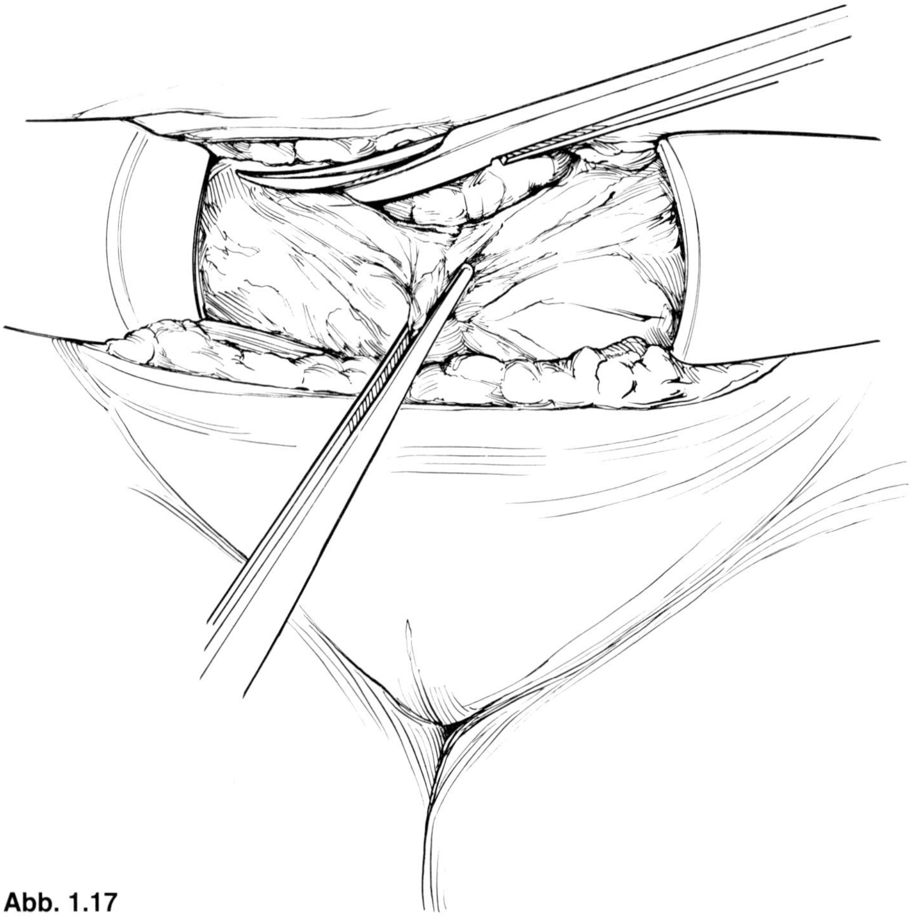

Abb. 1.17

Medianer Unterbauchlängsschnitt

Der Unterbauchlängsschnitt ist immer dann eine Alternative zum suprasymphysären Querschnitt, wenn

- ein maligner Ovarialtumor vorliegt und eine Erweiterung der Operation in den Mittel- und Oberbauch notwendig werden könnte.

- sehr große Tumoren (z. B. Ovarialkystome) vorliegen, die in ihrer Dignität schwer einschätzbar sind und deshalb nicht punktiert oder morcelliert werden sollten.

- Befunde vorliegen, welche präoperativ nicht zu einer eindeutigen Diagnose geführt haben. Dies gilt insbesondere für den Verdacht auf retroperitoneale Tumoren.

- der Verdacht auf intraabdominelle Blutungen unklarer Ursache besteht; z. B. Patienten im Schockzustand ohne verläßliche Anamnese.

- ausgedehnte entzündliche Veränderungen im Abdomen mit Verdacht auf Peritonitis bestehen. (Bessere Abklärung des gesamten Abdomens und Lavage möglich.)

- Gerinnungsstörungen bekannt sind, da im Gegensatz zum Querschnitt praktisch keine Wundhöhlen geschaffen werden.

Großzügig indizieren sollte man den Längsschnitt auch bei der puerperalen Hysterektomie wegen septischer Uteruskomplikationen, da solche Operationen unter beengten Verhältnissen extrem erschwert sein können. Neben der Tatsache, daß der mediane Unterbauchlängsschnitt allen Eventualitäten vorbeugt, besitzt er die Vorteile, daß er technisch sehr einfach durchzuführen ist, meist nahezu blutungsfrei erfolgt und beliebig in den Oberbauch verlängert werden kann.

Eröffnung der Bauchdecke: Bei der Eröffnung durchtrennt man das subkutane Gewebe bis auf die Aponeurosen. Es empfiehlt sich in der Regel etwas seitlich der Mittellinie einzugehen und somit nur die Aponeurose des linken bzw. rechten Rektusmuskels zu eröffnen. Eine Freilegung beider Muskeln ist nicht erforderlich.

Verschluß der Bauchdecke

Während die Eröffnung einfach und unkompliziert ist, ist beim Verschluß der medianen Unterbauchlaparotomie wesentlich mehr Sorgfalt erforderlich.

- Wird der Verschluß des Abdomens nach einem medianen Unterbauchlängsschnitt **schichtweise** durchgeführt, so ist das Vorgehen der Technik des Wundverschlusses beim Unterbauchquerschnitt sehr ähnlich. Man wird bei der Vereinigung der Aponeurosen der Einzelknopfnaht den Vorzug gegenüber dem fortlaufenden Nahtverschluß geben.

- Alternativ zum schichtweisen Wundverschluß hat sich zur Wiederherstellung der Stabilität der Bauchdecke eine **Doppelschlingennaht** bewährt. Bei dieser Technik werden 1½ bis 2 cm lateral der Inzision die Aponeurose des M. rectus, ein Teil des Muskels selbst, das Peritoneum sowie auf der kontralateralen Seite etwa 0,5 cm der Aponeurose mit einer atraumatischen Naht gefaßt. Ein zweiter Stich geht näher an der Aponeurosenkante ein und faßt dafür auf der kontralateralen Seite entsprechend mehr Gewebe (Abb. 1.18).

Diese Nahttechnik stellt zweifelsohne eine exzellente Methode zur Approximierung von Aponeurose, Muskel und Peritoneum dar. Ihr Nachteil besteht darin, daß durch ein zu festes Anziehen des Knotens die Nähte anämisieren, bzw. durchschneiden können, insbesondere wenn Infektionen in der Bauchhöhle vorliegen. Die Naht wurde deshalb vielfältig modifiziert. Manche Operateure fassen beim ersten Stich sämtliche Bauchdeckenschichten, während die zweite Schlinge nur zur exakten Vereinigung durch die Aponeurosenblätter gelegt wird. Man kann diese Nahttechnik wohl als Standardmethode für den Verschluß der medianen Unterbauchlaparotomie empfehlen, da sie bei allen Patienten unabhängig von der Grunderkrankung zur Anwendung kommen kann.

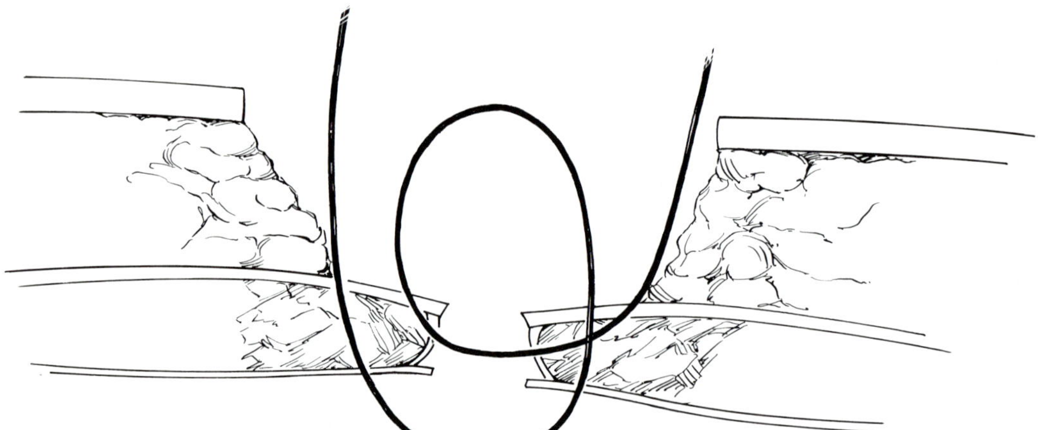

Abb. 1.18

• Eine weitere Möglichkeit stellt der Verschluß der Bauchdecken durch eine **fortlaufende Allschichtnaht** des Abdomens (nach Averette) dar. Bei dieser fortlaufenden Naht ist es besonders wichtig, daß alle Schichten der Bauchdecken umfaßt, diese jedoch nur locker adaptiert werden. Durch das postoperative Wundödem kann es sonst zum Einschneiden der Fäden kommen.

1. Diese Naht wird mit einem atraumatischen, als Schleife armierten Faden durchgeführt. Dadurch erübrigt sich am oberen Wundwinkel das Knoten des Fadens (Abb. 1.19).

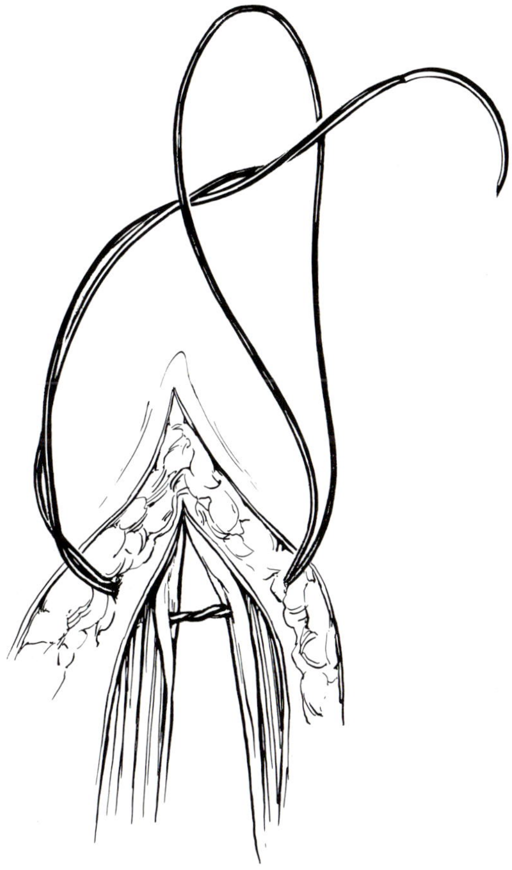

Abb. 1.19

2. Unter mäßigem Zug wird nun diese doppelte Naht über die gesamte Länge der Inzision fortgeführt, wobei es von besonderer Wichtigkeit ist, jeweils ca. 1,5 cm lateral des Wundrandes einzugehen, um ausreichend Gewebe zu adaptieren. Am unteren Wundwinkel wird die Schleife vor dem letzten Stich eröffnet, die Nadel in Form eines Rückstichs auf die andere Seite der Aponeurose geführt und der Faden danach sorgfältig verknotet (Abb. 1.20 und 1.21).

Auch wenn diese Naht sich in vielen Fällen als schneller und technisch unproblematischer Verschluß der medianen Unterbauchlaparotomie bewährt hat, sollte man beim Vorliegen von Risikofaktoren (Alter, Adipositas usw.) auf sie verzichten, da sich in diesen Fällen gelegentlich Bauchwandhernien entwickeln.

Ansonsten stellen aber die früher gefürchtete Komplikation des Platzbauches und der Wundeviszeration sowie die postoperativen Bauchwandhernien heute Raritäten dar, so daß es praktisch kaum noch Kontraindikationen für einen medianen Unterbauchlängsschnitt gibt. Es ist deshalb nicht vertretbar, die Radikalität eines operativen Eingriffs, insbesondere bei bösartigen Erkrankungen, von vornherein durch den Zugang zu limitieren.

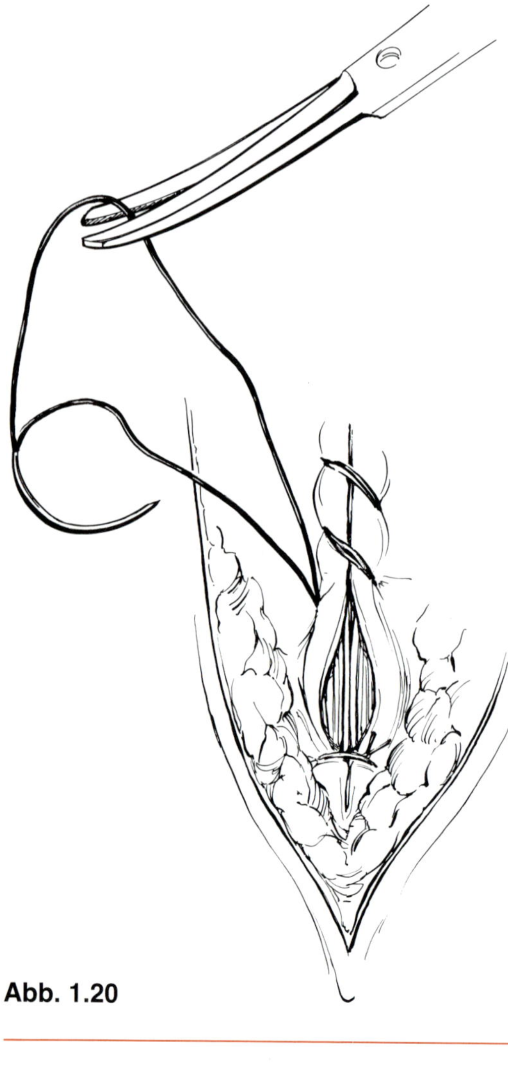

Abb. 1.20

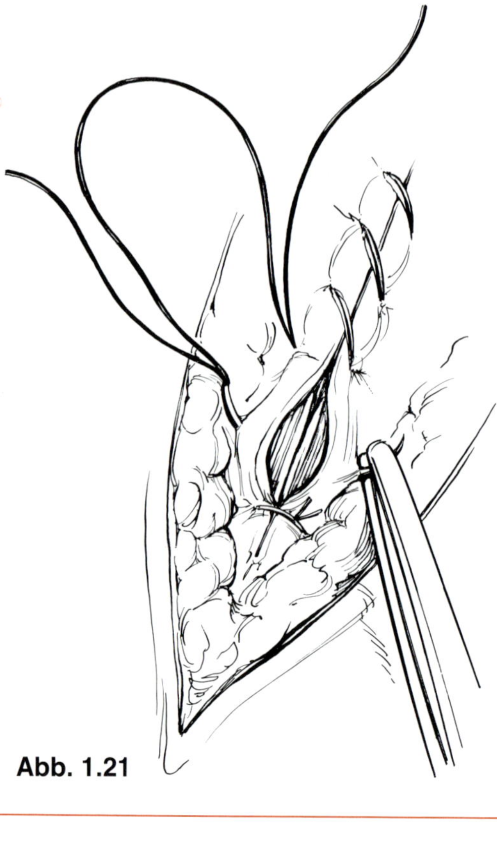

Abb. 1.21

Extraperitonealer Zugang

Der Vollständigkeit halber soll an dieser Stelle darauf hingewiesen werden, daß in der Gynäkologie im Einzelfall auch ein retroperitonealer Zugang zu den Organen an der Beckenwand gewählt werden kann. Klassischerweise erfolgt dieser Zugang über eine schräg nach lateral verlaufende Hautinzision oberhalb der Spina iliaca oder einen pararektalen Schnitt. Er ist für eine **retroperitoneale Lymphadenektomie** (pelvin und/oder paraaortal) geeignet.

Auch bei fortgeschrittenen Karzinomen kann durch diesen Zugang eine Ligatur der A. iliaca interna zur Blutstillung erfolgen. Als Standardzugang wird das extraperitoneale Vorgehen auch bei Operationen am Ureter gewählt, insbesondere bei blasennahen Ureterläsionen bzw. Fisteln.

Wundrevision

Die Wundrevision hat grundsätzlich zum Ziel, das infizierte, nekrotische, der Wundheilung abträgliche Gewebe zu entfernen. Eine solche Wundreinigung kann die Entfernung von größeren Gewebsarealen erforderlich machen, so daß hier im Einzelfall auch eine plastische Deckung durch lokale Hautverschiebungen oder im Extremfall sogar durch myokutane Lappenplastiken notwendig wird. Nach der Entfernung der Faszie im Bereich der Bauchdecken stehen verschiedene alloplastische Materialien für den Faszienersatz zur Verfügung. In der Gynäkologie stellen solche Verfahren eine Rarität dar.

Normalerweise genügt es, die Wundränder auszuschneiden, dabei auf eine gute Durchblutung des Wundrandes zu achten und die Wunde sorgfältig, möglichst atraumatisch, mit stabilen Nahtmaterialien wieder zu vereinigen. Im Prinzip kann der Wundverschluß nach einer Wundrevision mit der gleichen Nahttechnik durchgeführt werden wie bei der Primäroperation. Voraussetzung für eine gute Wundheilung ist neben der Durchblutung auch die spannungsfreie Adaptation der Wundränder, welche häufig eine ausgedehnte Mobilisation erforderlich macht.

Wundinfektionen entstehen meistens auf dem Boden lokaler Infiltrate, die, sollten sie sich nicht spontan nach außen entleeren, frühzeitig einer Eröffnung und lokalen Therapie bedürfen. Bei frühzeitiger Behandlung wird die Wundheilung nicht wesentlich verzögert und damit auch der stationäre Aufenthalt nicht verlängert. Bei Wundheilungsstörungen der Haut nach medianen Unterbauchlängsschnitten klafft die Wunde meist entsprechend der Spannungslinien der Haut. Hier kann man nach der Wundreinigung mit Klammerpflaster nachhelfen. Insgesamt sollte der Entschluß zur Revision der Wunde möglichst früh gefaßt werden, damit keine zu ausgedehnten Gewebsentfernungen notwendig sind.

Perioperative Maßnahmen

Alle dargestellten Formen der Bauchdeckeneröffnung und des -verschlusses führen zu einer so weitgehenden Stabilität der Bauchdecke, daß eine Mobilisation der Patientin noch am Operationstage erfolgt. Die **Frühmobilisation** ist ein entscheidender Faktor bei der Thromboemboliеprophylaxe.

Spezielle Maßnahmen zur **Wundpflege** sind nicht erforderlich. 24 Stunden nach der Hautnaht kann jeglicher Verband entfallen. Bei einer offenen Wundpflege können Infiltrate, Hämatome und andere Zeichen einer beginnenden Wundheilungsstörung früh erkannt und behandelt werden. Auch wenn bekannt ist, daß die Haut nach 8 Tagen nur einen geringen Prozentsatz ihrer ursprünglichen Stabilität erreicht hat, kann man die Hautfäden bei einem ungestörten Heilungsverlauf ohne Bedenken am 7. postoperativen Tag entfernen.

Bei Hautnähten, welche mit größerer Spannung vereinigt wurden, kann man die Fäden im Einzelfall bis zum 10. oder 12. Tag belassen. Ein längeres Belassen der Fäden vermindert das Risiko einer primären Wundheilungsstörung nicht. Idealerweise werden heute intrakutane Nähte mit monofilem resorbierbarem Nahtmaterial benutzt, die praktisch reaktionsfrei sind und die Stabilität der Hautnaht bis zur kompletten Wiederherstellung gewährleisten.

Eine Nachbehandlung der Wunde zur Prophylaxe einer hypertrophen **Narbenbildung** ist nicht sinnvoll. Bei Narbenkorrekturen, z. B. nach plastischen Operationen, hat sich die lokale Kompression mit speziell angefertigten Stützbinden als vorteilhaft erwiesen.

Wurde eine **Drainage** der Wundhöhle durchgeführt, so sollte diese möglichst früh entfernt werden. Im Bereiche der Bauchdecken ist es kaum sinnvoll, Drainagen länger als 24 bis 48 Stunden zu belassen. Man muß immer bedenken, daß Drainagen ein steriles Wundgebiet potentiell kontaminieren.

Bereits in der frühen postoperativen Phase sollte die Patientin krankengymnastisch behandelt werden. Dabei muß auf die Stabilität der Bauchdecke keine Rücksicht genommen werden.

Abdominale Operationen

Abdominale Hysterektomie

Definition

Diese Operation beinhaltet die vollständige Entfernung der Gebärmutter mit oder ohne ihre Anhänge (Adnexe). Das Indikationsspektrum für diesen Eingriff ist weit gefächert und reicht von der Entfernung gutartiger oder bösartiger Tumore über konservativ nicht beherrschbare Blutungsstörungen der Gebärmutter bis hin zu uterinen Schmerzen und Dysmenorrhoen. Die Fülle relativer Indikationen macht eine patientengerechte Entscheidung zu diesem Eingriff häufig sehr schwer.

Die Gefahr der abdominalen Hysterektomie liegt darin, daß man sie als technisch einfachen Eingriff häufig unterschätzt. Die sogenannte einfache abdominale Hysterektomie kann jedoch nach Voroperationen (Zustand nach Sectio, Zustand nach Myomenukleation, Zustand nach Operationen am Ovar) und Begleiterkrankungen (Endometriose, Sigmadivertikulitis usw.) zu einem sehr schwierigen Eingriff werden. Intraoperativ wird es deshalb im Einzelfalle erforderlich sein, die Operation zu variieren.

Ziel ist es, daß nach Präparation der angrenzenden Strukturen und Organe im kleinen Becken (z.B. Ureter) diese so zur Darstellung kommen, daß eine in allen Phasen typische Operation dann möglich ist. Dieses „schulmäßige" Vorgehen hat die Vorteile, daß unerwartete Situationen, unbeabsichtigte Läsionen von Nachbarorganen und verstärkte Blutungen im Regelfall vermieden werden können. Es setzt die exakte Kenntnis der Anatomie voraus. Ist dies nicht gegeben, ist es ratsam, hier im Einzelfall keine Kompromisse, z.B. in Form einer suprazervikalen Amputation des Uterus, einzugehen, sondern bei einer Überforderung die Operation als Explorativlaparotomie zu sehen und die Patientin später zu überweisen.

Vorbereitung der Patientin

Zur üblichen Vorbereitung der Patientin vor einer abdominalen Hysterektomie gehört die Spekulumeinstellung der Scheide und der Portio mit einer Abstrichabnahme (Vorsorge, Mikrobiologie) sowie die bimanuelle Tastuntersuchung des kleinen Beckens einschließlich rektaler Untersuchung.

Fakultativ sind weitere diagnostische Maßnahmen, wie Ultraschalluntersuchungen zum Ausschluß von Ovarialtumoren und/oder ein intravenöses Urogramm, z. B. bei intraligamentären Myomen, angezeigt. Bei entsprechend sorgfältiger Operationstechnik erübrigt sich die routinemäßige präoperative Darstellung der ableitenden Harnwege.

Eine generelle antibiotische Prophylaxe scheint nicht sinnvoll, sollte jedoch bei Risikofällen (Malignompatientinnen, adipöse Bauchdecken, ausgedehnte intraoperative Adhäsiolysen bei Ovarialtumoren) erwogen werden.

Bei anamnestischen Risiken sind zusätzliche Untersuchungen im Einzelfalle erforderlich. Dazu gehören endoskopische (Zystoskopie, Rektoskopie, Sigmoido-, Coloskopie) ebenso wie röntgenologische (Colonkontrasteinlauf) Untersuchungen.

Wegen der weitreichenden Bedeutung sollte bei jeder Patientin im reproduktionsfähigen Alter präoperativ ein Schwangerschaftstest sowie bei einem pathologischen Tastbefund eine Tumormarkerbestimmung durchgeführt werden. Unter Kosten-Nutzengesichtspunkten kann man für die Tumormarkerbestimmung präoperativ Serum asservieren und über die Durchführung der Bestimmung postoperativ entscheiden.

Insbesondere beim Verdacht auf Endometriose sollten Mastdarm, Sigma und die gesamten harnableitenden Wege abgeklärt werden. Bei darmnahen Prozessen ergibt sich die Indikation zur orthograden Darmlavage (s. Ovarialtumoren) auch dann, wenn eine Infiltration in die Darmschleimhaut endoskopisch nicht nachweisbar ist. Gleichzeitig empfiehlt sich die konsiliarische Absprache mit dem Chirurgen.

Abschließend sei darauf hingewiesen, daß bei allen atypischen Blutungen vor der abdominalen Hysterektomie eine fraktionierte Kürettage des Uterus zum Ausschluß maligner Prozesse des Endometriums durchgeführt werden muß.

Lagerung

Steinschnittlage flach. Überstreckung des Beckens und Kopftieflagerung sind bei adipösen Patienten hilfreich.

Aufklärungspflichtige Risiken

Die Risiken der abdominalen Hysterektomie sind in den vergangenen Jahren erheblich zurückgegangen. Es ist deshalb fraglich, inwieweit man sich bei der Aufklärung auf Literaturangaben über Komplikationen beziehen kann. Wegen der Häufigkeit des Eingriffs und auch der damit verbundenen Bedeutung erhält eine Aufklärung über die möglichen Komplikationen vor allem dann einen besonderen Wert, wenn man sich auf klinikeigene Zahlen stützen kann. Eine Aufklärung der Patientin soll ja nicht über das theoretische, sondern über das konkrete Risiko in der spezifischen Situation informieren.

Unabhängig von der Häufigkeit sind die wichtigsten Komplikationen bei der abdominalen Hysterektomie:

- Wundinfektion der Bauchdecke.
- Abdominale Infektionen (Pelveoperitonitis, Abszeßbildung).
- Nachblutungen (intra- und retroperitoneal; Schichten der Bauchdecken).
- Ileus und Subileus.
- Läsionen von Ureter, Blase und Darm mit eventueller Fistelbildung.

Eine seltenere, aber durchaus erwähnenswerte Komplikation stellt der Platzbauch – insbesondere beim Längsschnitt – dar. Auch das Auftreten von thrombo-embolischen sowie kardialen und pulmonalen Komplikationen sollte angesprochen werden.

Selbstverständlich ist die Patientin zu informieren, daß mit der Entfernung der Gebärmutter die Menstruationsblutung ausbleibt und Schwangerschaften nicht mehr möglich sind. Darüber hinaus sollte auch eine Einverständniserklärung für die evtl. Erweiterung des Eingriffs sowie für das Mitentfernen der Adnexe vorliegen, für den Fall, daß sich diese Maßnahmen intraoperativ als notwendig erweisen sollten.

Operative Technik

Die abdominale Uterusexstirpation setzt die **Eröffnung der Bauchhöhle** voraus. Dabei sollte im Einzelfall die Schnittführung gewählt werden, welche einen guten Zugang zum kleinen Becken, aber auch ein gutes funktionelles und kosmetisches Ergebnis nach dem Bauchdeckenverschluß ermöglicht (s. Kapitel Bauchdeckeneröffnung und Verschluß).

1. Nach der Eröffnung der Bauchhöhle werden die Abgänge des Ligamentum rotundum sowie die Adnexe mit zwei mittellangen stumpfen Klemmen gefaßt. Mit diesen Klemmen läßt sich der Uterus gut bewegen. Außerdem dienen sie gleichzeitig als Gegenklemmen, so daß keine zusätzlichen Handgriffe notwendig sind. Deshalb sind diese Klemmen zum Fassen des Uterus einer Annaht oder einer Uterusfaßzange vorzuziehen, zumal bei letzteren Verfahren die Gefahr des Ausreißens bzw. der Blutung aus dem Myometrium besteht. Bei großen Uterusmyomen läßt sich der Uterus am leichtesten mit dem Myombohrer handhaben.

Zu Beginn der Operation wird das **Ligamentum rotundum** mit der chirurgischen Pinzette gefaßt und so angehoben, daß die Umstechungsligatur das gesamte Ligamentum rotundum mit dem gelegentlich frei darunter verlaufenden Gefäß unterfährt (Abb. 1.22). Diaphanoskopie ist bei diesem Schritt hilfreich. Nach dem Knoten dieser Ligatur durchtrennt man das Ligamentum rotundum und die beiden Blätter des Ligamentum latum, so daß der **Retroperitonealraum** sich öffnet. Bei engen Verhältnissen läßt sich der Zugang zum Retroperitoneum dadurch erweitern, daß man die Peritonealblätter nach lateral weiter eröffnet. Dies ist unterhalb und parallel zum Ligamentum rotundum gefahrlos möglich.

Es gelingt nun, die Strukturen der **Adnexe** klar vom hinteren Peritonealblatt abzugrenzen. Unter Benutzung der Diaphanoskopie (Durchscheinen des Peritoneums) wird nun mit einer Klemme bzw. Umstechungsligatur das Ligamentum ovarium proprium und der Tubenisthmus ligiert und damit die Adnexe vom Uterus abgesetzt.

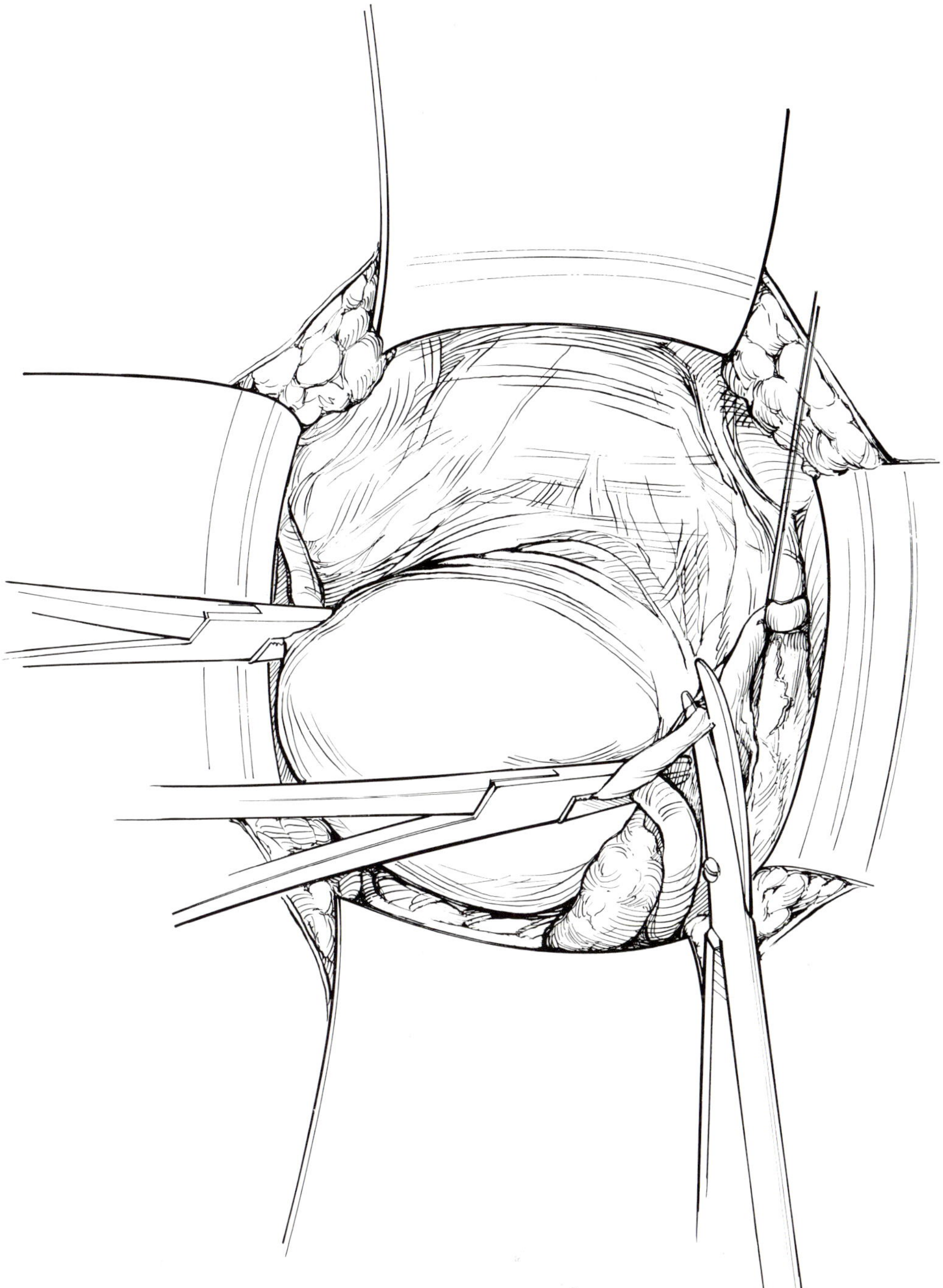

Abb. 1.22

2. Danach wird das **hintere Peritonealblatt** in Richtung auf die Sakrouterinligamente gespalten, um so die gesamte Uterusseitenwand darzustellen (Abb. 1.23). Dabei ist darauf zu achten, daß das dem hinteren Blatt des Ligamentum latum dicht anliegende Uterinagefäßbündel beim Spalten des Ligamentum latum nicht tangiert wird. Mit dem Scherenblatt sollte das Peritoneum vorsichtig abgehoben werden, um vor allen Dingen eine Läsion der uterinen Venen zu vermeiden.

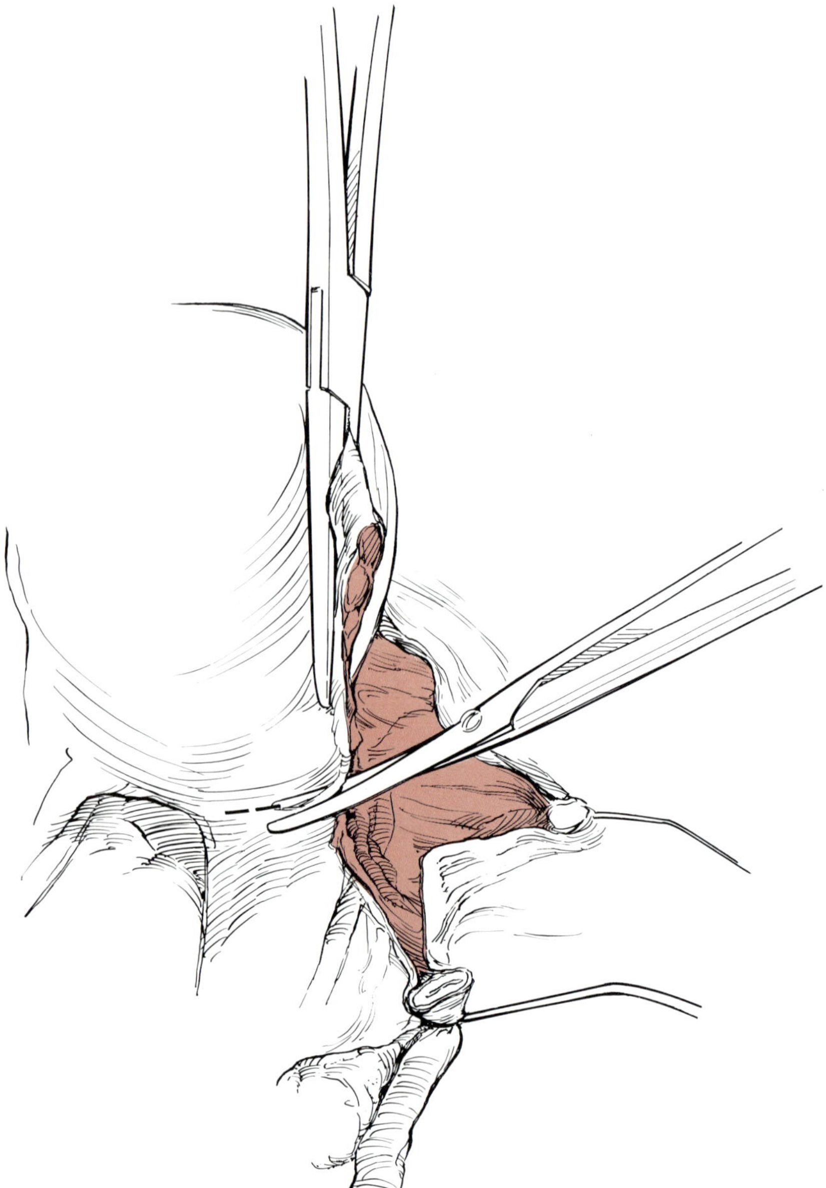

Abb. 1.23

3. Nun wird die bei der Durchtrennung des Ligamentum rotundum durchgeführte Inzision des vorderen Peritonealblattes in Richtung auf die Blase fortgesetzt (Abb. 1.24). Dazu werden die Blasenwand und das darüber liegende Bauchfell mit der chirurgischen Pinzette gefaßt und so angehoben, daß eine Durchtrennung des Bauchfells zwischen Blase und Uterusvorderwand problemlos möglich ist. Hierbei sollte man darauf achten, daß nicht aus Angst vor einer Blasenläsion zu sehr auf den Uterus zu präpariert wird, da hier die Plica vesicouterina nur schwer eröffnet werden kann.

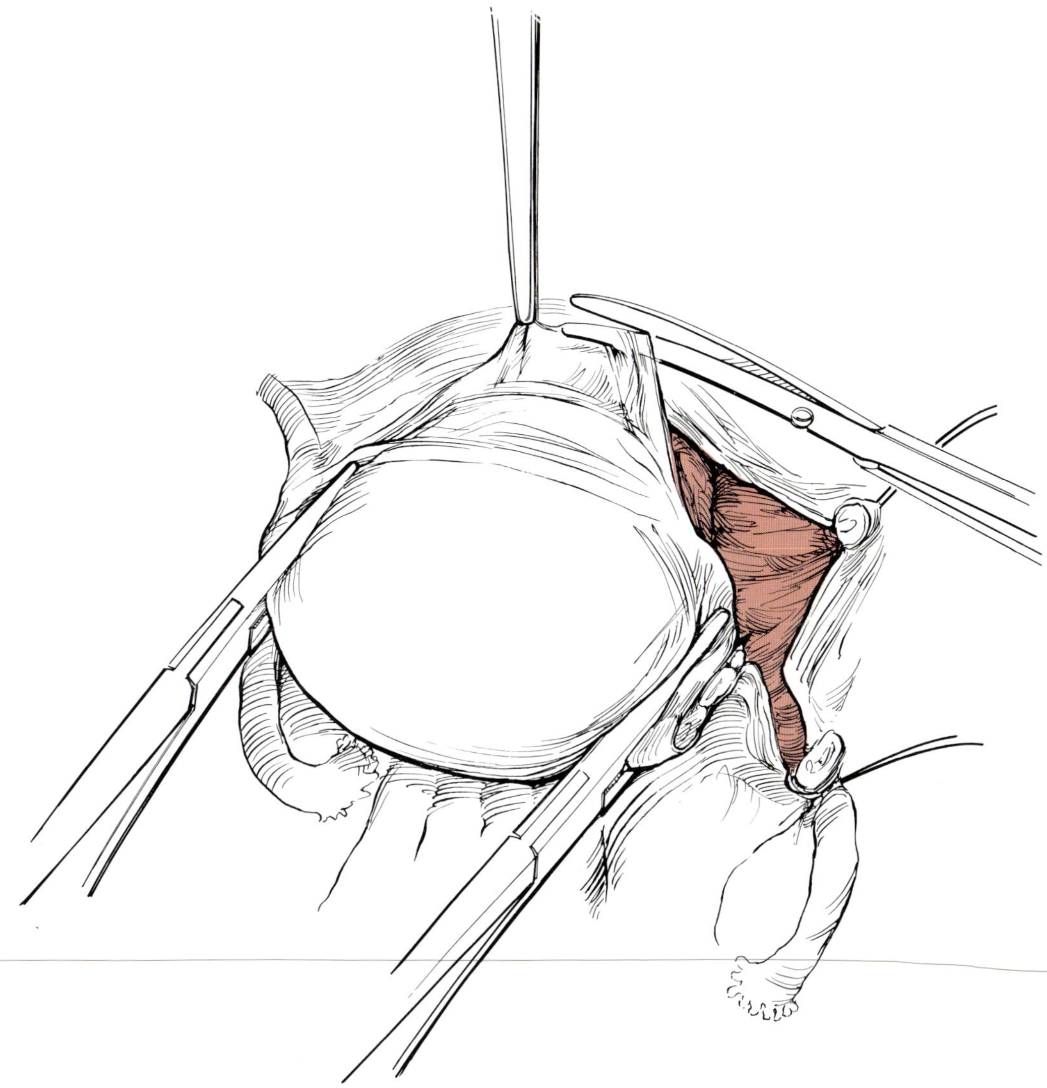

Abb. 1.24

4. Zur **Blasenpräparation** wird der Uterus straff nach oben gezogen und das Septum supravaginale durch das Anheben der Blasenwand angespannt (Abb. 1.25). Nach der Durchtrennung dieser Struktur gerät man in das Spatium vesico-cervicale, in dem nur lockere Gewebsfasern zu durchtrennen sind und die Blase großzügig von der Zervixvorderwand mobilisiert werden kann.

Probleme bzw. Blutungen entstehen, wenn zu tief, d.h. in die Zervixvorderwand oder auf die Scheide zu, präpariert wird sowie dann, wenn die Präparation nicht streng in der Mittellinie erfolgt, sondern wenn man seitlich in den Bereich der vaskularisierten Blasenpfeiler gerät. Man braucht die Blase zu diesem Zeitpunkt nicht komplett von der Scheidenvorderwand zu distanzieren, da dies in späteren Operationsphasen leichter möglich ist. Wichtig ist lediglich die Darstellung des viszeralen Blattes der endopelvinen Faszie, welche die Zervix umhüllt.

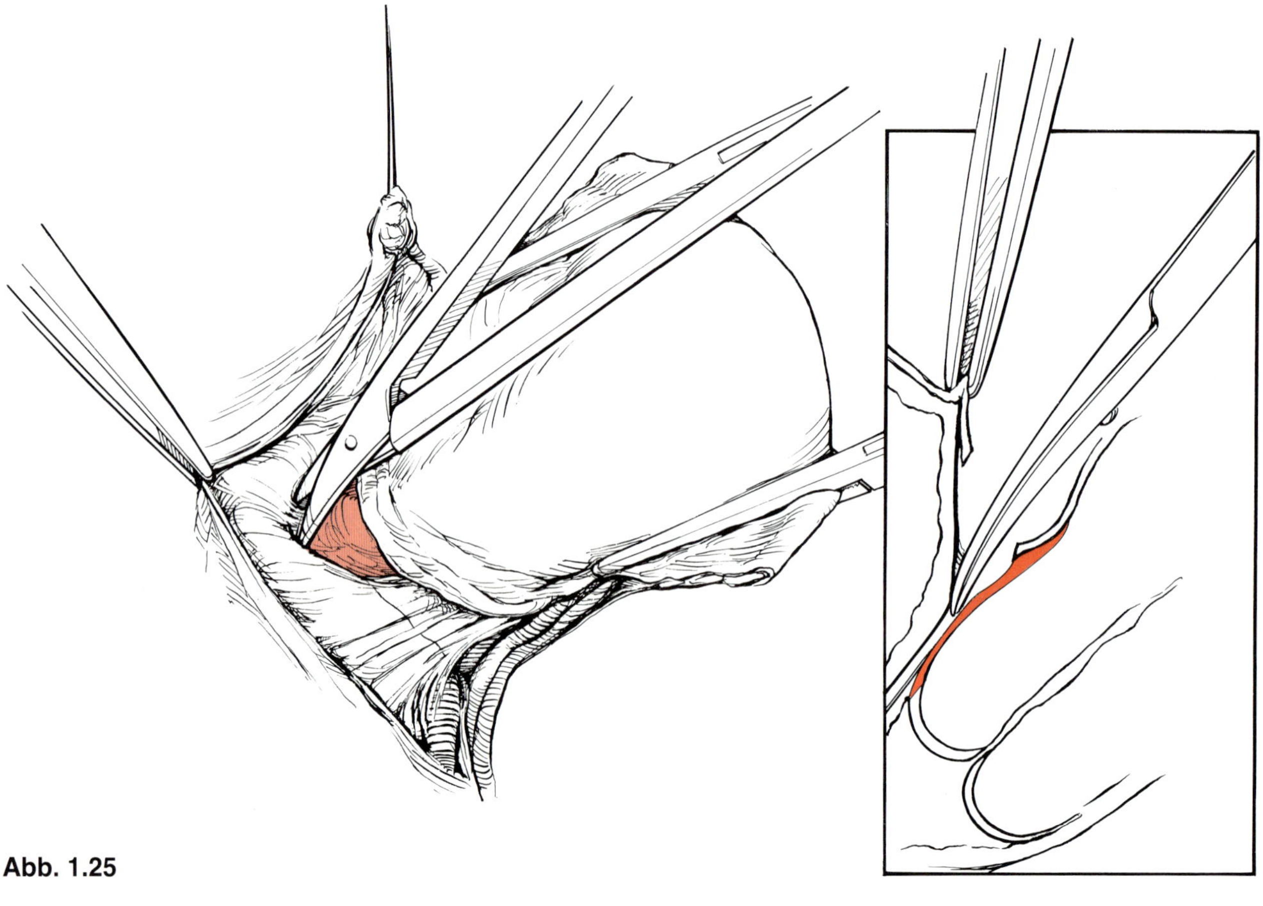

Abb. 1.25

5. Der Uterus wird jetzt nach oben und evtl. leicht zur Seite gezogen (Abb. 1.26). Mit der leicht geöffneten Schere befreit man das **Uterinagefäßbündel** von dem umhüllenden Bindegewebe, damit die atraumatische Klemme exakt das Gefäßbündel faßt und nachfolgend durch eine Umstechungsligatur ersetzt werden kann. Dabei muß man berücksichtigen, daß der Ureter unterhalb und knapp lateral dieser Klemme verläuft und bei zusätzlichen Umstechungen in diesem Bereich gefährdet ist. Retrograde Blutungen können bei einem großen blutgefüllten Uterus störend sein. Hier empfiehlt sich das Tiefersetzen der Uterushalteklemme auf den uterusnahen Gefäßanteil. Beim kleinen Uterus kann man dies vernachlässigen und zügig auf der Gegenseite das Uterinagefäßbündel absetzen.

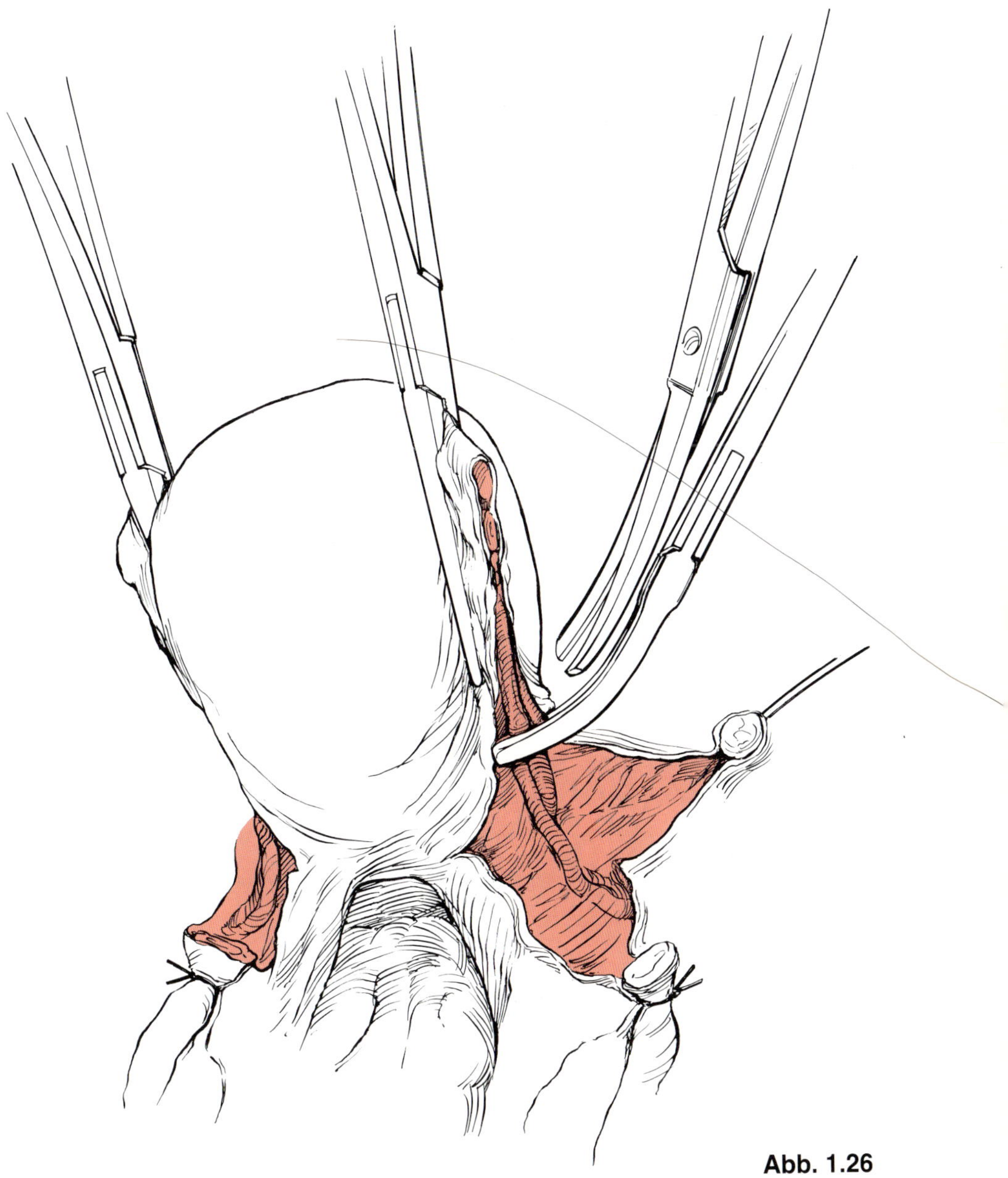

Abb. 1.26

6. Bei einem gut mobilen Uterus wird man nun als nächsten Schritt unter Zurückdrängung und weiterer Mobilisierung der Blase das **vordere Parametrium** mit dem Blasenpfeiler absetzen (Abb. 1.27). Danach ist die Blase distanziert und die extrafasziale Hysterektomie kann fortgesetzt werden.

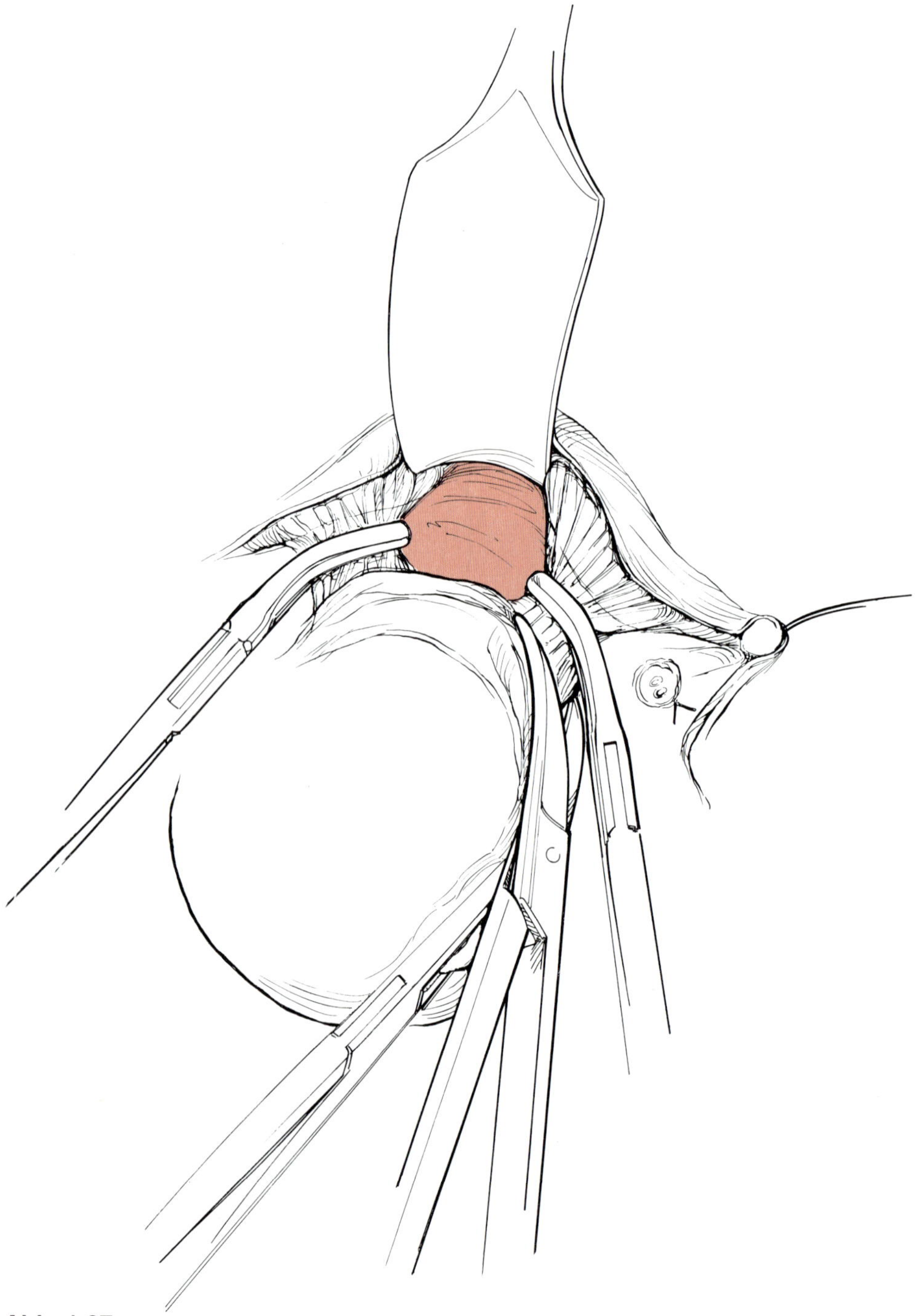

Abb. 1.27

7. Unter Distanzieren der Harnblase mit einem Spekulum nach kaudal und ventral wird nun der Uterus etwas nach dorsal und lateral gezogen, wobei eine Parametriumsklemme das beidseits noch verbleibende vordere Parametrium erfaßt (Abb. 1.28). Nach der Durchtrennung dieser Struktur ist der Uterus lediglich mit den Sakrouterinligamenten und Anteilen des hinteren Parametriums an der Scheide fixiert.

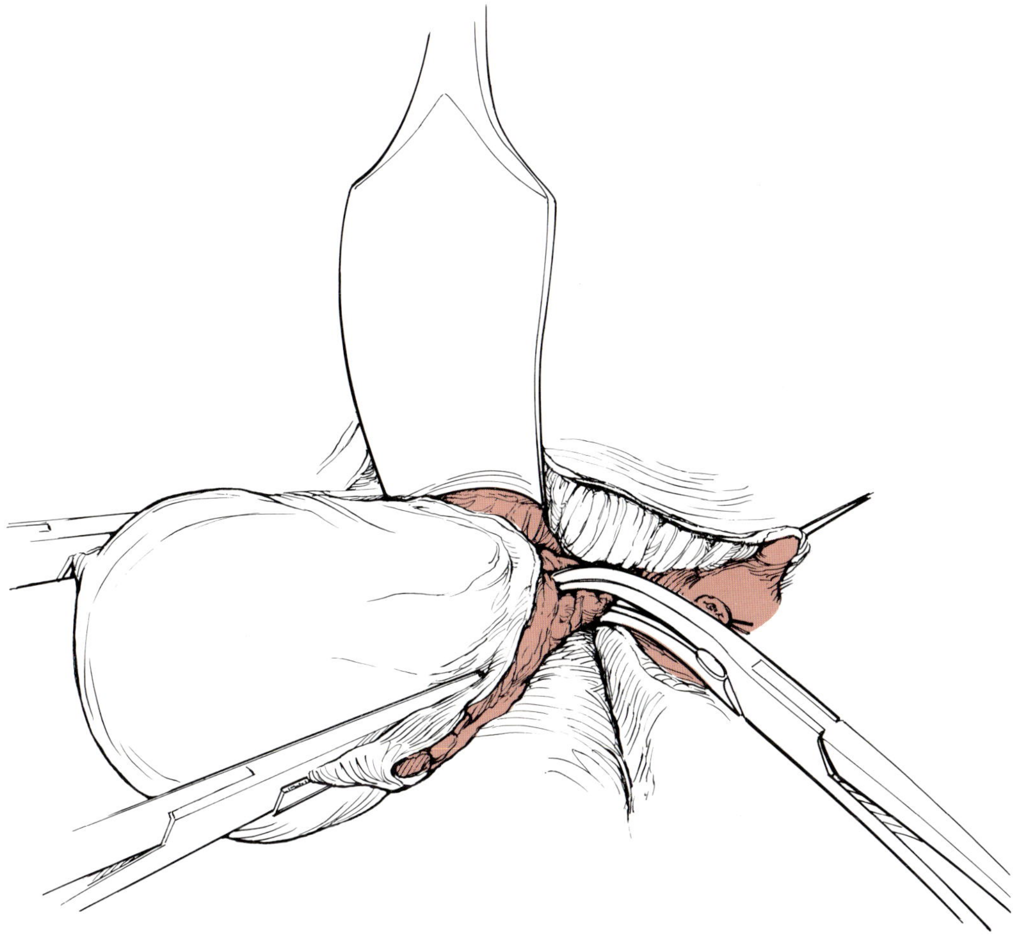

Abb. 1.28

8. Der Uterus wird jetzt nach vorn gezogen. Die Parametriumsklemme erfaßt die Sakrouterinligamente und den seitlichen Anteil der Scheide sowie einen geringen Anteil des lockeren Parakolpiums (Abb. 1.29). Dieser Schritt kann bei einem schlecht beweglichen Uterus auch weiter an den Anfang der Operation gestellt werden. Die Durchtrennung der **Sakrouterinligamente** bringt operationstechnisch zwei Vorteile. Zum einen wird die Mobilität des Uterus gesteigert, zum anderen wird der Ureter vom Operationsgebiet distanziert. Bei diesem Vorgehen scheint uns eine isolierte Darstellung des Ureters nur in Ausnahmefällen erforderlich.

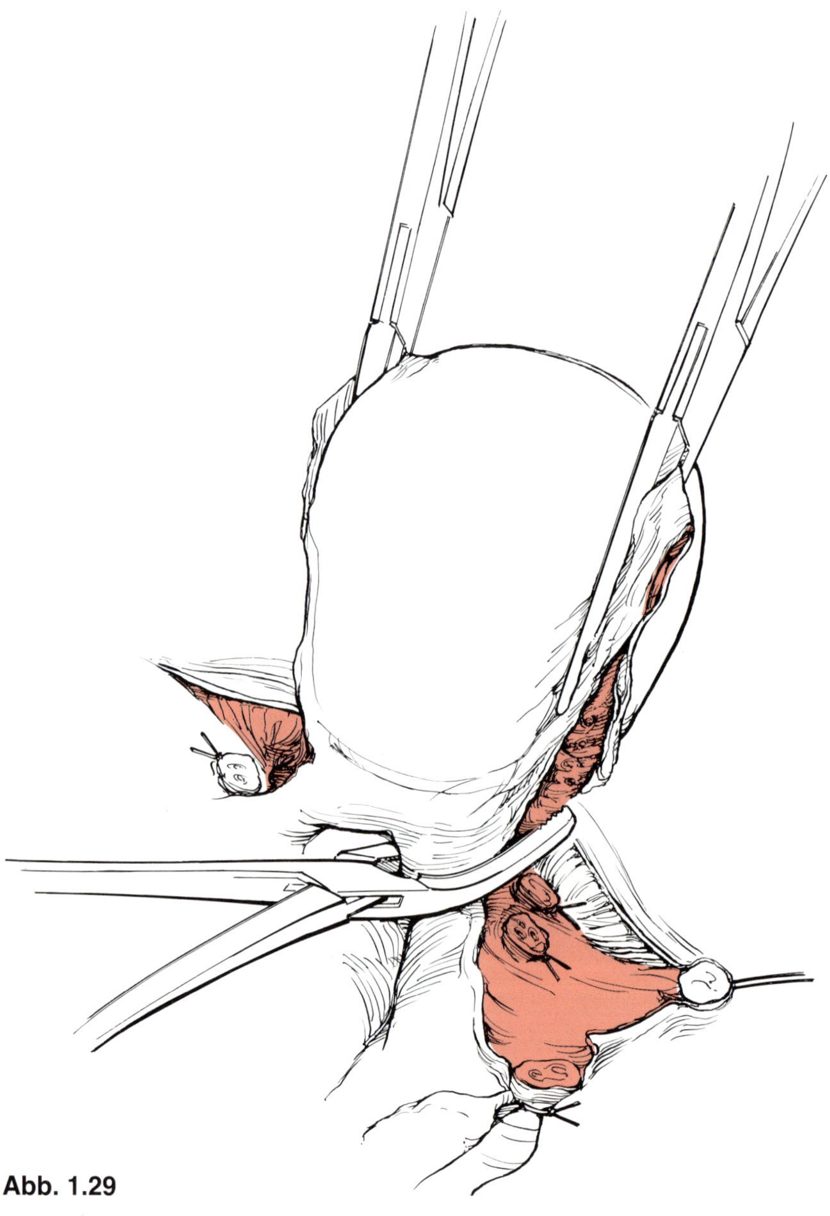

Abb. 1.29

9. Die Klemmen, welche das Sakrouterinligament und die Scheidendecke erfassen, werden beidseitig gelegt. Danach wird der Uterus mit dem Skalpell von der Scheide abgesetzt (Abb. 1.30). Grundsätzlich kann das Absetzen des Uterus auch mit der Schere durchgeführt werden. Bei einer weiten Scheide empfiehlt es sich, den Scheidenwundrand mit mittellangen scharfen Klemmen zu fassen. Die Resektion eines Scheidenanteils wird vermieden, um keine Verkürzung der Scheide herbeizuführen. (Beim Korpuskarzinom sind besondere Verhältnisse zu berücksichtigen.)

Kommt es an der Scheidenkante zu einer arteriellen **Blutung,** so sollte diese mit einer scharfen Klemme gefaßt und mit atraumatischem Nahtmaterial umstochen werden. Im anderen Falle können diese Blutungen auch mit der gleichzeitigen Versorgung der Scheidenwunde gestillt werden.

Eine weitere **Modifikation** des Absetzen des Uterus stellt die Inzision mit dem Skalpell in die vordere Scheidenwand dar. Dieses Vorgehen ist anatomisch häufig etwas übersichtlicher. Es wird dabei allerdings nicht selten eine etwa 0,5 bis 1 cm lange Scheidenmanschette mitentfernt, da hier die Grenze zwischen Zervix und Scheidenvorderwand schlechter zu identifizieren ist.

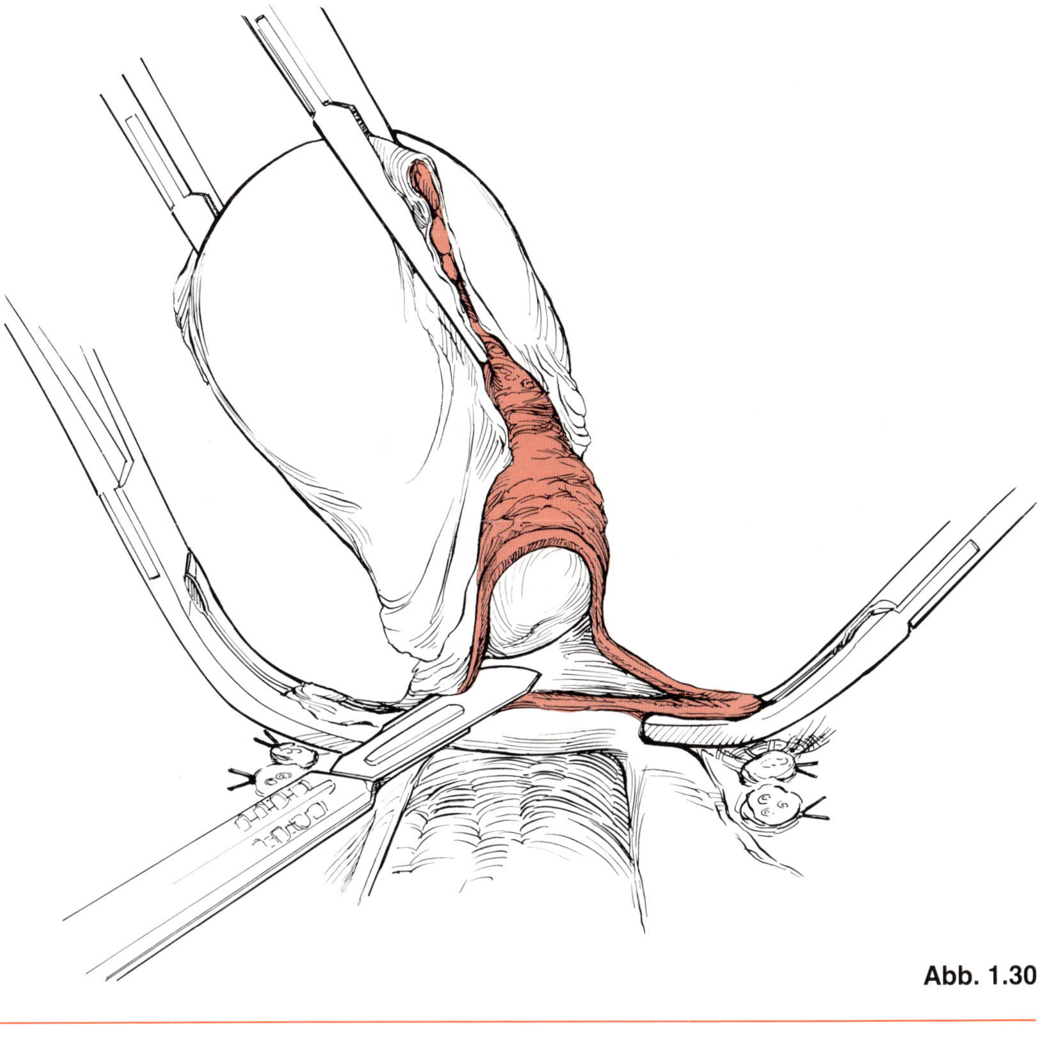

Abb. 1.30

10. Zunächst versorgt man die seitlich an der Scheide anliegenden Klemmen durch Umstechungsligaturen (Abb. 1.31). Der verbleibende mediale Anteil der Scheide kann auf verschiedene Weise verschlossen werden.

Es besteht die Möglichkeit, das muskuläre Scheidenrohr unter Aussparung der Mucosa primär zu vereinigen, wobei gleichzeitig eine Blutstillung aus dem Scheidenwundrand erreicht wird. Darüber läßt sich die endopelvine Faszie mit einer fortlaufenden Naht atraumatisch verschließen (Abb. 1.32a).

Es ist auch möglich, den Scheidenwundrand mit Einzelknopfnähten oder mit einer fortlaufenden Naht zu säumen und durch den offenbleibenden Scheidenstumpf eine Drainage (z.B. Penrose-Drain) zu ziehen (Abb. 1.32b).

Seltener wird der Scheidenwundrand durch zwei Einzelknopfnähte verengt, medial der vordere und hintere Scheidenwundrand gesäumt und durch die verbliebene Lücke eine T-Drainage durch die Scheide gelegt (Abb. 1.32c). Durch diese T-Drainage, welche unter Sog gesetzt wird, kommt es zur Verklebung von Peritoneum und Scheidenwundfläche. Nach vorliegenden Untersuchungen dient diese Drainage der Infektionsprophylaxe.

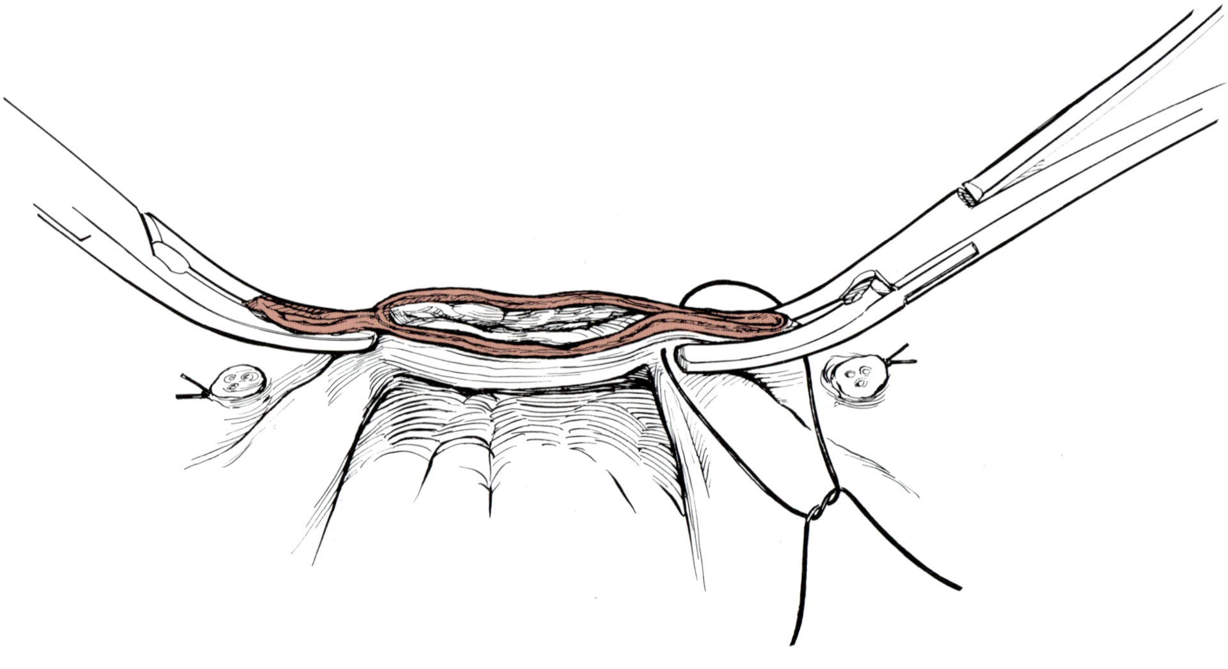

Abb. 1.31

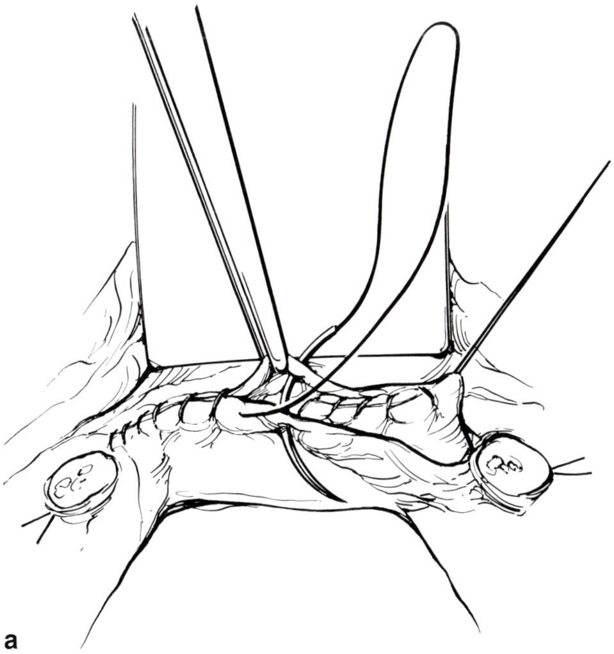

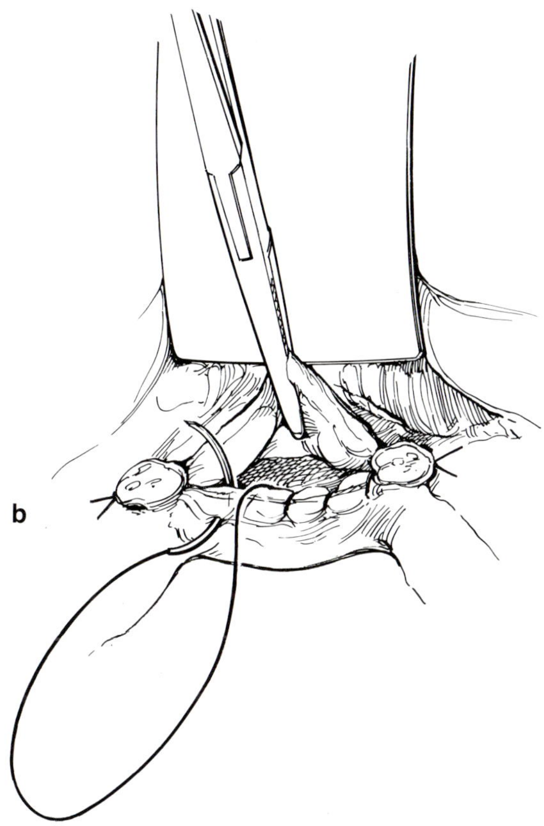

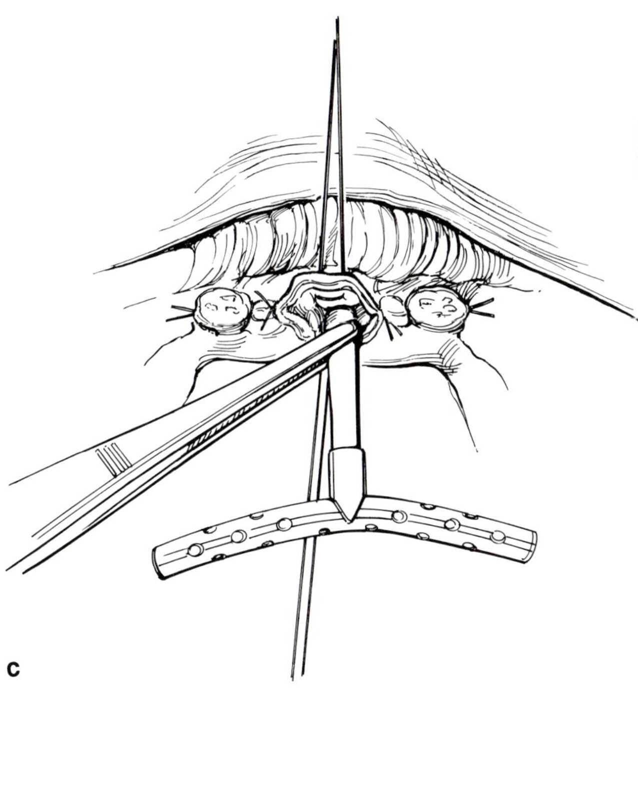

Abb. 1.32 a–c

11. In der Regel erfolgt die **Extraperitonealisierung des Wundgebietes** durch eine fortlaufende Naht, wobei die Stümpfe der Adnexe und des Ligamentum rotundums in Art einer Tabaksbeutelnaht retroperitoneal versenkt werden. Beim Fassen des Peritoneums unterhalb der Adnexe ist das Mitfassen des Ureters zu vermeiden (Abb. 1.33).

Es gibt Operateure, die auf diese Extraperitonealisierung des Wundgebietes verzichten, vor allem dann, wenn ein kompletter Scheidenverschluß erfolgt. Größere klinische Studien zur Wertigkeit des Peritonealverschlusses in der Gynäkologie liegen nicht vor.

Vor dem endgültigen Verschluß des Wundgebietes bzw. des Abdomens wird eine ausgiebige **Spülung** mit Ringerlösung (ca. 1 l) durchgeführt. Diese Spülung dient ebenfalls der Infektionsprophylaxe und soll Gewebsdetritus, Blutkoagel und auch evtl. Kontaminationen mechanisch ausspülen. Danach werden Instrumente und Bauchtücher auf Vollständigkeit geprüft und das Abdomen verschlossen.

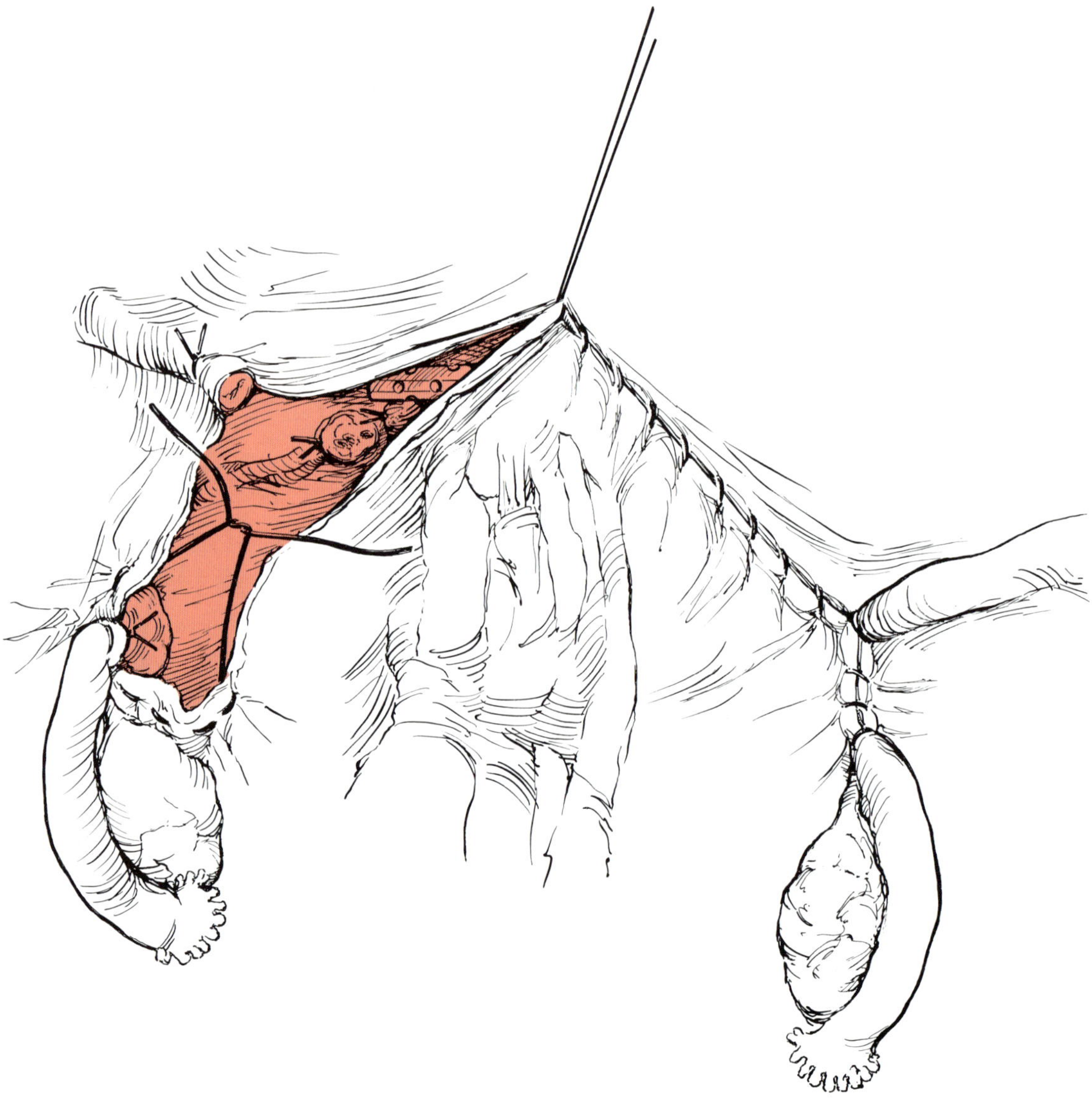

Abb. 1.33

Besonderheiten und Komplikationen

Adhäsionen

Bei bestehenden Vewachsungen empfiehlt es sich, solange den Situs zu präparieren, bis eine in allen Phasen typische Hysterektomie möglich ist. Das Ausweichen auf atypische Techniken sollte dem Einzelfall und dem erfahrenen Operateur vorbehalten bleiben.

Distanzierung der Harnblase

Bei der Präparation ist es vor allem bedeutsam, beide Strukturen, d.h. sowohl Uterus als auch Blase, unter mäßiger Spannung zu halten, um entsprechenden Raum für die anatomische Darstellung zu finden. Dennoch ergeben sich nicht selten Schwierigkeiten bei der Trennung der Zervixvorderwand und Blase, insbesondere nach einer Sectio caesarea.

Hierbei ist es sinnvoll, nach der Durchtrennung der Ligamenta rotunda den Ureter darzustellen, den Blasenpfeiler getrennt abzusetzen, um seitlich oberhalb des Ligamentum cardinale im nichtoperierten Bereich die Schicht zwischen Blase und Zervix zu finden. Auch in diesen Fällen sollte man nicht aus Angst zu nahe am Uterus präparieren, da dies meist zu diffusen Blutungen und zu einer unübersichtlichen Situation führt. Sollte beim Abpräparieren die Blase eröffnet werden, so ist diese typisch zu versorgen. Diese Läsionen heilen in der Regel problemlos. Gefährlich sind „Ausdünnungen" der Blasenwand, welche sekundär als Nekrosefisteln meist erst Tage nach der Hyterektomie in Erscheinung treten.

Uterus myomatosus

Größe und fehlende Beweglichkeit des Uterus myomatosus wie auch intraligamentär entwickelte Myome erschweren die Hysterektomie. Man kommt dennoch nicht umhin, zunächst die Plica vesicouterina zu durchtrennen und das Uterinagefäßbündel beidseitig zur Darstellung zu bringen. Nach Absetzen der Gefäße empfiehlt es sich, das Corpus oberhalb der Uterinastümpfe mit dem Skalpell suprazervikal abzusetzen. Die Distanzierung der Harnblase von der Zervix und die nachfolgenden Schritte der Zervixstumpfexstirpation werden dann erheblich erleichtert. In Extremsituationen kann auch erwogen werden, die Parametrienklemmen zunächst nicht durch Umstechung zu ersetzen, sondern liegenzulassen. Nach dem Absetzen des Uterus ist eine wesentlich bessere Übersicht gegeben und das exakte Umstechen der Klemmen besser gewährleistet.

Nach dorsal entwickelte intraligamentäre Myome verdrängen gelegentlich das Uterinagefäßbündel nach ventral. Sorgfältige Darstellung der Gefäße, unter Umständen kombiniert mit einer Darstellung des Ureters bis zum Eintritt in den parametranen Tunnel, gestatten ein kontrolliertes Absetzen des Uterinagefäßbündels.

Nach dem Absetzen der Arteria uterina kann man beim schwer zugänglichen Uterus das Absetzen des Sakrouterinligamente anschließen, um die Mobilität zu erhöhen.

Ovarialtumor

Das Vorgehen bei adhärenten Ovarialtumoren bzw. bei der Endometriose wird im Ovar-Kapitel gesondert dargestellt. Hier gilt, daß im Zweifelsfall immer zunächst der Ureter dargestellt werden muß.

Verletzung des Darmes

Bei Läsionen des Darmes, z.B. nach der Lösung von Verwachsungen mit der Uterushinterwand bzw. Seitenwand, wird man in der Regel den primären Verschluß der Läsion anstreben. Intraoperativ sollte eine Kurzzeitantibiotikatherapie für 24 Stunden begonnen werden. Bei normalen Verhältnissen stellt dies auch kein wesentliches Zusatzrisiko dar. Läsionen in einem pathologisch veränderten Darm (Divertikulitis, Morbus Crohn etc.) sind jedoch mit einer hohen Gefahr postoperativer Komplikationen verbunden. Hier sollte in allen Risikofällen ein Allgemeinchirurg hinzugezogen werden. Liegt die Läsion nach Abschluß der Extraperitonealisierung der Stümpfe intraperitoneal, so sollte transperitoneal eine Drainage gelegt werden.

Intrafasziale Hysterektomie

Eine Alternative zum dargestellten Verfahren stellt die intrafasziale Hysterektomie dar. Im anatomischen Sinne intrafaszial verläuft diese Hysterektomie allerdings nur im Bereiche der Zervixvorderwand, die vom viszeralen Blatt der endopelvinen Faszie bedeckt wird. An der Zervixhinterwand geht die Zervix ohne scharfe Grenze in das Parametrium über (Abb. 1.34).

Diese operative Technik beruht darauf, daß nach dem Absetzen der Uterinagefäßbündel und des oberen Anteils des Ligamentum latums und nach dem Distanzieren der Blase die Zervix mit einer Kugelzange gefaßt und dann mit dem Skalpell „intrafaszial“ ausgeschält wird. Dabei entfallen die weitergehenden präparatorischen Schritte im Bereiche des Parametriums und der Sakrouterinligamente.

Befürworter dieser Operation sehen in diesem Vorgehen außer der geringeren Gefährdung der benachbarten Hohlorgane (Blase, Ureter, Rektum) auch die Erhaltung der Bandapparate für die Aufhängung der Scheide. Wir führen die intrafasziale Hysterektomie nur bei sehr schwierigen Verhältnissen, z.B. bei einer ausgedehnten narbigen Endometriose, durch. Im Einzelfall ist die Blutstillung nicht ganz unproblematisch, da sie durch Saumnähte erfolgen muß, welche auch die tieferen Schichten der Scheidenwand erfassen müssen. Bei der intrafaszialen Hysterektomie empfiehlt sich grundsätzlich der komplette Verschluß der Scheide sowie die Vereinigung des darüber liegenden Bandapparates. Da somit keine Möglichkeit einer transvaginalen Drainage besteht, ist eine retroperitoneale Drainage mit Redon-Drains sinnvoll, welche extraperitoneal seitlich durch die Bauchwand herausgeleitet werden.

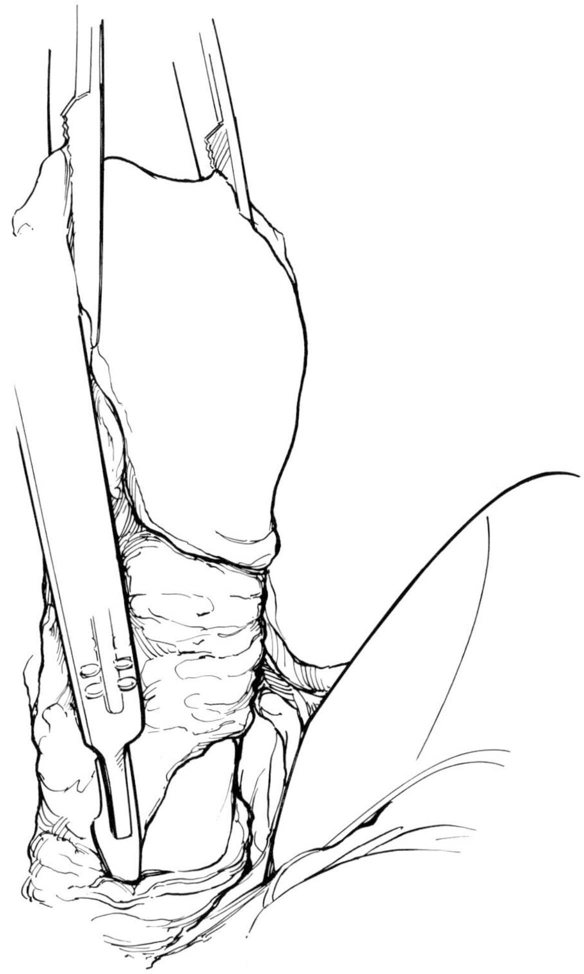

Abb. 1.34

Perioperative Maßnahmen

Eine perioperative **Thromboseprophylaxe** ist unbedingt erforderlich. Die Frühmobilisation der Patientin noch am OP-Tag ist anzustreben.

Wird der Extraperitonealraum drainiert, so sollte diese **Drainage** für etwa 24 bis 48 Stunden unter Sog belassen werden.

Eine **Katheterisierung der Harnblase** erfolgt üblicherweise mit einem transurethralen Katheter (Charrière 12–14). Dieser Katheter wird zur Vermeidung postoperativer Blaseninfektionen nach 24 Stunden entfernt. Ist die Miktion dann noch nicht möglich, behilft man sich zunächst mit Einzelkatheterismus. Wenn es zu einer längerdauernden Blasenentleerungsstörung kommt, ist die Anlage einer suprapubischen Harnableitung wegen des geringeren Infektionsrisikos sinnvoll.

Postoperative Betreuung

In der postoperativen Phase sind krankengymnastische Übungen und die Frühmobilisation wichtige Bestandteile der Pflege. Eine präoperativ begonnene Atemgymnastik kann postoperativ fortgesetzt werden.

Die Wunde ist täglich zu kontrollieren. Beim Verdacht auf Infektionen sollte die Epidermis großzügig eröffnet und eventuelle Eiteransammlungen im Bereiche der Subkutis abgelassen werden. Nachblutungen in der postoperativen Phase sind extrem selten. Beim Pfannenstielschnitt kann sich jedoch in Abhängigkeit von der Schnittführung ein subfasziales Hämatom ausbilden, welches rechtzeitig revisionsbedürftig ist.

Vor der Entlassung muß eine vorsichtige Spiegeleinstellung durchgeführt und der pelvine Befund durch eine rektale Untersuchung abgeklärt werden. Infiltrationen oder Scheidenstumpfabszesse sind einer entsprechenden Behandlung zuzuführen

Arbeitsunfähigkeit

Arbeitsunfähigkeit wird in der Regel drei bis vier Wochen lang bestehen, so daß bei einem komplikationslosen Verlauf insgesamt vier bis sechs Wochen nach der Operation wieder eine uneingeschränkte Arbeitsfähigkeit gegeben ist.

Radikale Hysterektomie

Definition

Eine einfache Hysterektomie wird bei malignen Tumoren der Zervix für nicht ausreichend erachtet. Dabei spielt es keine Rolle, ob die Tumoren im Bereich der Zervix entstanden sind oder diese sekundär befallen haben. Die erweiterte Hysterektomie ist gekennzeichnet durch die zusätzliche Entfernung einer Zone parazervikalen Bindegewebes sowie eines Anteils der Scheide mit dem umliegenden Bindegewebe (Parakolpium). Diese Erweiterung des Eingriffes hat zwei Ziele:

- Nur über die histopathologische Aufarbeitung des Operationspräparates ist es möglich, das Ausmaß der Infiltration festzustellen, vor allem eine Aussage darüber treffen, ob die Organgrenzen der Zervix zum Parametrium, zur Scheide oder im Extremfall zur Blase bzw. zum Rektum überschritten wurden. Aus diesem Grund ist die erweiterte Operation für eine exakte Stadieneinteilung unbedingt notwendig.

- Die lokale Tumorsanierung hat eine besondere Bedeutung für die Vermeidung zentraler Rezidive. Dazu ist es erforderlich, sicher außerhalb der Tumorinfiltration zu operieren, d.h. tumorfreie Resektionsgrenzen am Operationspräparat zu erhalten.

Aus den genannten Zielen ergibt sich, daß die Operation immer den individuellen Gegebenheiten anzupassen ist. Dabei sind Wachstumsform und Größe des Tumors ebenso bedeutsam wie die Anatomie im kleinen Becken. Im allgemeinen wird die abdominale Operation der Zervixtumoren mit dem Namen von E. Wertheim verbunden.

Auch wenn die von ihm ursprünglich beschriebene Technik durch viele seiner Schüler modifiziert wurde, ist bereits in der Originalmonographie von Wertheim (1911) das Wesentliche dieser Operationstechnik, nämlich die methodische Rücksichtnahme auf die Ureteren, so detailliert beschrieben, daß ihm ohne Zweifel der wesentlichste Beitrag an der Entwicklung der abdominalen Technik zuzuschreiben ist.

Andere Autoren haben die Originalmethode Wertheims in der Radikalität sowohl zu einem eingeschränkteren als auch zu einem radikaleren Vorgehen modifiziert. Die nachfolgend beschriebene Technik nimmt hier eine Mittelstellung ein und ist für die Mehrzahl der Zervixkarzinome als ausreichend anzusehen. Die erweiterte abdominale Hysterektomie wird in der Regel durch die Entfernung der regionären Lymphknoten vervollständigt und ist dann unter dem Namen Wertheim-Meigs bekannt (s. Kapitel: Pelvine Lymphonodektomie).

Die Radikalität des Vorgehens bestimmt die Innervationsstörungen der Harnblase. Die Zerstörung der nervalen Kontinuität führt zu einer Atonie der Blase. Ein sorgfältiges präoperatives Tumorstaging und die intraoperative Berücksichtigung der topographischen Anatomie des kleinen Beckens sind zur Vermeidung von Komplikationen unerläßlich, wobei selbstverständlich das onkologische Ziel der operativen Radikalität Priorität genießt.

Vorbereitung der Patientin

Bei der Vorbereitung der Patientin spielt die **Festlegung der Tumorausbreitung** eine entscheidende Rolle. Die rekto-vaginale Untersuchung (evtl. in Narkose) ist bislang (noch) allen bildgebenden Verfahren mindestens ebenbürtig. Eine Überbewertung der Befunde ist relativ häufig, eine Unterbewertung jedoch eher selten. Während bei kleineren, auf die Zervix beschränkten Tumoren die präoperative Diagnostik beschränkt werden kann, ist bei fortgeschritteneren Stadien die endoskopische Abklärung von Harnblase und Rektum ebenso erforderlich wie die Darstellung der ableitenden Harnwege durch ein intravenöses Pyelogramm.

Neben der Beurteilung der lokalen Expansion bzw. Invasion, steht der Ausschluß einer **Lymphknotenmetastasierung** im Mittelpunkt der präoperativen Diagnostik. In fortgeschrittenen Stadien ist die Palpation der Skalenuslymphknoten erforderlich. Eine präoperative Computertomographie läßt im Einzelfall Aussagen über eine paraaortale Metastasierung zu. Beweisend ist jedoch nur die bioptische Sicherung. Die Kernspintomographie ist als Routinemethode für die präoperative Diagnostik bislang entbehrlich. In Einzelfragen, wie zum Beispiel zur Ermittlung einer Infiltration der Blasenwand, liefert sie aber zusätzliche Informationen, die insbesondere für die präoperative Aufklärung der Patientin über das Ausmaß der Radikalität der Operation wichtig sind. Bei einer Harnstauungsniere kann präoperativ ein retrogrades iv-Pyelogramm, ein Ureterensplint, im Einzelfall auch die perkutane Nephrostomie angezeigt sein. Für eine ausreichende Darmentleerung ist präoperativ zu sorgen.

Letztlich entscheidet sich jedoch sowohl die Frage der Operabilität als auch das Ausmaß der Operation erst am offenen Abdomen. Alle diagnostischen Methoden müssen sich dieser Erkenntnis unterordnen.

Es erübrigt sich, darauf hinzuweisen, daß vor diesem Eingriff internistische Einschränkungen der **allgemeinen Operabilität** nach Rücksprache mit dem Anästhesisten ausgeschlossen werden müssen; eine starre Altersgrenze ist heute nicht mehr gegeben. Im Einzelfall können weitere präoperative Untersuchungen bzw. unterstützende Maßnahmen erforderlich sein.

Ein erheblich belastender Faktor für diese Operation stellt die **Adipositas** dar. Erfahrungsgemäß spielt dabei nicht so sehr die Menge, sondern vielmehr die Fettverteilung eine große Rolle. Besondere Schwierigkeiten sind zu erwarten bei kurzen gedrungenen Patienten, deren tiefes trichterförmiges Becken durch paravesikales Fettgewebe und große Appendices epiploicae so angefüllt ist, daß die Operation technisch außerordentlich schwer sein kann.

Präoperativ sollten 4 bis 6 Blutkonserven bereitgestellt werden. Alle weiteren Vorbereitungen entsprechen denen eines größeren abdominalchirurgischen Eingriffes.

Die Operation wird in einer **flachen Steinschnittlagerung** durchgeführt. Dabei sind wegen des längerdauernden Eingriffs besondere Vorsichtsmaßnahmen geboten. Eine Druckschädigung von Nerven durch die Lagerung (intraoperativ auch durch den abdominellen Retraktor) ist grundsätzlich möglich. In der Regel wird man zunächst einen transurethralen Dauerkatheter in die Blase einlegen. Dieser wird am Ende der

Operation vor Verschluß des Abdomens (unter Sicht der Blasenvorderwand) durch eine suprapubische Harnableitung ersetzt.

Die Scheide kann mit **Lugolscher Lösung** ausgetupft werden, um neoplastische Veränderungen im Bereiche des Vaginalepithels sichtbar zu machen. Das primäre Abtragen eines exophytischen Tumors kann in der Regel ohne Nachteil unterbleiben. Bei ausgedehnten Veränderungen im oberen Scheidendrittel ist zu erwägen, ob man nicht vor Beginn der Laparotomie die Resektionslänge der Scheide durch die Festlegung der Umschneidungsfigur von vaginal bestimmen sollte.

Kontrovers wird das **Austamponieren der Scheide** beurteilt. Für ein solches Vorgehen spricht die Erleichterung der späteren Präparation zwischen Harnblase und Scheide bzw. Rektum und Scheide durch ein besseres Widerlager. Nachteilig ist, daß der Operateur bei diesem Vorgehen den Übergang zwischen Tumor und Tamponade von abdominal nur schwer erfassen kann. Ein sinnvoller Kompromiß könnte darin bestehen, zunächst die Scheide auszutamponieren und diese Tamponade vor dem Absetzen der Parametrien durch eine OP-Hilfskraft entfernen zu lassen.

Aufklärungspflichtige Risiken

Neben den üblichen Operationsrisiken der Laparotomie gibt es erhebliche operationstypische Risiken bzw. mögliche Operationsfolgen:

- Blasenscheidenfistel.
- Ureterscheidenfistel.
- Rektumscheidenfistel.
- Harnstauungsniere (Hydronephrose).
- Blasenentleerungsstörungen.
- Verkürzung der Scheide.

Werden zusätzliche Eingriffe durchgeführt (pelvine Lymphonodektomie oder Adnexektomie) so sind die möglichen Komplikationen dieses Eingriffs ebenfalls zu erwähnen.

Während die Fistelbildung durch entsprechende Operationstechnik und eine konsequente antibiotische Prophylaxe bzw. Behandlung reduziert werden konnte, stellen die temporären Blasenentleerungsstörungen nach wie vor eine Folgeerscheinung dieser Operation dar, deren Behandlungsmöglichkeiten limitiert sind. Bei einem besonders radikalen Vorgehen muß im Einzelfall mit einer permanenten Blasenentleerungsstörung gerechnet werden.

Auch die Verkürzung der Scheide kann in Abhängigkeit vom operativen Vorgehen erheblich sein. Beschwerden beim Geschlechtsverkehr sind deshalb nicht auszuschließen.

Nach der aktuellen Rechtsprechung über die Aufklärung der Patientin sind auch alternative Behandlungsmöglichkeiten aufzuzeigen. Dabei sollte man aber nicht generell alternative Methoden vorschlagen, sondern im individuellen Fall der Patientin die Vor- und Nachteile dieser einzelnen Verfahren (z. B. Radiatio) gegeneinander abwägen.

Operative Technik

1. Die Operation beginnt mit einem adäquaten **Hautschnitt.** Dieser kann in Abhängigkeit vom Stadium durch eine interiliakale Inzision gewährleistet sein. Zur Beurteilung der Oberbauchorgane sowie der paraaortalen Lymphknotenregionen empfiehlt sich jedoch die großzügige Anwendung des medianen Unterbauchlängsschnittes, insbesondere dann, wenn neben der pelvinen auch eine paraaortale Lymphonodektomie unter Umständen in Betracht kommt.

Nach der Eröffnung des Abdomens ist eine sorgfältige **Exploration des gesamten Bauchinnenraumes** durchzuführen. Dabei beginnen wir immer im Oberbauch und palpieren danach die retroperitoneal gelegenen Organe, insbesondere natürlich die paraaortalen Lymphknoten. Abschließend erfolgt die Beurteilung des kleinen Beckens, wobei nach der Inspektion und Palpation des inneren Genitales bzw. der Beckenwand zunächst das Ligamentum rotundum durchtrennt wird. Nach der **Eröffnung des Retroperitonealraumes** gelingt es nun, eine sichere Beurteilung des Ligamentum cardinale durchzuführen. Beim Verdacht auf eine parametrane Tumorausbreitung kann die zentrale Frage – Operationsebene an der Beckenwand – erst nach der Eröffnung des Retroperitonealraums endgültig geklärt werden.

Entschließt man sich, die Operation durchzuführen, muß zunächst der **Darm** durch Bauchtücher in den Mittel-/Oberbauch verlagert werden. Bei größeren Inzisionen, bzw. bei der vorangestellten paraaortalen Lymphonodektomie, wird der Dünndarm in einem speziellen Beutel vor der Bauchwand plaziert. Probleme bereitet das Sigma. Gelingt es nicht, diesen Darmabschnitt ausreichend aus dem kleinen Becken zu verlagern, ist die laterale Inzision des Peritoneums mit Mobilisation des Sigmas unumgänglich. Bei der Verwendung von Wundretraktoren ist auf die mögliche Druckschädigung des N. femoralis zu achten.

Nun muß der **Abgang der Arteria uterina** aus der Iliaca interna im Retroperitonealraum aufgesucht werden. Wenn gleichzeitig eine Adnexektomie erfolgen soll, wird das Ligamentum infundibulum pelvicum mit der Schere ebenfalls durchtrennt. Sollen die Adnexe belassen werden, sind diese am Uterus abzusetzen. Das Auffinden des Abgangs der Arteria uterina wird erleichtert durch einen kräftigen Zug am Operationspräparat (mit atraumatischen Klemmen an den Adnexabgängen). Die Zugrichtung sollte dabei nach kranial und lateral zur Gegenseite erfolgen. Mit wenigen Schritten läßt sich dann die Arteria uterina identifizieren. Anatomische Leitlinie ist dabei die Arteria iliaca interna, deren Verlauf immer identifiziert werden kann (Abb. 1.35).

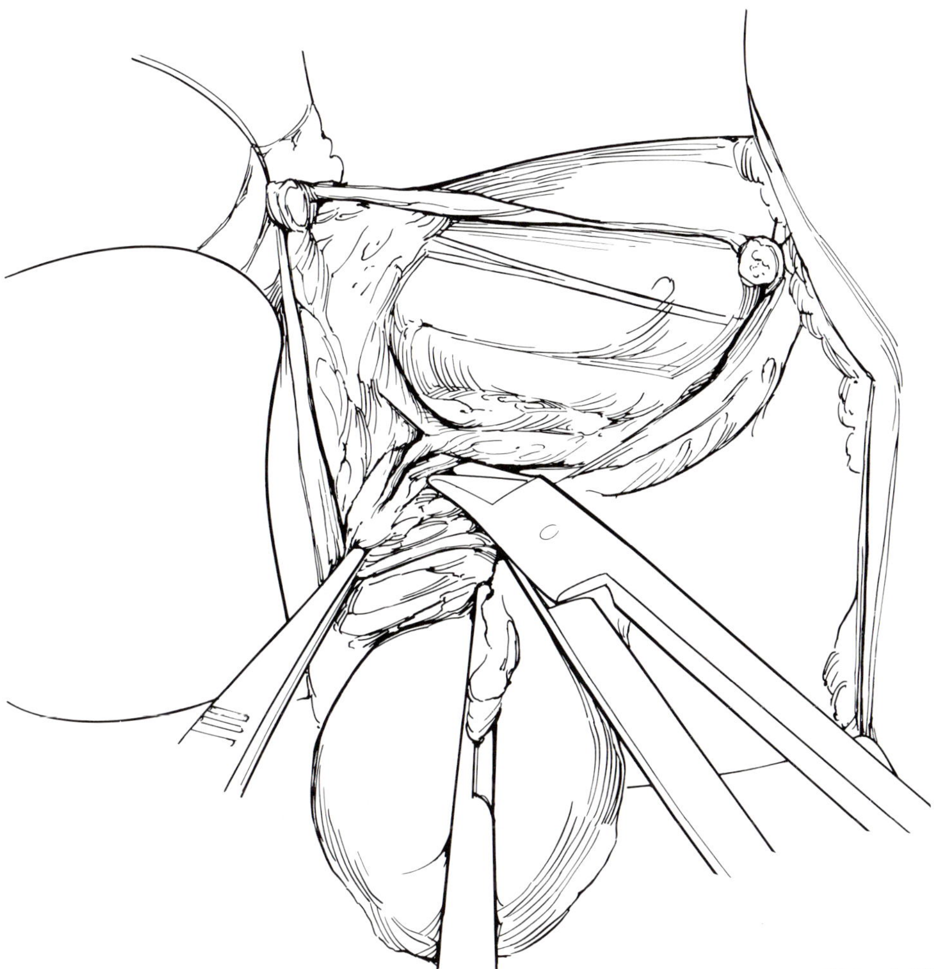

Abb. 1.35

2. Mit einer in der Länge angepaßten atraumatischen Klemme wird nun die Arteria uterina unterfahren und damit von den darunter, im oberen Anteil des Ligamentum cardinale gelegenen **Venen** separiert. Dabei sollte man der Versuchung widerstehen, die uterine Vene mit in die Klemme zu fassen. Die Venen sind zum einen bindegewebig mit dem Ligamentum cardinale verbunden, zum anderen gibt es Anastomosen zu darunter liegenden Venenplexus, die bei dem Versuch, das Gefäßbündel nach medial zu präparieren, sofort zu starken venösen Blutungen aus dem Parametrium führen können.

Nach der isolierten Darstellung der **Arteria uterina** wird der Abgang mit der gebogenen Klemme gefaßt, die Arteria proximal davon mit einer Klemme verschlossen und zwischen diesen beiden Klemmen durchtrennt. Den Stumpf der Arteria uterina ligiert man mit einem möglichst dünnen Faden (2–0 bis 3–0). Dabei kann bedenkenlos resorbierbares Nahtmaterial verwendet werden (Abb. 1.36).

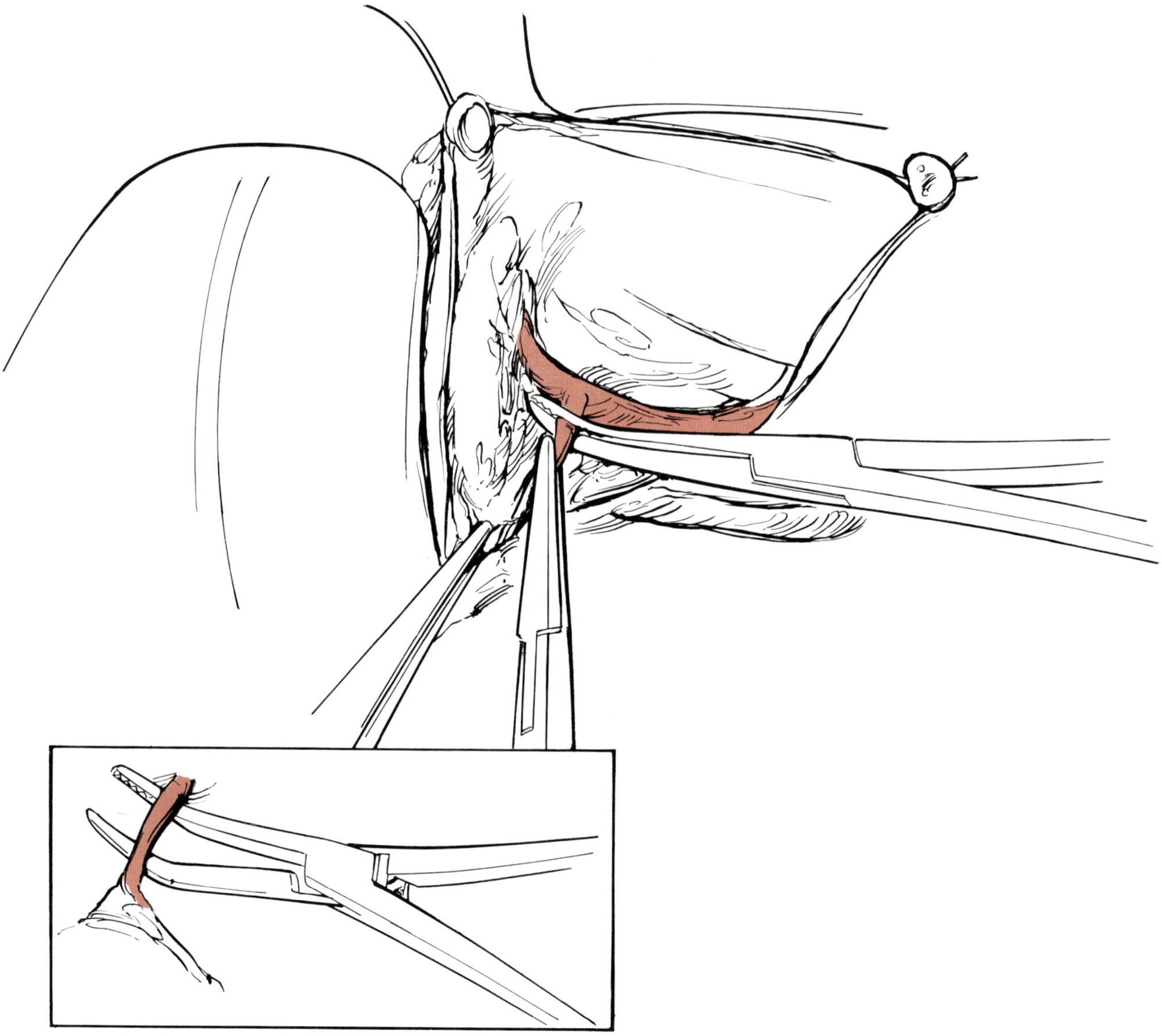

Abb. 1.36

3. Nun wird der **Ureter** im Retroperitonealraum identifiziert, aber bei der Präparation am medianen Blatt des Peritoneums belassen. Unter vorsichtigem Zug des medianen Anteils der Arteria uterina nach ventral wird die Einmündungsstelle des Ureters in das Parametrium dargestellt. Dazu muß die Arteria uterina mobilisiert werden, da sie in ihrem mittleren Anteil den Ureter überkreuzt. Bei dieser Präparation kann es zu einer Blutung aus einem Ast der Arteria uterina zum Ureter kommen. Es ist unerläßlich, die Einmündungsstelle in das Ligamentum cardinale **(„Uretertunnel")** so exakt zu identifizieren, damit danach das Plazieren der Klemme leicht möglich ist. Bei der Präparation sollten die verletzlichen Venen im Parametrium möglichst nicht eröffnet werden (Abb. 1.37).

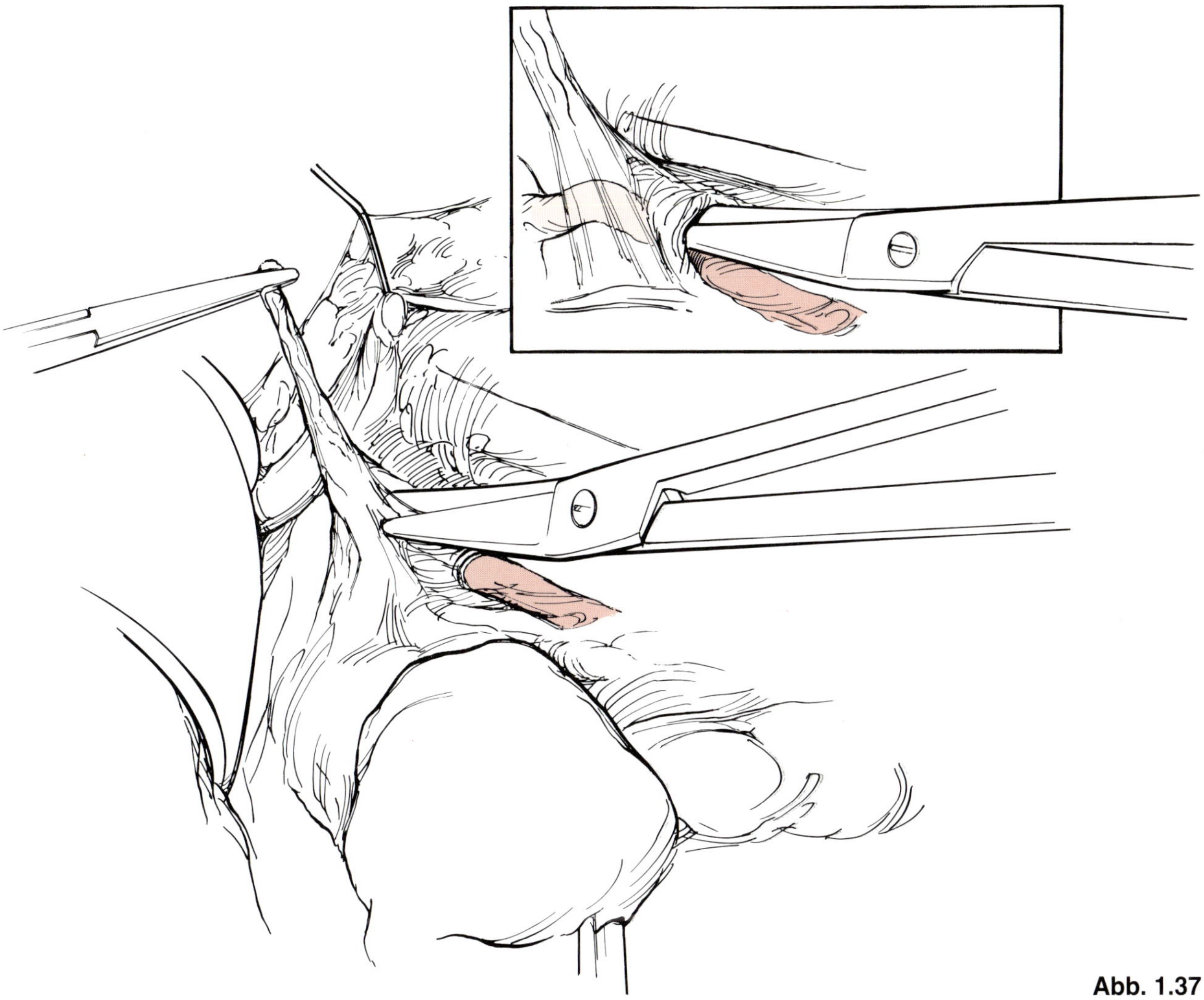

Abb. 1.37

4. Unter Anhebung der Blase durchtrennt man nun das **Peritoneum** unterhalb der Umschlagsfalte. Das **Spatium vesicouterinum** wird durch ein Spreizen der Schere eröffnet, ohne dabei lateral die bindegewebige Verbindung zwischen Blase und Ligamentum cardinale zu tangieren. Bei der lateralen Präparation treten sofort Blutungen aus venösen Verbindungen auf, welche das weitere Vorgehen erschweren (Abb. 1.38).

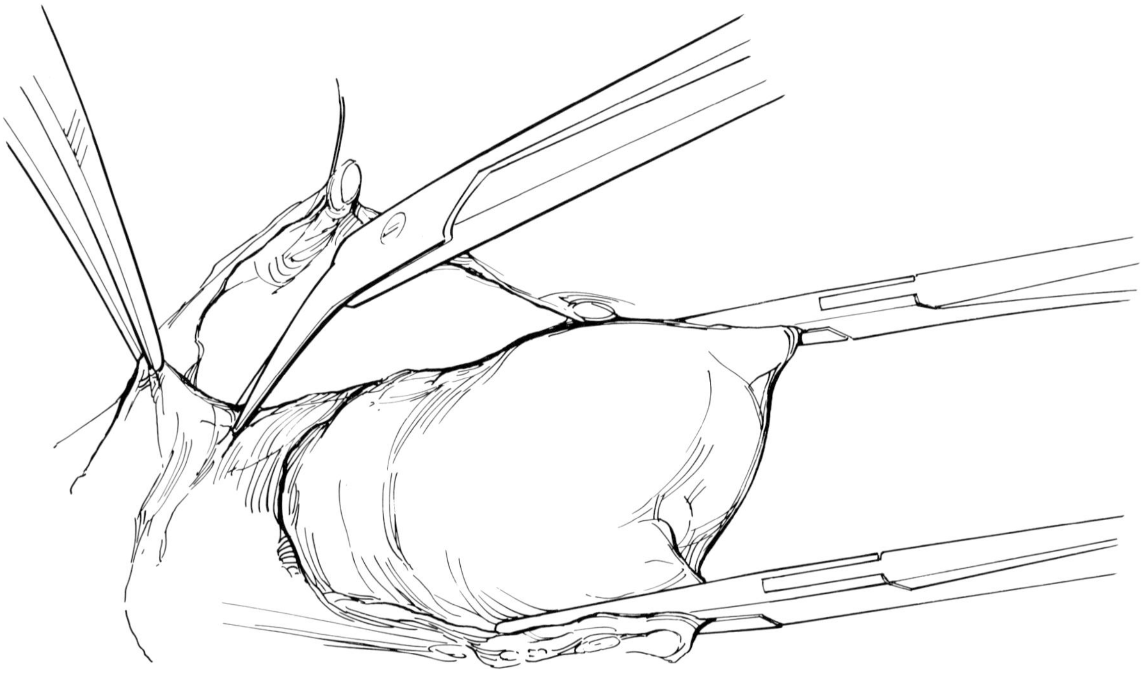

Abb. 1.38

5. Ist der Raum zwischen Blase und Zervixvorderwand eröffnet, kann die **Harnblase** entweder weiter mit der Schere oder alternativ auch blutungsarm mit einem feuchten Tupfer von der Scheidenvorderwand abpräpariert werden. Die stumpfe Präparation mit einem feuchten Tupfer ist jedoch nur möglich, wenn zuvor eine Tamponade der Scheide erfolgt ist und so ein ausreichendes Widerlager bei der exakten Präparation in der Schicht zur Verfügung steht. Anderenfalls ist es günstiger, die Distanzierung der Blase von der Scheidenvorderwand mit der geöffneten Schere nach kaudal durchzuführen (Abb. 1.39).

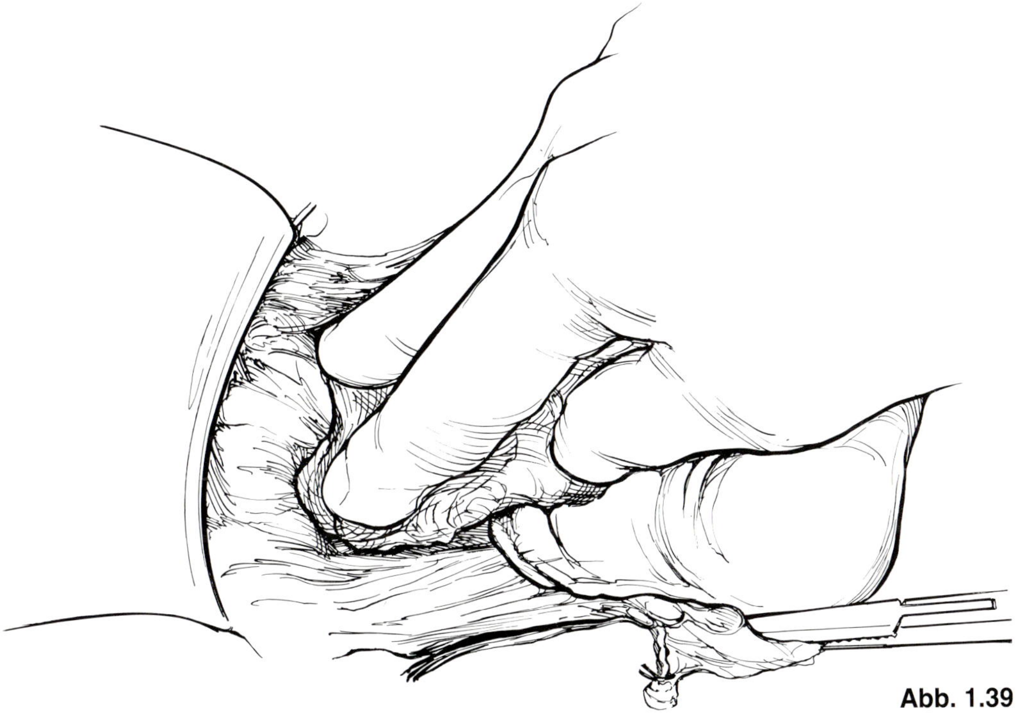

Abb. 1.39

6. Unter kräftigem Zug des Präparates nach kranial und Anspannen der Blase durch einen Wundhaken stellt sich nun der sogenannte **Blasenpfeiler** (Ligamentum vesicouterinum) deutlich als anatomische Struktur dar. Eine stumpfe atraumatische Klemme läßt sich jetzt über dem Ureter an seiner zuvor identifizierten Einmündungsstelle in das Parametrium vorschieben. Durch vorsichtiges Spreizen dieser Klemme wird der Kanal so erweitert (Abb. 1.40), daß

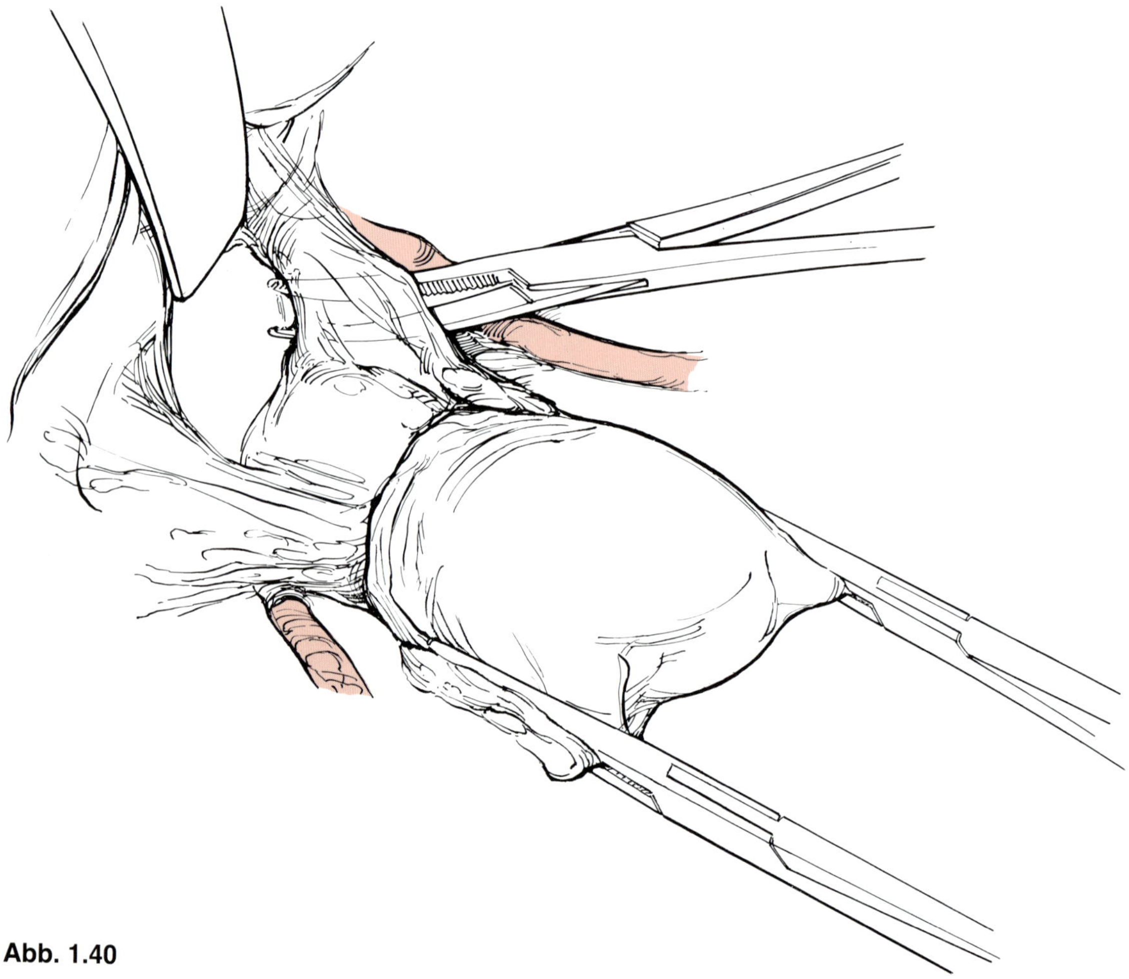

Abb. 1.40

7. der Blasenpfeiler mit dem vorderen Parametrium von einer zweiten Klemme unterfahren und gefaßt werden kann. Nun wird über der liegenden Klemme, welche gleichzeitig einen Schutz des Ureters darstellt, das Gewebe durchtrennt und die nach lateral gelegte Klemme ligiert (Abb. 1.41).

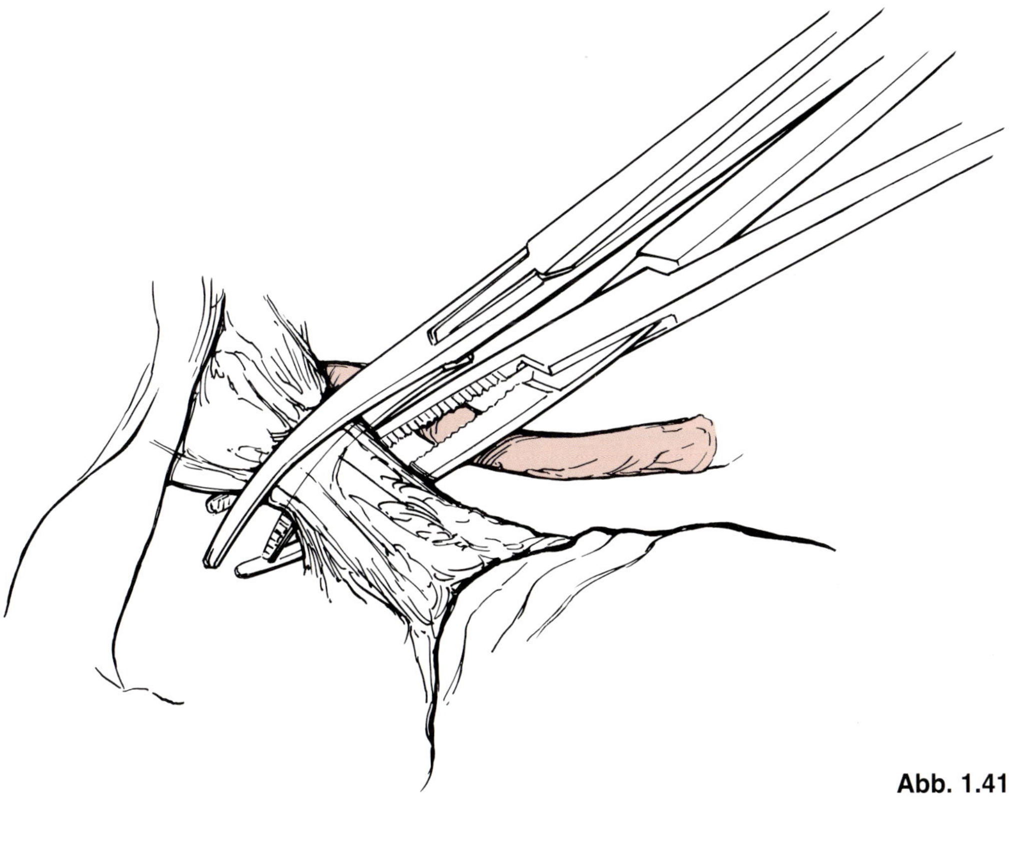

Abb. 1.41

8. Nach der Befreiung des Ureters aus seinen bindegewebigen Umhüllungen stellt sich nun das **Ligamentum cardinale** in seinem Verlauf dar. Der Ureter kann bis an seine Einmündungsstelle in die Blasenmuskulatur identifiziert werden. Bei exakter Präparation läßt sich der Ureter jetzt ohne Mühe lateralisieren, was das nachfolgende restliche Absetzen der Parametrien ermöglicht (Abb. 1.42).

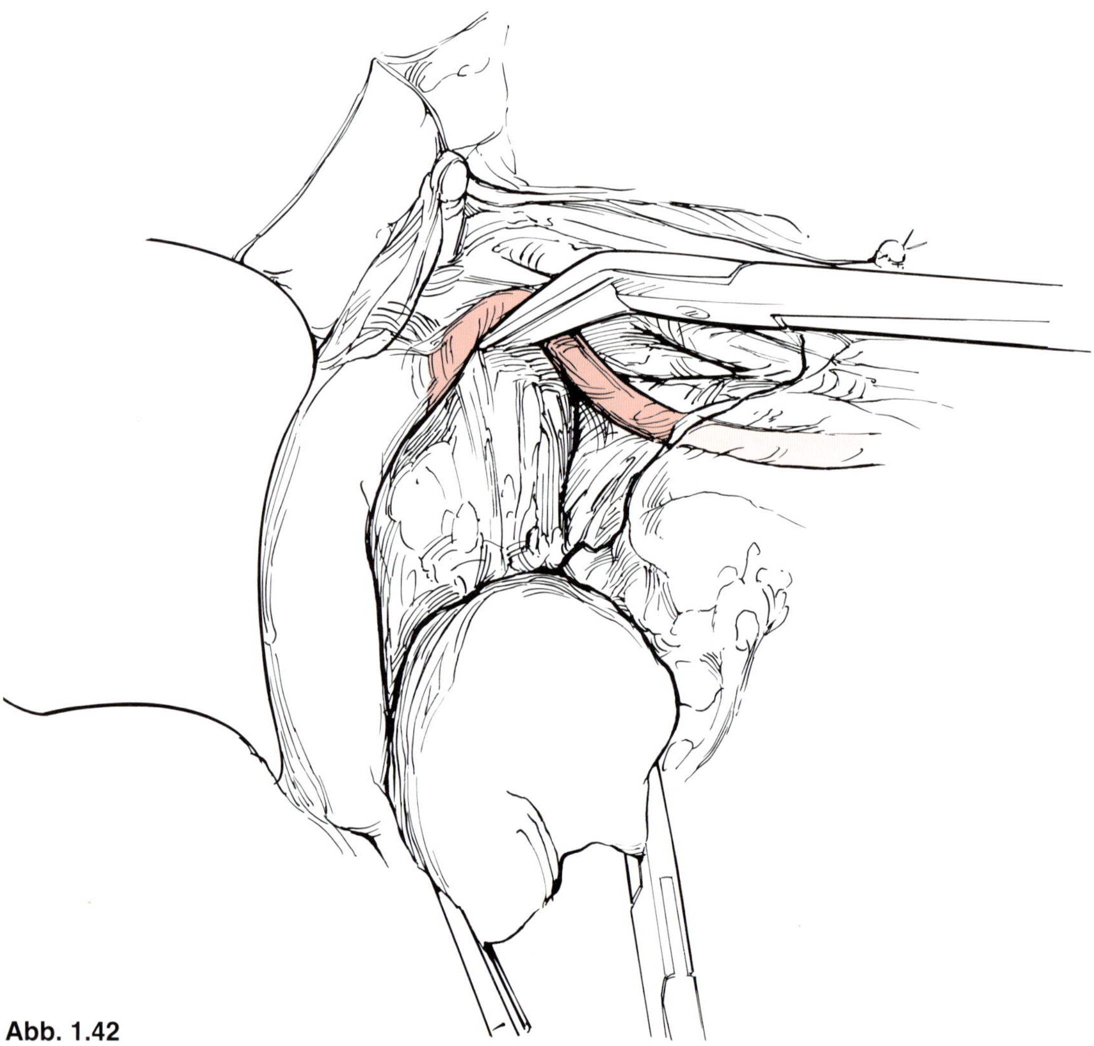

Abb. 1.42

9. Nun wird der Uterus nach vorne gezogen. Durch einen Wundhaken wird das Rektum angespannt, so daß sich direkt hinter der Zervix im Douglasschen Raum die Umschlagsfalte des Peritoneums darstellt. Bei straff angespanntem Sigma läßt sich diese Peritonealfalte am leichtesten eröffnen, wenn man parallel zur Darmwand auf die Zervix präpariert. Mit der Schere wird das **Spatium recto-vaginale** eröffnet (Abb. 1.43). Nach der Durchtrennung des Peritoneums läßt sich das **Rektum** von der austamponierten Scheide mühelos stumpf mit den Fingern distanzieren. Dabei muß man das Rektum auch seitlich gegenüber dem hinteren Parametrium bzw. dem sogenannten Rektumpfeiler mobilisieren. Ist im Bereiche des hinteren Parametriums eine größere Radikalität notwendig, muß das Rektum aus seiner bindegewebigen Verankerung seitlich gelöst werden. In der Regel ist eine so ausgedehnte Rektumpräparation jedoch nicht erforderlich.

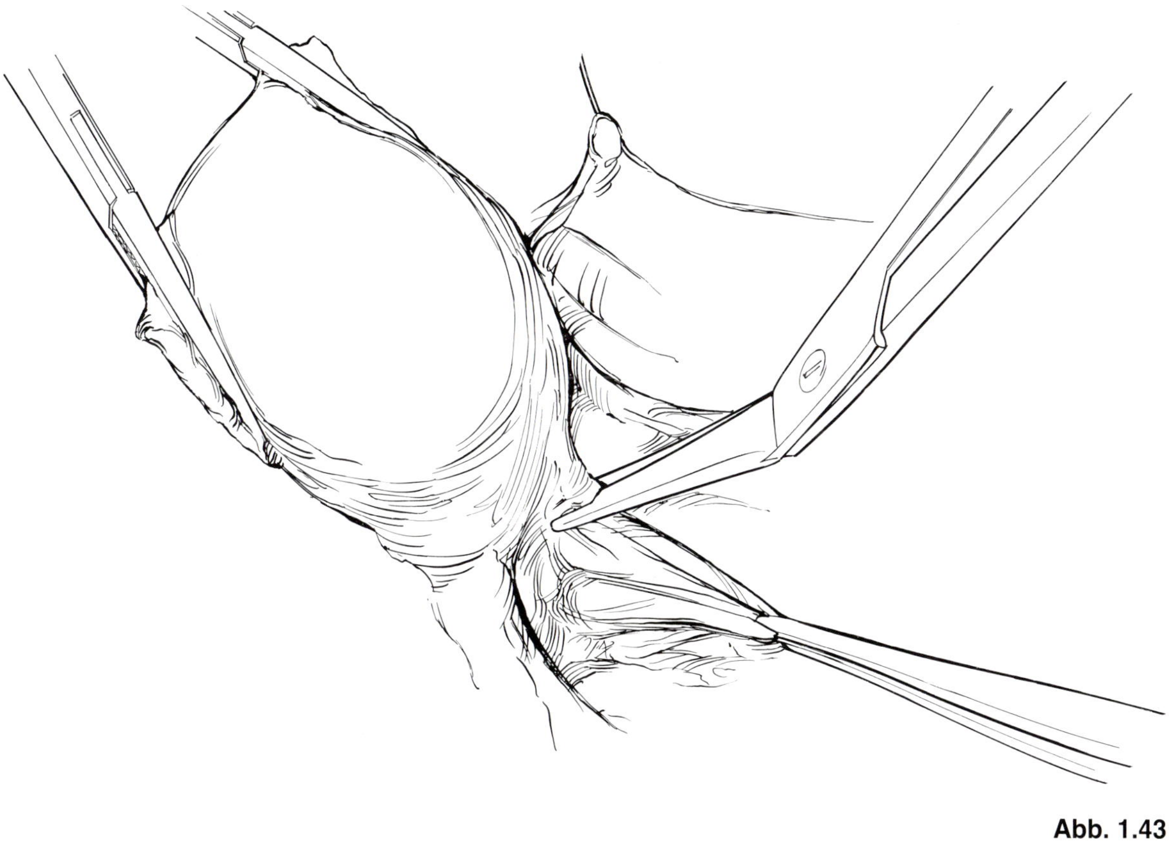

Abb. 1.43

10. Das Absetzen des Operationspräparates beginnt mit der Durchtrennung der **Sakrouterinligamente.** Dies erfolgt normalerweise etwa in Höhe der Rektumvorderwand mit der Schere (Abb. 1.44). Bei größerem Tumorvolumen ist es jedoch unumgänglich, die Rektumpfeiler darzustellen, separat zu durchtrennen, die pararektalen Gruben zu präparieren, das Rektum entsprechend zu mobilisieren und dann eine ausgedehnte Resektion des hinteren Parametriums vorzunehmen.

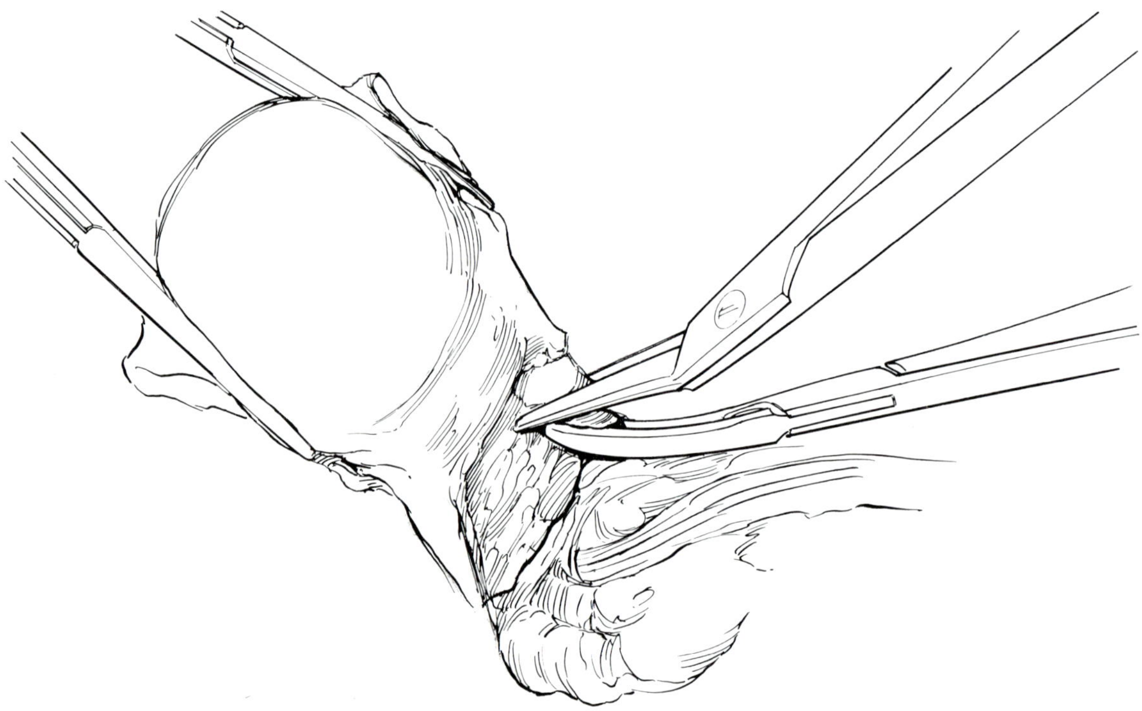

Abb. 1.44

11. Der nach seitlich distanzierte Ureter erlaubt es nun, zunächst das **Ligamentum cardinale** und später das lockere **Parakolpium** ebenfalls über atraumatisch gebogenen Klemmen oder Clips zu durchtrennen. Bei einem radikaleren Vorgehen erfolgt die Absetzung des Ligamentum cardinale lateral des Ureters an der Beckenwand. Wegen der guten Durchblutung des Ligamentums ist exakter Sitz der Klemmen wichtig. Die Klemmen werden durch Umstechungen ersetzt, wobei die Verwendung von atraumatischem Nahtmaterial Vorteile bringt (Abb. 1.45).

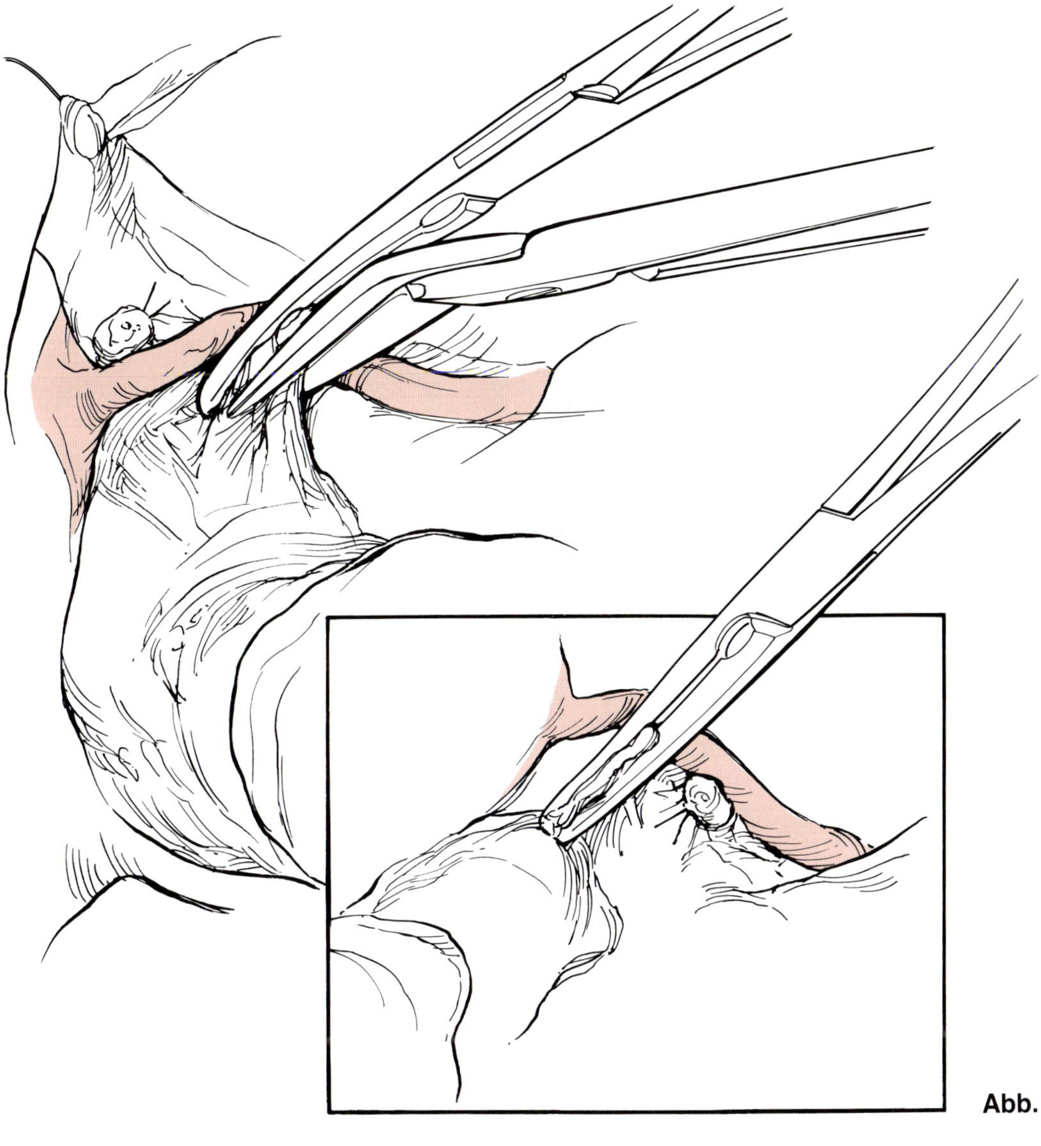

Abb. 1.45

12. Die letzten Klemmen greifen den **Scheidenwundrand.** Zuvor muß eine evtl. gelegte Tamponade entfernt werden. Die Schere, welche die Scheide eröffnet, kann dann das Präparat mit der Scheidenmanschette absetzen. Danach ist zu prüfen, ob eine ausreichend lange Scheidenmanschette mit entfernt wurde. Der Absetzungsrand der Scheide sollte ca. 2 bis 3 cm vom makroskopisch erkennbaren Tumorrand sein. Im Zweifelsfall muß eine Nachresektion der Scheide erfolgen (Abb. 1.46).

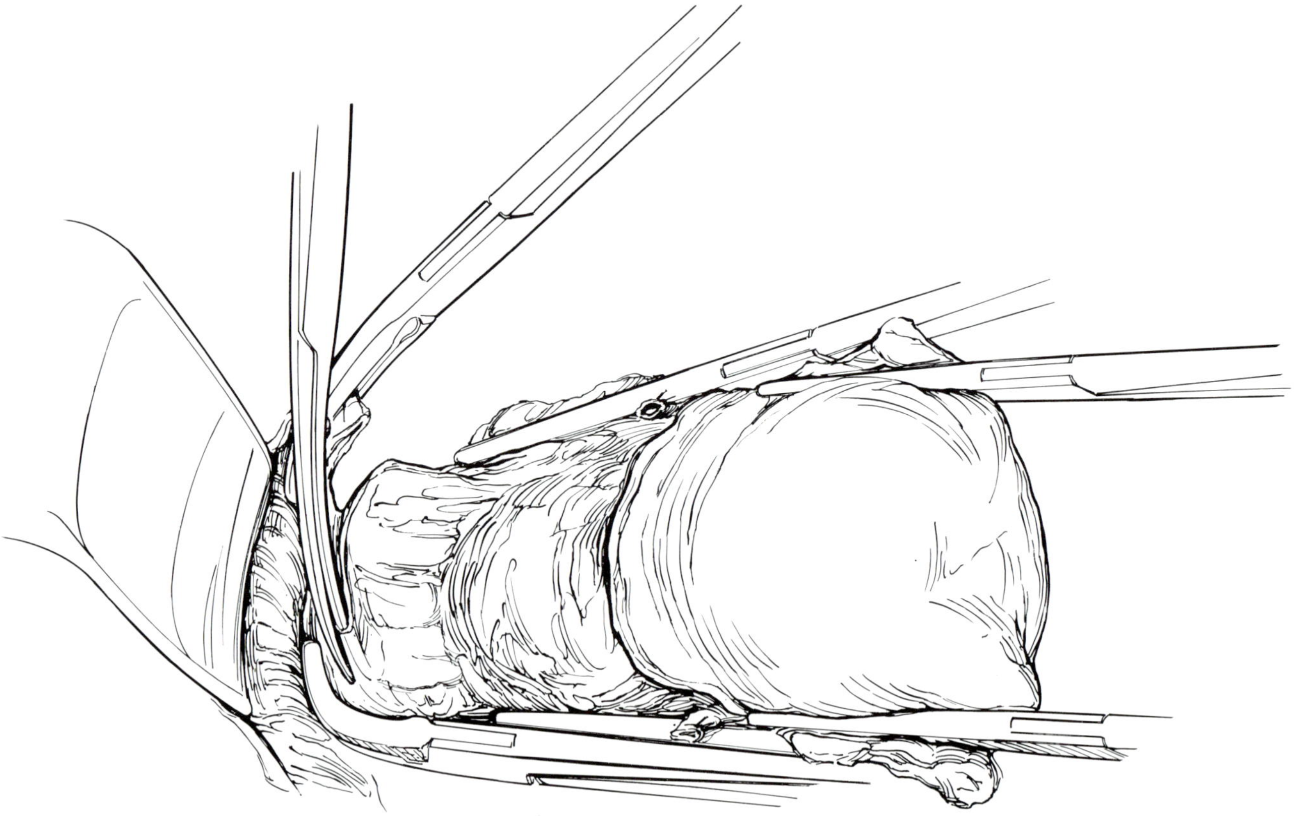

Abb. 1.46

13. Das **abschließende Bild** zeigt das eröffnete Scheidenrohr mit den seitlich gelegten Umstechungen im Bereich der Scheidenecken, den retroperitoneal verlaufenden Anteil des Rektums, die seitliche Beckenwand mit den Umstechungen im Bereiche des Ligamentum cardinale sowie die separat abgesetzten Sacrouterinligamente (Abb. 1.47).

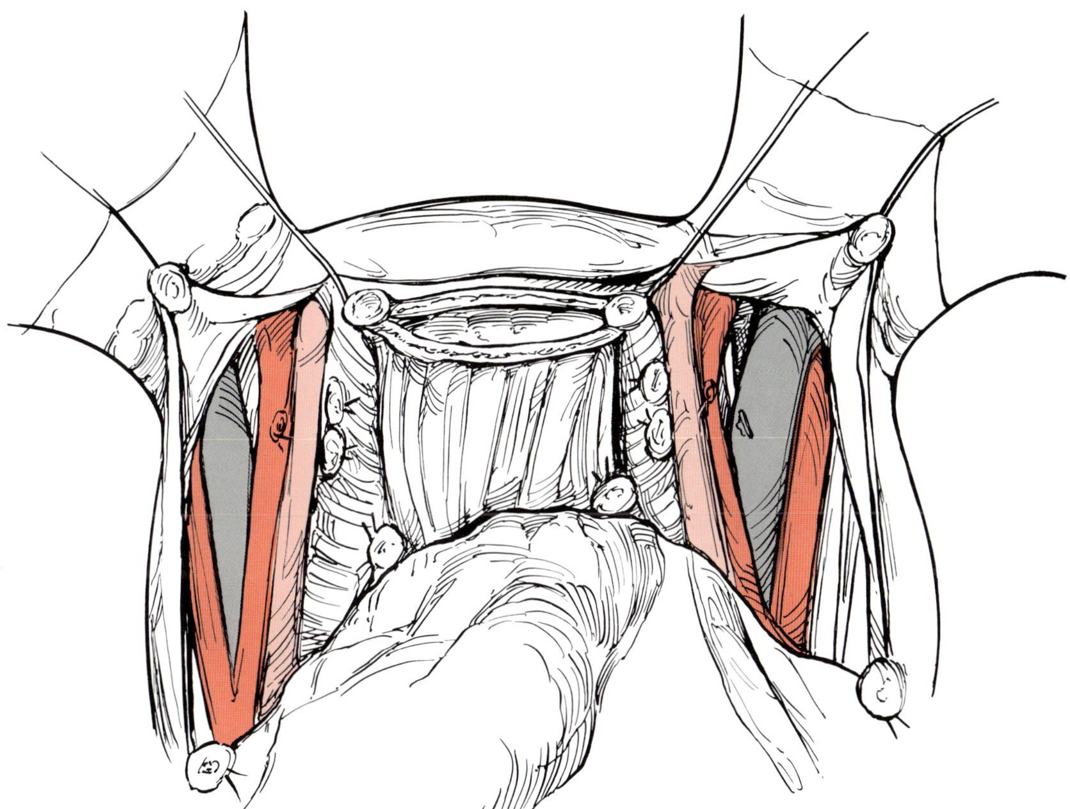

Abb. 1.47

14. Zuletzt muß noch eine **Blutstillung** im Bereich des Scheidenwundrandes erfolgen. Dies wird durch eine fortlaufende Naht der Vaginalwand bzw. durch den Verschluß der Scheide gewährleistet (Abb. 1.48).

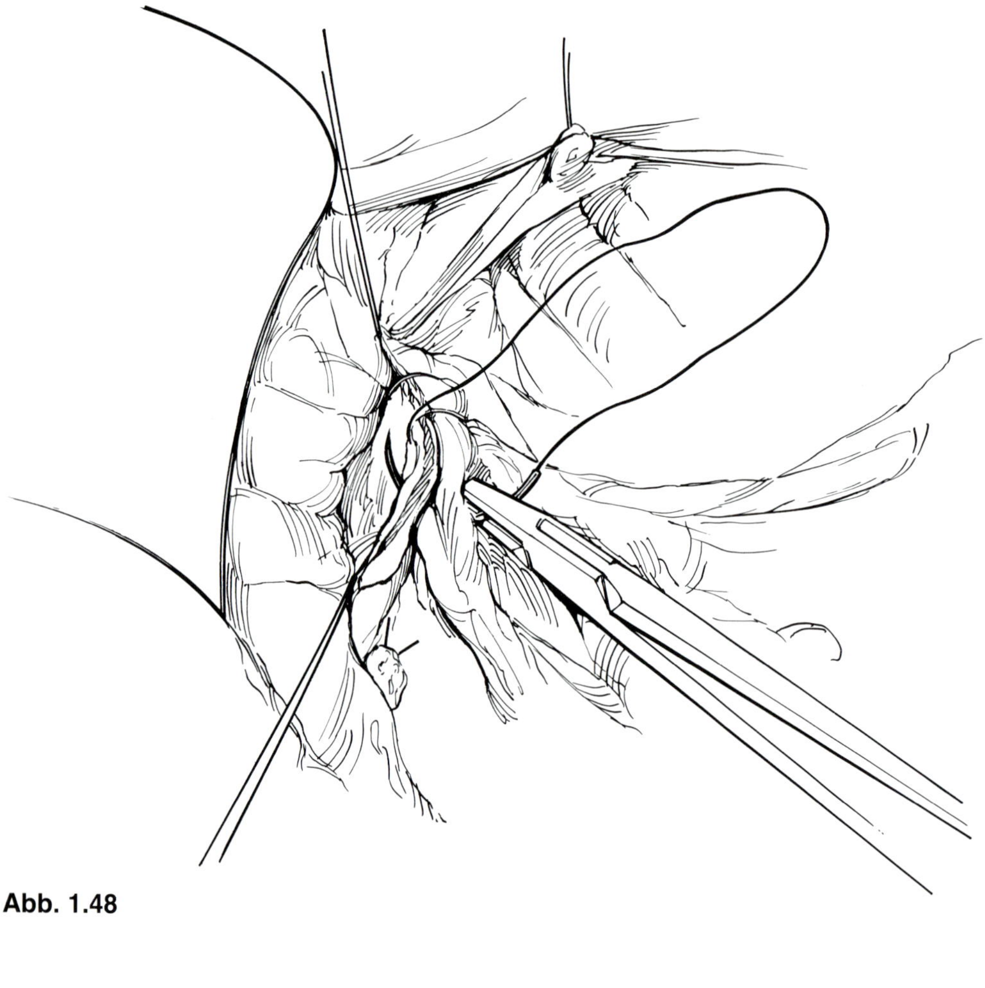

Abb. 1.48

15. Wenn man sich dazu entschließt, das Peritoneum zu verschließen, ist die **Drainage** der beiden retroperitoneal gelegenen Räume – über die seitliche vordere Bauchwand herausgeleitet – anzuraten. Beim Offenlassen des Peritoneums sind keine Nachteile zu befürchten. Die entstehende Lymphflüssigkeit wird über das intakte Peritoneum drainiert. Eine Drainage erübrigt sich bei diesem Vorgehen (Abb. 1.49).

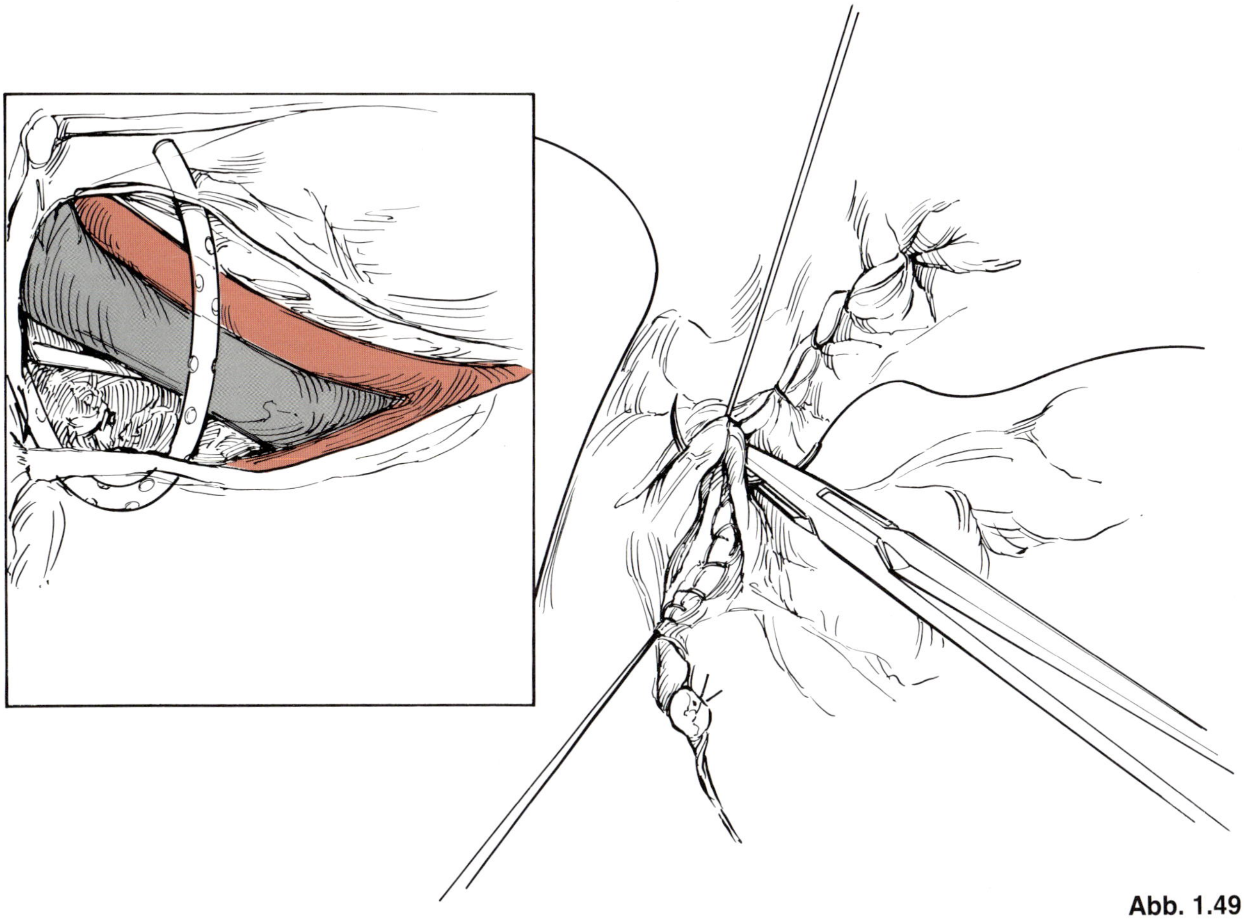

Abb. 1.49

Besonderheiten und Komplikationen

Die erweiterte Hysterektomie ist ein Standard- aber sicher kein Routineeingriff in der Gynäkologie. Eine ganze Reihe von Besonderheiten und Komplikationen sind bei diesem Eingriff möglich. In letzter Konsequenz sollte man beim Entschluß zu einer WERTHEIMschen Operation auch berücksichtigen, ob alle Voraussetzungen für eine erfolgreiche Auseinandersetzung mit den Besonderheiten und Komplikationen des Eingriffs erfüllt sind.

Blutungen

Eines der wesentlichen Probleme stellt die verstärkte Blutung dar. Quelle dieser Blutungen sind einerseits die **parametranen Venen,** welche versehentlich bei der Präparation der Arteria uterina bzw. des Ureters eröffnet werden können. Bei solchen Blutungen wird empfohlen, vor der Umstechung die paravesikalen und im Einzelfall auch pararektalen Gruben zu eröffnen, um die kraniale Fläche des Lig. cardinale darzustellen. Bei exakter anatomischer Präparation der Pararäume ist der Ureter bei Blutungen aus dem Lig. cardinale nicht gefährdet. Im Einzelfall kann die Klemme gesetzt und zunächst liegen gelassen werden. In typischer Weise wird dann die Ureterpräparation durchgeführt. Nach der Distanzierung des Ureters kann das Lig. cardinale seitlich an der Beckenwand abgesetzt werden, wodurch die Blutungen automatisch zum Stillstand kommen. Isolierte Umstechungen im Bereiche des Parametriums sind weniger dazu geeignet, das Problem zu lösen. Das Fassen der Blutungsquelle mit der Pinzette, das Setzen einer gebogenen Klemme und die nachfolgende Ligatur sind vorzuziehen.

Weitaus größere Probleme entstehen bei der Verletzung der **Vena iliaca interna** bzw. ihren Abgängen. Dies ist möglich, wenn beim Absetzen des hinteren Parametriums die Beckenanatomie nicht korrekt beachtet und im Einzelfall die Spitze der atraumatischen Klemme einen Teil der Venenwand erfaßt. In solchen Fällen kommt es beim Abtrennen der Klemme meist mit dem letzten Scherenschlag zum Eröffnen der Vene und nachfolgend zu einer eindrucksvollen Blutung aus Beckenwandgefäßen. Diese Gefahr ist besonders dann gegeben, wenn bei sehr großen Tumoren durch das lokal expansive Wachstum das Ligamentum cardinale praktisch aufgebraucht ist. In solchen Fällen sollte deshalb die Präparation in Richtung der Kreuzbeinhöhle besonders sorgfältig erfolgen. Es empfiehlt sich, gerade unter den beengten Verhältnissen ganz exakt anatomisch zu präparieren. Ist es dennoch zu einer Läsion der Vene gekommen, fällt es gerade bei den beengten räumlichen Verhältnissen nicht leicht, die Orientierung zu wahren. Mit Hilfe des Saugers ist die Blutungsquelle meistens nicht zu identifizieren. Wichtigste Maßnahmen stellen deshalb zunächst die lokale Kompression und unter Umständen zwischenzeitlich ein entsprechender Volumenersatz dar. Eine Ligatur der Vena iliaca interna sollte nicht durchgeführt werden. Es handelt sich um Blutungen aus dem Beckenboden und eine Ligatur würde einen zusätzlichen Rückstau in diesem venösen Gebiet bedeuten. Die Blutungsquelle muß deshalb unter vorsichtigem Aufheben der Kompression aufgesucht werden.

Nach der Identifikation der Blutungsquelle können atraumatische gerade Klemmen distal und proximal der Venenläsion gesetzt und danach (ebenfalls mit atraumatisch monofilem Faden) umstochen werden. Bei kleineren Läsionen ist es auch möglich, mit Hilfe einer kräftiger gebogenen Klemme (Moynihan) eine Blutstillung zu erreichen und diese Klemme durch eine Z-Naht zu ersetzen. Monofile Fäden sind zu bevorzugen, weil das Heruntergleiten des Knotens in die Tiefe ohne wesentlichen Reibungswiderstand auf dem Faden erfolgt. Dies hat zur Folge, daß die Gefahr des Ausreißens des Nahtmaterials vermindert wird. Nicht selten haben Blutungen in diesem Bereich mit kleineren Läsionen begonnen und wurden erst durch erfolglose Umstechungsversuche zur vitalbedrohlichen Blutung.

Gelingt es nicht, ausreichend Gewebe für eine Umstechung in der Klemme zu fassen, ist eine Blutstillung nur über eine Dauerkompression (Tamponade) oder aber über eine Klemme, welche seitlich an die Beckenwand gesetzt wird, möglich.

Neben diesen gefährlichen Blutungen in der Kreuzbeinhöhle und der seitlichen Beckenwand unterhalb des Nervus obturatorius sind **andere Blutungsquellen,** wie Blasenboden, Blasenpfeiler und Parakolpium, eher leicht zu versorgen. In der Nähe der Beckenwand können Metallclips zum Einsatz kommen. Bei allen anderen Strukturen empfiehlt sich die Isolierung der Blutung, das Fassen mit einer feinen Pinzette und das Setzen einer atraumatischen Klemme mit nachfolgender Ligatur.

Im Bereich des Blasenbodens bzw. des Rektums sollte Blutstillung durch Koagulationsströme (Diathermie) nur mit großer Zurückhaltung erfolgen, da die Gefahr sekundärer Nekrosefisteln besteht. Im Bereich der Venen wird ebenso von einer Anwendung des monopolaren Stroms abgeraten. Wenn überhaupt, empfiehlt sich hier der Einsatz einer Bipolarpinzette, welche unter günstigen Umständen mit geringem Auflagedruck die Obliteration des Gefäßes als Folge der thermischen Energie erzielen kann.

Verletzungen der arteriellen Gefäße sind im Vergleich zu den venösen Blutungen eher selten und leicht zu beherrschen. Bei kleineren Gefäßen kommt es meist schnell zur Retraktion und somit zur spontanen Blutstillung. Bei größeren Gefäßen ist durch die Festigkeit der Wand eine Blutstillung mit atraumatisch monofilen Nähten meist problemlos möglich.

Erschwerte Präparation

Nach den Blutungen dürfte die erschwerte Präparation durch unerwartet weit fortgeschrittene Karzinome und/oder andere vorbestehende Erkrankungen, wie zum Beispiel Endometriose oder eine abgelaufene Sigmadivertikulitis, das größte Problem darstellen. Für die Probleme, die hier insbesondere bei der **Ureterpräparation** bzw. der Distanzierung des Ureters von Blase und Rektum auftreten können, lassen sich keine allgemeingültigen Richtlinien geben. Bemühungen in solchen Situationen stumpf vorzugehen, sind meist erfolglos und von diffusen Blutungen begleitet. Hier wird man beherzt versuchen müssen, die einzelnen Organe scharf voneinander zu distanzieren. Bei **unklaren Veränderungen im Retroperitonealraum** sollte die Differentialdiagnose Endometriose/Tumorinfiltration über einen Schnellschnitt abgeklärt werden. Die Tumorinfiltration in den Ureter ist sehr selten, kann im Einzelfall jedoch die Resektion des betroffenen Ureterabschnittes erforderlich machen.

Infiltrationen der Blase und des Rektums sollten durch die präoperative Diagnostik ausgeschlossen sein. Während das Rektum praktisch immer auch von größeren Tumoren distanziert werden kann, ist dies im Bereiche der Harnblase manchmal schwierig. Bei **reaktiven entzündlichen Veränderungen** (Cave: bullöses Ödem der Blasenwand in der präoperativen Zystoskopie) kann es vorkommen, daß einige Teile der Blasenmuskularis bis zur Blasenmukosa präpariert werden müssen. In einem solchen Falle empfiehlt es sich, die Blase mit ca. 100 bis 150 ml Flüssigkeit aufzufüllen, um das Auffinden der Schicht zwischen Blase und Zervix zu erleichtern. Kommt es bei dieser Präparation zum Flüssigkeitsaustritt, sollte man unter Umständen die Harnblase im Bereiche der Vorderwand bewußt über 3 bis 4 cm eröffnen und dann die Präparation „unter Sicht" bei geöffneter Blase fortführen. Abschließend muß ein Verschluß der Läsion, bzw. eine sorgfältige Rekonstruktion des Blasenbodens, sowie der Verschluß der Inzision erfolgen. In diesen Fällen ist die postoperative Harnableitung zur Vermeidung einer Fistelbildung von besonderer Bedeutung.

Auch die **akzidentelle Eröffnung des Rektums** ist bei dieser Operation möglich. Dies geschieht, wenn entweder das Rektum nicht sorgfältig von der Zervixhinterwand und der Scheide abpräpariert wurde oder wenn die Klemme, besonders auf der linken Seite, beim Absetzen des hinteren Parametriums zu nahe an das Rektum gelegt wird. In diesem Fall kann ein Teil der Rektumwand in der atraumatischen Klemme gefaßt werden. Mit dem Absetzen wird das Rektum dann eröffnet. Eine solche Läsion wird nach entsprechender Desinfektion zweischichtig verschlossen und erfordert keine besonderen zusätzlichen Maßnahmen. Die unerwartete Infiltration des Rektummuskularis dürfte eine Seltenheit darstellen. Im Bedarfsfalle ist hier eine Rektumexstirpation bzw. eine anteriore Rektumresektion unumgänglich.

Immobilität des Uterus

Nicht selten wird man mit der Tatsache konfrontiert, daß der Uterus sich nicht aus der Kreuzbeinhöhle elevieren läßt. Dies kann insbesondere bei adipösen Frauen zu einem erheblichen Operationshindernis werden. In solchen Fällen ist es ratsam, gleich zu Beginn der Operation die Sakrouterinligamente zu durchtrennen und nach der Darstellung des Ureters den Uterus u. U. auch durch einen Absetzungsschritt im Bereiche des hinteren Parametriums aus seinen Verbindungen zu lösen. Allein die Durchtrennung der Sakrouterinligamente kann im Einzelfall eine ganz erhebliche Steigerung der Mobilität des Uterus bedeuten. Das weitere Vorgehen erfolgt dann in allen Schritten in typischer Weise.

Perioperative Maßnahmen

Die Durchführung einer **Thromboembolieprophylaxe** ist bei diesen Eingriffen unverzichtbar. Eine **antibiotische Prophylaxe** sollte ebenfalls durchgeführt werden.

Wegen der häufig zu beobachtenden Blasenentleerungsstörung muß eine **suprapubische Harnableitung** gelegt werden, welche erst entfernt werden sollte, wenn die Restharnmengen bei wiederholter Kontrolle unter 100 ml liegen. Das Blasentraining kann nach 8–10 Tagen begonnen werden. Im Einzelfall sind aber über Monate dauernde Blasenentleerungsstörungen zu beobachten.

Als Folge des Operationstraumas kann es auch ohne Fistelbildung bzw. Ligatur des Ureters zu einer temporären **Weitstellung der Ureteren** mit Ausbildung einer Stauung kommen. Liegt deshalb bei der routinemäßigen sonographischen Kontrolle 10–14 Tage postoperativ eine Dilatation der oberen Harnwege vor, so muß zur weiteren Abklärung der Differentialdiagnose ein Urogramm erfolgen.

Evtl. auftretende **Wundinfektionen** machen den Einsatz von Antibiotika erforderlich. Ein besonderes Problem können Infiltrate im kleinen Becken darstellen, die meist eine Folge von sekundären Blutungen in das Operationsgebiet sind. Bei einer Infektion ist die operative Revision des Wundgebietes unumgänglich. In Abhängigkeit von der Operationstechnik können solche Infiltrate im Einzelfall auch vaginal entlastet werden.

Beim ausgedehnt radikalen Vorgehen klagen die Patienten in der frühen postoperativen Phase gelegentlich über eine **mangelhafte Kontrolle des Sphincter ani.** Diese Symptome bilden sich in den ersten Wochen nach der Operation spontan zurück. Bis zum Abführen bedürfen die Patienten einer intensiven medizinischen Überwachung mit Flüssigkeitsbilanzierung und entsprechenden laborchemischen Blutkontrollen. Eine sorgfältige Beobachtung des Abdomens hinsichtlich der einsetzenden Regulierung der Darmtätigkeit ist unbedingt geboten. Eine routinemäßige medikamentöse Stimulation des Darms ist nicht erforderlich, kann jedoch im Einzelfall bei Störungen der Darmmotilität angezeigt sein. Die tägliche Auskultation und Palpation des Abdomens ist obligat.

Als Komplikationen im weiteren Verlauf sind **sekundäre Nachblutungen** zu nennen, die meist am 5. bis 8. postoperativen Tag auftreten. Eine weitere Komplikation stellt die **Fistel** des Ureters oder der Blase dar, die sich typischerweise in der zweiten Woche post operationem bildet. Meist geht eine kurzfristige Temperaturerhöhung voraus. Bei den geringsten Anzeichen für eine der genannten Komplikationen sind entsprechende Maßnahmen zu ergreifen. Der Nachweis einer **Blasen-Scheiden-Fistel** kann Probleme bereiten. Da jedoch unter Umständen durch frühzeitige therapeutische Maßnahmen (perkutane Nierenfistelung) das Ausmaß des Schadens begrenzt, im Einzelfall sogar eine Heilung erzielt werden kann, ist die konsequente Abklärung im Verdachtsfall unbedingt anzustreben. Als pflegerische Maßnahmen sind postoperativ die Katheterpflege und die entsprechend korrekte Betreuung der Drainagen als Besonderheit zu erwähnen. Beim Verschluß des Peritoneums über dem Wundgebiet und einer retroperitonealen Drainage muß unter Umständen für einen längeren Zeitraum mit erheblichen Wundsekretmengen in den Drainagen gerechnet werden.

Um eine zusätzliche Blasenwandschädigung zu vermeiden, sollte man deshalb unbedingt darauf achten, daß der Katheter in der gesamten postoperativen Phase einen unbehinderten Abfluß gewährleistet. Symptomlose Bakteriurien bedürfen keiner Behandlung. Harnwegsinfektionen sind nach diesen Operationen und den länger dauernden Katheterisierungen der Harnblase nicht selten und sollten gezielt nach Antibiogramm behandelt werden.

Postoperative Betreuung

Die postoperative Betreuung der Patientin beginnt mit der **Frühmobilisation** und der gezielten Anwendung krankengymnastischer Übungen in Abhängigkeit vom Allgemeinzustand der Patientin. Die Rekonvaleszenz der Patientinnen ist nach diesem Eingriff – wenn er komplikationslos verläuft – meist rasch und erstaunlich problemlos. Selbst bei ausgedehntesten Eingriffen im kleinen Becken, inklusive weitgehender Lymphadenektomien, ist die Patientin nach wenigen Tagen in der Lage, das Bett zu verlassen.

Der postoperative Bedarf an **Analgetika** ist ebenfalls meist gering. An vielen Kliniken wird heute die Periduralanalgesie mit der Allgemeinnarkose kombiniert. So besteht die Möglichkeit, in den ersten postoperativen Tagen über den Periduralkatheter analgetisch wirksame Substanzen zuzuführen. Dadurch wird die Mobilisation der Patientin nicht beeinträchtigt.

Arbeitsunfähigkeit

Eine generelle Angabe über die Arbeitsunfähigkeit läßt sich nur schwer machen; hier ist im Einzelfall der Verlauf und auch das Ausmaß der Operation zu berücksichtigen.

Pelvine Lymphonodektomie

Definition

Die Entfernung der pelvinen Lymphknoten umfaßt die – möglichst en bloc durchgeführte – Resektion des Lymphknotenfettgewebes, welches die regionären Lymphknotenstationen im Abflußgebiet der Zervix uteri enthält.

Chirurgisch-anatomisch wird das Operationsgebiet nach kranial durch die Kreuzungsstelle des Ureters über die A. iliaca communis, nach kaudal durch das Leistenband bzw. die V. circumflexa ilium profunda begrenzt. Die laterale Grenzlinie bildet der N. cutaneus femoris lateralis (auf dem M. iliopsoas) im dorsalen Abschnitt die seitliche Beckenwand. Als Leitlinie der medialen Begrenzung dient das Ligamentum umbilicale mediale bzw. die Harnblase, nach dorsal schließt im oberen Abschnitt das knöcherne Becken, im unteren Anteil die V. obturatoria das Operationsgebiet ab. Unterhalb der V. iliaca externa zieht der N. obturatorius durch das Lymphknotenfettgewebe.

Bei der vorgenannten Begrenzung des Operationsgebietes werden die wesentlichen, aber bei weitem nicht alle Lymphknoten des kleinen Beckens entfernt. Nicht enthalten sind die Lymphknoten vor dem Promontorium sowie die tief in der Kreuzbeinhöhle liegenden sakralen Lymphknoten.

Vorbereitung der Patientin

Bei der Vorbereitung der Patientin sind die üblichen Maßnahmen vor einer Laparotomie zu bedenken. Dies gilt auch dann, wenn primär ein retroperitonealer Zugang gewählt wird (z. B. Pararektalschnitt).

Lagerung

Die Lagerung der Patientin entspricht den Notwendigkeiten des zusätzlichen Eingriffs (zum Beispiel erweiterte Hysterektomie). Als isolierter Eingriff ist die Lagerung flach auf dem Rücken ideal.

Aufklärungspflichtige Risiken

Die wichtigsten aufklärungspflichtigen Risiken der Lymphadenektomie sind:

- Lymphozelen (Lymphzysten).
- Das postoperative Lymphoedem.

Lymphzysten sind die Folge eines Lymphstaus im Operationsgebiet mit sekundärer Bildung einer fibrösen Membran, die eine Resorption der Lymphzysten erschwert. Diese Zysten können im Einzelfall eine operative Revision erforderlich machen.

Operative Technik

Wie bereits erwähnt, wird die pelvine Lymphonodektomie in der Regel mit einer operativen Maßnahme im kleinen Becken verbunden. Ist eine Hysterektomie geplant, kann die pelvine Lymphonodektomie grundsätzlich sowohl vor der Hysterektomie, als auch im Anschluß daran erfolgen. Bei ausgedehnten Karzinomen mit der Notwendigkeit einer radikalen Operation empfiehlt es sich, die Lymphonodektomie der Hysterektomie voranzustellen. Durch die Lymphknotenentfernung wird gleichsam präparatorisch die nachfolgende Hysterektomie vorbereitet, weshalb dieses Verfahren zu bevorzugen ist.

1. Die nachfolgend dargestellte Technik zeigt den transperitonealen Zugang. Der **Retroperitonealraum** wird eröffnet, indem zunächst das Lig. rotundum umstochen und durchtrennt wird. Danach spaltet die Schere das Peritoneum zur Beckenwand und Wundhaken eröffnen den Retroperitonealraum. Das Lymphknotenfettgewebe über der A. iliaca communis faßt man über dem M. psoas mit einer gefensterten Klemme (Käser-Duval). Nach der Identifizierung des Ureters wird das Fettgewebe mit der Präparierschere von lateral nach medial mobilisiert und dabei die Arterie bis auf die Adventitia freipräpariert. Je exakter man auf das Gefäß zupräpariert, desto leichter läßt sich das Fettgewebe vom Gefäß lösen (Abb. 1.50). Bei diesem Vorgehen wird der N. genitofemoralis freigelegt und eventuell etwas lateralisiert. Der N. cutaneus femoris lateralis liegt außerhalb des Operationsgebietes, begrenzt dieses allenfalls lateral.

2. Die **A. iliaca externa** wird nach vorn bis zum Leistenband bzw. bis zur V. circumflexa ilium profunda (Cave: Blutungen!) präpariert. Anschließend legt man die Arterie gegenüber der Vene bzw. auch ihrer muskulären Unterlage komplett frei. Es bestehen häufig Gefäßverbindungen zum Muskel, die bei dieser Freilegung entsprechend versorgt werden müssen. Unter kontinuierlichem Zug am Lymphknotenfettgewebe nach medial, kann mit der Schere am Unterrand der Arterie eingegangen, die Arterie nach ventral luxiert und damit das Gewebe zwischen A. iliaca und V. iliaca freipräpariert werden (Abb. 1.51).

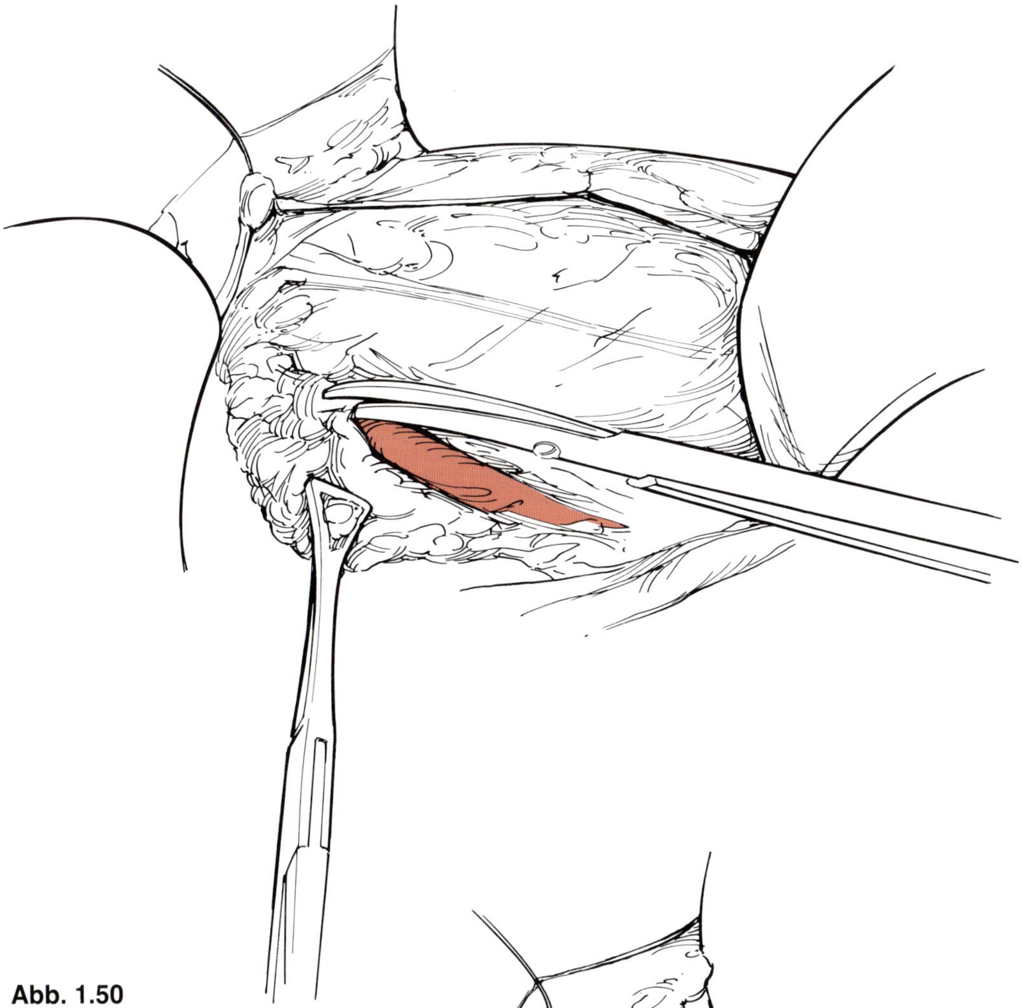

Abb. 1.50

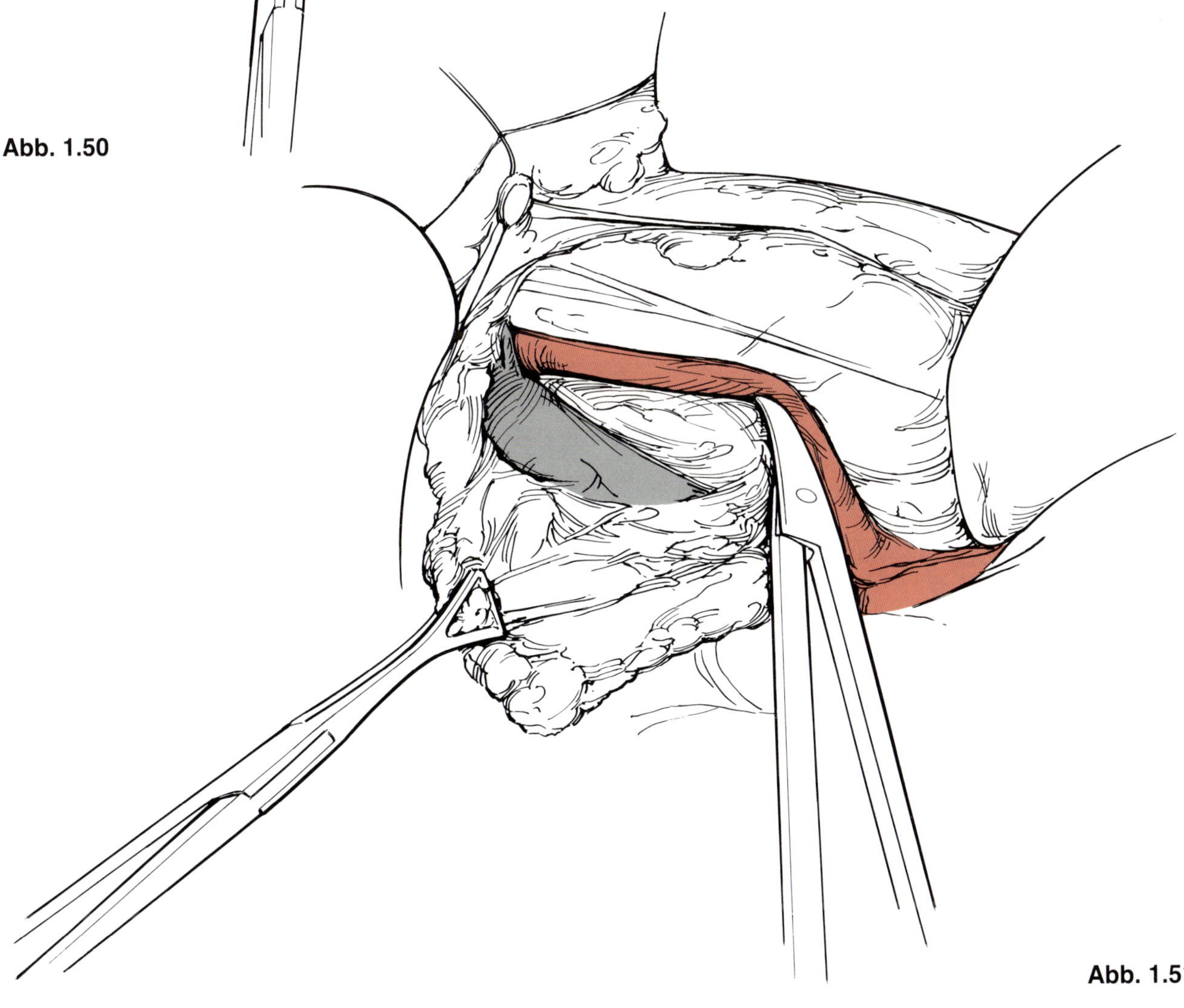

Abb. 1.51

3. Danach empfiehlt es sich, das Gewebe unter dem Leistenband abzusetzen (evtl. über eine atraumatische Klemme), um dann die **Vene** in ihrer Gesamtheit aus dem Lymphknotenfettgewebe herauszulösen. Dies ist mit der geschlossenen Schere leicht möglich (Abb. 1.52).

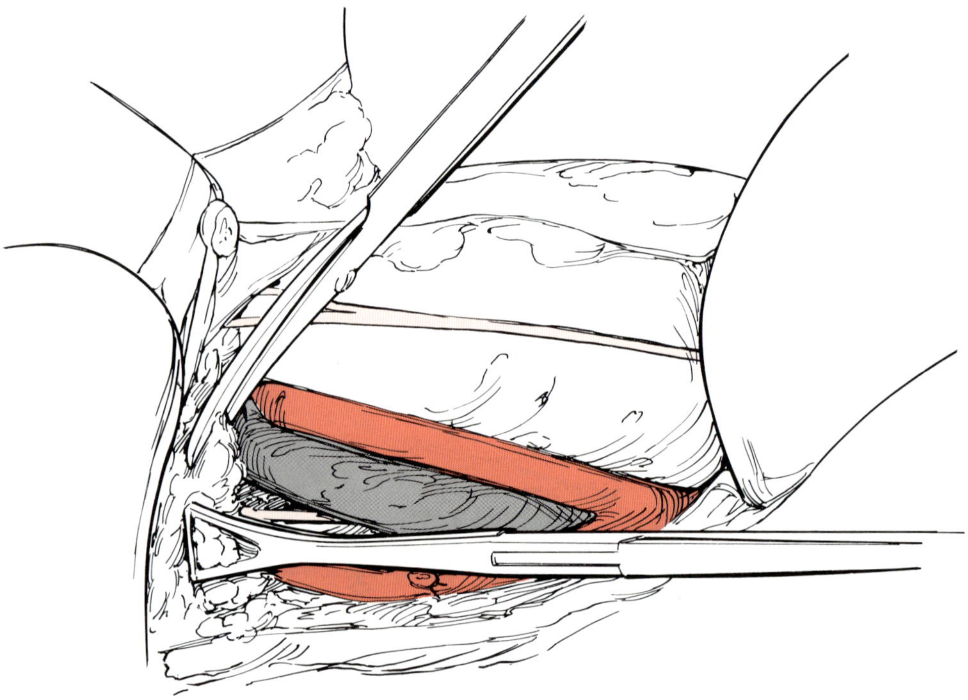

Abb. 1.52

4. Man präpariert nun direkt unterhalb der Vene nach kranial und stellt dabei den Abgang der **A. iliaca interna** dar. An dieser Kreuzungsstelle findet sich häufiger ein kleines arterielles Gefäß, welches versorgt werden muß. Jetzt kann man mit der Schere direkt unterhalb der Vene in die **obturatorische Grube** eingehen. Unter mäßigem Zug mit der Klemme löst sich nun das Lymphknotenfettgewebe von der Beckenwand (Abb. 1.53).

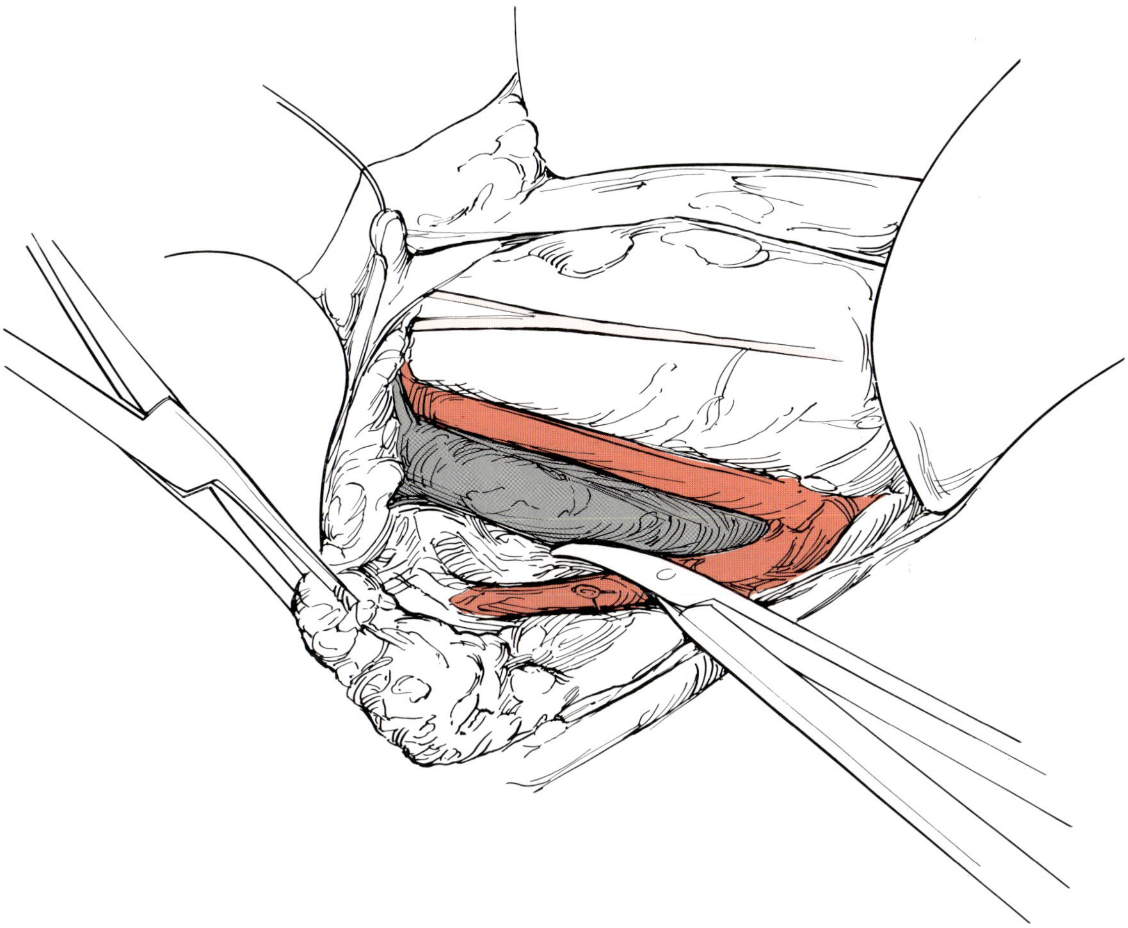

Abb. 1.53

5. Mit der nur wenig geöffneten Schere wird jetzt der **N. obturatorius** aufgesucht und nach seiner Darstellung das Lymphknotenfettgewebe vom N. obturatorius komplett gelöst. So läßt sich der Nerv in seinem gesamten Verlauf bis zur Einmündung in den Canalis obturatorius darstellen. Dabei findet man häufiger kleine Venen unterhalb des N. obturatorius, die das Vorgehen durch Blutungen erschweren. Diese venösen Gefäße können am besten mit Metallclips versorgt werden (Abb. 1.54).

6. Das gesamte Lymphknotenfettgewebe wird nun nach vorn mobilisiert und medial am Lig. umbilicale mediale abgesetzt, so daß abschließend das gesamte Gewebe en bloc entfernt werden kann. Nach dem Eingriff resultiert ein Gewebedefekt an der Beckenwand, welcher vor dem Verschluß des Peritoneums drainiert werden sollte. Die Alternative besteht im Verzicht auf den Peritonealverschluß.

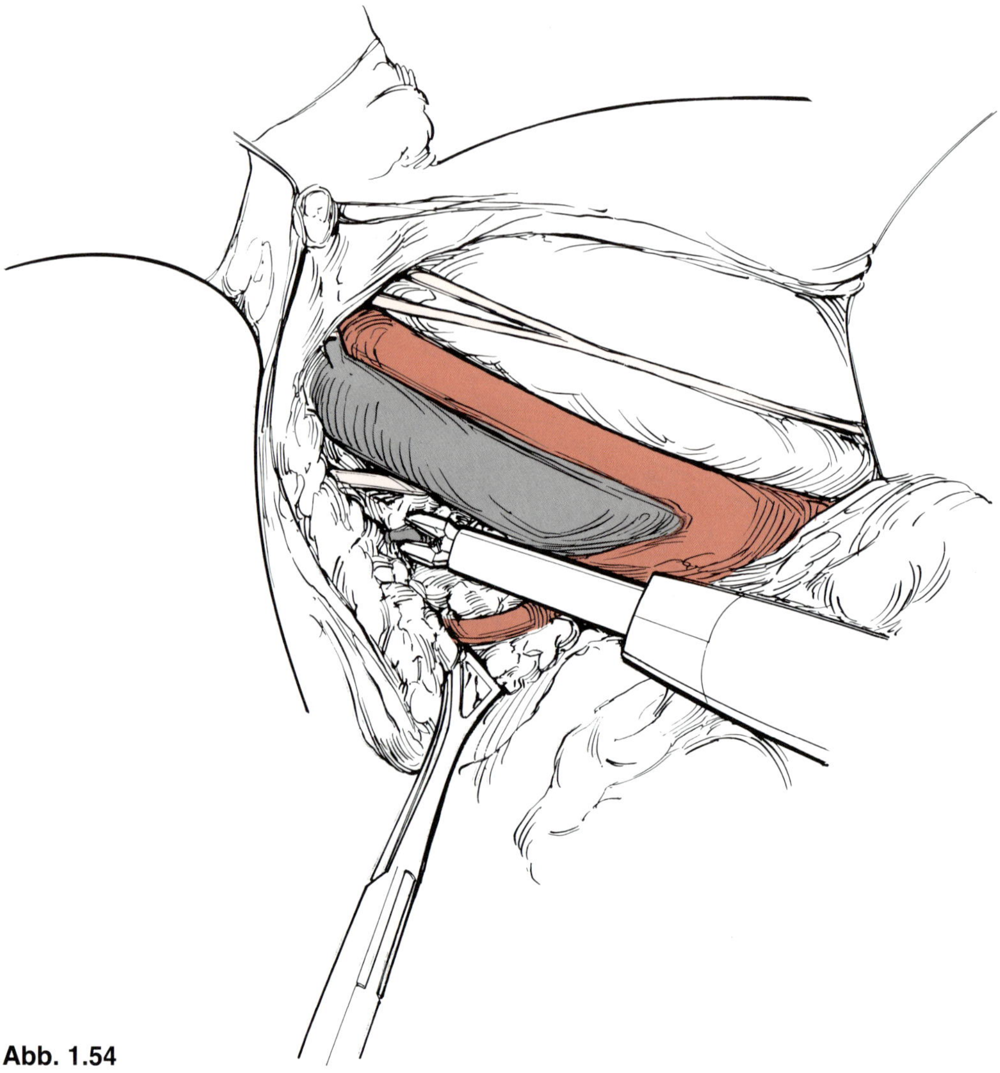

Abb. 1.54

Besonderheiten und Komplikationen

Bei der pelvinen Lymphadenektomie können profuse **Blutungen aus der Beckenwand** unterhalb des N. obturatorius entstehen. Wenn es nicht gelingt, diese Blutungen exakt zu identifizieren, ist eine vorübergehende Kompression hilfreich. Mit Geduld läßt sich dieses Problem meist besser lösen, als mit Umstechungen. Ist die Lymphadenektomie im Ausnahmefall etwas diffus sanguinös, empfiehlt es sich, vorübergehend ein trockenes Bauchtuch in das Operationsgebiet einzulegen und dies für ca. 10 bis 15 Minuten unter milder Kompression zu halten. Meist herrscht danach weitgehende Bluttrockenheit.

Die versehentliche **Durchtrennung des N. obturatorius** ist als Komplikation bekannt. In diesem Falle kann eine Nervennaht erforderlich werden. Wegen der schnellen Retraktion des Nerven ist u. U. ein Interponat notwendig. In solchen Fällen sollte man sich erfahrener Hilfe versichern.

Während die pelvine Lymphadenektomie bei nicht suspekten Lymphknoten einen unproblematischen Eingriff darstellt, kann sie bei **vergrößerten, fest auf dem Gefäßband adhärenten Lymphknoten** zu einem erheblichen Problem werden. Während diese Lymphknoten auf der Arterie meist über der Adventitia scharf ohne Gefäßläsion abpräpariert werden können, ist die Gefahr der Läsion von Venen besonders groß. Unter Berücksichtigung der unklaren Prognose sollte man bei histologisch positiven Fällen (Schnellschnitt) deshalb die Lymphonodektomie nicht erzwingen.

Wenn es sich nur um eine Stelle handelt, an der die Lymphonodektomie technisch nicht möglich ist, ist diese mit Metallclips zu markieren und einer postoperativen Strahlentherapie zuzuführen. Vergrößerte Lymphknoten sind, insbesondere nach vorausgegangenen Eingriffen (z. B. Konisation), nicht selten. Diese entzündlich-reaktiv veränderten Lymphknoten können die Präparation insgesamt erschweren, stellen jedoch keine Kontraindikation für eine ausgedehnte Lymphadenektomie dar.

Perioperative Maßnahmen

Die perioperativen Maßnahmen entsprechen denen aller Eingriffe im Bauchraum. Thromboembolieprophylaxe ist obligat. Ob eine antibiotische Prophylaxe durchgeführt wird, ist insbesondere im Zusammenhang mit den gleichzeitig durchgeführten Eingriffen zu diskutieren.

Frühe Mobilisation und krankengymnastische Betreuung sind, wie nach jeder Laparotomie, ratsam.

Postoperative Betreuung

Eine spezifische postoperative Betreuung der Patienten ist nicht erforderlich. Bei entsprechender Symptomatik sollte vor der Entlassung aus der stationären Behandlung eine sonographische Untersuchung durchgeführt werden, da sich im Einzelfall Lymphozelen der bimanuellen Untersuchung entziehen können. Bei festgestellten **Lymphzysten** kann man zunächst abwarten oder evtl. eine sonographische Punktion mit oder ohne Einlage einer Drainage durchführen. Während die Lymphzysten im Anschluß an die Operation auftreten und mit allen bildgebenden Verfahren leicht dargestellt werden können, ist das **Lymphoedem** eines oder beider Beine eine Erscheinung, welche erst im späteren Verlauf (nach Monaten, teilweise sogar nach Jahren), beobachtet wird. Besonders betroffen sind Patientinnen, bei denen zusätzlich zur radikalen Lymphadenektomie eine Bestrahlung durchgeführt wurde. Das Lymphoedem kann bei einzelnen Patienten monströse Formen annehmen (Elephantiasis) und dann zu einer erheblichen Bewegungseinschränkung führen. Die Therapie ist konservativ. Sie beruht auf physikalischen Maßnahmen, welche den Lymphstau in den betreffenden Extremitäten beseitigen und durch entsprechende Kompressionsverbände sein Wiederauftreten verhindern.

Arbeitsunfähigkeit

Bei einem komplikationslosen Verlauf ist nach kurzer Rehabilitation die Arbeitsfähigkeit wieder gegeben. Entscheidend ist auch hier das Ausmaß der Grunderkrankung und die dadurch notwendige Therapie.

Paraaortale Lymphonodektomie

Definition

Die paraaortale Lymphonodektomie beinhaltet die Entfernung der Lymphknoten, welche auf und neben der Vena cava bzw. der Aorta gelegen sind. Bei der radikalen Durchführung dieser Operation werden auch die hinter der Aorta gelegenen Lymphknoten entfernt. Nach kaudal ergibt sich die Begrenzung durch den Anschluß an die zusätzlich durchzuführende pelvine Lymphonodektomie (Arteria iliaca communis). Das Ausmaß der Radikalität bestimmt die Grenze nach kranial, welche im Extremfall über den Nierengefäßen unter dem Zwerchfell liegt. Bei reinen Stagingoperationen wird man bis zum Abgang der A. mesenterica inferior präparieren.

Vorbereitung der Patientin

Eine spezifische Vorbereitung der Patientin ist nicht erforderlich, bzw. richtet sich nach den Gegebenheiten der Grunderkrankung.

Lagerung

Die paraaortale Lymphadenektomie wird durch eine Lagerung erleichtert, welche die Lordose der unteren Wirbelsäule betont. Die günstigste Lagerung ist flach auf dem Rücken, wie bei abdominal-chirurgischen Eingriffen üblich.

Aufklärungspflichtige Risiken

- Ileus.
- Verletzung der größeren Gefäße (Transfusionen).

Da das präoperative Gespräch der Patientin auch mögliche Alternativen und Risiken im Vergleich zur Unterlassung der Maßnahme aufzeigen soll, wird man eine ausführliche Aufklärung der Patientin anstreben und die genannten Komplikationen aufzeigen. In Anbetracht der Tatsache, daß alle Patienten an einem bösartigen Tumor erkrankt sind und sich Heilung erhoffen, wird die Patientin in der Regel auch unter Kenntnis der Risiken in den Eingriff einwilligen.

Operative Technik

1. Zur paraaortalen Lymphadenektomie wird der mediane Unterbauchlängsschnitt um den Nabel herum in den Oberbauch verlängert. Will man die Lymphonodektomie radikal, d.h. bis zu den Nierengefäßen durchführen, muß der Schnitt bis knapp unterhalb des Xyphoids durchgeführt werden. Die Eröffnung des **Retroperitonealraums** und die gleichzeitige Darstellung der paraaortalen Regionen beginnt durch die laterale Inzision des Peritoneums neben dem Coecum und dem Colon ascendens mit dem Skalpell (Abb. 1.55). Unterhalb der Appendix wird diese Inzisionslinie dann in Richtung auf das Mesenterium des Dünndarms fortgesetzt. Den peritonealen Überzug der Radix mesenterii inzidiert man bis zum Treitzschen Band. Danach wird der gesamte **Dünndarm** vor die Bauchwand gebracht und entweder in einem speziellen Plastikbeutel (Vi Drape Beutel, Fa. Becton Dickinson, 45 × 45 cm) oder in feuchten Tüchern gelagert.

Trotz dieser großzügigen Inzision kann es im Einzelfall schwierig sein, die linke Seite des Retroperitonealraums neben der Aorta darzustellen.

In solchen Fällen muß lateral des Sigmas das Colon descendens in gleicher Weise mobilisiert werden, so daß der Zugang zum Retroperitonealraum rechts hinter dem Colon ascendens und links unterhalb des Sigmas und des Colon descendens gefunden wird. Bei der Einsetzung von Wundhaken ist insbesondere auf die Verletzlichkeit der Milz zu achten. Weiterhin sollten die Wundhaken nicht die venösen Gefäße komprimieren. Dennoch ist es wichtig, während der gesamten Präparation den Retroperitonealraum übersichtlich durch Wundhaken offen zu halten, um die Begrenzungslinien der paraaortalen Lymphadenektomie darzustellen.

2. Die laterale Begrenzung der Lymphadenektomie stellen der Ureter bzw. die A. und V. ovarica dar. Nach dorsal wird die Schicht begrenzt durch die lumbale Muskulatur, hinter der Aorta durch die Wirbelsäule selbst. Kaudal präpariert man bis zur Kreuzungsstelle der Ureteren über die A. iliaca communis fort. Nach kranial erfolgt die Präparation entweder bis zum Abgang der A. mesenterica inferior oder darüber hinaus bis zu den Nierengefäßen.

Auch hier wird das Lymphknotenfettgewebe zunächst rechts neben der **Vena cava** nach sicherer Identifizierung des Ureters mit einer gefensterten Klemme (Käser-Duval) gefaßt und nun vorsichtig mit der Schere von der Vena cava und der muskulären Unterlage abpräpariert. Dabei penetrieren einzelne kleine Venen das Lymphknotenfettgewebe, so daß es im weiteren Verlauf der Präparation zu Blutungen aus der Vena cava kommen kann. Diese Gefäße werden am besten mit Metallclips versorgt (Abb. 1.56).

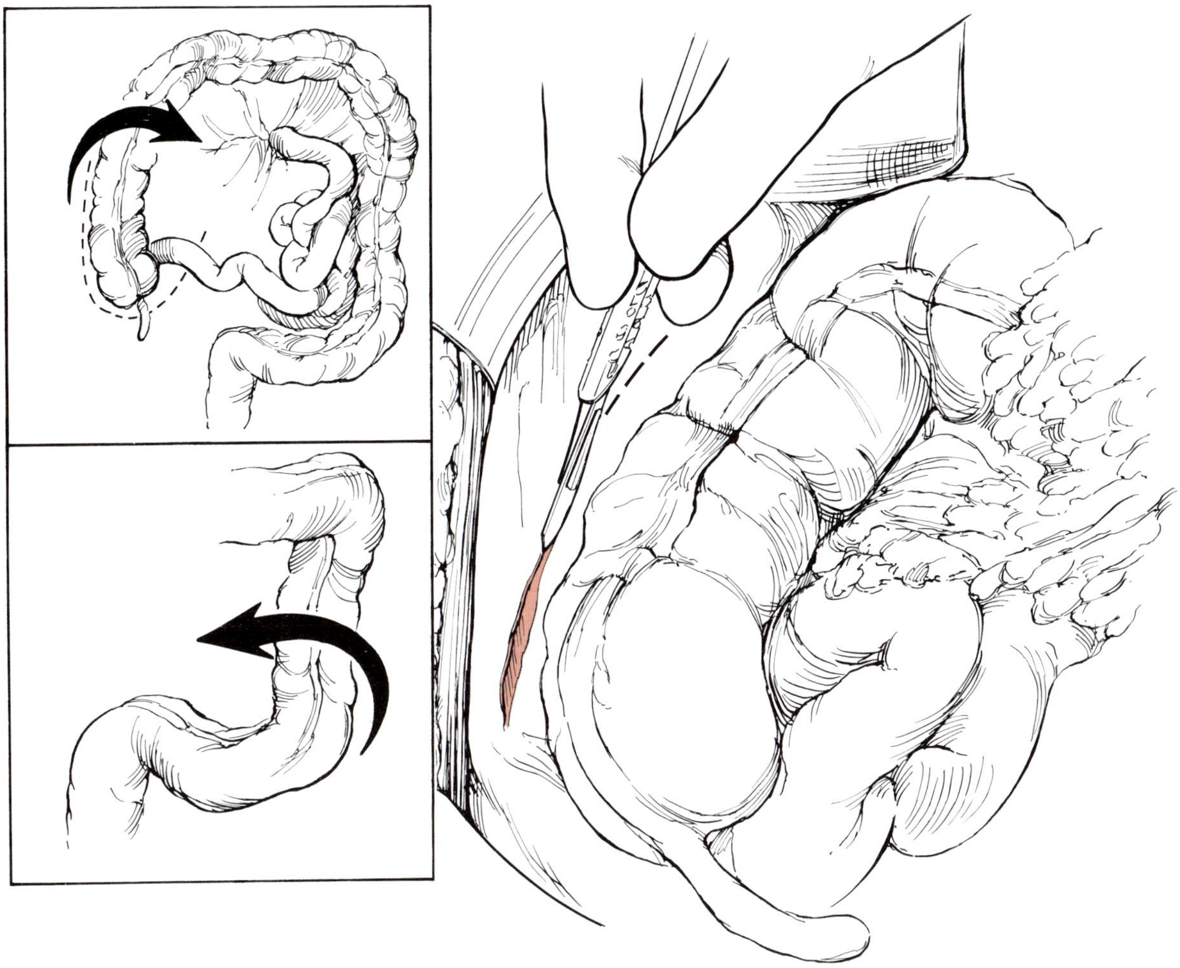

Abb. 1.55

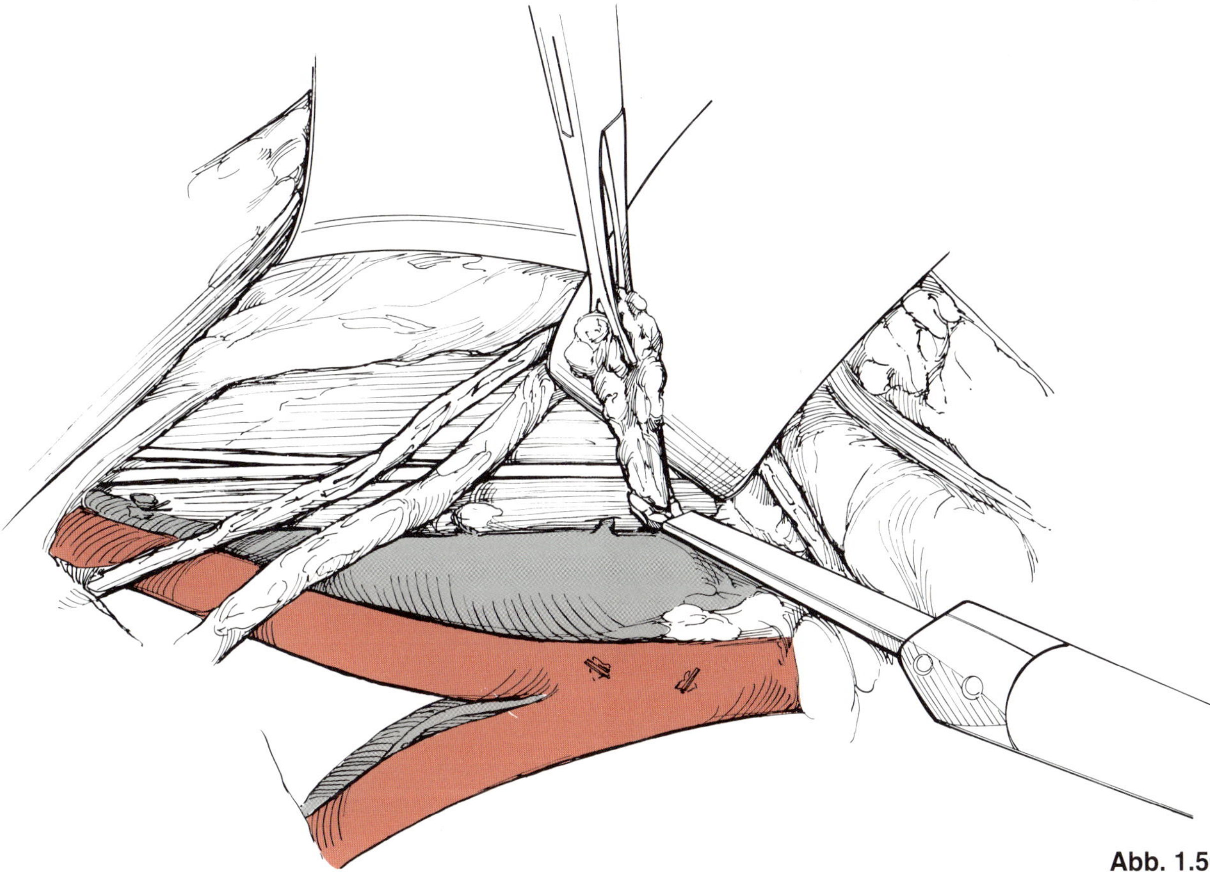

Abb. 1.56

3. Die Präparation erfolgt zunächst rechts neben der Vena cava nach oben bis zur Nierenvene, auf der linken Seite der Aorta nach kaudal. Dabei ist insbesondere auf den Abgang der **A. mesenterica inferior** zu achten, um das Gefäß nach Möglichkeit zu erhalten (Abb. 1.57).

Besondere Probleme können unterhalb der **rechten Nierenarterie** entstehen, da hier häufig die Gefäßabgänge variieren. Bei einer radikalen Lymphadenektomie müssen abschließend Vena cava und Arterie voneinander getrennt und die Aorta vorsichtig angehoben werden, um die zwischen und hinter den Gefäßen gelegenen Lymphknoten zu exstirpieren.

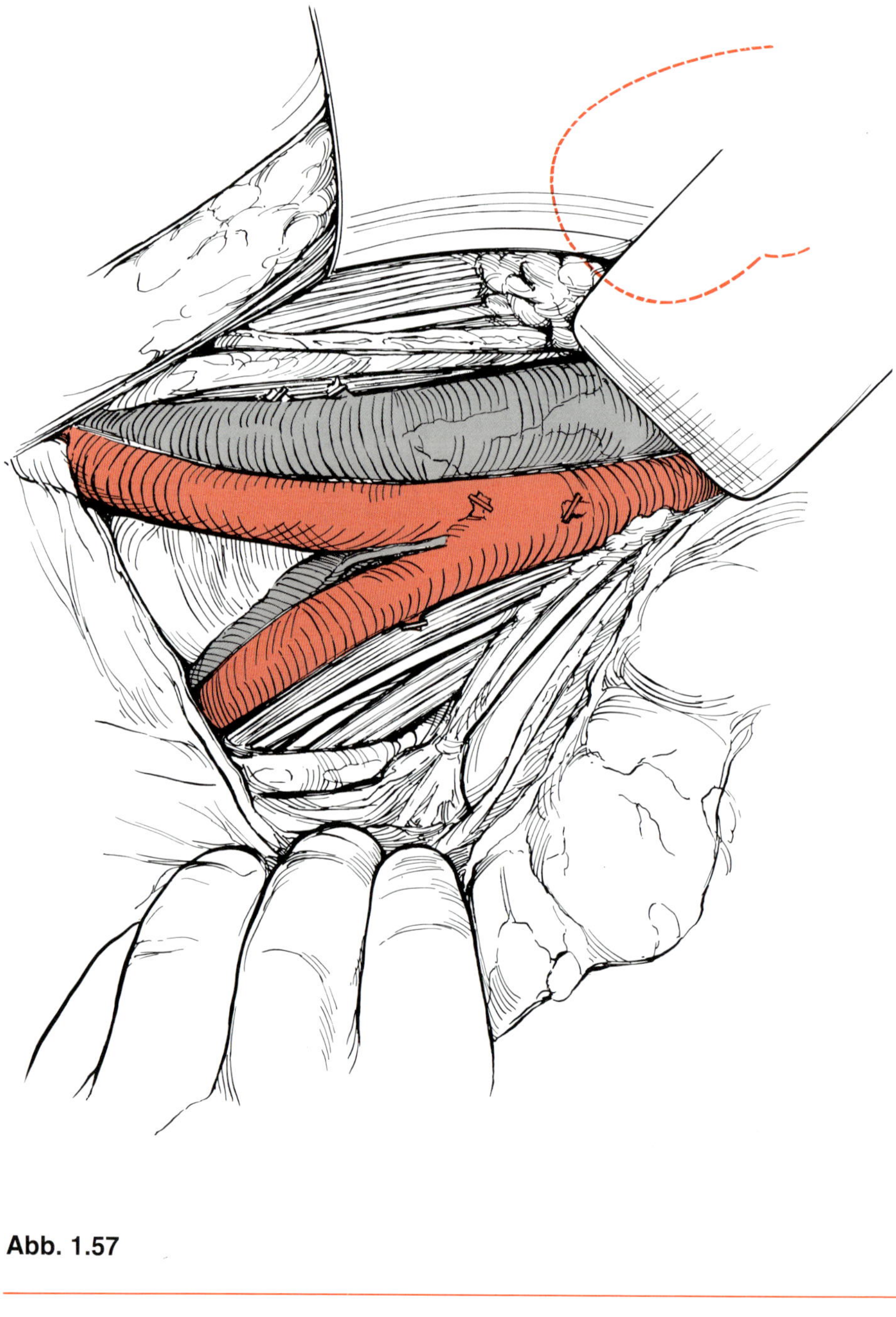

Abb. 1.57

4. Die schematische Darstellung zeigt den Retroperitonealraum nach erfolgter paraaortaler Lymphadenektomie (Abb. 1.58).

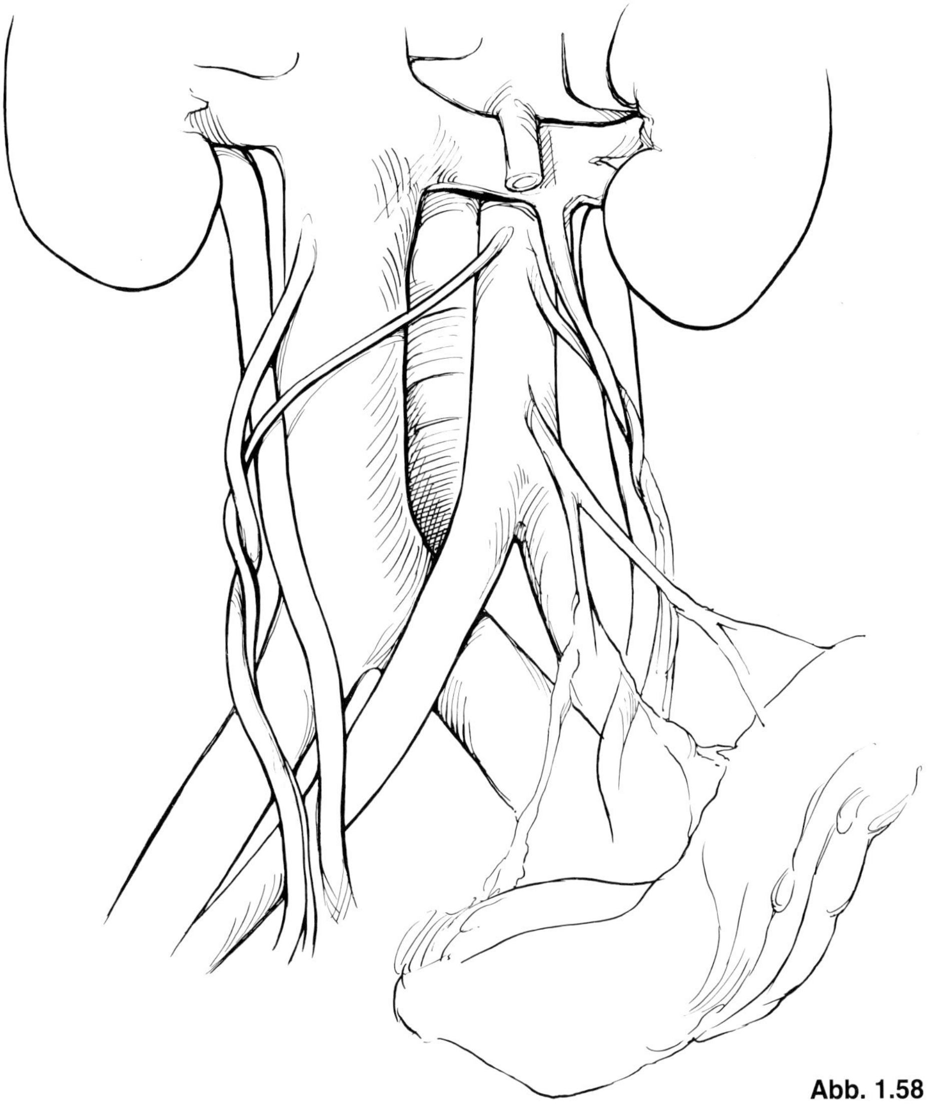

Abb. 1.58

Besonderheiten und Komplikationen

Darstellung des Operationsgebietes

Um einen komplikationsarmen Verlauf zu erzielen, muß vor allen Dingen die großzügige Exposition des Operationsgebietes gewährleistet sein. Kleine Hautschnitte sind hier ebenso wenig sinnvoll, wie der Versucht, die Mobilisation des Darmes zu beschränken. Im Einzelfall kann auch ein dritter Assistent hilfreich sein, welcher mit den Wundhaken die Oberbauchorgane (Duodenum, Magen, Leber, Milz) zurückhält. Dieser Assistent ist dem Einsatz starrer mechanischer Systeme unbedingt vorzuziehen.

Blutungen

Blutungen aus den großen Gefäßen sind die unangenehmsten und häufigsten Komplikationen bei Eingriffen in diesem Bereich. Im Bereiche der Vena cava sollten Umstechungen bzw. gar Koagulationen (mit monopolarer Hochfrequenz) mit äußerster Zurückhaltung erfolgen.

Meist läßt sich durch die Kompression mit einem Tupfer nach wenigen Minuten eine Blutstillung erzielen. Problematischer kann dies bei Verletzungen der lumbalen Venen sein, welche hinter der V. cava in die Muskeln ziehen. Wichtig sind geeignete Instrumente (zum Beispiel Satinsky-Klemme), welche bei Gefäßläsionen vorübergehend plaziert werden können, um eine Versorgung zu ermöglichen. Bei größeren Blutungen aus der V. cava sollte die Vene proximal und distal der Läsion mit zwei Tupfern komprimiert werden. Dies erleichtert das Aufsuchen der Blutungsquelle. Aufgrund der Gefäßanatomie entstehen diffuse venöse Blutungen häufig unterhalb der linken Nierenarterie.

Wenn solche Blutungen auftreten, sollte man auch hier zunächst weiterpräparieren. Es empfiehlt sich eine Kompression der Blutung und die weitere Mobilisierung des Lymphknotenfettgewebes um die Blutungsstelle herum, damit sich diese sicher identifizieren und entsprechend versorgen läßt.

Man sollte sich bemühen, bei der Präparation so vorsichtig vorzugehen, daß evtl. abgehende Venen isoliert präpariert und zum Beispiel durch Metallclips ligiert werden können. Auch die bipolare Koagulationspinzette ist hier oft hilfreich.

Bei **vergrößerten, fest auf der V. cava adhärenten Lymphknoten** genügt in der Regel die bioptische Sicherung einer paraaortalen Metastasierung. Eine, die Patientin gefährdende „radikale" Exstirpation, bringt keine Verbesserung der Prognose.

Durchtrennung bzw. Ligatur der A. mesenterica inferior

Grundsätzlich kann die A. mesenterica inferior durchtrennt werden. In der Literatur wurden jedoch als Folge der Durchtrennung auch Nekrosen im unteren Sigmabereich beschrieben.

Nieren und harnableitende Wege

Um eine versehentliche Verletzung der **Ureteren** zu vermeiden, sind diese immer zu Beginn der Präparation zu identifizieren und zu lateralieren. Doppelureteren sollten über ein präoperatives Urogramm ebenso bekannt sein wie **tieferliegende Nieren,** bei denen man sich besonders vorsehen muß, um mit der Präparation nicht zu weit nach lateral zu gelangen bzw. in das Fettgewebe der Nierenkapsel zu präparieren, ein Problem, welches üblicherweise nur in höheren Abschnitten auftritt.

Bei horizontal nach lateral verlaufenden Gefäßen muß man an gelegentlich vorhandene isolierte Polgefäße denken. Da Endarterien, führt eine versehentliche Unterbindung zur Atrophie des versorgten Areals.

Perioperative Maßnahmen

Die wesentliche postoperative Komplikation der paraaortalen Lymphonodektomie ist der **Ileus.** Die frühzeitige Diagnose durch sorgfältige postoperative Beobachtung des Abdomens und der frühzeitige Einsatz der Abdomenübersichtsaufnahme erleichtert die Indikationsstellung zur Relaparotomie. Ursache des Ileus ist die mechanische Traumatisierung des Dünndarms durch Tücher bzw. Wundhaken, sowie eventuell auch die operationsbedingte Parasympathicolyse.

Eine routinemäßige pharmakologische Stimulation des Darmes in der postoperativen Phase ist dennoch nicht erforderlich. Eine milde Kompression des Abdomens durch eine Bauchbinde kann durchgeführt werden. Andere spezifische perioperative Maßnahmen sind nicht erforderlich.

Die **postoperative Betreuung** und **Arbeitsunfähigkeit** hängen weitgehend von den Grunderkrankungen bzw. den gleichzeitig durchgeführten Eingriffen ab. Das gleiche gilt für Thromboembolie- und Infektionsprophylaxe.

Adnexektomie

Definition

Das Ovar liegt an der dorsalen Fläche des Ligamentum latum, welches auch die Mesosalpinx bildet. Diese anatomische Beziehung zwischen beiden Organen spielt bei jenen operativen Eingriffen eine Rolle, welche die komplette Entfernung von Tube und Ovar zum Ziel haben.

Vorbereitung der Patientin

Die Vorbereitung der Patientin entspricht grundsätzlich dem Vorgehen bei einer Laparotomie. Für die Wahl der Schnittführung (Quer/Längsschnitt) ist vor allem die Sicherheit der Diagnose und die Größe des Tumors von ausschlaggebender Bedeutung (s. Kapitel Bauchdeckeneröffnung und -verschluß). Jeder Eröffnung des Bauchraumes sollte bei Patientinnen mit einem Unterbauchtumor eine Narkoseuntersuchung vorangestellt werden.

Häufig ergibt die Narkoseuntersuchung weitere Informationen hinsichtlich der Konsistenz, Form und Beweglichkeit des Tumors. Im Einzelfall kann die Differentialdiagnose zwischen soliden Ovarialtumoren und gestielten Myomen schwierig sein. Durch die Ultraschalldiagnostik sind diese differentialdiagnostischen Probleme weitgehend gelöst. Im Zweifelsfall kann die diagnostische Laparoskopie der Laparotomie vorangeschaltet werden. Beim Verdacht auf maligne Tumoren im Bereich der Adnexe sind zusätzliche Abklärungen (Coloskopie, Cystoskopie, Urogramm, Computertomographie, Tumormarkerbestimmungen im Serum etc.) im Rahmen der präoperativen Diagnostik sowie eventuell die orthograde Darmspülung erforderlich. Dies gilt auch – mit Einschränkungen – beim Vorliegen einer Endometriose.

Aufklärungspflichtige Risiken

- Zu den aufklärungspflichtigen Risiken gehören in erster Linie **Verletzungen** der retroperitonealen Strukturen, z. B. Ureter.

- Bei der **beidseitigen** Adnexektomie (bzw. der einseitigen, nach vorausgegangener kontralateraler Entfernung) müssen prämenopausale Patientinnen über die Folgen des Verlustes der Ovarien aufgeklärt werden. Dies gilt für die hormonellen Ausfallserscheinungen mit der Notwendigkeit einer Substitution zumindest bis zum natürlichen Menopausealter sowie für die unvermeidbaren Konsequenzen im Hinblick auf die Reproduktion.

- In dem präoperativen Aufklärungsgespräch mit jüngeren Patientinnen sollte ein Hinweis auf die Möglichkeiten, aber auch die Risiken der organerhaltenden Verfahren erfolgen, d. h. es müssen auch alle Möglichkeiten **alternativer Behandlungsverfahren** erwähnt werden (z. B. medikamentös).

Operative Technik

1. Nach der Eröffnung des Abdomens werden Tube und Ovar etwa in Höhe des Ligamentum ovarii proprium mit einer langen Pehanklemme gefaßt und nach medial gezogen. Lateral des Ovarialgefäßbündels wird das Peritoneum dann mit der Pinzette gefaßt (Assistent) und parallel dazu vom Operateur mit einem kleinen Scherenschlag durchtrennt. Damit ist der Retroperitonealraum eröffnet (Abb. 1.59).

Diese Eröffnung muß nun den individuellen Erfordernissen angepaßt werden. Bei großen Ovarialtumoren führt man die Inzision bis nach vorn zum Ligamentum rotundum durch und kann so, gewissermaßen extraperitoneal, zunächst die Gefäße und den Ureter darstellen, bevor das Ligamentum infundibulopelvicum über Klemmen abgesetzt wird.

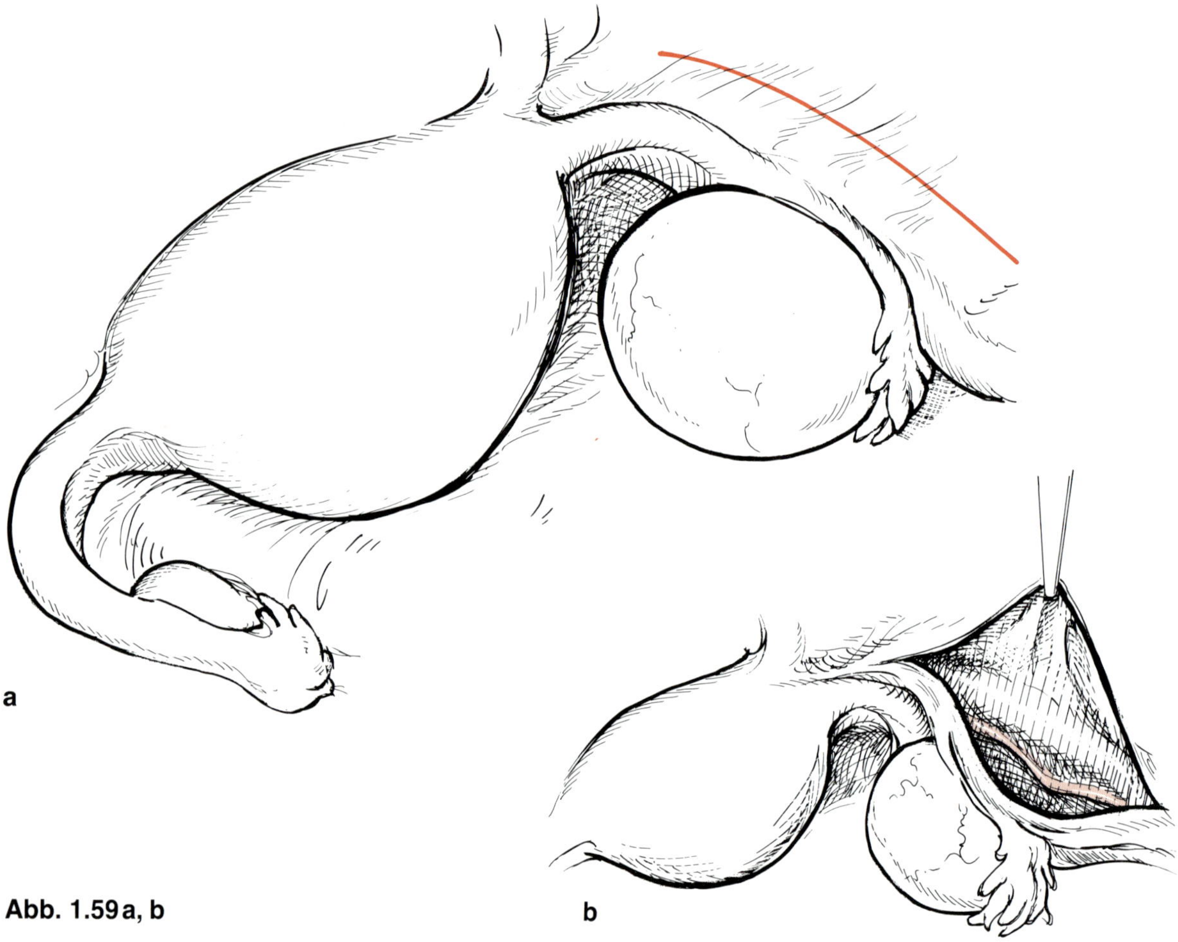

Abb. 1.59 a, b

2. Nach sicherer Identifizierung des **ovariellen Gefäßbündels** im Ligamentum infundibulopelvicum wird dieses Gefäßbündel unter Sicht von lateral nach medial mit einer Overholdklemme unterfahren und dabei gleichzeitig das mediale Blatt des Ligamentum latum perforiert, das Instrument gespreizt, die Inzision etwas erweitert und danach der gefäßführende Strang mit zwei solcher Klemmen gefaßt (Abb. 1.60).

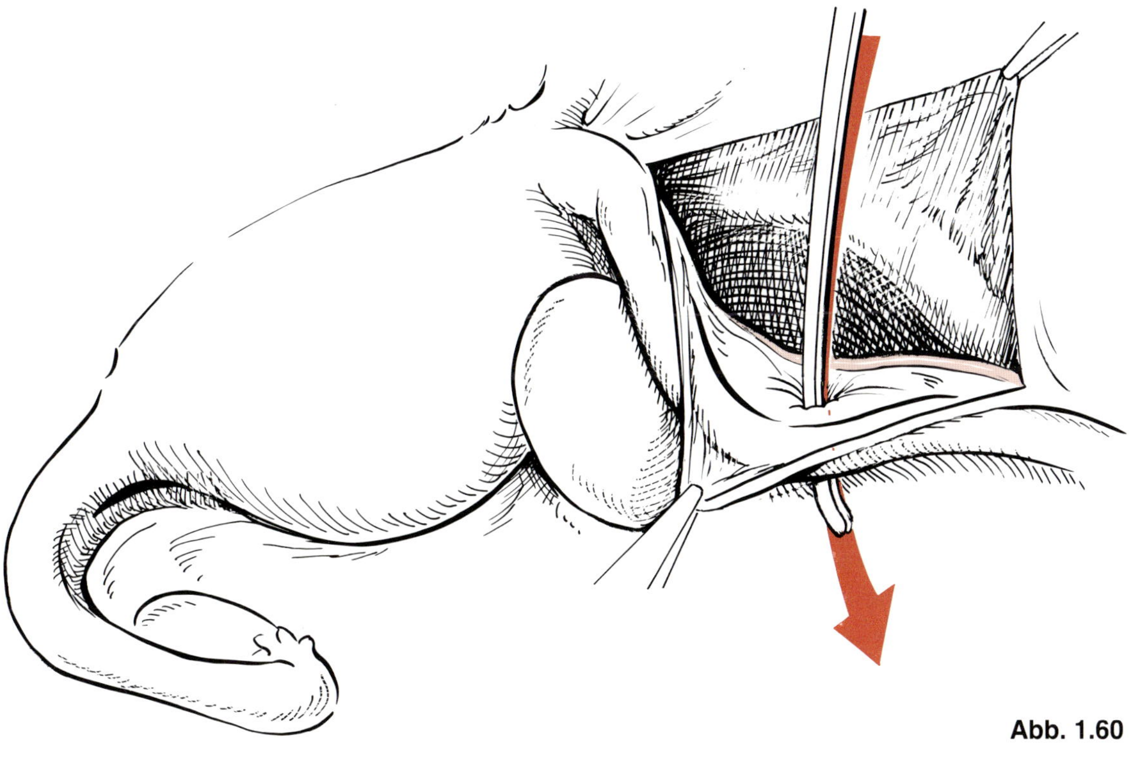

Abb. 1.60

3. Es folgt die Durchtrennung des **Ligamentum infundibulopelvicum** zwischen den beiden Klemmen mit der Schere. Daran schließt sich die Ligatur des Ligamentum infundibulopelvicum mit synthetischem resorbierbarem Nahtmaterial der Stärke 2–0 an (Abb. 1.61a).

Die Durchtrennung der Peritonealblätter des **Ligamentum latum** zum Uterus hin bereitet endgültig das Absetzen der Adnexe am Uterus vor. Zur Vermeidung größerer Blutungen empfiehlt sich hier ebenfalls die Verwendung einer atraumatischen Klemme. Die routinemäßige Exzision der Tube aus der Uteruswand ist nicht erforderlich (Abb. 1.61b).

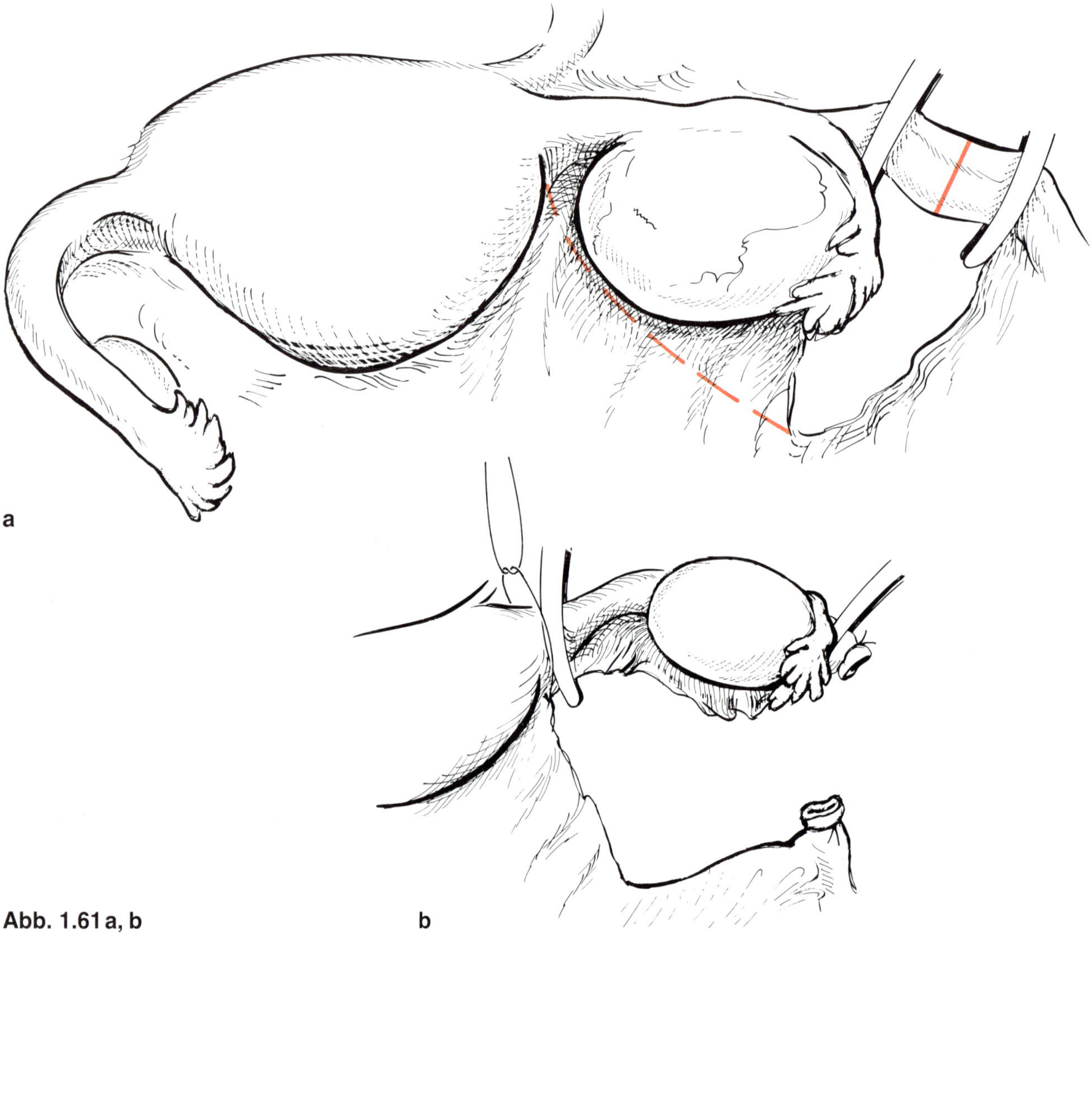

a

b

Abb. 1.61 a, b

4. Die **Extraperitonealisierung des Wundgebietes** kann – wenn erforderlich – durch die Vereinigung der beiden Peritonealblätter des Ligamentum latum erfolgen. Da im Bereich des Absetzungsrandes der Adnexe am Uterus nicht genügend Peritoneum zur Verfügung steht, wird der Absetzungsstumpf unter Zuhilfenahme des Ligamentum rotundum gedeckt (Abb. 1.62a).

Durch fortlaufende Naht der Peritonealblätter wird das übrige Wundgebiet extraperitonealisiert (Abb. 1.62b).

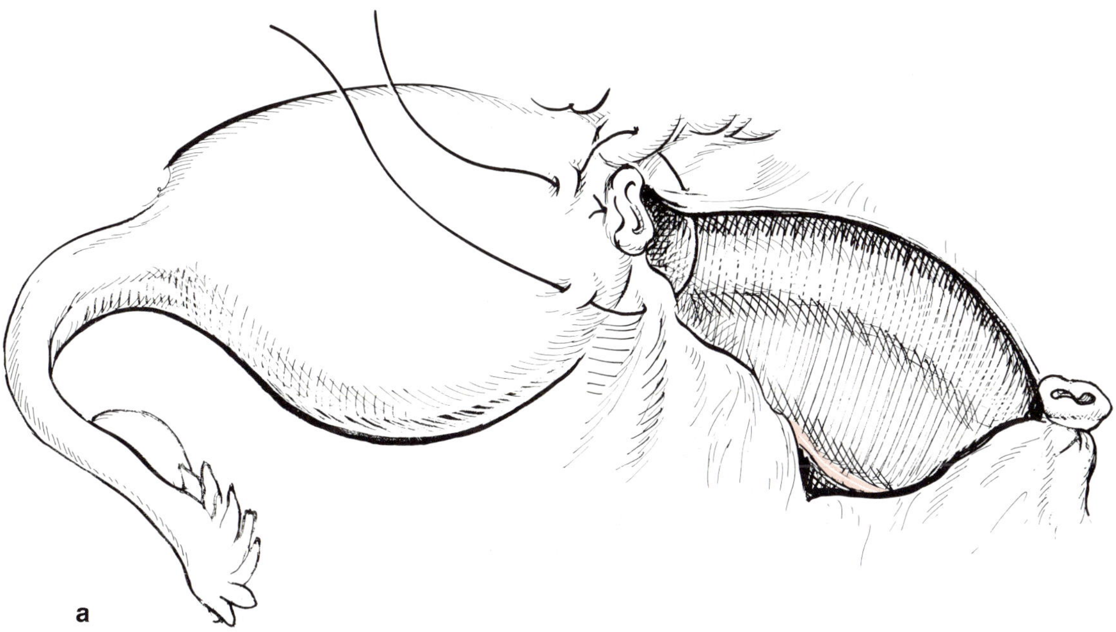

a

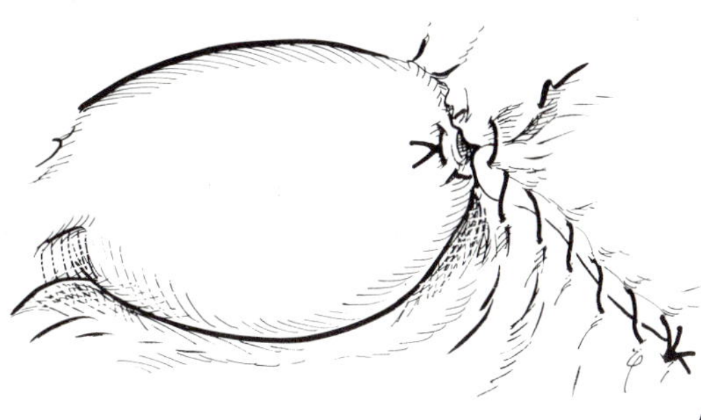

b

Abb. 1.62a, b

Besonderheiten

Besonderheiten ergeben sich vor allem dann, wenn die **Tumoren nicht ausreichend mobil** sind und daher das Vorgehen modifiziert werden muß. In allen Fällen ist zunächst die Eröffnung des Retroperitonealraums mit der Darstellung des Ureters und seiner Distanzierung vom Ovarialtumor erforderlich.

Gelingt es nicht, den Ureter zu identifizieren, sollte man erwägen, intraoperativ einen **Ureterensplint** zu legen. Dazu wird die Blase im Bereich ihrer Vorderwand eröffnet, das Trigonum dargestellt und der Katheter unter Sicht gelegt. Günstiger ist es natürlich, diesen Katheter über das Zystoskop einzuführen.

Wenn die Strukturen im Retroperitonealraum sicher identifiziert sind, wird die Mobilität des Tumors entweder durch sein Absetzen am Uterus oder im Bereich des Ligamentum infundibulopelvicum verbessert. Schrittweise gelingt es nun, den Tumor aus seinem Bett an der Beckenwand scharf herauszupräparieren. In Einzelfällen kann das Sigma mit dem Tumor verwachsen sein (z.B. Endometriose), so daß es sich empfiehlt, medial des Ureters auch die pararektale Grube darzustellen.

Insgesamt sollte man den Tumor in toto ohne Ruptur exstirpieren. Dies gilt für entzündliche Tumoren ebenso wie für Tumoren unklarer Dignität. Die Adnexektomie, häufig als „kleiner Eingriff“ betrachtet, kann durch Verwachsungen mit den Nachbarorganen zu einem schwierigen Eingriff mit beträchtlichem Blutverlust werden.

Die operativen Strategien müssen daher stets individuell dem Befund angepaßt werden und schließen bei der Endometriose und/oder bei malignen Tumoren im Einzelfall auch die Resektion befallener Abschnitte der Nachbarorgane (Sigma, Ureter, Harnblase) mit ein.

Perioperative Maßnahmen

Beschränkt sich der Eingriff auf die einfache Adnexektomie, sind keine wesentlichen perioperativen Maßnahmen erforderlich. Eine antibiotische Prophylaxe kann unterbleiben. Die Verordnung einer Thromboseprophylaxe hängt vom Alter und der Grunderkrankung bzw. von den Risikofaktoren ab.

Bei **entzündlichen Tumoren** sollte eine antibiotische Initialtherapie bis zum Vorliegen der bakteriologischen Untersuchungsergebnisse durchgeführt werden. Ein ausgiebiges Spülen des Abdomens vor dem Verschluß der Bauchdecke ist obligat.

Intraperitoneale **Drainagen** spielen nur bei rupturierten Tuboovarialabszessen eine Rolle, sind jedoch auch hier von fraglichem Wert. Bei ausgedehnten Endometrioseoperationen und retroperitonealer Präparation kann im Einzelfall eine transvaginale oder transabdominale Drainage des Retroperitonealraums angezeigt sein. Auch bei vermutlich benignen Ovarialtumoren sollte evtl. vorhandener Aszites asserviert und untersucht werden. In allen Zweifelsfällen ist vor dem Beginn der Operation die Durchführung einer abdominellen Spülzytologie notwendig.

Alle weiteren Maßnahmen ergeben sich aus der Tatsache, daß die Adnexektomie meist in Kombination mit anderen operativen Eingriffen durchgeführt wird. Ein prä- oder intraoperativ gelegter **Ureterensplint** kann unmittelbar nach der Operation wieder entfernt werden.

Nach einfachen Adnexektomien wird der Dauerkatheter nach 24 Stunden entfernt.

Postoperative Betreuung

Die Rekonvaleszenz ist von den zusätzlich durchgeführten operativen Eingriffen und der Grunderkrankung abhängig. In vielen Fällen wird eine medikamentöse Begleit- bzw. Nachbehandlung erforderlich sein. Eine hormonelle Substitution kann in der frühen postoperativen Phase – falls die Symptome dies erfordern – begonnen werden.

Nachsorge und Rehabilitation hängen ebenfalls von den Gegebenheiten der Grunderkrankung ab.

Salpingektomie

Definition

Die isolierte Entfernung der Tube wird praktisch nur bei ausgedehnten Veränderungen auf dem Boden einer Tubargravidität erforderlich. Auch hier haben in letzter Zeit zunehmend organerhaltende Verfahren die Salpingektomie als Routineoperation abgelöst. Ferner kann die Entfernung der Tube auch als Folge entzündlicher Veränderungen notwendig sein.

Vorbereitung der Patientin

Bei einer rupturierten Tubargravidität muß die Laparotomie mit nachfolgender Tubenentfernung als Notfalleingriff durchgeführt werden. Bei elektiven Eingriffen gelten die gleichen Voraussetzungen wie bei allen Laparotomien. Zurückhaltung ist bei der Seitenzuordnung des Befundes geboten. Patientinnen sind verständlicherweise verunsichert, wenn präoperativ von einem linksseitigen Befund gesprochen wird und sich intraoperativ die rechte Tube als betroffen erweist.

Aufklärungspflichtige Risiken

Neben den Risiken der Laparotomie muß die Aufklärung die mögliche Folge des Verlustes der Tubenfunktion auf der betroffenen Seite beinhalten. Die Möglichkeit eines organerhaltenden Vorgehens sollte angesprochen werden. Beim kontinuitätserhaltenden Vorgehen in bezug auf das Tubenlumen darf der Hinweis auf das Risiko einer erneuten Tubargravidität nicht fehlen. Es kann auch erforderlich sein, mit der Patientin die Möglichkeit zusätzlicher Eingriffe (z. B. Tubensterilisation der kontralateralen Seite) zu besprechen. Wegen der forensischen Problematik empfehlen wir, solche Zusatzeingriffe nur bei elektiven Operationen durchzuführen.

Operative Technik

1. Falls Adhäsionen bestehen, werden diese zunächst präpariert. Zur Salpingektomie wird die **Tube** an ihrem Fimbrienende mit einer Klemme gefaßt und nach ventral angehoben. Eine atraumatische Klemme faßt dann die **Mesosalpinx,** wobei darauf zu achten ist, daß nicht Anteile des ovariellen Gefäßbündels mit in diese Klemme einbezogen werden. Nach der Durchtrennung der Mesosalpinx mit der Schere wird die Tube dann schrittweise über das Setzen weiterer Overholdklemmen gegenüber dem Ovar und dem Ligamentum ovarii proprium mobilisiert (Abb. 1.63).

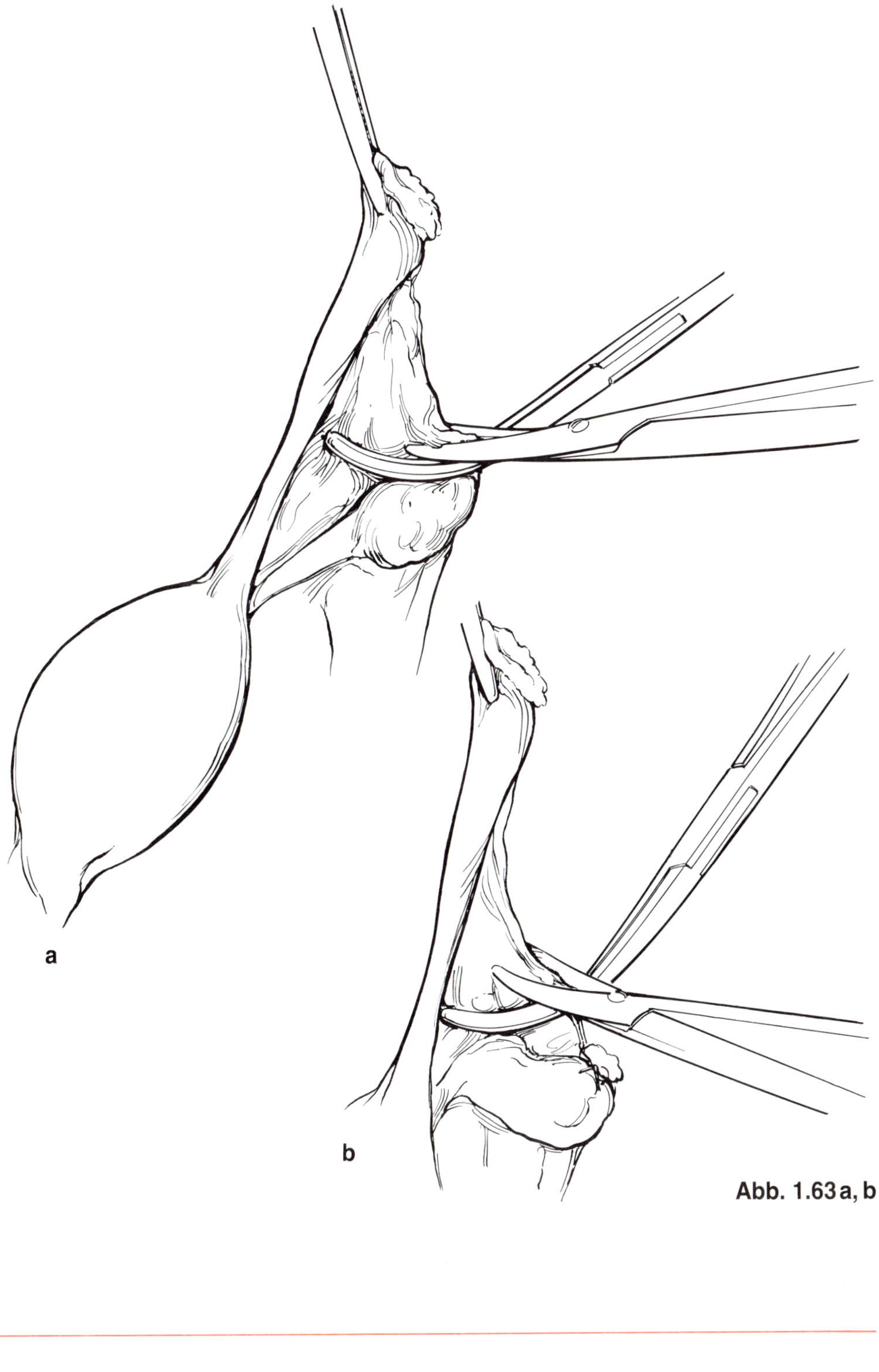

Abb. 1.63 a, b

2. Nachdem die Mesosalpinx bis zum Uterus über Overholdklemmen durchtrennt wurde, plaziert man eine atraumatische Klemme so auf den Abgang am Uterus, daß die Tube direkt am Myometrium abgesetzt werden kann (Abb. 1.64). (Die routinemäßige Exzision des intramuralen Anteils der Tube führen wir nicht durch.) Der dadurch entstehende **Absetzungsrand** wird mit einer tiefergreifenden Naht umstochen (Abb. 1.65). Hierbei empfiehlt sich im Einzelfall eine doppelte Umstechungsligatur, da beim Abgleiten der Ligatur an dieser Stelle erhebliche Blutungen auftreten können.

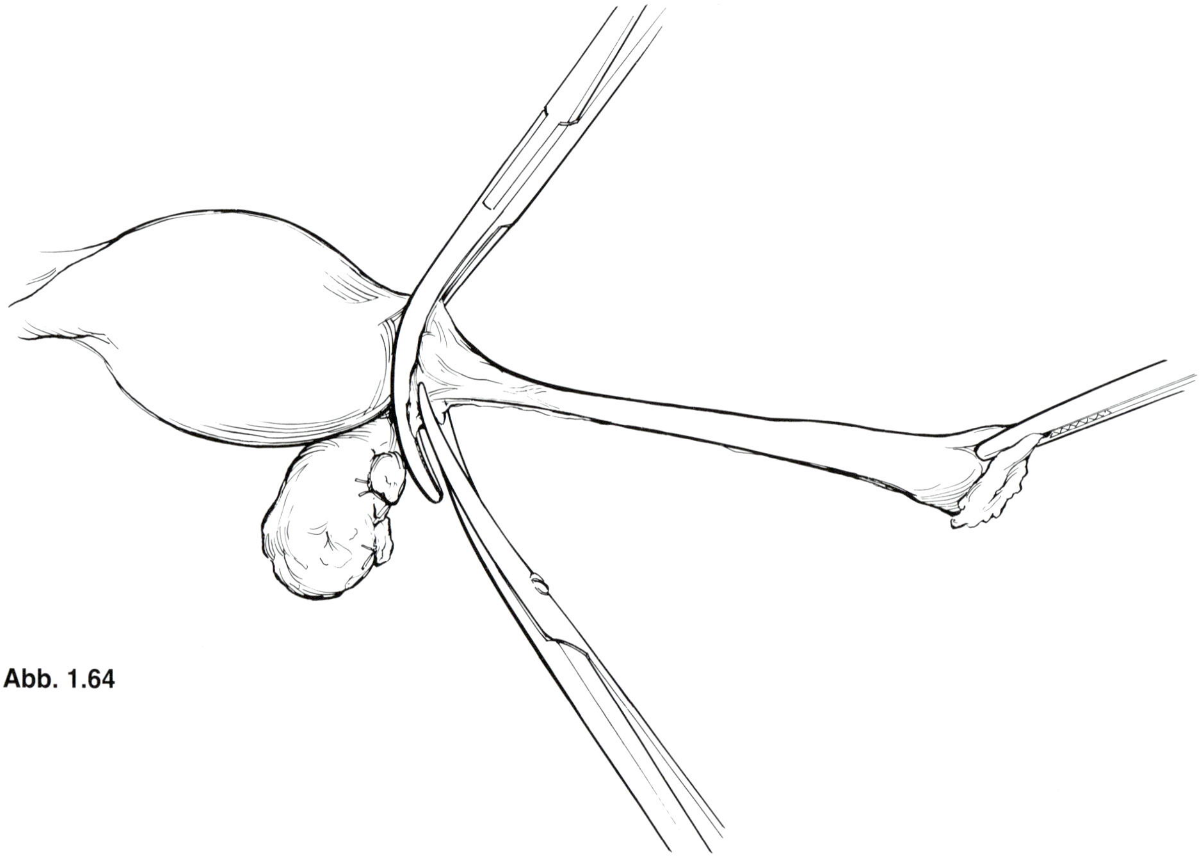

Abb. 1.64

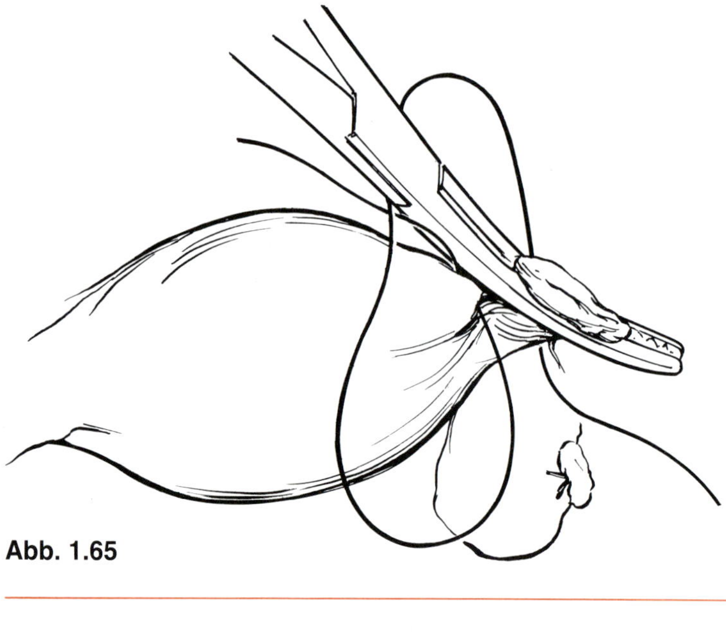

Abb. 1.65

3. Zur **peritonealen Bedeckung** des Absetzungsrandes kann in Analogie zur Adnexektomie das Ligamentum rotundum über den Absetzungsstumpf gezogen werden(Abb. 1.66).

Abschließend erfolgt eine sorgfältige Toilette des Bauchraums mit Spülen und Absaugen von Koageln. Dazu werden teilweise größere Mengen einer möglichst körperwarmen Ringer-Elektrolytlösung benötigt.

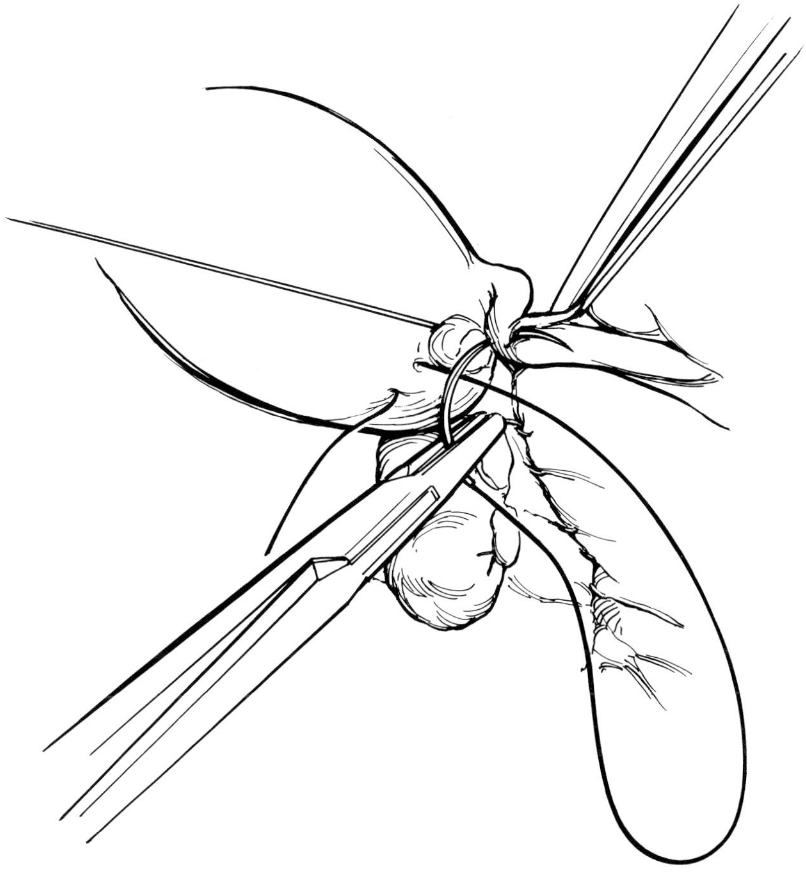

Abb. 1.66

Organerhaltende Adnexoperationen

Zystenexstirpation aus dem Ovar

Definition

Die Zystenexstirpation aus dem Ovar ist angezeigt bei Frauen mit Kinderwunsch und vermutlich gutartigen Veränderungen des Ovars, insbesondere bei Ovarialzysten mit einem Durchmesser von mehr als 5 bis 6 cm ohne sonographischem Nachweis solider Anteile sowie bei Dermoidzysten des Ovars.

Vor der Indikationsstellung zur Operation sollte beim Verdacht auf funktionelle Ovarialzysten eine postmenstruelle Kontrolle des Befundes durchgeführt werden. Eine Laparotomie ist dann notwendig, wenn Ovarialtumoren persistieren, insbesondere weil bei einem lokal expansiven Wachstum die Gefahr der sekundären Druckatrophie des Ovarialparenchyms besteht.

Ziele der Laparotomie sind:

- Die Entfernung des Tumors in toto (mit der Möglichkeit der intraoperativen Schnellschnittdiagnostik).
- Die komplette Entfernung der Zystenwand mit geringer Rezidivquote.

Aufklärungspflichtige Risiken

Die aufklärungspflichtigen Risiken beinhalten in jedem Fall die eventuell erforderliche Entfernung des Ovars. Auch wenn es praktisch immer möglich ist, Ovarialtumoren organerhaltend zu operieren, zeigt sich häufig, daß nach der Präparation kein funktionell intaktes Ovarialparenchym mehr aufgefunden werden kann, so daß im Einzelfall die organerhaltende Operation funktionell mit einer Ovarektomie identisch ist. In solchen Fällen ist zu überlegen, ob man die Reste der Ovarialkapsel vereinigt, oder eine Adnexektomie sekundär durchführt.

Weitere Risiken des organerhaltenden Vorgehens sind das Auftreten eines Rezidives auf der operierten Seite sowie die Notwendigkeit einer Zweitlaparotomie bei histologisch nachgewiesenem malignem Wachstum, welches auch im Schnellschnitt zunächst verborgen bleiben kann.

Operative Technik

1. Nach dem Eröffnen der Bauchhöhle beginnt der Eingriff mit einer **Inzision der Kapsel des Ovars,** standardmäßig mit dem Skalpell, im günstigeren Fall mit einer monopolaren Mikroelektrode, wie sie im Bereiche der Mikrochirurgie für die Adhäsiolyse benutzt wird. Dabei ist zu beachten, daß diese Mikroelektrode mit zartem Auflagedruck lediglich die oberflächlichen Schichten durchtrennt (Abb. 1.67).

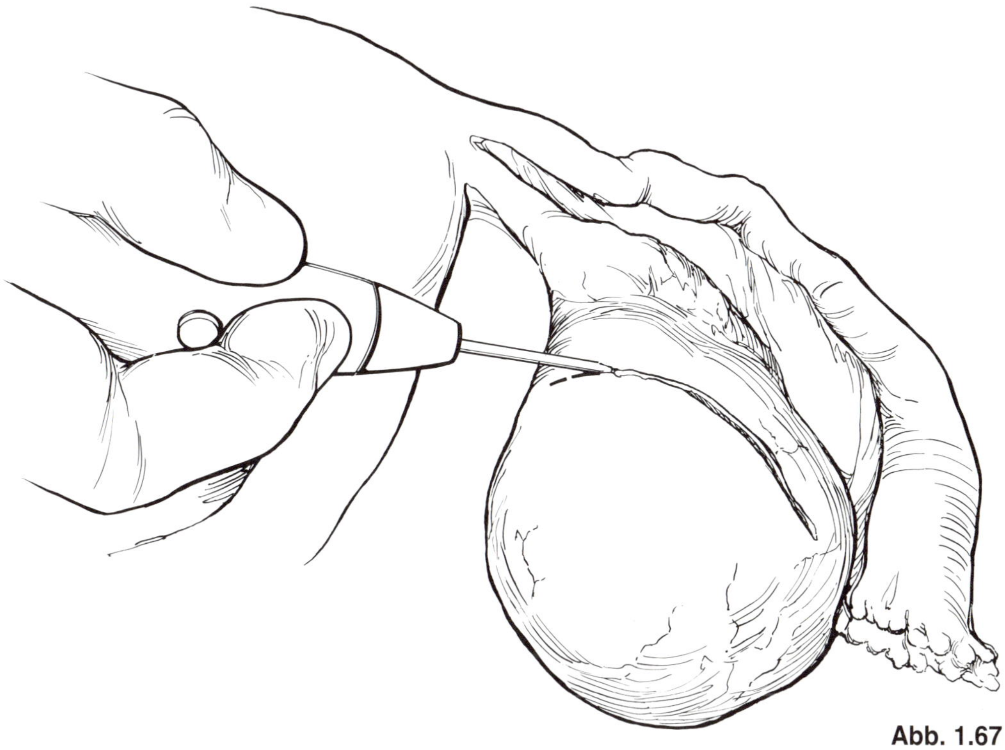

Abb. 1.67

Danach wird mit einer feinen Präparierschere die Schicht zwischen der Zystenwand und dem Ovarialparenchym aufgesucht (Abb. 1.68). Dies ist insbesondere bei Kystomen und Dermoiden leicht möglich. Bei Ovarialendometriomen, die keine eigentliche Zystenwand haben, kann dieses Vorgehen erschwert sein (häufig Ruptur unvermeidlich). Gerade hier ist es jedoch besonders wichtig, alle makroskopisch sichtbaren Veränderungen zu entfernen.

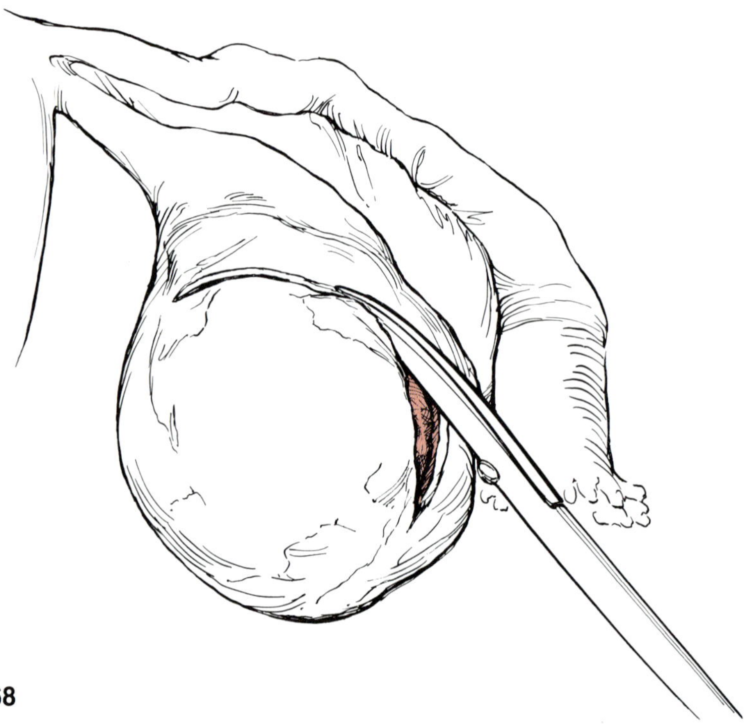

Abb. 1.68

2. Nach kompletter überwiegend stumpfer Präparation kann dann die Kapsel über der **Zystenoberfläche** mit einer atraumatischen Klemme gefaßt und aus dem Ovar herausgelöst werden (Abb. 1.69).

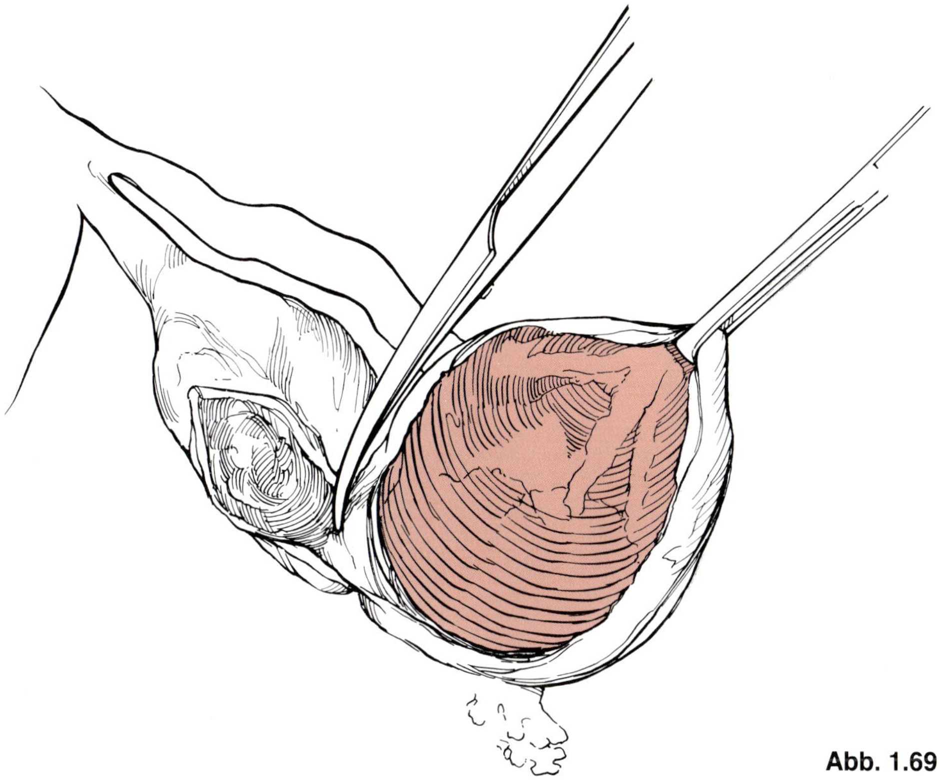

Abb. 1.69

3. Wegen diffuser Blutungen sollte zunächst in der Tiefe des Ovars eine **Blutstillung** durch Einzelknopfnähte (z. B. 4–0 synthetisches resorbierbares Nahtmaterial) erfolgen (Abb. 1.70).

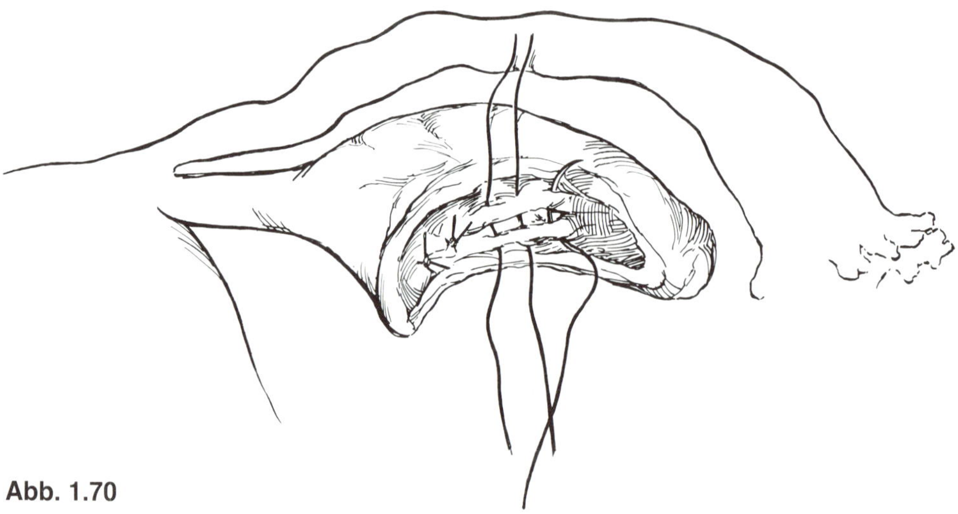

Abb. 1.70

Die **Vereinigung der Wundränder** wird mit einer fortlaufenden Naht mit monofilem nicht resorbierbarem Nahtmaterial (z. B. Polypropylen 6–0) durchgeführt (Abb. 1.71 a). In Einzelfällen kann man auch eine intrathekale Naht mit einem monofilen synthetischen resorbierbaren Nahtmaterial (Maxon[R] 5–0) wählen (Abb. 1.71 b).

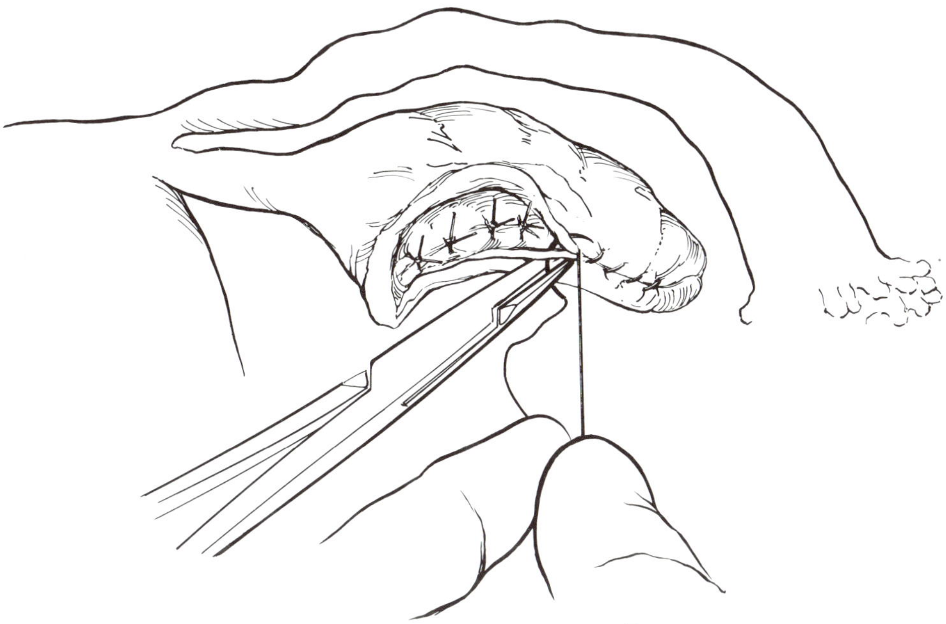

a

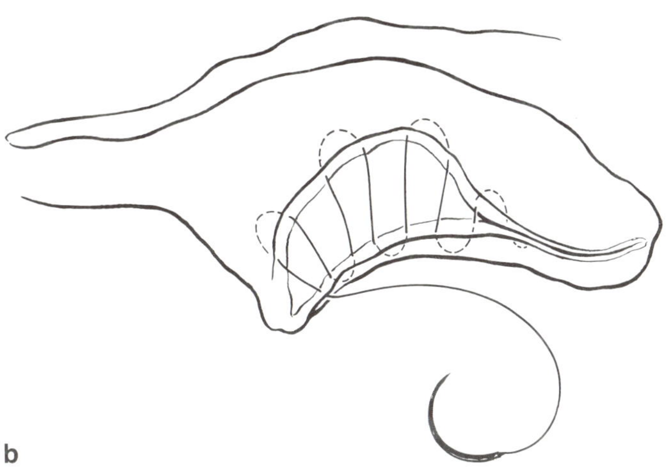

b

Abb. 1.71 a, b

Perioperative Maßnahmen

Der postoperative Verlauf ist bei diesen Patienten meist durch eine rasche Rekonvaleszenz gekennzeichnet. Eine Thromboembolieprophylaxe ist im Einzelfall angezeigt. Eine antibiotische Therapie kann unterbleiben.

Postoperative Betreuung

- Bei **zystischen benignen Veränderungen** des Ovars kann eine Nachbehandlung, zum Beispiel mit einem hormonalen Kontrazeptivum, zur Rezidivprophylaxe erfolgen. Es ist nicht bekannt, ob man bis zu einer evtl. Stimulation des Ovars im Rahmen der Sterilitätsbehandlung eine gewisse Zeit verstreichen lassen sollte.

- Eine Indikation für eine Nachbehandlung kann sich bei einer **Endometriose** des Ovars ergeben. Beim Vorliegen von **Dermoidzysten** muß die Patientin auf die Möglichkeit eines Auftretens auch am kontralateralen Ovar hingewiesen werden.

Operationen bei Tubargravidität

Tubenteilresektion

Beim isthmischen bzw. isthmisch-ampullären Sitz einer **Tubargravidität,** insbesondere bei makroskopisch unauffälliger kontralateraler Seite, ist die Teilresektion des befallenen Tubenabschnittes die einfachste und schnellste Methode der Behandlung. Die komplette Entfernung des Schwangerschaftsproduktes und der Erhalt einer Resttube mit der späteren Möglichkeit einer Wiederherstellungsoperation sind hierbei anzustreben.

Operative Technik

1. Wird eine Tubenteilresektion geplant, so empfiehlt es sich, mit einer **monopolaren Diathermie** (am besten in Form einer Mikroelektrode) die Tube quer zu eröffnen (Abb. 1.72).

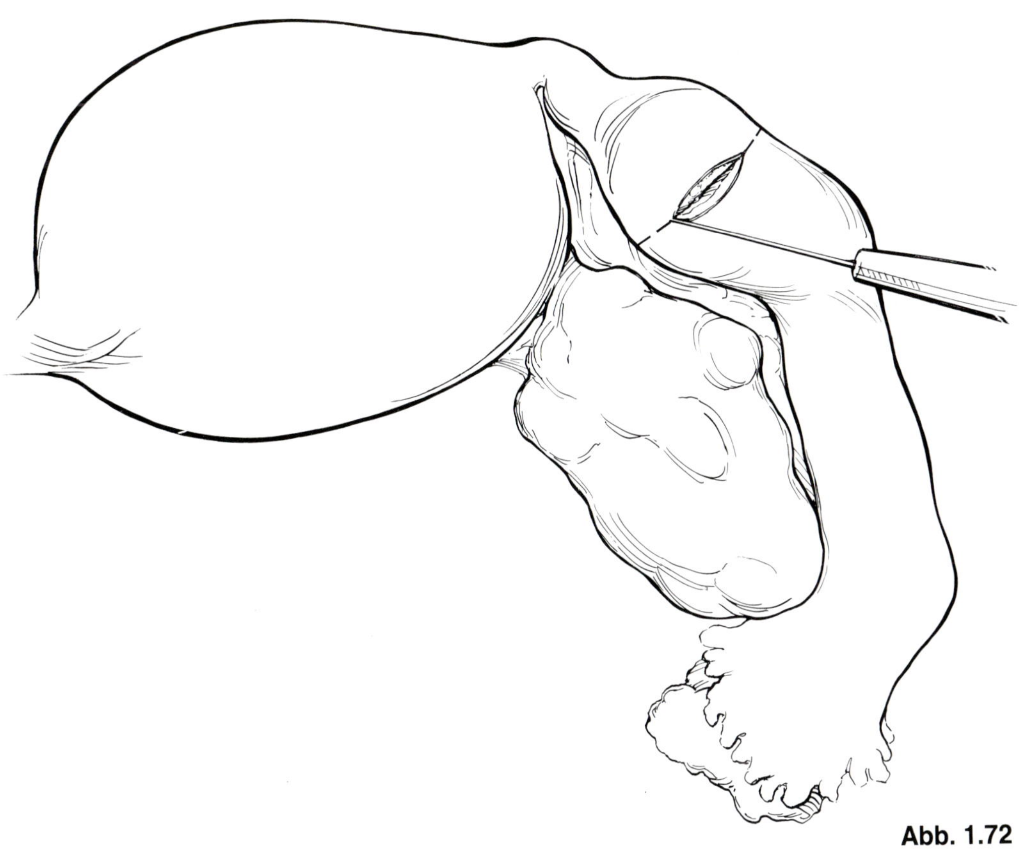

Abb. 1.72

2. Nach der Durchtrennung der Tubenwand läßt sich das Schwangerschaftsprodukt aus der Tube leicht mit der Hand exprimieren (Abb. 1.73). Dieser Schritt dient dazu, das intraluminale Schwangerschaftsprodukt (inkl. Koagel) zunächst zu entfernen, um die Strecke des zu resezierenden Tubensegmentes exakt bestimmen zu können.

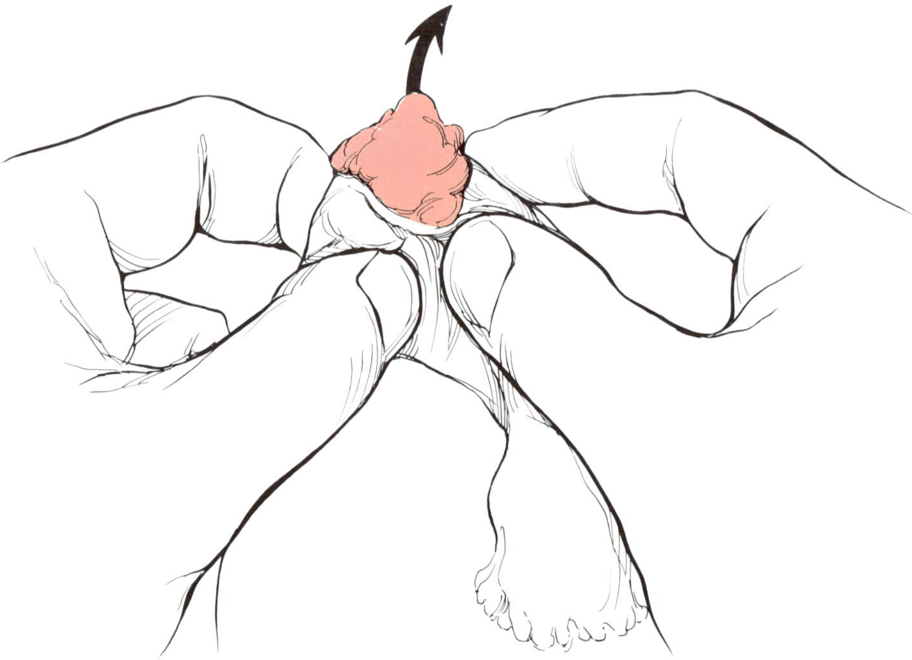

Abb. 1.73

3. Nach kompletter Entleerung der Tube wird die Resektionsgrenze proximal und distal der Inzision mit einer feinen atraumatischen Klemme festgelegt und der zwischen den Klemmen liegende Anteil der Tube reseziert (Abb. 1.74).

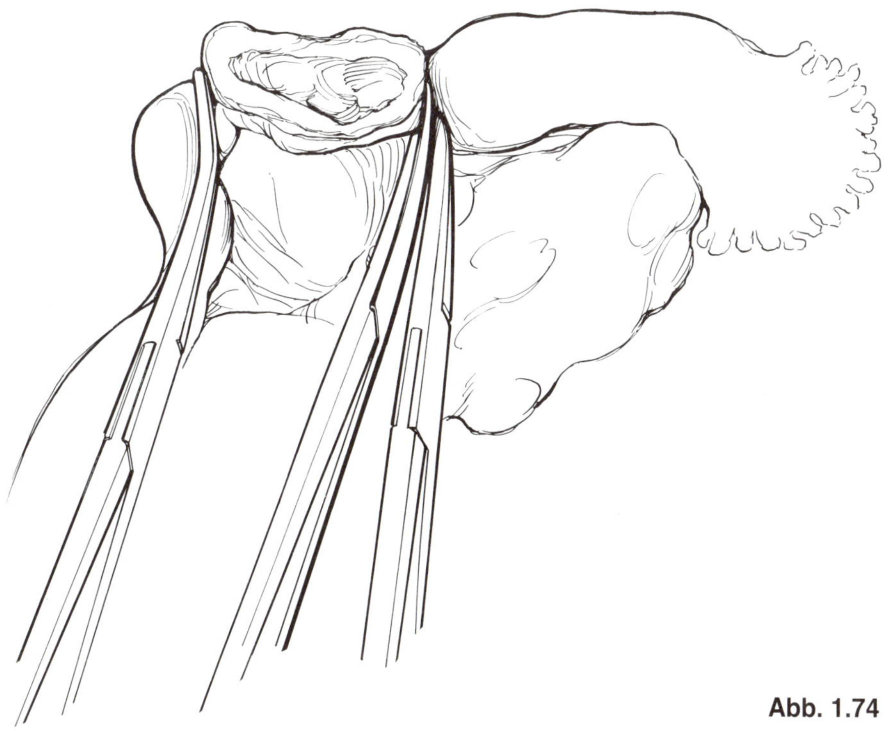

Abb. 1.74

4. Resultat dieses Vorgehens ist ein Tubendefekt, der dem Zustand nach einer Tubensterilisation nach Irving entspricht (Abb. 1.75).

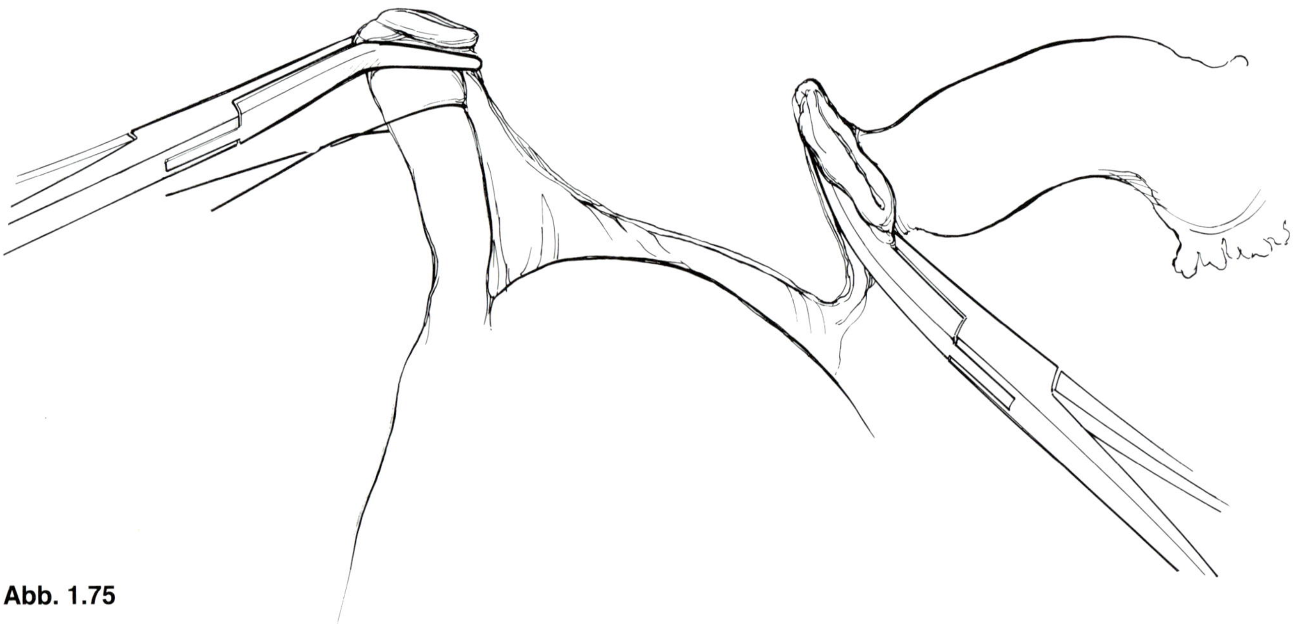

Abb. 1.75

5. Nach der Ligatur der beiden Tubenabschnitte wird nun die Mesosalpinx der Tube durch wenige Einzelknopfnähte approximiert. Diese Einzelknopfnähte dienen gleichzeitig der Blutstillung. Eine Peritonealisierung dieser Stümpfe, zum Beispiel durch Spalten der Blätter der Mesosalpinx, ist nicht erforderlich (Abb. 1.76).

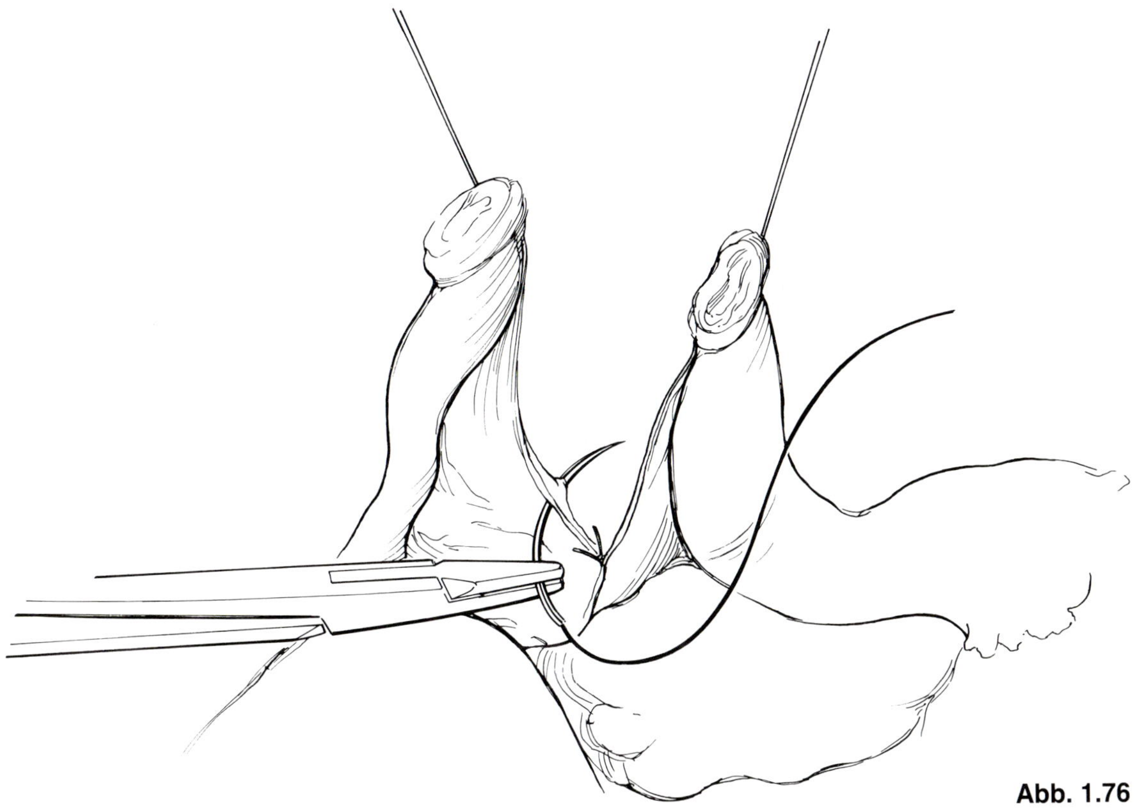

Abb. 1.76

Salpingotomie

Die Eröffnung der Tubenwand mit Entfernung des Schwangerschaftsproduktes wird als Salpingotomie bezeichnet, eine Technik, die auch endoskopisch durchgeführt werden kann.

Operative Technik

1. In der klassischen Form wird die Inzision antimesenterial und in der Längsrichtung der Tube durchgeführt (Abb. 1.77). Wahrscheinlich kann diese Inzision aber auch quer erfolgen ohne späteren Nachteil für das Tubenlumen.

2. Durch entsprechende Manipulationen (Druck und Zug bzw. Sog) werden aus dieser Tubenöffnung das Trophoblastgewebe und ggf. auch Koagel entfernt (Abb. 1.78).

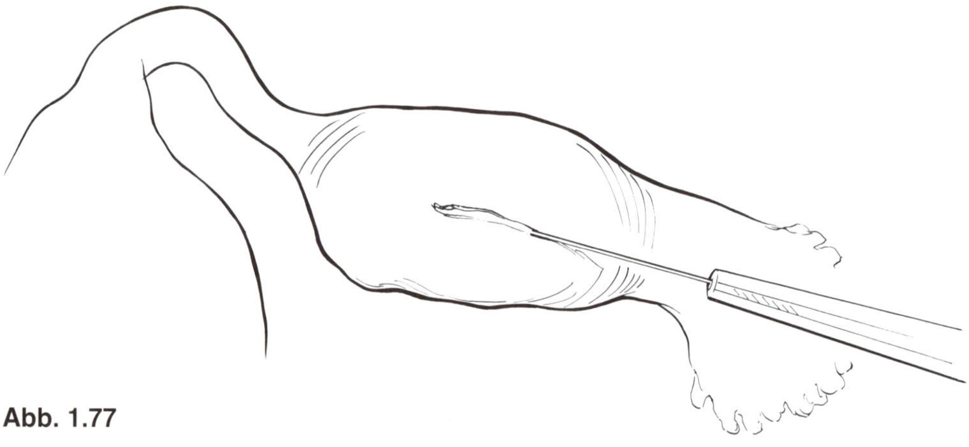

Abb. 1.77

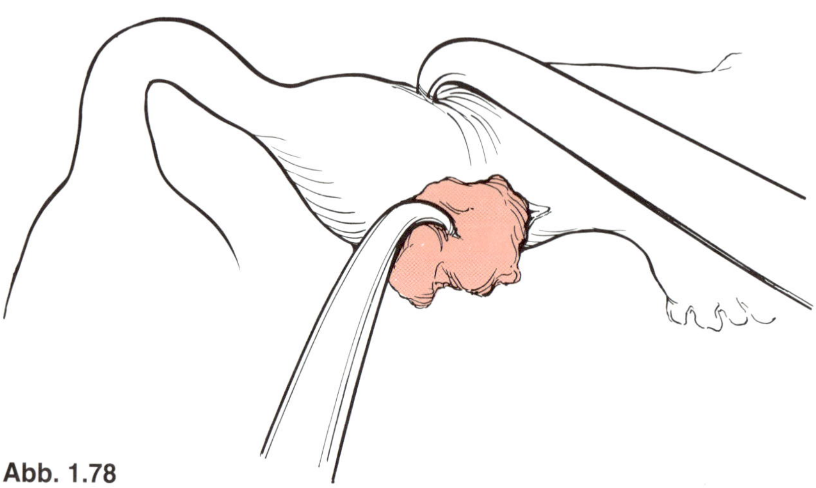

Abb. 1.78

3. Nach der kompletten Entfernung des Schwangerschaftsproduktes wird beim endoskopischen Vorgehen die Wunde offen gelassen. Wählt man die Laparotomie als Zugang, kann zur besseren Blutstillung und zur Erzielung einer Primärheilung der Wundrand durch mehrere Einzelknopfnähte einschichtig approximiert werden. Als Nahtmaterial dient z. B. ein Faden der Stärke 6–0 (Polypropylen) (Abb. 1.79).

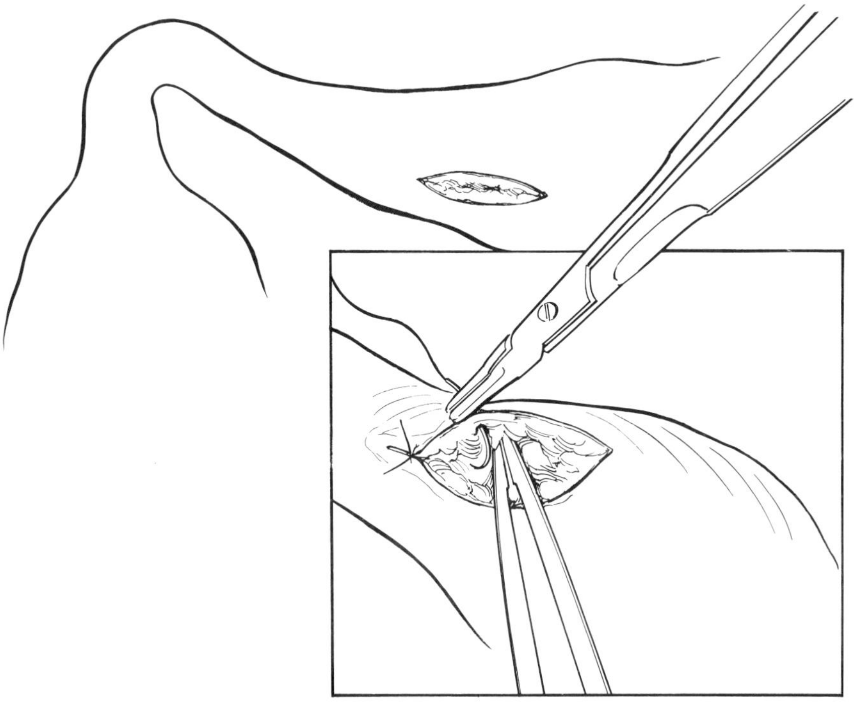

Abb. 1.79

Keilexzision

Zwischen der Tubenteilresektion als definitiver Entfernung des betroffenen Tubenabschnittes und der Eröffnung der Tube mit Entfernung des Schwangerschaftsproduktes liegt die Keilexzision der Tube. Sie ist allerdings nur bei einer ampullären Tubengravidität sinnvoll.

Operative Technik

1. Zunächst wird eine (quere) Inzision der Tubenwand durchgeführt, um das Schwangerschaftsprodukt aus der Tube zu entfernen. Danach läßt sich die proximale und distale Resektionsgrenze auf der betroffenen Tubenwand wesentlich besser identifizieren, als dies vor der Entfernung des Schwangerschaftsproduktes möglich gewesen wäre (Abb. 1.80).

2. Jetzt wird ein **keilförmiger** Anteil der Tubenwand so reseziert, daß die Mesosalpinx der Tube nicht betroffen wird. Dies ist nur bei einer rein intraluminalen Ausbreitung der Tubargravidität möglich.

Bei stärkeren Blutungen oder einer Tubargravidität mit Einbeziehung der Mesosalpinx ist im Bereiche der Ampulle oder des Isthmus eine Tubenteilresektion indiziert. Auch bei der keilförmigen Entfernung eines Tubenanteils in der Ampulle hat sich die **Diathermie** zur Verminderung von Blutungen aus Tubenwand und Mukosa bewährt (Abb. 1.81).

3. Die Keilexzision im Bereiche der **Ampulle** bietet den großen Vorteil, daß, ähnlich wie bei der Salpingotomie, die Kontinuität des Tubenlumens erhalten und damit eine primäre Rekonstruktion erreicht wird. Auch hier wird eine mikrochirurgische Technik empfohlen (Abb. 1.82).

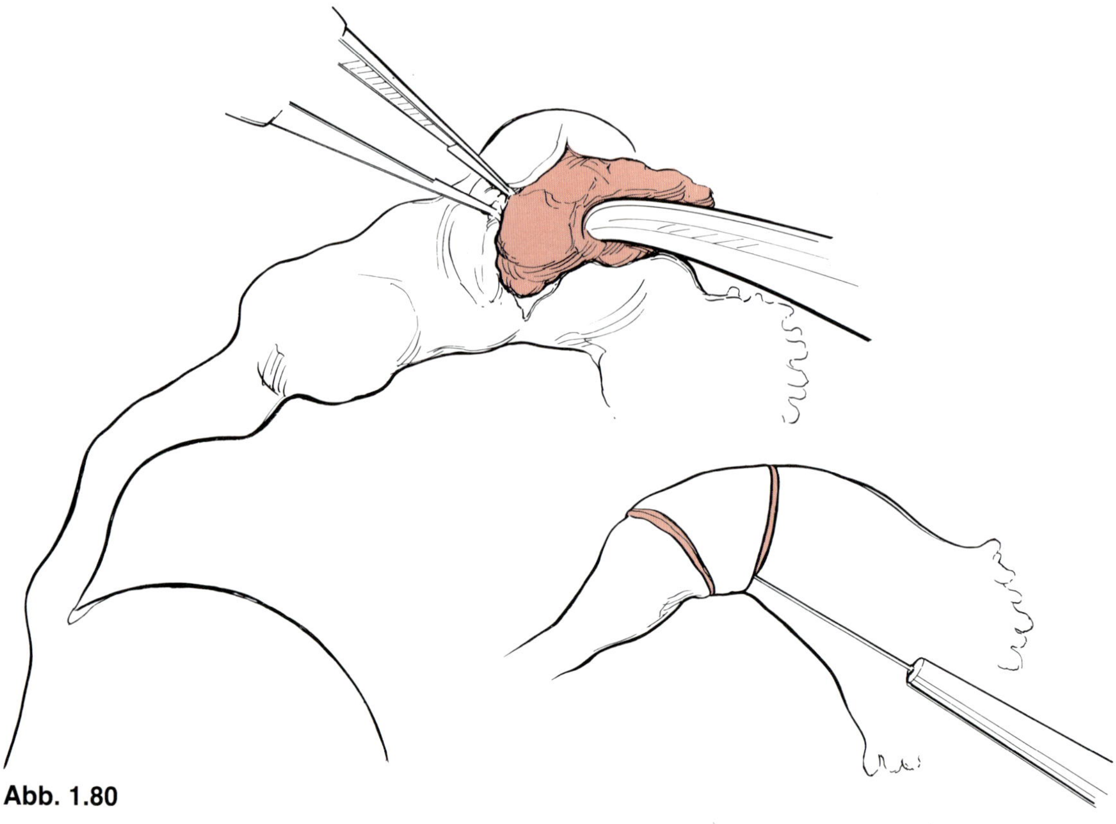

Abb. 1.80

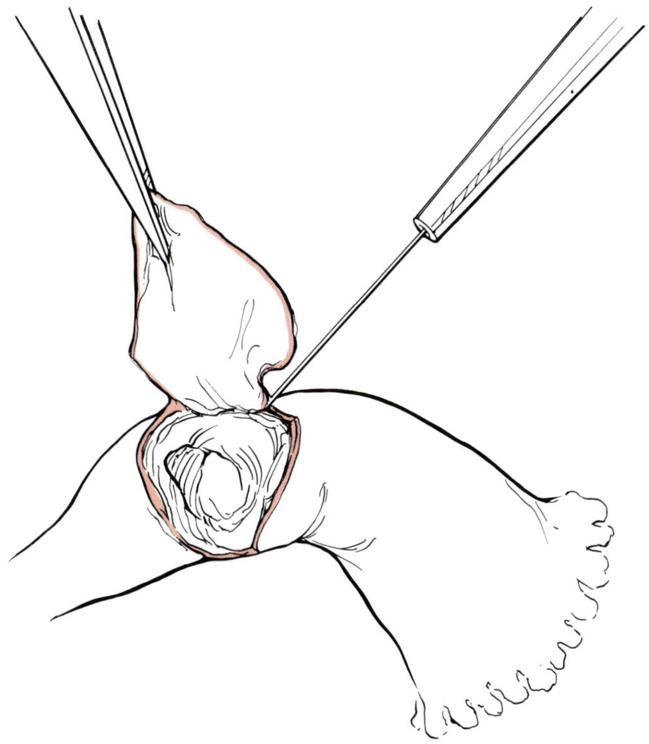

Abb. 1.81

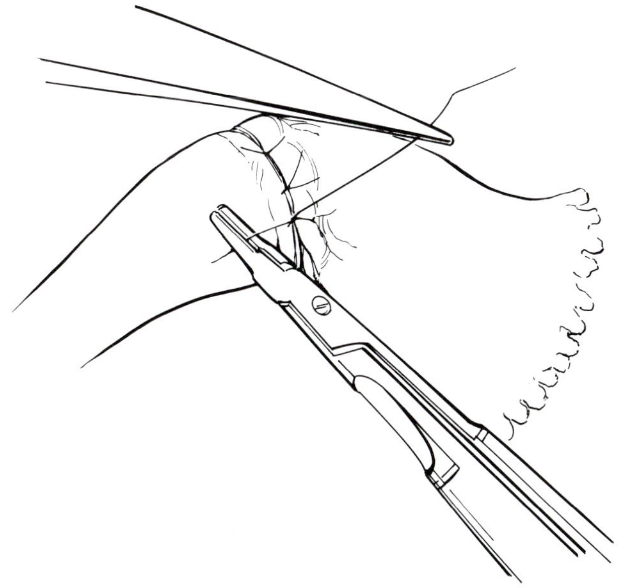

Abb. 1.82

Vaginale Operationen

Vaginale Hysterektomie

Definition

Gegenüber der abdominalen Hysterektomie hat die vaginale Uterusexstirpation zwei **Vorteile:**

- Kürzere Operationsdauer.
- Keine Laparotomie.

Allerdings ist nicht jede Hysterektomie über den vaginalen Weg möglich. Limitierende Faktoren sind: Mobilität und Größe des Uterus.

Beide Parameter sind jedoch nicht absolut faßbar. Ein größerer Uterus myomatosus einer Mehrgebärenden, der eine gute Beweglichkeit besitzt, läßt sich z.B. durchaus kontrolliert von vaginal entfernen. Anderseits kann ein kleiner, unbeweglicher Uterus einer Nulli-Para von vaginal nur schwer zugänglich sein. Die persönliche Erfahrung und das Geschick des Operateurs entscheiden in der Regel über den Op-Zugang.

In Grenzfällen sollte der Uterus vor Beginn der Operation in Narkose palpiert und besonders bezüglich seiner Mobilität überprüft werden. Im Zweifelsfall gibt man eher dem abdominalen Zugang den Vorzug, besonders dann, wenn die vaginale Hysterektomie nur durch einen Schuchardschnitt erzwungen werden kann. Liegen Voroperationen (z.B. Antefixationsoperationen oder Sectio caesarea) vor, so muß die Indikation besonders sorgfältig abgewogen werden.

Eindeutige **Kontraindikation** ist jeder Verdacht auf einen Ovarialtumor bzw. jede unklare Raumforderung im kleinen Becken.

Vorbereitung der Patientin

- Kürzen der Schamhaare.
- Desinfektion: sie wird immer bis über den Nabel geführt, so daß jederzeit ein abdominaler Zugang möglich ist.
- Annaht der Labia minora ist nur in Ausnahmefällen notwendig.

Eine generelle Antibiotikaprophylaxe ist nicht indiziert. Bei nachgewiesener Kolpitis empfiehlt sich die lokale Sanierung bzw. auch unterstützend die Gabe oral wirksamer Antibiotika (z.B. Metronidazol).

Lagerung

Steinschnittlage steil.

Aufklärungspflichtige Risiken

Das präoperative Aufklärungsgespräch umfaßt dieselben Risiken wie bei der abdominalen Hysterektomie. Zusätzlich muß immer auch das Einverständnis für den abdominalen Zugang eingeholt werden.

Operative Technik

1. Zu Beginn der Operation muß die Scheide über entsprechende Spiegel so entfaltet werden, daß das Operationsgebiet gut zugänglich ist. Für die hintere Kommissur und die hintere Vaginalwand benutzt man dazu ein **Selbsthaltespekulum** mit Gewicht. Die Länge des Blattes richtet sich nach den anatomischen Verhältnissen. Das linke seitliche Blatt wird vom ersten Assistenten übernommen, der auch den Sauger führt. Der zweite Assistent setzt neben dem rechten seitlichen Blatt die vordere Vaginalwand mit der darunterliegenden Harnblase über einen Breiskyspiegel unter Spannung.

Die vordere Muttermundslippe wird jetzt über zwei Kugelzangen angehakt. Der erste Schritt, der den gesamten weiteren Verlauf der Operation mitbestimmt, ist die richtige Anlage der **Umschneidungsfigur der Portio.** Drei Punkte sind dabei zu berücksichtigen:

- Aufsuchen der vaginalen Blasenumschlagsfalte.
- Identifizierung des Douglasschen Raumes.
- Schnittiefe.

Die Portio wird über die Kugelzangen zunächst straff nach kaudal gezogen. Bewegt man den Uterus nun vorsichtig zurück, so bildet sich dort, wo die auf der Portio festsitzende Scheidenhaut auf den Blasenboden übergeht, in individuell unterschiedlicher Höhe eine deutlich erkennbare Taille aus. Die Schnittlinie sollte etwa 0,5 cm kranial davon liegen (Abb. 1.83).

Nach Voroperationen im Bereich der Portio (z.B. Konisation) liegt die **Blasenumschlagsfalte** gelegentlich unmittelbar im Niveau der Portio.

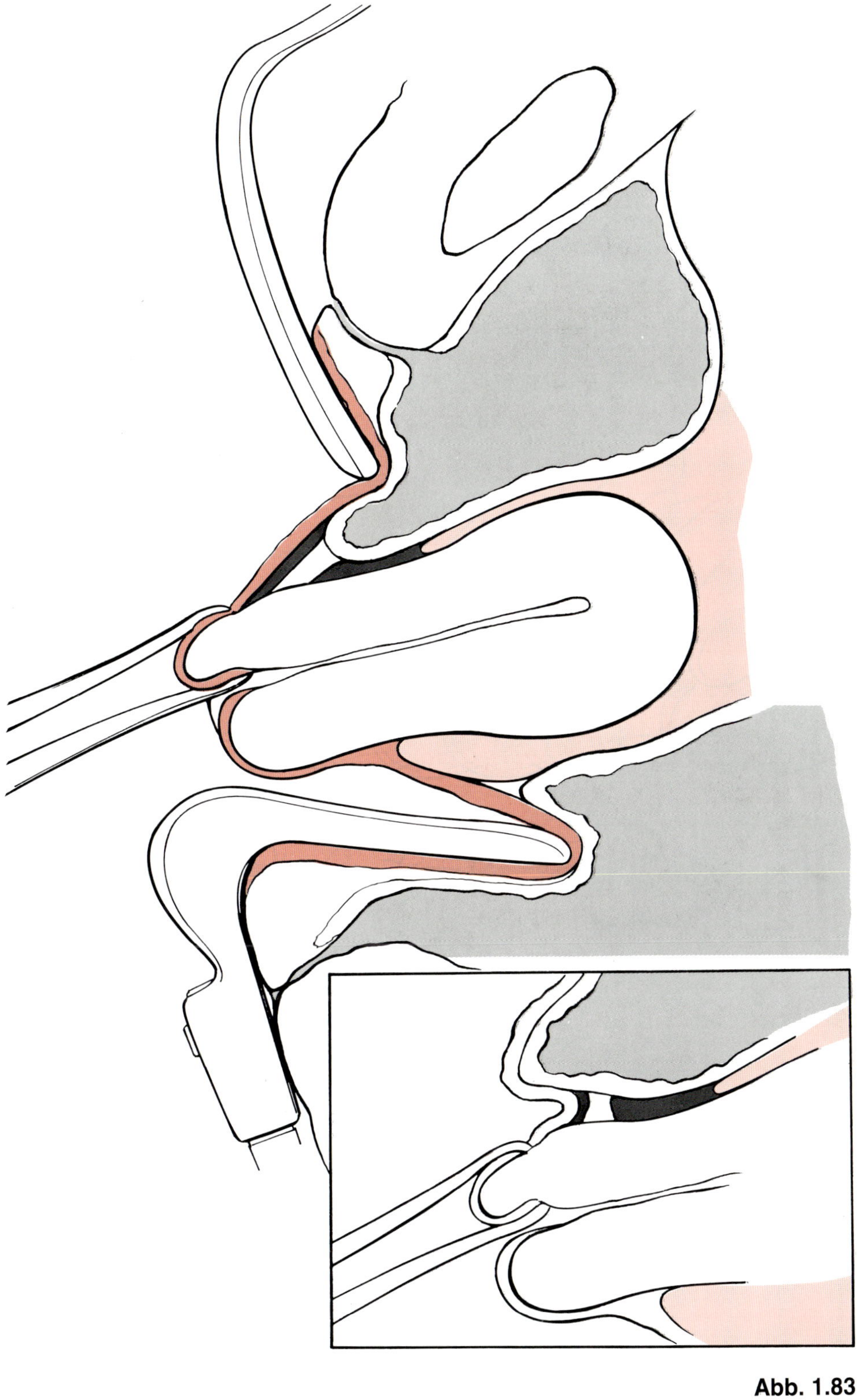

Abb. 1.83

2. Wenn man sich die Portio über die Kugelzangen kaudalwärts entgegenzieht, kann man mit dem rechten Zeigefinger den **Douglasschen Raum** zwischen den derben, spitzwinklig nach kaudal und medial verlaufenden Sakrouterinligamenten tasten. Die hintere Umschneidung sollte den unteren Pol des Douglas berühren.

Die **Schnittiefe** muß so gewählt werden, daß die Scheidenwand vollständig durchtrennt ist. Gerät man zu tief, wird der zervikale Gewebskörper verletzt. Es resultiert eine stärkere Blutung, welche das Auffinden der für den weiteren Fortgang wichtigen Strukturen (nämlich Douglas und Blasenperitoneum) extrem erschwert (Abb. 1.84).

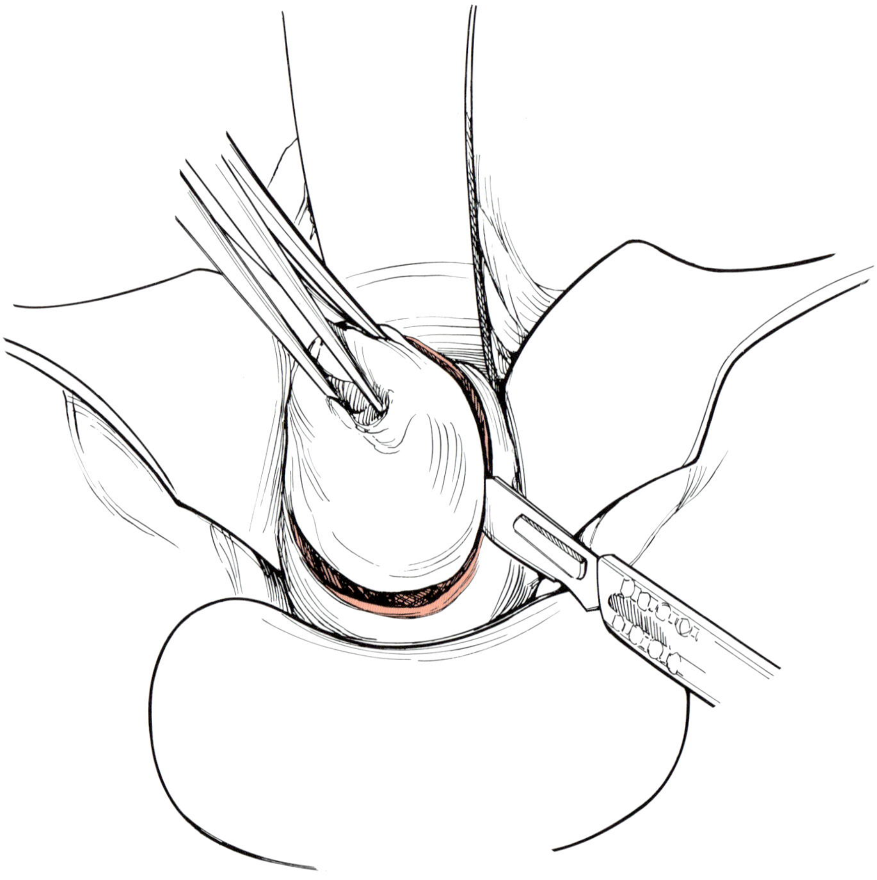

Abb. 1.84

3. Danach werden die Kugelzangen umgesetzt, so daß sie vorne wie hinten eben den kaudalen Umschneidungswundrand fassen. Durch einen nach kaudal und dorsal gerichteten Zug und die gleichzeitige Anspannung des kranialen vorderen Wundrandes über zwei Ellis-Klemmen kommt das **Ligamentum supravaginale** zwischen den Blasenpfeilern zur Darstellung. Dieses wird mit einem Scherenschlag durchtrennt. Die Schere ist dabei in einem Winkel von etwa 45° auf die zervikale Vorderwand gerichtet (Abb. 1.85a, b).

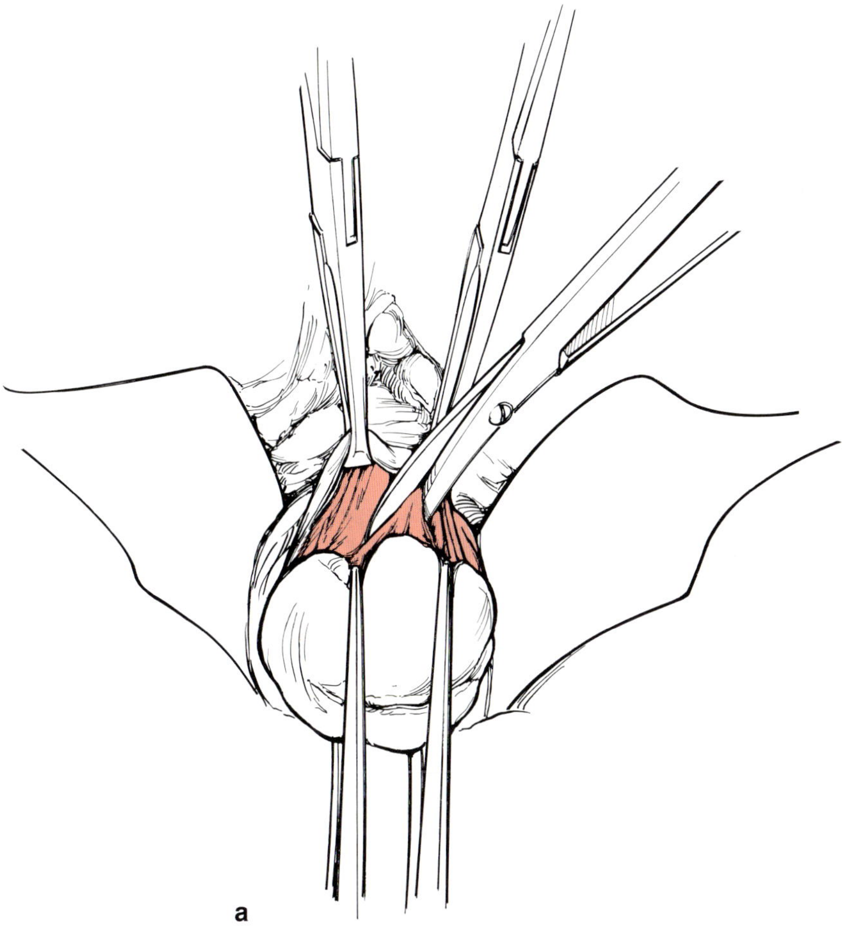

a

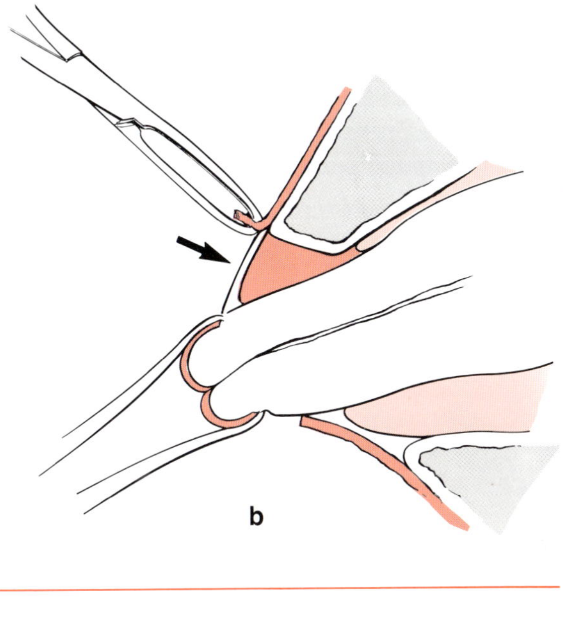

Abb. 1.85a, b

b

4. Vorausgesetzt, man befindet sich in der richtigen Schicht, läßt sich jetzt der Blasenboden stumpf so weit nach kranial mobilisieren, daß die **ventrale peritoneale Umschlagsfalte** (Plica vesicouterina) halbmondförmig sichtbar wird. Dies gelingt meist ohne Schwierigkeiten durch eine kranialwärts geführte Bewegung mit einem mit der linken Hand auf die Portio aufgesetzten Breiskyspiegel (Abb. 1.86a, b).

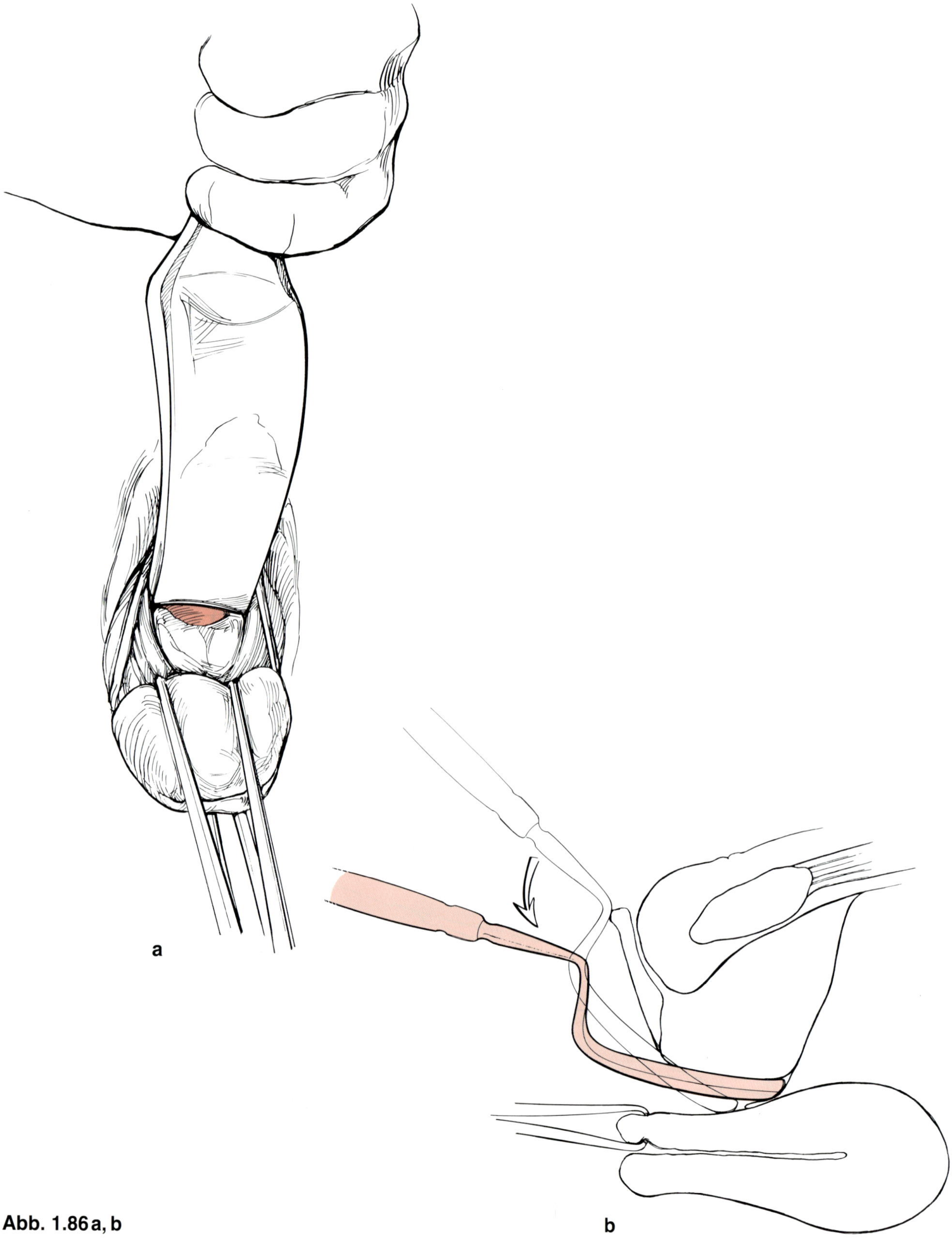

a

b

Abb. 1.86a, b

5. Durch eine Ventralbewegung der Portio stellt sich die **hintere Umschneidungsfigur** dar. Liegt die Umschneidungslinie in der richtigen Höhe, so spannt sich beim Zug mit der Pinzette die **Douglassche Umschlagsfalte** (Plica rectouterina) zwischen Portio und Scheidenwundrand aus. Ist dies nicht der Fall, so distanziert man zunächst die Scheide mit dem Scherenrücken so weit nach kranial, bis die Plica, erkennbar an der eher glatten, grau-weißlich schimmernden Gewebstextur, dargestellt ist. In der richtigen Gewebsschicht ist dies problemlos möglich. Mit dorsal gerichteter Scherenspitze wird der Douglassche Raum danach eröffnet und beidseits nach lateral erweitert (Abb. 1.87 a, b).

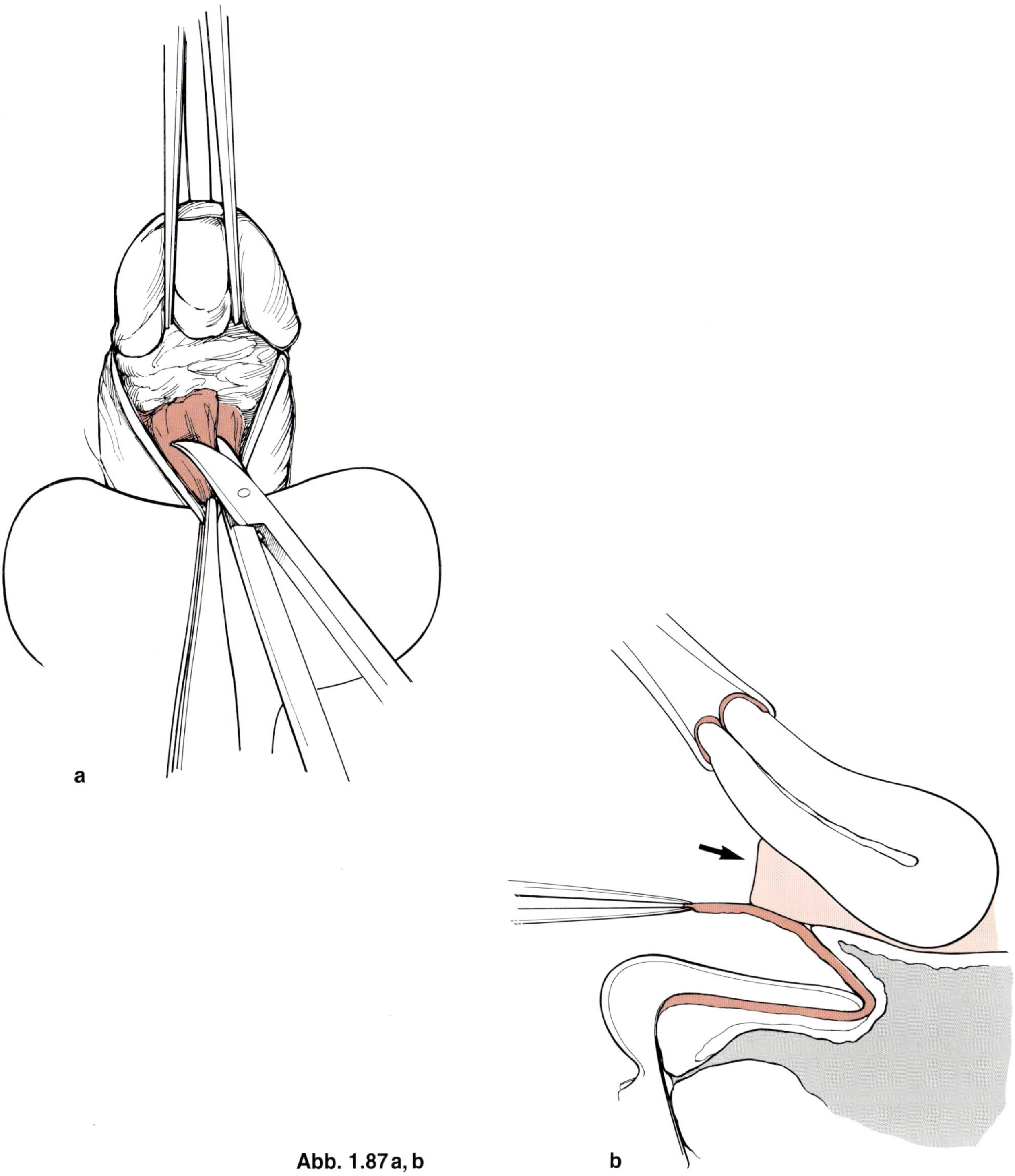

Abb. 1.87 a, b

6. Das Douglas-Peritoneum wird durch einige Einzelknopfnähte mit dem Scheidenwundrand vereinigt. Diese fixiert man mit einem Kocherklemmchen. Durch Zug an diesen Haltefäden ist der **Zugang zum intraperitonealen Raum** problemlos möglich. Gleichzeitig dienen diese Nähte der Blutstillung im Bereich des Scheidenwundrandes. Vor dem Absetzen der Parametrien wird der intraperitoneale Raum mit dem rechten Zeigefinger sorgfältig ausgetastet (Abb. 1.88).

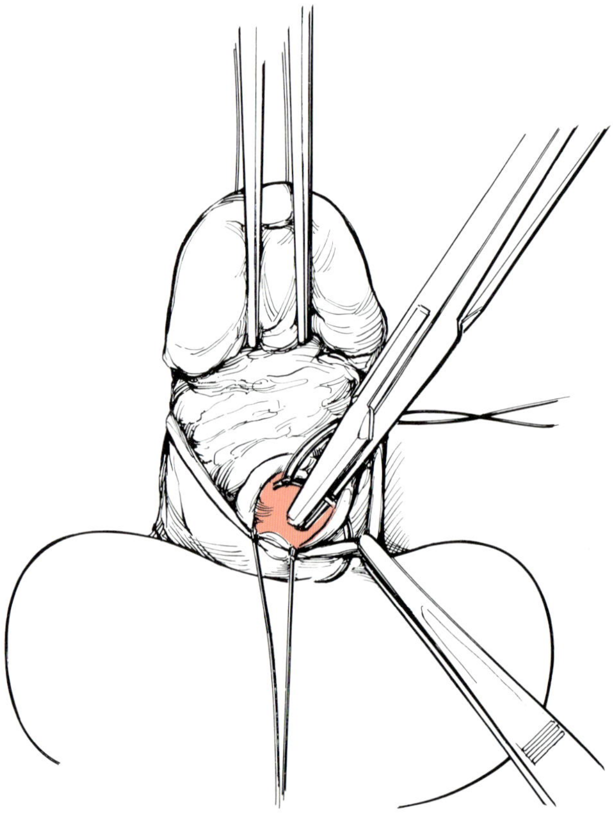

Abb. 1.88

7. Das **Absetzen der Parametrien** über von Seite zu Seite wechselnde Klemmenschritte setzt ein gutes Zusammenspiel zwischen Operateur und Assistenten voraus. Während der auf der rechten Seite stehende Assistent die Harnblase ständig mit dem Breiskyspiegel nach kranial distanziert, wechselt der seitliche Spiegel entsprechend der Seite, an der gerade operiert wird. Soll beispielsweise das linke Parametrium abgesetzt werden, wie in der Abb. 1.89 dargestellt, so führt der links stehende Assistent den seitlichen Spiegel, während der rechte Assistent die Zervix nach ventral und rechts unter Spannung hält. Damit öffnet sich der Douglas und der dorsale Anteil des linken Parametriums wird zugänglich.

Der Operateur legt von dorsal kommend eine Branche der leicht geöffneten Klemme auf die Hinterfläche des Parametriums. Wird der Uterus jetzt langsam nach dorsal bewegt, so kann der Operateur die vordere Klemmenbranche mit einer gleichzeitigen Drehbewegung auf die jetzt zur Darstellung kommende Vorderfläche des Parametriums legen. Auf diese Weise ist es möglich, die Klemme kontrolliert direkt an der Seitenkante der Zervix zu schließen.

Bevor nun das derbe Gewebe zwischen Klemme und Uterus mit einer kräftigen Schere durchtrennt wird, lassen sich zur Harnblase gehörende Bindegewebszüge, die mit der vorderen Branche erfaßt wurden, mit der Scherenspitze stumpf nach kranial und lateral distanzieren. Dadurch läßt sich vermeiden, daß die Harnblasenwand bzw. der Ureter im Verlaufe mehrerer Klemmenschritte sukzessive mit in die Absetzungsstümpfe hineingezogen wird.

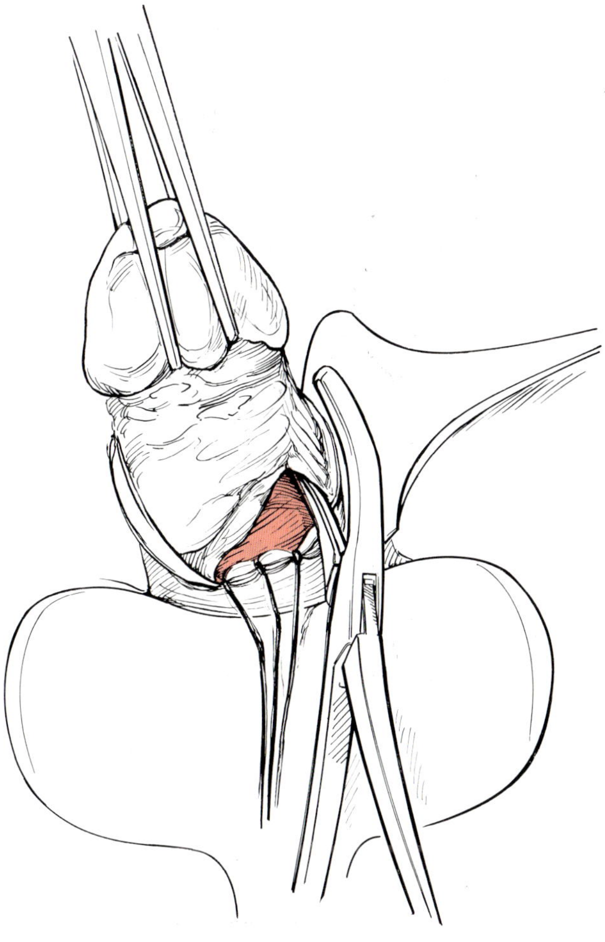

Abb. 1.89

8. Die **Durchtrennung des Gewebes** muß exakt bis zum kranialen Ende der Klemme erfolgen. Wird der Schnitt nur minimal über die Klemme hinausgeführt, so zieht sich das unter Spannung stehende Gewebe sofort nach lateral zurück und ist auch durch eine exakte Umstechung nicht mehr zu erreichen. Das Ergebnis sind lästige Blutungen aus der Tiefe der Stümpfe, die bei der Revision des Wundgebietes eine zusätzliche Blutstillung erforderlich machen. Um ein Abgleiten der Umstechungsligaturen zu vermeiden, werden sämtliche Fäden nach dem Legen der Knoten abgeschnitten.

Bis zum Erreichen der Uterinagefäße sind je nach der Länge der Portio und der Rigidität der Parametrien 1 bis 3 Klemmen notwendig. Zur Vermeidung von Ureterverletzungen ist es wichtig, daß keine Ligatur vom nachfolgenden Klemmenschritt mit erfaßt wird. War die Darstellung der peritonealen, halbmondförmigen Blasenumschlagsfalte zu Beginn der Operation nicht möglich, müssen bei jedem Klemmenschritt alle noch auf dem Parametrium und der Zervix befindlichen Gewebsanteile des Blasenbodens nach kranial distanziert werden (Abb. 1.90).

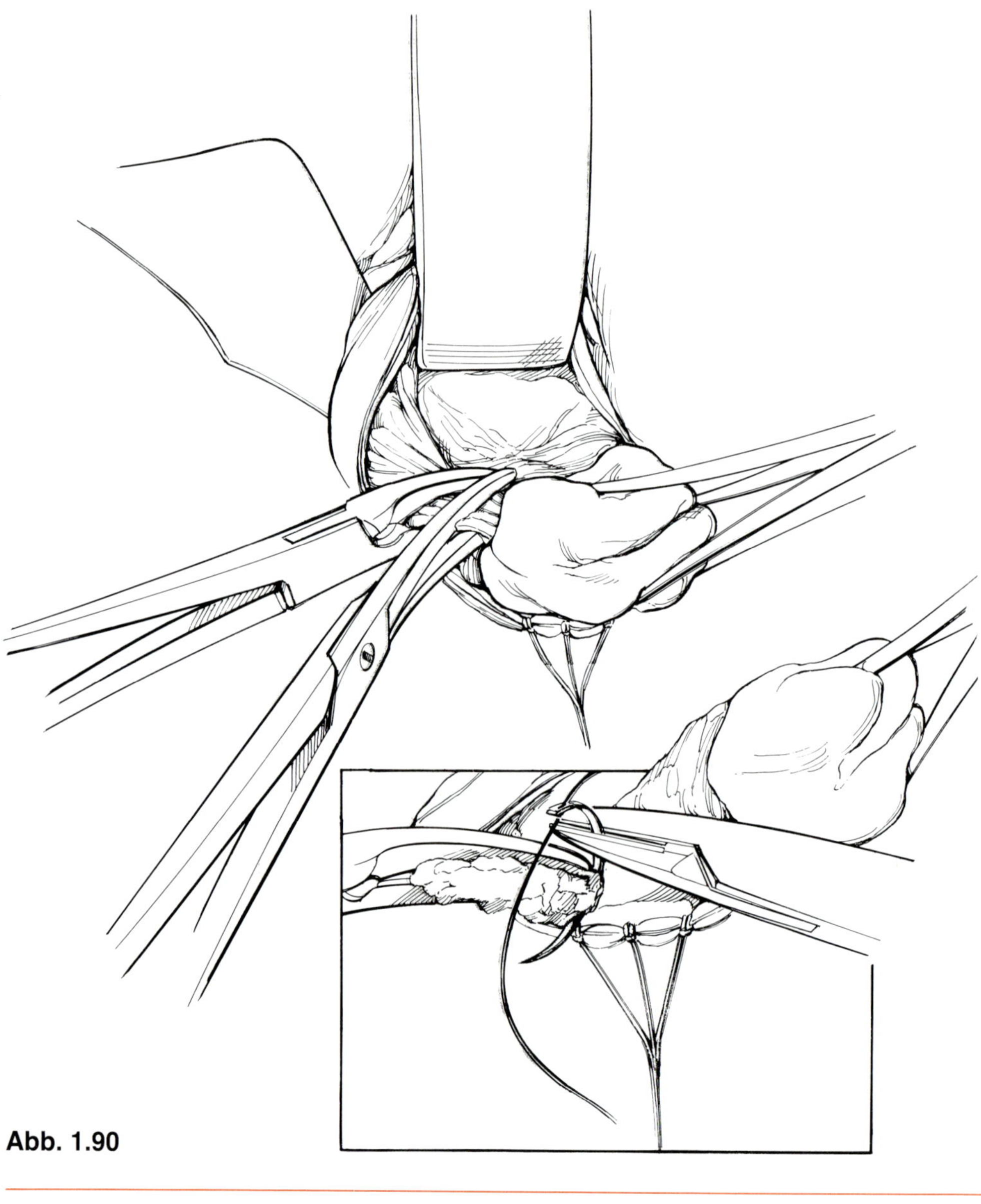

Abb. 1.90

9. Häufig wird beim Absetzen der Uterinagefäßbündel die **Plica vesicouterina** von lateral mit eröffnet. Bleibt sie verschlossen, ist sie nun leicht identifizierbar. Sie wird mit der Pinzette angehoben und mit einem Scherenschlag eröffnet. Entsprechend ihres V-förmigen Verlaufes wird sie beidseits so weit nach lateral durchtrennt, daß nach dem Legen eines Haltefadens die Harnblase über einen intraabdominal eingeführten Breiskyspiegel aus dem Operationsgebiet weggehalten werden kann (Abb. 1.91).

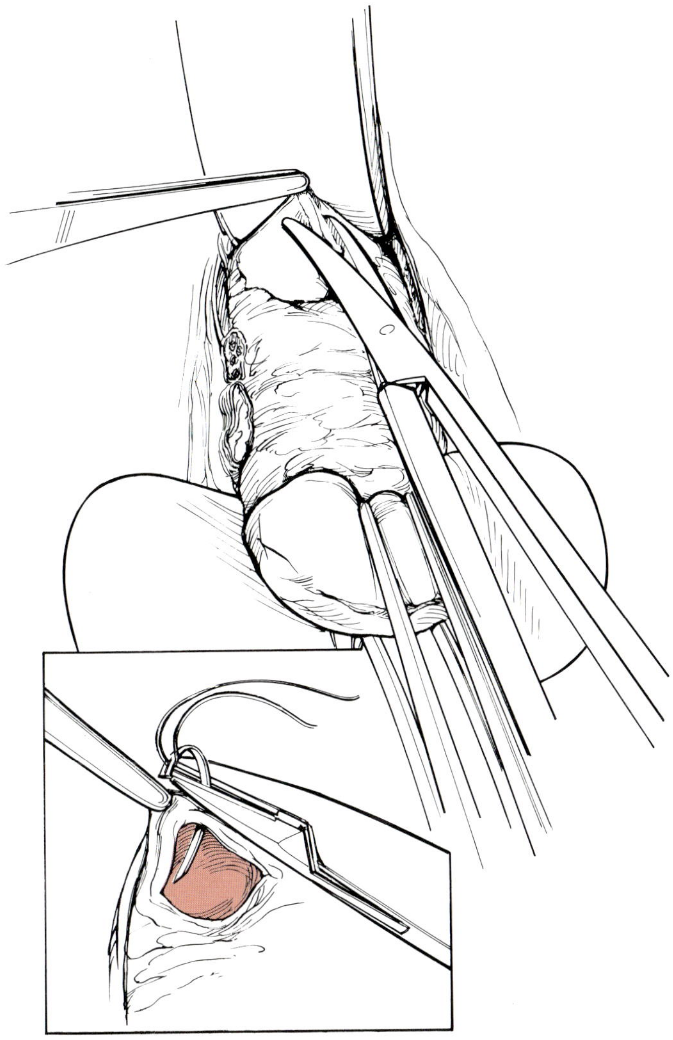

Abb. 1.91

10. Der Uterus hängt jetzt noch an den beiden Adnexen und an den Ligamenta rotunda. Anstelle des vorher notwendigen Zugs darf der Uterus nun nur noch gehalten werden, um ein Abreißen des Uterus von den Adnexen zu vermeiden.

Ein normal großer oder leicht vergrößerter Uterus myomatosus läßt sich ohne weiteres nach hinten stürzen. Durch eine Ventralbewegung der Portio wird die **Hinterwand** des Corpus uteri dargestellt, mit einer Kugelzange kräftig gefaßt und der Fundus uteri nach kaudal luxiert. Gelegentlich sind dazu Kletterschritte notwendig.

Der von dorsal kommende linke Zeigefinger tastet nun die Uterusvorderwand, die Adnexe und die Rotundaabgänge sorgfältig ab, um keine Adhäsionen zum Darm zu übersehen. Unter Führung dieses Fingers werden dann mit einer stark gebogenen Klemme das **Ligamentum rotundum** und die **Adnexe** vom Uterus abgesetzt, was meist in einem Klemmenschritt gelingt. Die kontralateralen Adnexe können danach unter Sicht in gleicher Weise abgesetzt werden (Abb. 1.92).

Die Versorgung der **Adnexstümpfe** erfolgt mit einer medianen Unterstechung der Klemme und einer nachfolgenden vorderen und hinteren Ligatur. Da der Adnexstumpf zur Erleichterung der anschließenden Peritonealisierung des Wundgebietes gezügelt bleibt, empfiehlt sich die Sicherung des Stumpfes über eine zusätzliche Ligatur.

Die sorgfältige Inspektion der Adnexe schließt sich an; sie ist bei hochliegenden beckenwandnahen Adnexen gelegentlich schwierig. Das Abstopfen des Darms mit einem schmalen armierten Tuch sowie lange Breiskyspekula sind in diesen Fällen hilfreich.

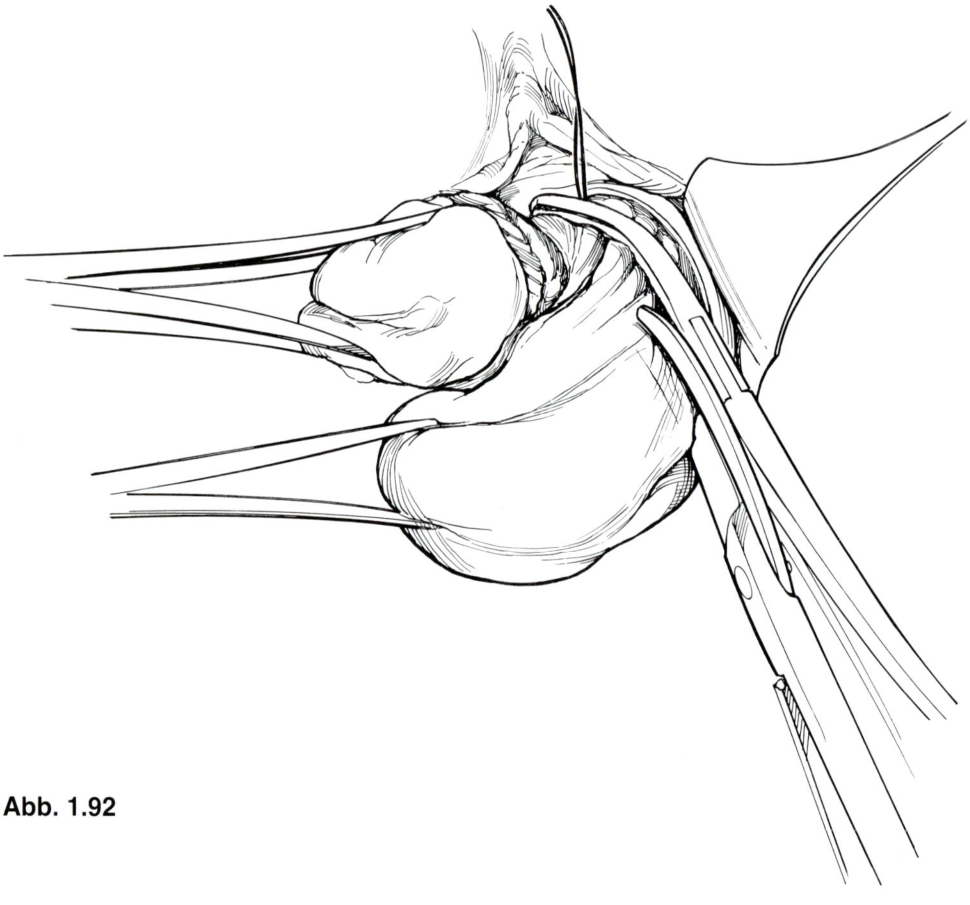

Abb. 1.92

11. Nach der Revision des Operationsgebietes werden die **Parametrienstümpfe** durch Adaptationsnähte des Scheidenwundrandes an den Peritonealsaum gedeckt. Diese Nähte dienen auch zur Blutstillung des Scheidenwundrandes. Wird die vaginale Hysterektomie mit einer **plastischen Korrektur der vorderen Vaginalwand** kombiniert, so dürfen diese Nähte keinesfalls über die Uterinastümpfe nach ventral hinausgeführt werden. Die Mobilisierung der Blasenpfeiler gegenüber der Scheidenhaut, ein wesentlicher Schritt zur Korrektur einer Cystocele, würde dadurch blockiert.

Die **Extraperitonisierung der Adnexstümpfe** erfolgt weit seitlich, so daß der gesamte Peritonealspalt zunächst nicht wesentlich verkleinert wird. Eine ventro-dorsale Nadelführung auf der linken Seite bzw. eine dorsoventrale auf der rechten Seite erleichtert das Vorgehen. Die Adnexstümpfe springen beidseits im Sinne eines Erkers bei 3 und 9 Uhr gegenüber dem peritonealen Zugang vor. Dadurch bildet sich nach dorsal unterhalb des Adnexstumpfes eine breite, gut zugängliche Nische aus, nach ventral, zum Blasenperitoneum hin, aber ein sehr schmal und sehr weit nach lateral verlaufender Nischenspalt. Hier muß sorgfältig darauf geachtet werden, daß der laterale Winkel bei der Peritonisierung unbedingt mit erfaßt ist, um eine Lücke zu vermeiden. Legt man während dieser Phase den Adnexstumpf nach dorsal, so stellt sich der ventrale Spalt besser dar und vereinfacht die Nahtführung (Abb. 1.93).

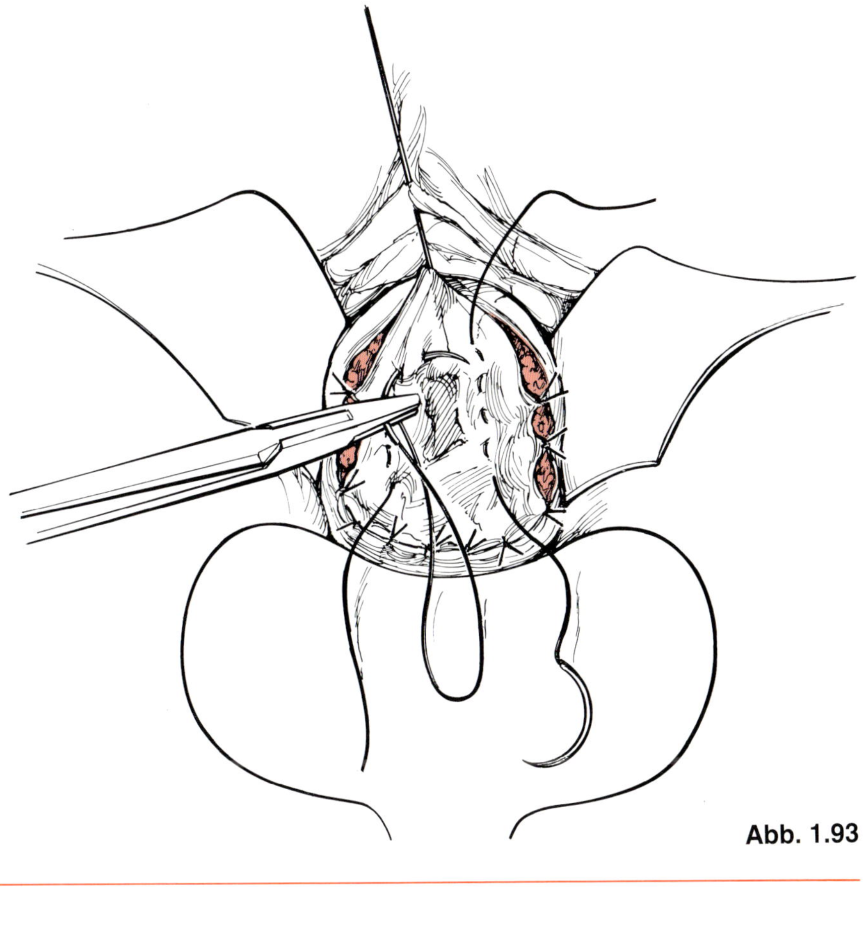

Abb. 1.93

12. Ist die vaginale Hysterektomie Teil einer **Descensus-Operation,** so muß eine hohe Peritonealisierung zur Enterozelen-Prophylaxe durchgeführt werden. Mit zwei Pinzetten klettert man am Harnblasen- bzw. Sigmaperitoneum so weit wie möglich nach kranial und adaptiert die Peritonealblätter beidseits mit einer lateral gelegenen Einzelknopfnaht. Durch Zug an diesen Nähten kommt dann das dazwischen gelegene Peritoneum als Doppelfalte zur Darstellung und kann jetzt mit einer fortlaufenden Naht verschlossen werden. Nach dem Abschneiden der Fäden schlüpft der ausgeschaltete Douglasanteil wieder nach kranial. Verklebungsvorgänge bilden dann eine breite Narbe (Abb. 1.94a, b).

13. Wundrandblutungen in der vorderen Vaginalwand werden koaguliert oder umstochen. Die Scheide bleibt offen. Eine Tamponade der Scheide ist nicht notwendig, da keine komprimierbaren Hohlräume zurückgelassen werden.

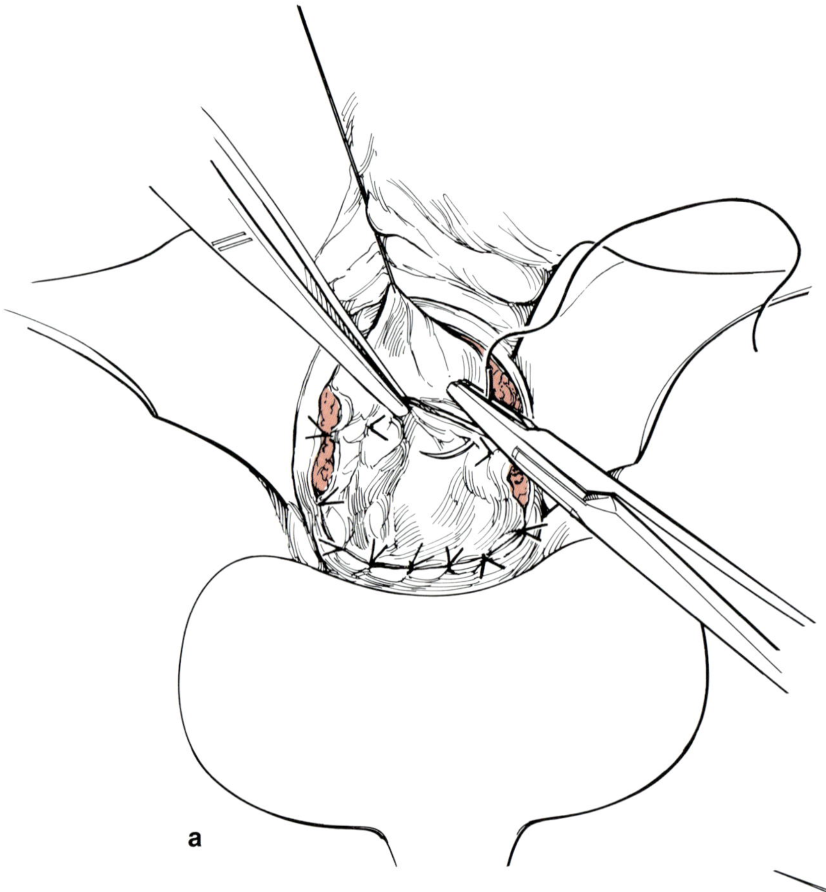
a

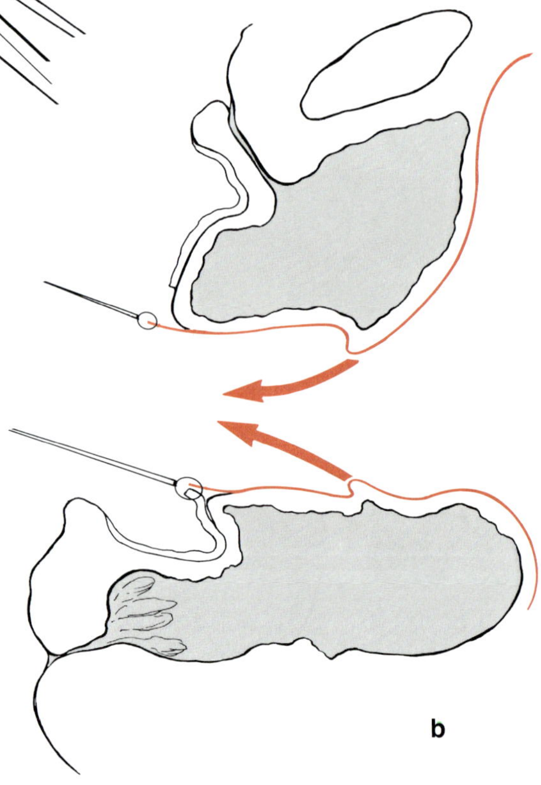
b

Abb. 1.94a, b

Besonderheiten und Komplikationen

Schwierigkeiten beim Aufsuchen der Excavatio rectouterina

Gelegentlich läßt sich nach dem Anlegen der Umschneidungsfigur die Douglassche Umschlagsfalte nicht erreichen. Ist eine Präparation in der falschen Schicht (z. B. Verletzung der Zervix durch falsche Schnittiefe = Distanzierung der Uterusserosa mit Myometrium von Zervix und Corpus) ausgeschlossen, sind folgende **Ursachen** möglich:

- Geringe Mobilität des Uterus bei starren Parametrien.
- Elongation des Collum uteri und damit sehr hoch sitzende Douglassche Umschlagsfalte.
- Echte Obliteration.

Unabhängig von der Ursache werden nach der Distanzierung der Harnblase ventral und der Scheide bzw. des Rektums dorsal die Parametrien in Einzelschritten extraperitoneal abgesetzt. Dieses Vorgehen läßt sich bei entsprechender Sorgfalt bis zu den Uterinagefäßen fortsetzen. Bei einem extrem elongierten Collum uteri können bis zum Erreichen des Douglas drei bis vier Schritte notwendig sein.

Schwierigkeiten beim Aufsuchen der Excavatio vesicouterina

Eine Obliteration der Excavatio vesicouterina ist besonders typisch nach Voroperationen, wie Sectio caesarea oder Antefixation des Uterus. In solchen Fällen wird vom eröffneten Douglas aus das Corpus uteri mit dem Zeigefinger der linken Hand umfahren und die Umschlagsfalte der Präparierschere entgegengebracht. So läßt sich die Harnblase in der richtigen Schicht weiter distanzieren und das vordere Peritoneum dann problemlos eröffnen. Gelegentlich hilft auch die mediane Spaltung des Uterus weiter. Uterus und Harnblase lassen sich dann besser identifizieren.

Uterus myomatosus

Gelingt es nicht, das Corpus uteri nach hinten zu luxieren, so muß der Uterus morcelliert werden. Dieses Vorgehen ist bei Verdacht auf Sarkom (schnelles Wachstum) kontraindiziert. Dabei müssen einige Grundregeln Beachtung finden:

- Ein Morcellement darf erst begonnen werden, nachdem das Uterinagefäßbündel auf beiden Seiten abgesetzt und unterbunden wurde. Nur so ist man vor unkontrollierten Blutungen sicher.

- Da der Uterus während des Morcellement weiterhin über die Adnexgefäße versorgt wird, muß man bei sämtlichen Schritten möglichst in der Medianlinie bleiben. Dadurch wird ein versehentliches Morcellieren in die Adnexstümpfe hinein vermieden, was ebenfalls zum Auftreten unkontrollierbarer Blutungen führen kann.

- Selbst bei einem größeren, mehrknolligen Uterus myomatosus darf der Operateur die Orientierung nicht verlieren. Sollte dies dennoch der Fall sein, ist der Eingriff über eine Laparotomie fortzusetzen.

Je nach Größe und Sitz der Myome sowie der Beweglichkeit des Uterus bieten sich folgende Möglichkeiten des Morcellements an:

- Wenn sich die Luxation des Corpus uteri nach dorsal nur mit Gewalt erzwingen ließe, ist die mediane Spaltung bei einem **kleinen Uterus myomatosus** zu bevorzugen. Dazu wird die Zervix mit zwei Kugelzangen bei 3 und 9 Uhr kräftig gefaßt und Zervix, Uterusvorderwand und Hinterwand vom Cavum aus mit einer kräftigen Schere so weit gespalten, daß sich schließlich der Fundusbereich median evertieren läßt. Die Distanzierung der Harnblase mit einem Breisky-Spekulum ist dabei Voraussetzung. Unter Führung des nach intraperitoneal eingeführten Fingers wird der Fundus durchtrennt. Die beiden Uterushälften können jetzt von den Adnexen abgesetzt werden.

- Bei einem **größeren Uterus myomatosus** muß die mediane Spaltung zusätzlich mit der sukzessiven Exzision von Myomgewebe aus dem Corpus verbunden werden. Um den Blutverlust gering zu halten, sollte dabei die normale Uteruswand möglichst wenig verletzt werden.

Intraperitoneale Adhäsionen

Ausgedehnte breitflächige Verwachsungen zwischen Darm und Douglasperitoneum bzw. Uterushinterwand machen gelegentlich eine vaginale Hysterektomie unmöglich. Hat man allerdings erst einmal Zugang zum intraperitonealen Raum gewonnen, so lassen sich bei entsprechender Übersicht Verwachsungsstränge zum Uterus ohne Risiko lösen.

Verletzung von Nachbarorganen

Verletzungen der Harnblase oder des Darmes lassen sich intraoperativ unschwer erkennen und sofort versorgen.

Postoperative Besonderheiten

Durch Umstechungen zur Blutstillung kann es zu Nekrosefisteln zwischen Blase, Harnleiter und Scheide oder zu einer Ligatur des Ureters kommen. Diese Komplikationen machen sich meist erst nach einigen Tagen bemerkbar (Fieber, sonographischer Nachweis einer Harnstauung). Blutiger Urin kann bereits intraoperativ ein Hinweis sein.

Perioperative Maßnahmen

Eine perioperative **Thromboseprophylaxe** ist unbedingt erforderlich. Sie ersetzt nicht die Frühmobilisation, die bereits am OP-Tag beginnen sollte. Eine Katheterisierung der Harnblase erfolgt üblicherweise mit einem transurethralen Katheter für 24 Stunden. Kommt die Miktion dann nicht spontan in Gang, so behilft man sich mit dem Einzelkatheterismus. Bei längerdauernder Blasenentleerungsstörung muß dann die Anlage einer suprapubischen Harnableitung wegen der geringen Infektionsinzidenz diskutiert werden.

Die perioperative **Infusionstherapie** entspricht dem Standardprogramm.

Der **Kostaufbau** erfolgt nach dem Abführen am 2. postoperativen Tag. Bei älteren, schwieriger zu mobilisierenden Patientinnen kann in Einzelfällen bereits am 1. postoperativen Tag mit Nahrungs- und Kostaufbau begonnen werden, um frühzeitig von einer Dauerinfusion loszukommen.

Postoperative Betreuung

In der postoperativen Phase einsetzendes **Fieber** macht die Suche nach Ursachen notwendig. Die rektale Untersuchung zur Beurteilung eines parametranen Infiltrates, Sonographie des kleinen Beckens, Untersuchung des Urins auf eine Harnwegsinfektion sowie Nierensonogramm zum Ausschluß einer Harnstauung gehören dann zum Routineprogramm.

Vor der Entlassung wird eine vorsichtige Spiegeleinstellung durchgeführt und der pelvine Befund – auch nach unauffälligem Verlauf – durch rektale Untersuchung abgeklärt. Infiltration oder Scheidenstumpfabszesse sind einer entsprechenden Behandlung zuzuführen.

Arbeitsunfähigkeit

Die Entlassung nach umkompliziertem Verlauf erfolgt frühestens am 7. postoperativen Tag; eine uneingeschränkte Arbeitsfähigkeit ist vier bis sechs Wochen nach der Operation wieder gegeben.

Diaphragmaplastik (Vordere Scheidenplastik)

Definition

Die Diaphragmaplastik dient zur Rekonstruktion eines Descensus vaginalis anterior. Ist sie Teil eines Gesamtkonzepts zur operativen Korrektur eines Descensus genitalis, so erfolgt sie als zweiter Schritt nach der vaginalen Hysterektomie.

Ziel der Operation ist die Unterpolsterung des Blasenbodens mit Hilfe der endopelvinen Faszie bzw. der Blasenpfeiler. Die Operation endet nach kaudal im Bereich des Blasenhalses. Eine Durchtrennung und Präparation des suburethralen Gewebes verbessert das plastische Ergebnis nicht, sondern schädigt den endogenen Urethraverschlußmechanismus entweder direkt oder sekundär über Narbenbildung. Die direkte Muskelplastik bzw. die sogenannte „Kelly stiches“ sind deshalb heute als obsolet anzusehen.

Vorbereitung der Patientin (s. vaginale Hysterektomie)

Lagerung

Steinschnittlage steil.

Aufklärungspflichtige Risiken

Mögliche intraoperative Komplikationen ergeben sich aus der topographischen Beziehung der vorderen Vaginalwand zu Blasenboden, Harnröhre und Harnleiter.

Operative Technik

1. Mit zwei Ellis-Klemmen wird der Wundrand der vorderen Umschneidungsfigur nach Hysterektomie beidseits paramedian gefaßt und so angespannt, daß die gesamte vordere Vaginalwand median bis hin zum urethro-vesikalen Winkel schrittweise gespalten werden kann.

Der **Blasenhals** läßt sich meist von außen durch eine angedeutete Taillenbildung erkennen. Sicher kann er durch den mit 10 ml gefüllten Ballon eines transurethral eingelegten Foleykatheters identifiziert werden.

Der Schnitt sollte so tief reichen, daß die Scheidenhaut gerade durchtrennt ist und die darunter liegende Bindegewebsschicht bzw. die Blasenmuskulatur selbst unverletzt bleibt. Nur so ist es möglich, die endopelvine Faszie seitlich darzustellen (Abb. 1.95).

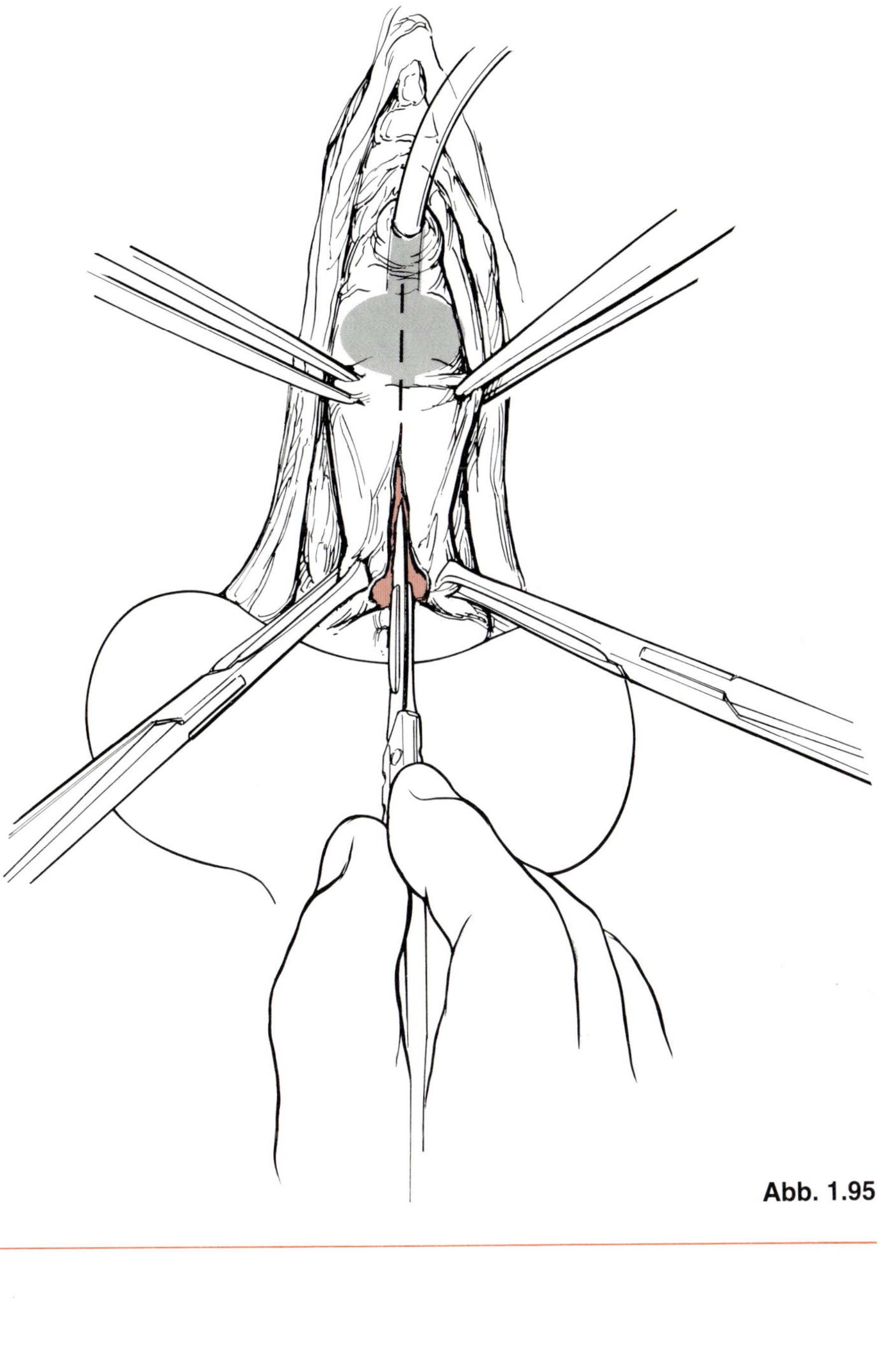

Abb. 1.95

2. Die **Distanzierung der Scheidenhaut** beginnt man am besten mit dem Skalpell. Voraussetzung ist, daß der Scheidenwundrand von der Assistenz fächerförmig ausgespannt wird. Wenn man am Blasenpfeiler beginnt und dann schrittweise nach vorne geht, wird die Präparation am wenigsten durch ablaufendes Blut gestört. Die Präparationslinie verläuft parallel zum vaginalen Wundrand, wobei die durch Zug an den Ellis-Klemmen sich bildenden Zipfel berücksichtigt werden müssen.

Stärkere Blutungen, insbesondere zu Beginn der Präparation, zeigen entweder eine zu blasen- oder zu scheidennahe Schnittführung an. In der richtigen Schicht läßt sich der Blasenboden sehr leicht stumpf, z. B. mit dem Scherenrücken, von der Scheide distanzieren (Abb. 1.96).

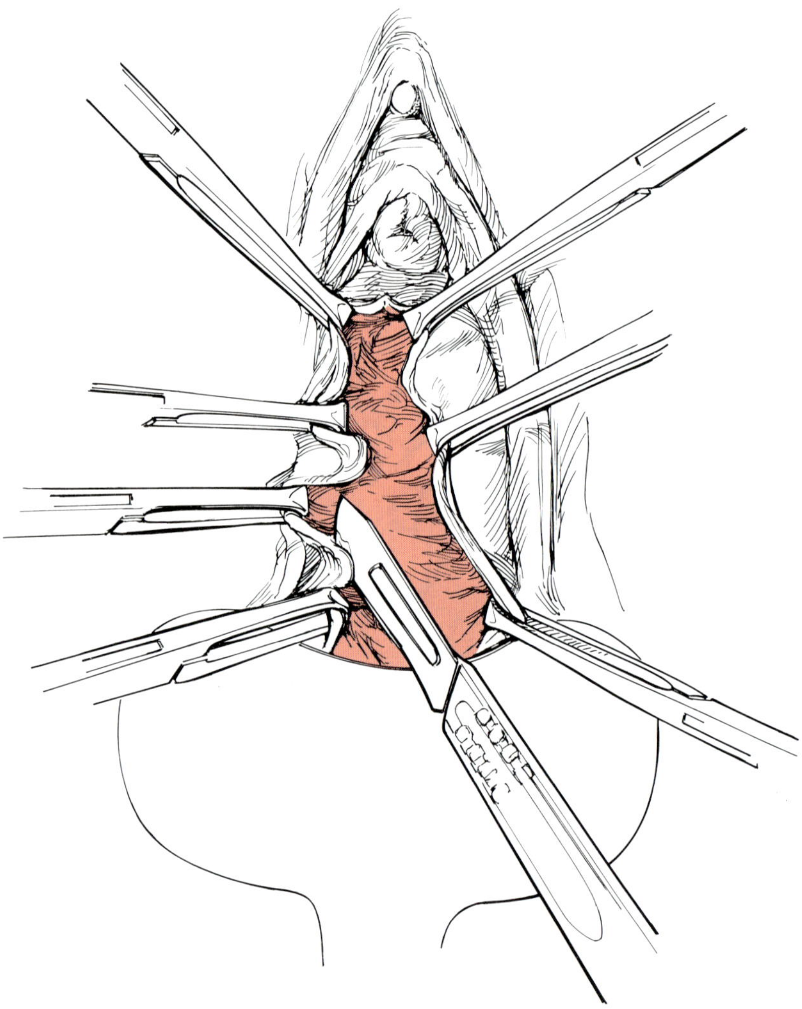

Abb. 1.96

3. Auf der **kontralateralen Seite** wird die erste Schnittlinie häufig zu blasennah gesetzt. Der Grund: der Zug über die Ellis-Klemme am beidseitigen Scheidenwundrand läßt sich deshalb nicht mehr auf die Bindegewebsschicht zwischen Scheidenhaut und Blasenboden übertragen, weil der bereits von der Scheidenhaut gelöste Blasenboden auf der kontralateralen Seite die Spannung vom Scheidenwundrand nicht mehr übertragen kann. Der Operateur muß das Operationsfeld deshalb durch Zug mit der anatomischen Pinzette am Blasenboden selbst genügend zur Anspannung bringen (Abb. 1.97).

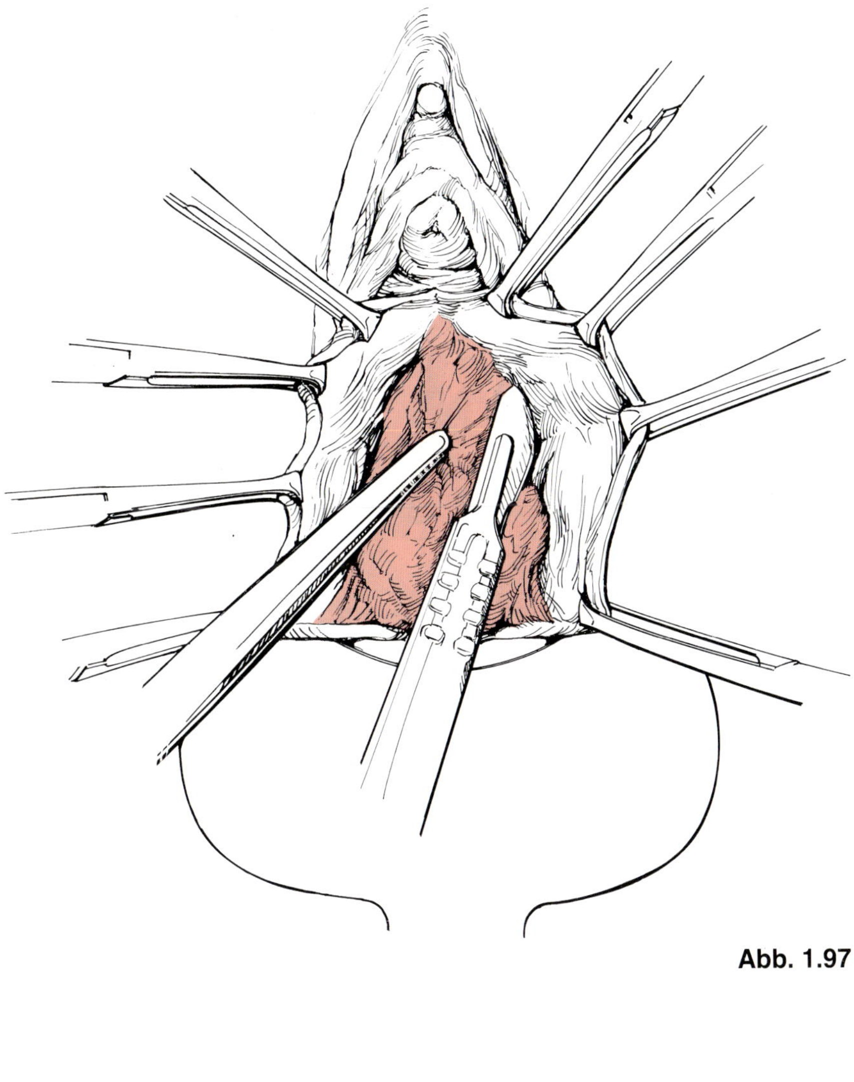

Abb. 1.97

4. Zur optimalen **Mobilisation der Zystozele** müssen auch die Blasenpfeiler von der Scheidenhaut gelöst werden. Diese setzen im Bereich des uterusnahen Endes der medianen Kolpotomie an und entfalten sich unter Zug am Scheidenwundrand spitzwinkelig, wobei sie sich gleichzeitig nach lateral entlang der vorderen Umschneidungsfigur zu den parametranen Stümpfen hin entwickeln. Durchtrennt man sie mit der Schere in der richtigen Schicht, so lassen sie sich anschließend mit dem Scherenrücken problemlos von der Scheidenhaut nach kranio-dorsal mobilisieren (Abb. 1.98).

Schwierigkeiten können sich nur dann ergeben, wenn bei der vorausgegangenen Hysterektomie folgende Punkte nicht beachtet wurden:

- Beim Absetzen der Parametrien wurde der Scheidenwundrand mit einbezogen. Damit ist der Blasenpfeiler über die Umstechungsligatur an der Scheidenhaut fixiert. Eine Präparation ist nur dann möglich, wenn die Umstechungsligatur gelöst wird.

- Die gleiche Situation ergibt sich, wenn die Scheidensaumnähte über den Uterinaabsetzungsstumpf nach ventral weiter geführt wurden. Gelegentlich vorkommende stärkere Blutungen aus dem vorderen Scheidenwundrand sollten deshalb koaguliert werden.

Endresultat der Präparation ist eine gegenüber der Scheidenhaut ausreichend mobilisierte Zystozele. Gleichzeitig muß die endopelvine Faszie beidseits durch ihre feste und glatte Gewebstextur eindeutig erkennbar sein.

5. Vor der Adaptation der endopelvinen Faszie mit Einzelknopfnähten müssen stärkere **Blutungen** versorgt werden. Im Bereich des Blasenpfeilers und des Blasenbodens ist dies problemlos mittels Koagulation möglich. Venöse Blutungen aus der endopelvinen Faszie, die besonders im Bereich des Blasenhalses sehr unangenehm sein können, sollten umstochen werden.

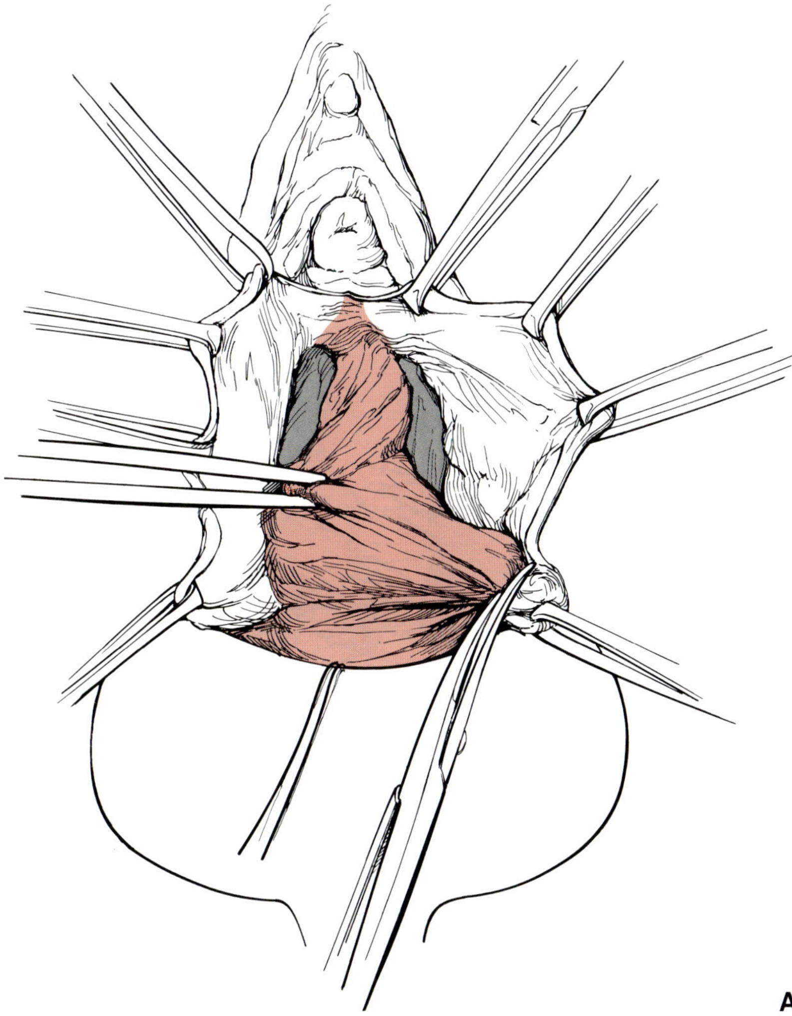

Abb. 1.98

6. Die **Versenkung der Zystozele** und die **Unterpolsterung des Blasenbodens** erfolgt von kranial nach kaudal mit latero-medial, medio-lateral gestochenen Einzelknopfnähten der Stärke 2 × 0. Die erste Naht gilt den Blasenpfeilern. Wird die erste Naht der endopelvinen Faszie richtig gesetzt, so zieht sich das Gewebe türflügelartig beidseits nach median (Abb. 1.99). Zwei bis drei weitere Nähte reichen zur medianen Vereinigung aus. Typisch ist, daß dieses Gewebspolster nach kaudal zum Blasenhals hin spitz zuläuft (Abb. 1.100).

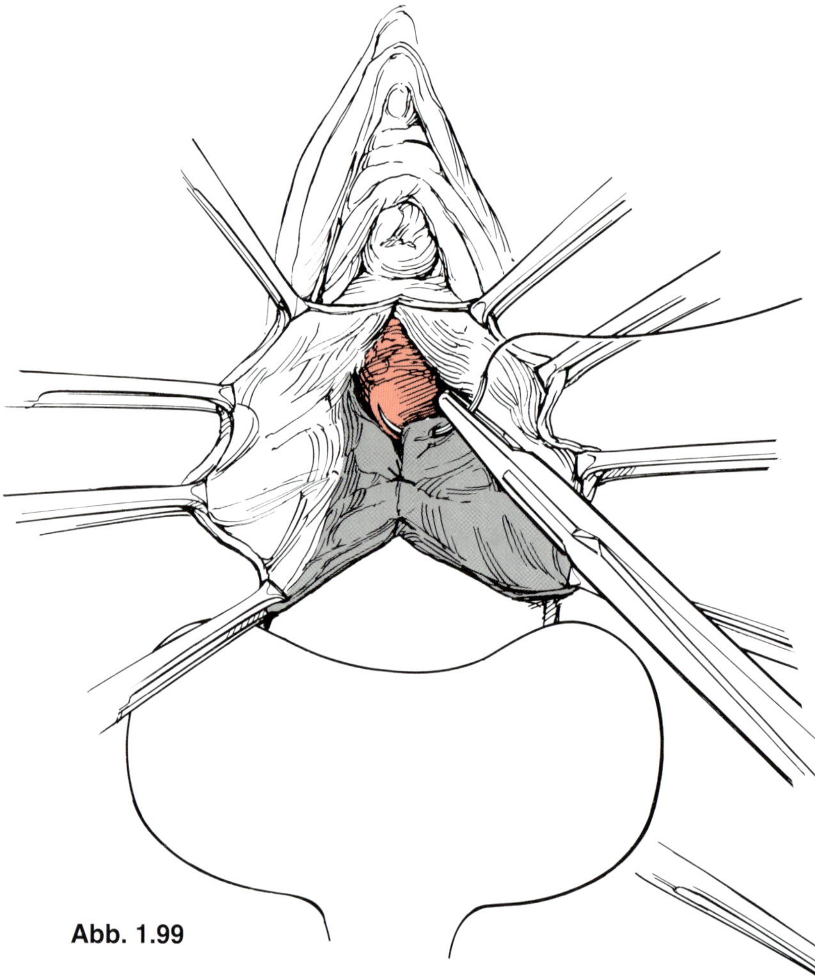

Abb. 1.99

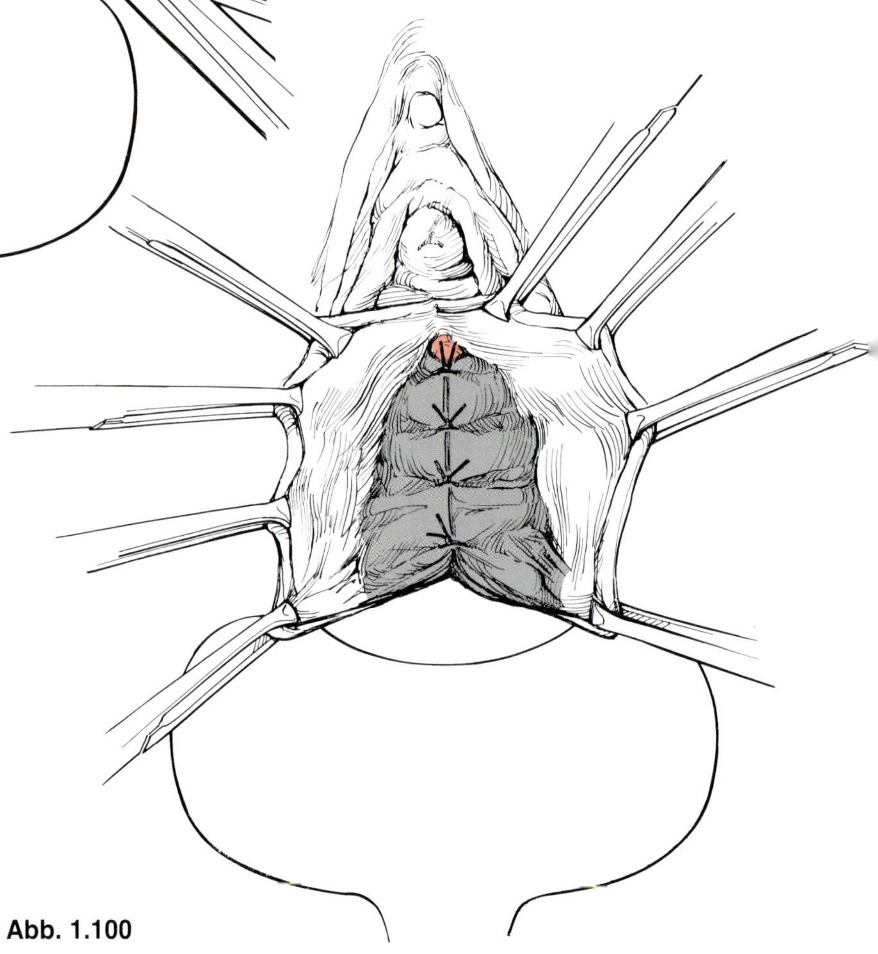

Abb. 1.100

7. Der durch die Ellis-Klemmen gequetschte überschüssige **Scheidenwundrand** wird nun reseziert und im Anschluß mit Einzelknopfnähten adaptiert. Will man den darunter liegenden Wundraum etwas verkleinern, so empfiehlt es sich, bei der Naht des Scheidenwundrandes die darunter liegende endopelvine Faszie mit aufzunehmen (Abb. 1.101).

Die Adaptation der Scheidenwundränder hat keinerlei tragende Funktion. Die Naht der Kolpotomie dient ausschließlich dem primären Wundverschluß und sollte deshalb so spannungsfrei wie möglich durchgeführt werden. Als Nahtmaterial findet geflochtenes oder monofiles synthetisches resorbierbares Material der Stärke 2 × 0–4 × 0 Verwendung.

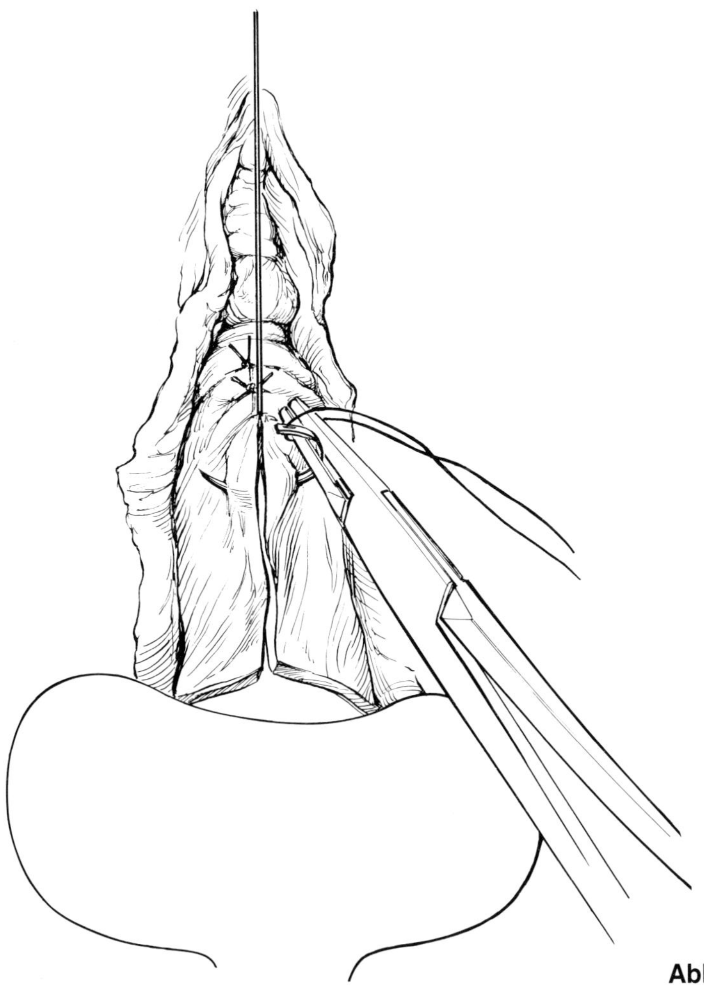

Abb. 1.101

Besonderheiten

Diaphragmaplastik im Zustand nach Hysterektomie

Der Scheidengrund wird beidseits im Bereich der typischerweise vorhandenen Scheidengrübchen mit zwei Klemmen bzw. zwei Annähten gefaßt, die dazwischen liegende narbige Scheidenhaut quer exzidiert und erst im Anschluß daran die vordere Kolpotomie begonnen.

Zystozele mit vorderer Enterozele im Zustand nach Hysterektomie

Primäres Ziel ist es, die Harnblase so weit wie möglich vom Bruchsack nach kranial zu distanzieren. Der gesamte peritoneale Bruchsack wird abgetragen. Die nachfolgende hohe Peritonealisierung kann evtl. mit mehreren Tabaksbeutelnähten durchgeführt werden. Erst dann schließt sich die typische vordere Plastik an.

Komplikationen

Eröffnung der Harnblase

Der Verschluß der Harnblasenwand erfolgt zweischichtig mit resorbierbaren Einzelknopfnähten der Stärke 3 × 0. Um die Gefahr stärkerer intravesikaler Blutungen aus dem Urothel zu vermeiden, sollte die erste Schicht das Urothel miterfassen. Eine Dauerharnableitung für mindestens 7 Tage ist zwingend notwendig. Zur Sicherheit sollte gleichzeitig über einen suprapubischen und transurethralen Katheter abgeleitet werden.

Verletzung der Urethra

Dem Präparationsverlauf entsprechend wird die Harnröhre in der Regel in Längsrichtung verletzt. Um eine Verengung der Harnröhre und damit eine infravesikale Obstruktion zu vermeiden, muß die Versorgung, wenn möglich, in Querrichtung erfolgen. Die fehlende Mobilität des umgebenden Gewebes läßt eine zweite Nahtreihe häufig nicht zu. Ein Mitfassen der Urethraschleimhaut ist nicht notwendig.

Perioperative Maßnahmen

- Nach Abschluß der Operation sollte die **Scheide** über eine Salbentamponade (z. B. Betaisodonna) **austamponiert** werden, um die Wundhöhlen zwischen Blasenboden, endopelviner Faszie und Scheidenhaut zu approximieren. Dadurch wird die Möglichkeit einer Hämatombildung durch in diesem Bereich immer bestehende Sickerblutungen vermindert. Die Tamponade kann in der Regel nach 24 Stunden entfernt werden.

- Bei jeder vorderen Plastik ist eine **suprapubische Harnableitung** (s. S. 216ff) indiziert. Sie kann vor Beginn oder nach Beendigung der Operation durchgeführt werden.

Die **postoperative Anlage** hat zwei Vorteile:

- Die Blase ist während der gesamten Operation unverletzt. Blutiger Urin nach Abschluß der Operation und vor Anlage der suprapubischen Harnableitung deutet ausschließlich auf eine Läsion des unteren Harntraktes hin und muß entsprechend abgeklärt werden.

- Auch bei einem ausgeprägten Descensus bzw. einer prolabierenden Zystozele sollte die Harnblase postoperativ wieder annähernd ihre normale topographische Lage erreicht haben. Damit wird das Risiko einer punktionsbedingten Verletzung des Intestinaltraktes aufgrund einer kaudalwärts verlagerten Harnblase minimiert.

Postoperative Betreuung

Bei der Mehrzahl der Patientinnen kann die **Spontanmiktion** ohne klinisch relevante Resturinmengen bereits nach drei bis fünf Tagen wieder aufgenommen werden. Gelingt dies allerdings nicht oder muß die Patientin die Miktion über den Einsatz der Bauchpresse erzwingen, wird der Erfolg der plastischen Rekonstruktion der vorderen Vaginalwand gefährdet.

Um solche Situationen zu vermeiden, ist es durchaus sinnvoll, grundsätzlich eine **Dauerharnableitung** für 7 Tage durchzuführen und erst nach Abschluß der primären Wundheilung mit dem Miktionstraining zu beginnen.

Frühmobilisation, beginnend am Operationstag, ist selbstverständlich. Diese ersetzt nicht die Thromboseprophylaxe. Der Kostaufbau beginnt mit dem 1. postoperativen Tag, wenn gleichzeitig kein intraperitonealer Eingriff erfolgt ist.

Arbeitsunfähigkeit

Arbeitsunfähigkeit besteht nach Entlassung für zwei bis drei Wochen. Bei komplikationslosem Verlauf ist somit uneingeschränkte Arbeitsfähigkeit nach drei bis vier Wochen gegeben.

Kolpoperineoplastik

Definition

Ursache eines Descensus oder Prolaps der hinteren Vaginalwand ist in den meisten Fällen eine Ausstülpung der vorderen Rektumwand im Sinne einer Rektozele (Abb. 1.102a). Kombinationen mit einer hinteren Enterozele, d.h. einer Ausstülpung des Douglasschen Raums, sind ebenfalls möglich (Abb. 1.102b). Eine solche Enterozele kann auch in seltenen Fällen die alleinige Ursache eines Descensus sein.

Die Kolpoperineoplastik schließt sich meist an eine vaginale Hysterektomie mit Diaphragmaplastik an. Ziel dieser Operation ist die plastische Rekonstruktion der deszendierten hinteren Vaginalwand, verbunden mit dem Wiederaufbau eines ausgewalzten und niedrigen Dammes.

Die Kolpoperineoplastik kann die Vagina als Kohabitationsorgan erheblich verändern. Typisch sind Immissionsprobleme durch einen zu eng angelegten Introitus oder Kohabitationsschmerzen, bedingt durch Vereinigungsnähte der Levatormuskulatur bzw. des Rektumpfeilers. Wird von der Patientin die Erhaltung der Kohabitationsfähigkeit über die Vagina definitiv nicht mehr gewünscht, vereinfacht sich der Eingriff erheblich.

Vorbereitung der Patientin

Bei atrophischen Scheidenhautverhältnissen in der Postmenopause wird die postoperative Wundheilung durch die präoperative Gabe von lokalen Östrogenen als Salbe (z.B. Ovestin-Creme) verbessert. Lokale Antibiotikatherapie ist nur in Ausnahmefällen bei nachgewiesener Kolpitis sinnvoll. Die übrige Vorbereitung entspricht der vaginalen Hysterektomie.

Lagerung

Steinschnittlage steil.

Aufklärungspflichtige Risiken

Trotz der engen topographischen Beziehung zum Rektum sind intraoperative Verletzungen oder postoperative Fistelbildungen selten. Dennoch müssen sie in das Aufklärungsgespräch einbezogen werden. Selbstverständlich ist auch auf die Möglichkeit von Kohabitationsbeschwerden hinzuweisen.

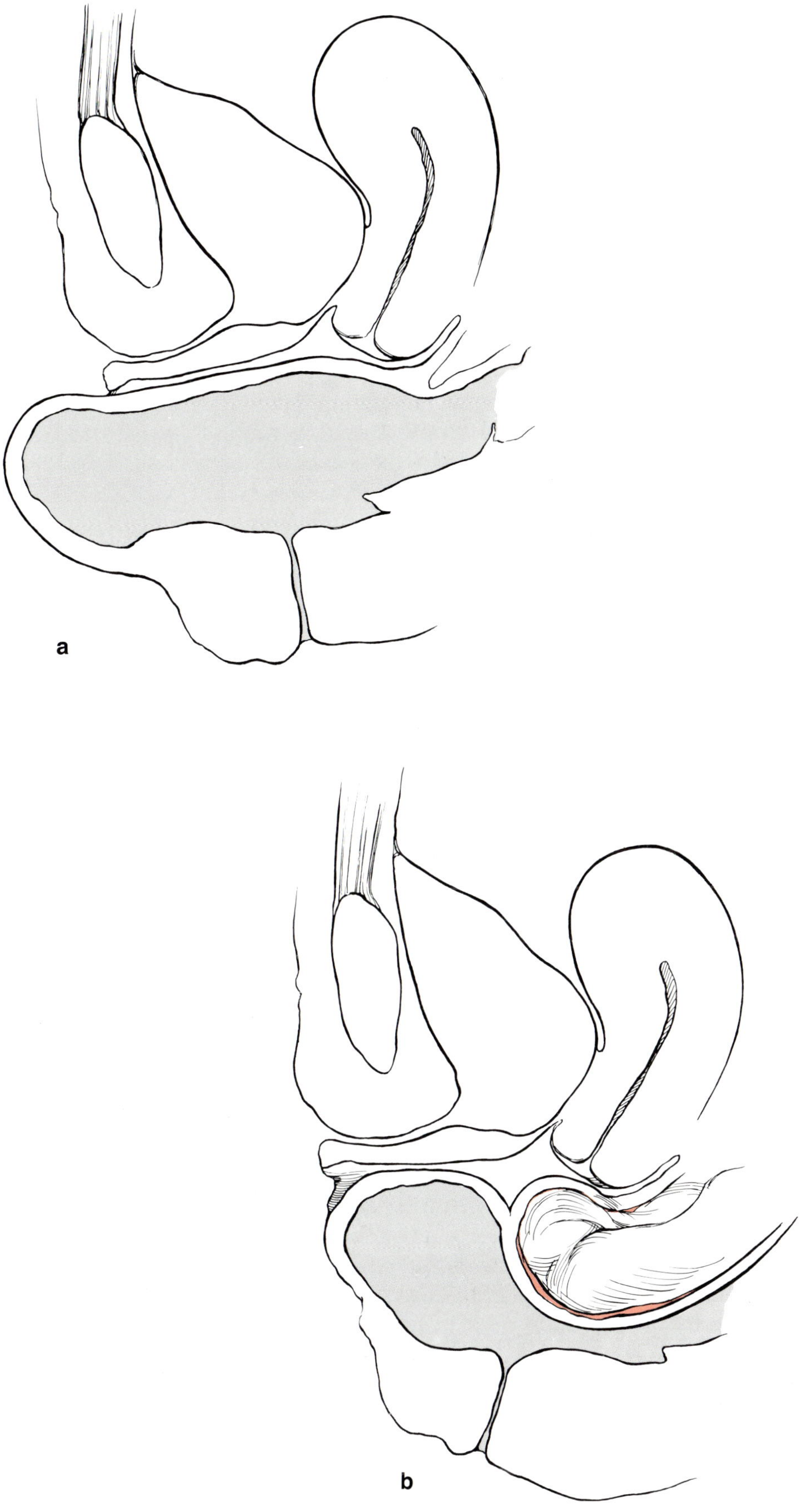

Abb. 1.102 a, b

Operative Technik

1. Mit der **Resektion** der narbigen, z.T. auch häutigen **hinteren Kommissur** wird gleich zu Beginn die postoperative Weite des Introitus festgelegt. Je weiter die Resektionsfigur nach lateral geführt wird, um so enger wird der Introitus, da die quer angelegte Exzision am Ende der Operation wieder längs vernäht wird (Abb. 1.103).

Einen Eindruck über das Ausmaß der Introitusverkleinerung kann man sich verschaffen, indem man die mit Kugelzangen markierten lateralen Eckpunkte der gedachten Exzisionsfigur zu Beginn der Operation in der Mitte zusammenführt.

Mit zwei Kugelzangen wird seitlich die Haut und der darunter liegende M. bulbocavernosus im Bereich der hinteren Kommissur kräftig gefaßt, durch beidseits seitlichen Zug der Assistenz gespannt und das dazwischen liegende Haut- und Unterhautnarbengewebe großzügig mit dem Skalpell reseziert.

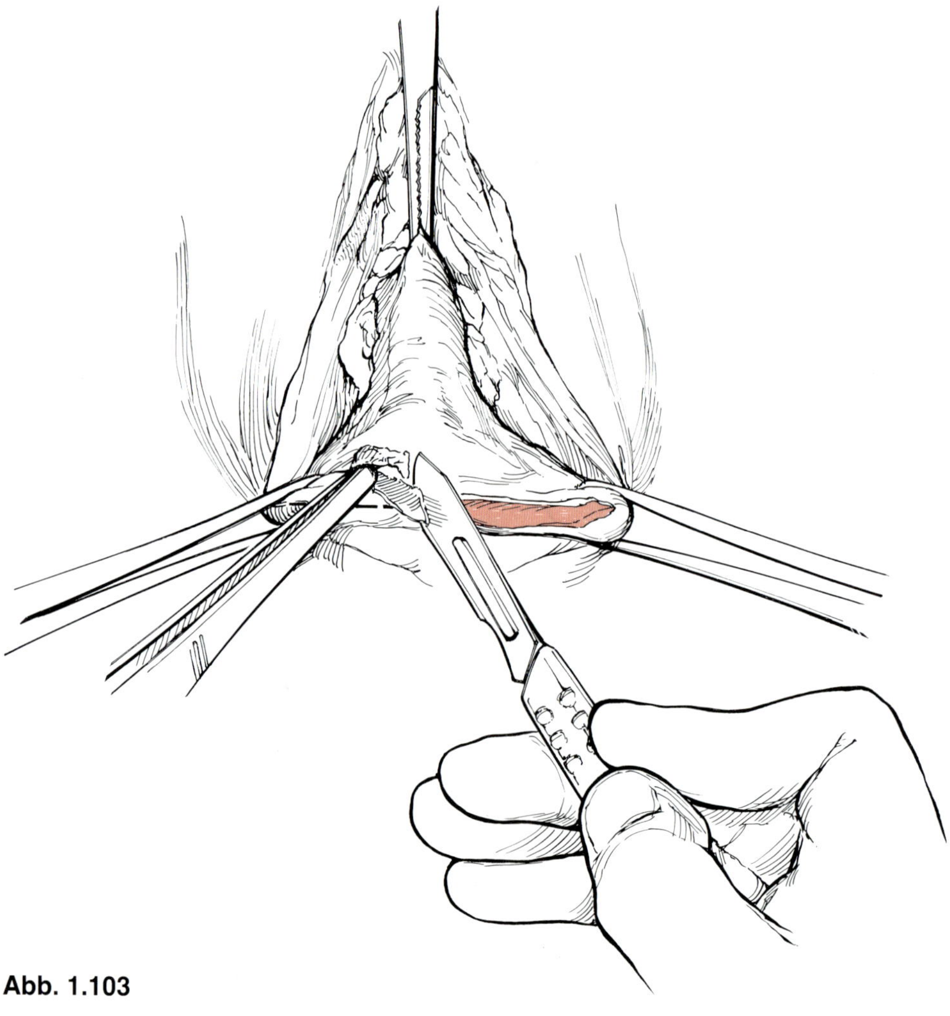

Abb. 1.103

2. Danach wird die Spitze der individuell unterschiedlich hoch in der Vagina liegenden **Rektozele** aufgesucht und mit einer Kocherklemme fixiert. Durch gleichzeitigen Zug an den Kugelzangen und an der Kocherklemme spannt man jetzt die über dem distalen Anteil der Rektozele liegende Vaginalhaut so an, daß sie sich in der lockeren Verschiebeschicht zwischen Rektum und Vagina mit der Schere bequem unterminieren läßt. Dieser Schritt wird durch wiederholtes Aufspreizen der Scherenblätter, insbesondere beim gleichzeitigen Zurückziehen, unterstützt (Abb. 1.104).

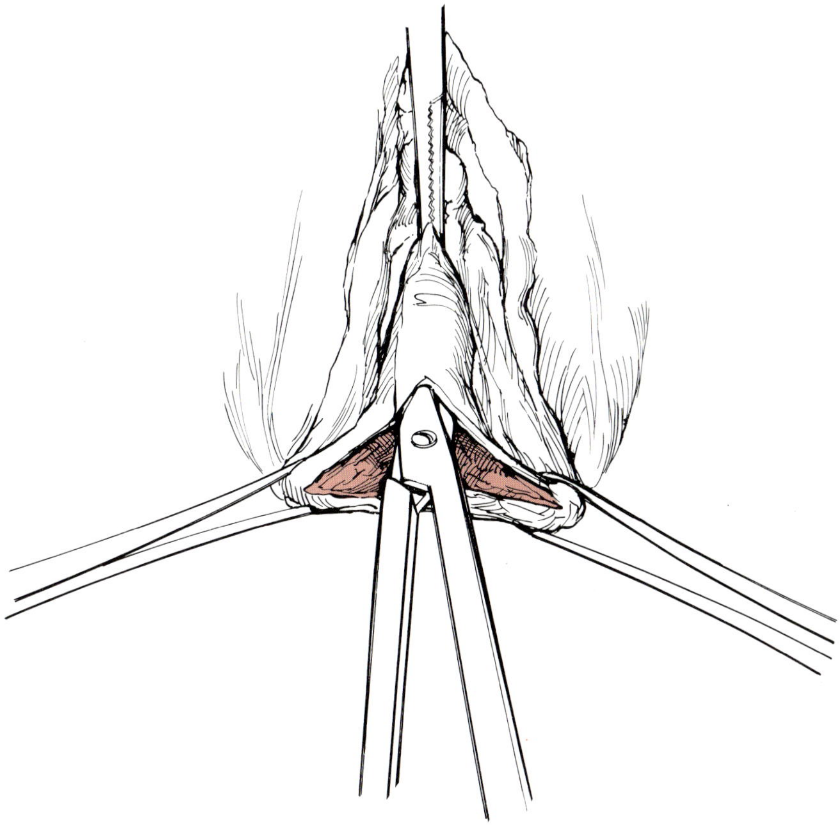

Abb. 1.104

3. Die so vom Rektum distanzierte **Scheidenhaut** kann jetzt mühelos bis zu der primär auf die Spitze der Rektozele gesetzten Kocherklemme in der Medianlinie mit der Schere durchtrennt werden (Abb. 1.105).

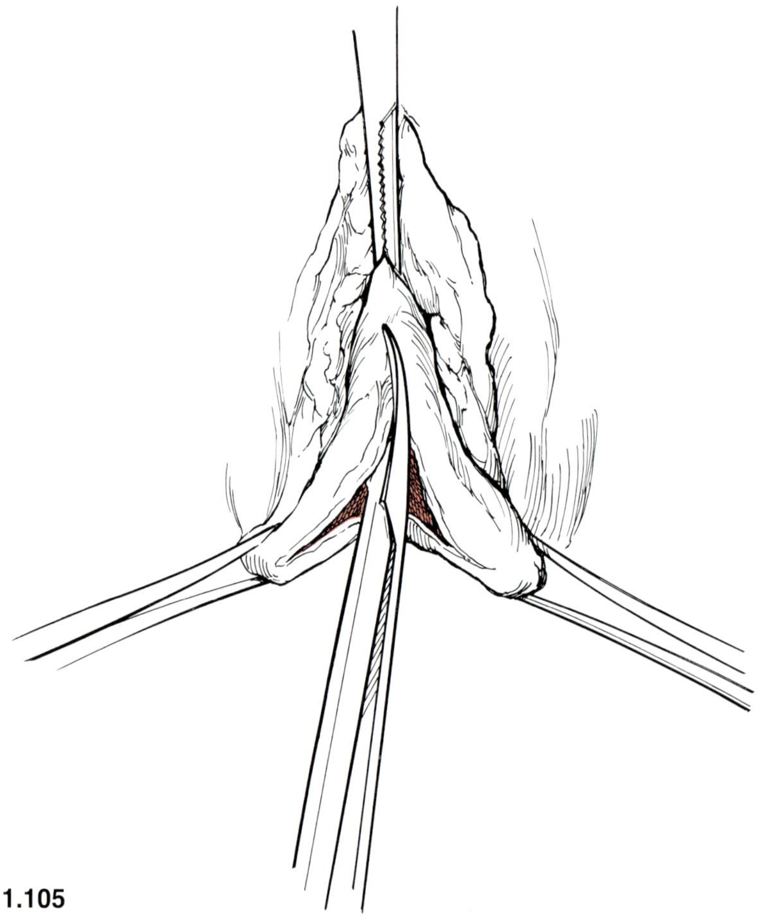

Abb. 1.105

4. Die **Scheidenwundränder** werden beidseits mit Ellis-Klemmen gefaßt und von der Assistenz angespannt. Durch Gegenzug mit der anatomischen Pinzette an der Rektumwand stellt sich zwischen Scheide und Rektum eine Verschiebeschicht dar. Nach der Durchtrennung mit dem Skalpell gelangt man durch stumpfe Präparation in kranio-lateraler Richtung in das **Spatium pararectale** (Abb. 1.106).

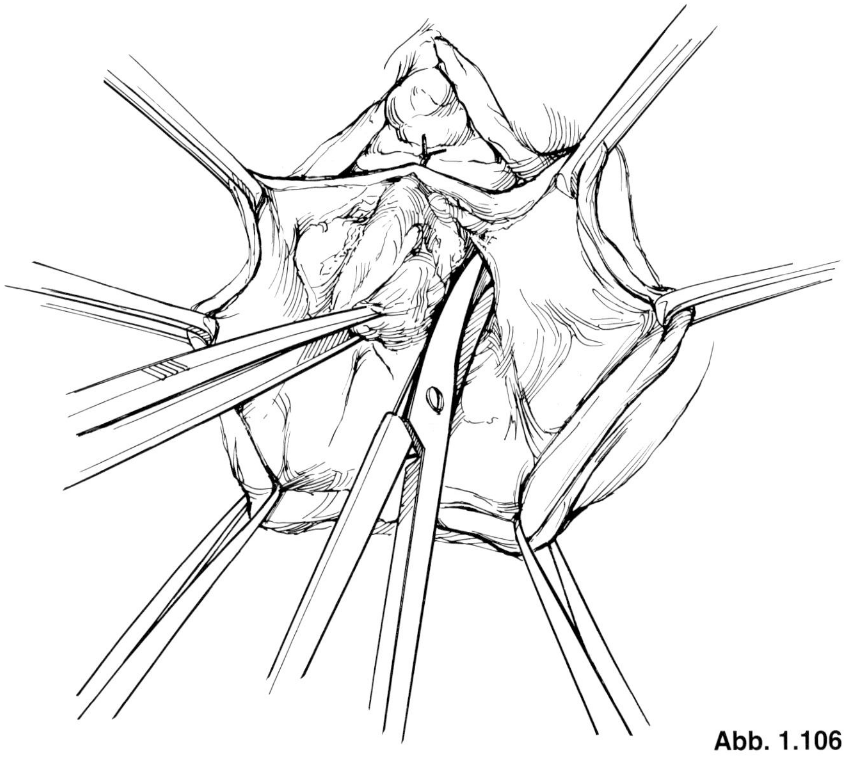

Abb. 1.106

5. Die **Rektozele** muß jetzt noch in ihrem proximalen Anteil von der Scheidenwand gelöst werden. Unterläßt man diesen Schritt, kann zwar der distale Anteil der Rektozele versenkt werden, der proximale Teil wölbt sich dann jedoch postoperativ wie ein sogenanntes Fool's cap über den bereits korrigierten Anteil in die Scheide vor.

Der kraniale Scheidenwundrand wird dazu beidseits seitlich und in der Medianlinie mit drei Klemmen gefaßt und über der linken Hand des Operateurs angespannt. Im dicht unter der Scheidenhaut liegenden Spatium rektovaginale distanziert man die Rektozele mit dem Scherenrücken so weit wie notwendig nach kranial.

Handelt es sich um eine hohe Rektozele, so führt dieser Präparationsschritt bis zur hinteren Umschneidungslinie der Zervix, vorausgesetzt, es ging eine vaginale Hysterektomie voraus (Abb. 107a–c).

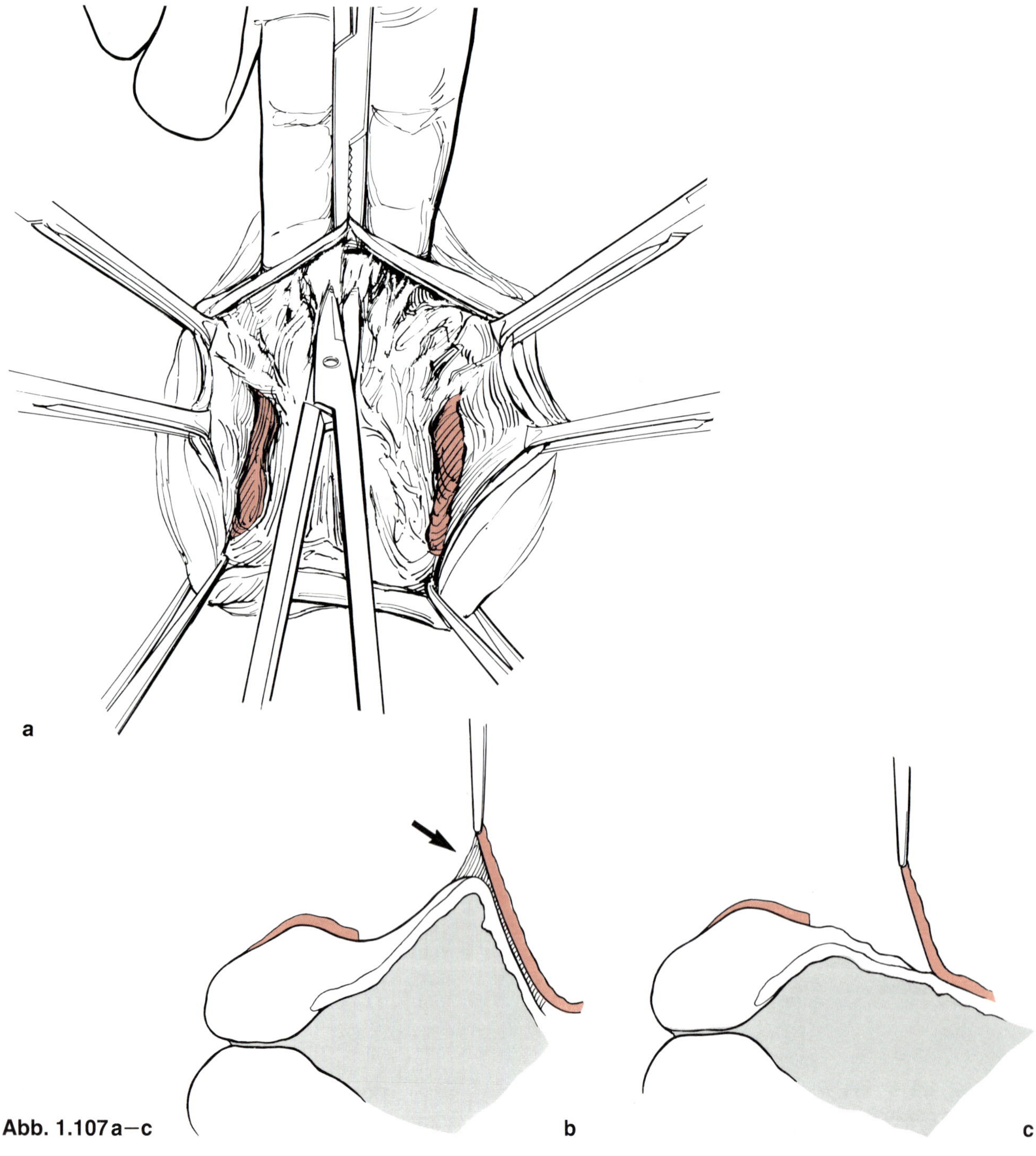

Abb. 1.107a–c

Als **Ergebnis** dieses Präparationsschrittes spannen sich zwischen dem kaudal dargestellten Spatium pararectale und dem kranial gelegenen Rektovaginalraum die nach kranial verlaufenden Rektumpfeiler an (Abb. 1.108).

6. Diese werden ebenfalls mit der Schere nach kranial mobilisiert und können so anschließend zur Deckung des kranialen Anteils der Rektozele genutzt werden. Blutungen aus den im Rektumpfeiler laufenden Gefäßen sind gelegentlich erheblich. Sie lassen sich meist mühelos durch die anschließenden Adaptationsnähte der losgelösten Rektumpfeiler über der Rektozele stillen. In Einzelfällen sind Koagulationen bzw. feinere Umstechungen notwendig.

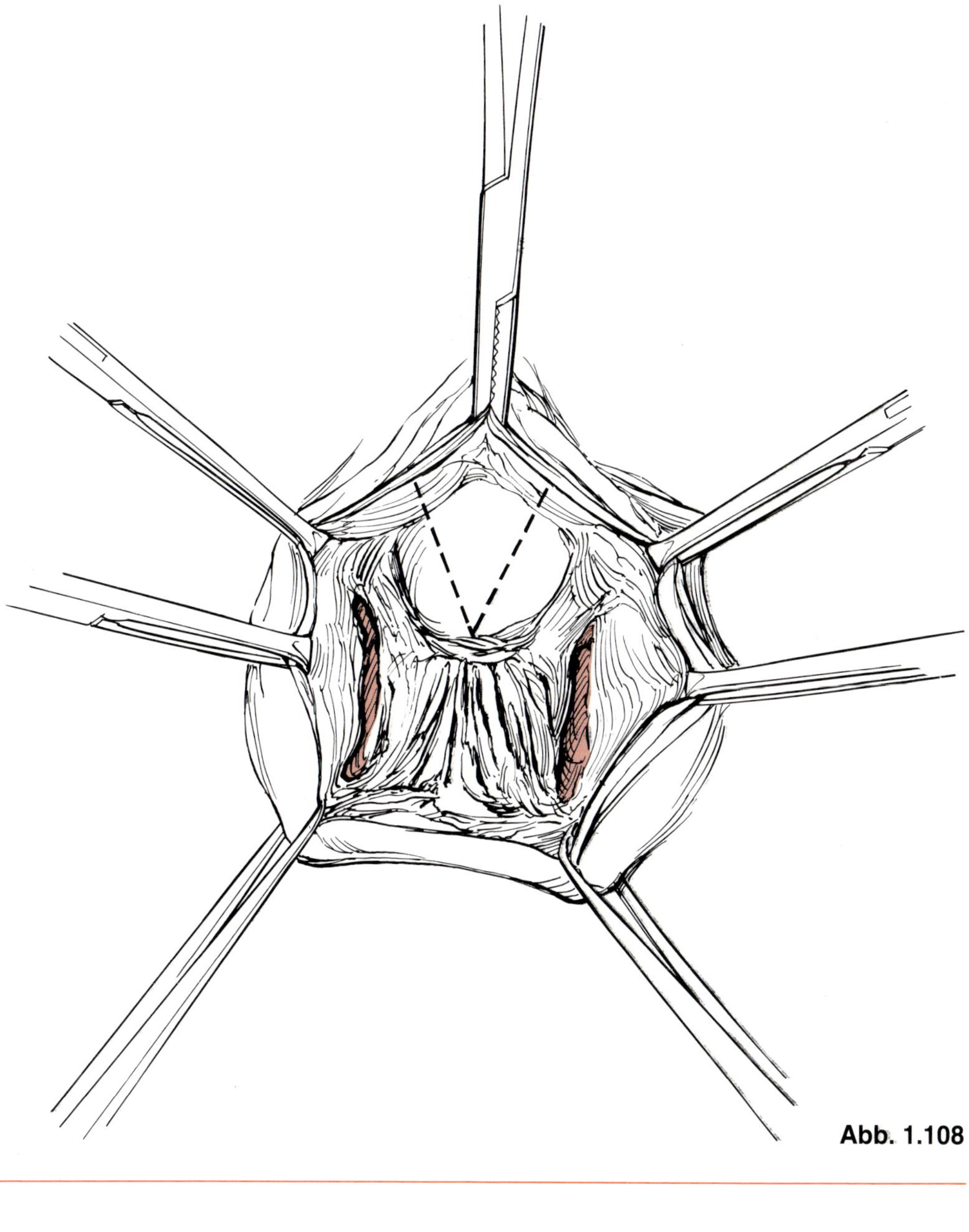

Abb. 1.108

7. Nach der Resektion überschüssiger Scheidenhaut wird zunächst der kraniale Anteil der Kolpotomie mit einigen Einzelknopfnähten verschlossen. Die **Adaptation der Rektumpfeiler** ermöglicht dann die Deckung der bruchsackartig ausgestülpten vorderen Rektumwand. Bevor man die kraniale Naht knüpft, überprüft man durch probeweises Zusammenziehen der Fadenenden die Weite der Scheide. Zwei Finger sollten immer bequem eingelegt werden können (Abb. 1.109).

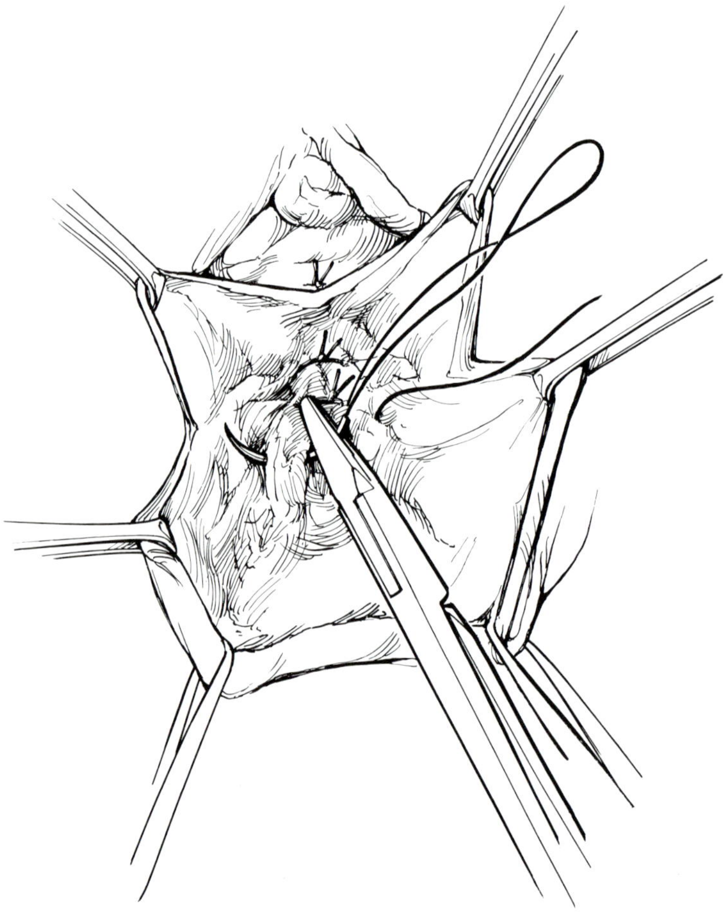

Abb. 1.109

8. Die Adaptation der Rektumpfeiler reicht nicht aus, um die gesamte Rektozele versenken zu können. Im kaudalen Anteil, dort wo das Spatium pararectale endet, müssen die **medialen Anteile der Puborectalisschlingen** zur Deckung genutzt werden. Wird die Nadel nach lateral ausladend direkt unter der Scheidenhaut seitlich in die Tiefe geführt, so läßt sich hier immer ein kräftiger, mit Faszie bedeckter Levatoranteil nach medial bringen. Zwei, in Einzelfällen drei solcher Levatornähte reichen aus, um die Rektozele vollständig zu versenken. Auch bei diesem Schritt ist auf eine ausreichende Weite der Vagina zu achten (Abb. 1.110).

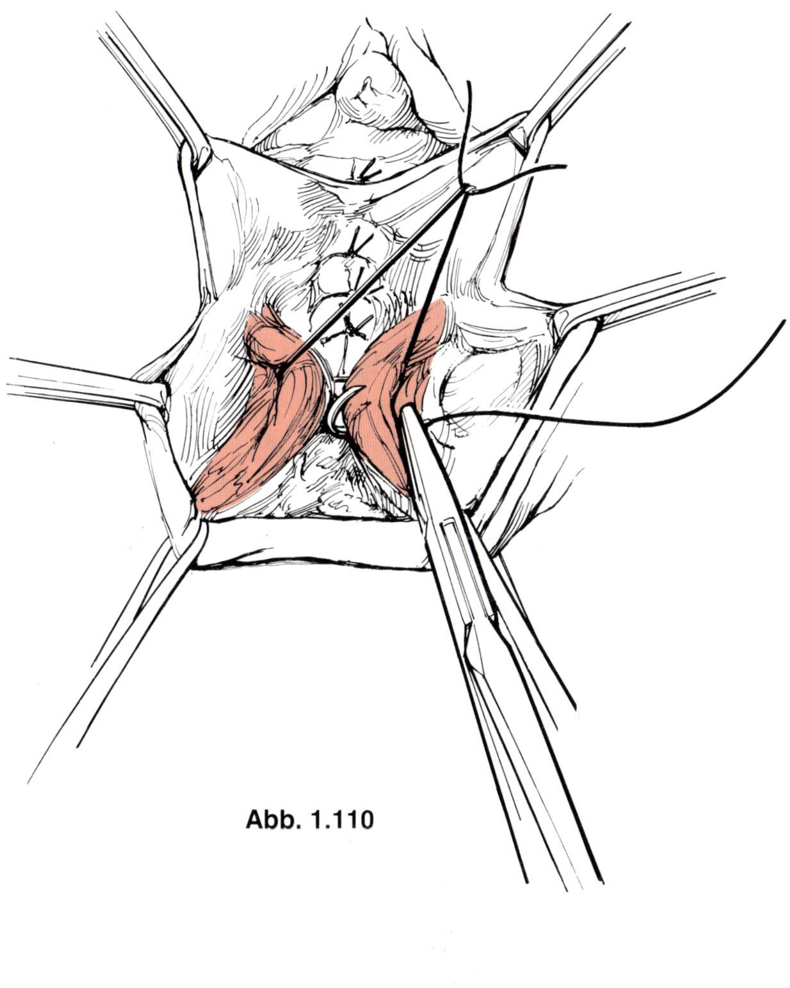

Abb. 1.110

9. Die Scheide wird nun bis zum Introitus mit Einzelknopfnähten verschlossen. Danach folgt der Aufbau des muskulären Damms über die Adaptation der seitlich ausgewichenen Bulbocavernosus-Muskelbäuche (Abb. 1.111).

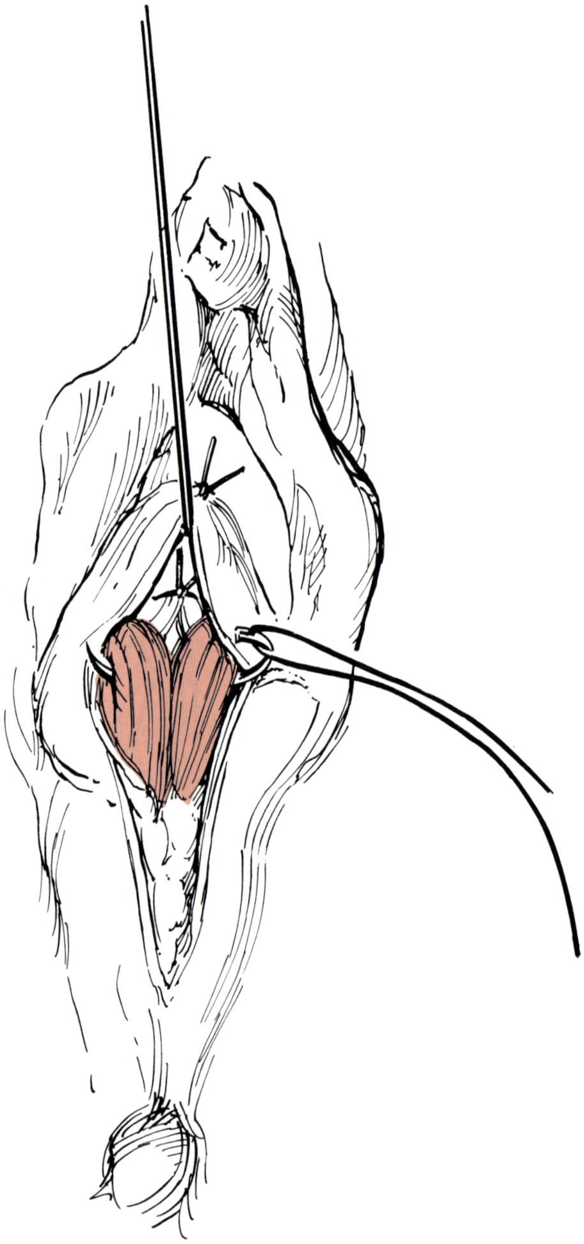

Abb. 1.111

10. Haut und **subkutanes Fettgewebe** am Damm werden vom Introitus ausgehend mit einer fortlaufenden resorbierbaren intrakutanen Naht versorgt. Durch überschüssige Haut entsteht anusnahe häufig ein Bürzel bzw. eine Fältelung, die nur sehr schwer von Stuhlresten freizuhalten ist. Die Resektion dieses Bürzels erleichtert die Hygiene.

Wurde die Exzision im Bereich der hinteren Kommissur versehentlich zu weit angelegt oder zwingen narbige Veränderungen in diesem Bereich dazu, so kann man die Weite des Introitus durch die Adaptation der Wundränder im seitlichen Bereich mit quer angelegten Einzelknopfnähten korrigieren (Abb. 1.112).

Zur Kompression der entstandenen Wundhöhlen wird mit einem **Salbenstreifen** (z. B. Betaisodonnasalbe) sorgfältig tamponiert. War die Präparation sehr blutreich, so empfiehlt es sich, zusätzlich eine schmale **Penrosedrainage** in die Wundhöhle einzulegen. Diese kann zwischen zwei Scheidennähten herausgeführt werden. Tamponade wie auch Drainage werden nach 24 Stunden entfernt.

Nach der Operation muß durch eine **rektale Untersuchung** sichergestellt werden, daß keine Nähte versehentlich durch die Rektumwand gelegt wurden.

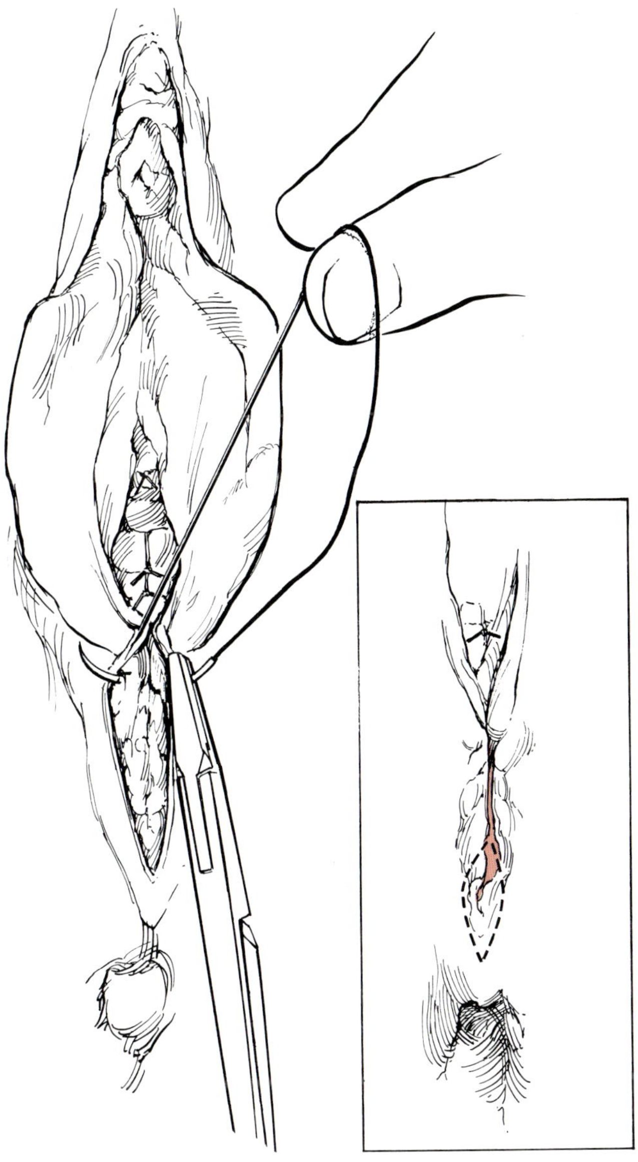

Abb. 1.112

Besonderheiten

Eine versehentliche Eröffnung des Rektums wird intraoperativ sofort mit extramukösen Einzelknopfnähten verschlossen, eine zweite darübergelegte Nahtreihe adaptiert die Muscularis des Darmes ebenfalls mit Einzelknopfnähten. Im Anschluß daran wird die Kolpoperineoplastik in typischer Weise weitergeführt.

Es empfiehlt sich eine Kurzzeitantibiotikaprophylaxe für 24 Stunden. Die **postoperative Betreuung** entspricht dem Vorgehen bei der Versorgung eines Dammriß IV. Grades.

Perioperative Maßnahmen

Eine generelle Antibiotikaprophylaxe ist nicht indiziert.

Postoperative Betreuung

Die Frühmobilisation erfolgt bereits am OP-Tag. Wurde das Peritoneum nicht eröffnet, wird am 1. postoperativen Tag mit der Nahrungsaufnahme begonnen. Sitzbäder bzw. Spülungen der Vulva und des Dammes begünstigen die Wundheilung.

Arbeitsunfähigkeit

Je nach Ausmaß der Rektozelen-Korrektur besteht Arbeitsunfähigkeit nach Entlassung für zwei bis drei Wochen. Bei komplikationslosem Verlauf ist somit uneingeschränkte Arbeitsfähigkeit nach drei bis vier Wochen gegeben.

Radikale Vulvektomie mit inguinaler Lymphonodektomie

Definition

Die radikale Vulvektomie mit inguinaler Lymphadenektomie wird heute als primäre Behandlungsmethode des invasiven Vulvakarzinoms allgemein akzeptiert. Unzweifelhaft ist eine Beschränkung auf die lokale Exzision mit deutlich schlechteren Heilungsaussichten verbunden.

Während früher diskutiert wurde, ob nicht eine direkte lymphogene Aussaat der Karzinomzellen durch das Perineum in die lymphatischen Gefäße des kleinen Beckens möglich sei (insbesondere beim Karzinom der Klitoris), muß man heute sagen, daß es keinen eindeutigen Hinweis auf eine direkte Verbindung zwischen Vulva und pelvinen Lymphknoten ohne Passage der inguinalen Lymphknoten gibt. Trotz dieser Erkenntnis besteht nach wie vor Unsicherheit über den Wert der pelvinen Lymphonodektomie. Wenn man auch bezweifeln kann, ob mit einer pelvinen Lymphonodektomie ein wesentlicher Überlebensvorteil für die Patientin einhergeht, mag sie im Einzelfall bei einem Primärtumor größer als 4 cm indiziert sein. Neuere Ergebnisse aus den Vereinigten Staaten lassen die Strahlentherapie als eine durchaus akzeptable Alternative zur operativen Entfernung der pelvinen Lymphknoten erscheinen. Hinzu kommt der Vorteil einer Reduktion der Leistenrezidive.

Auch unter Berücksichtigung der heute diskutierten Modifikationen der operativen Therapie darf auf eine **inguinale Lymphadenektomie** nur verzichtet werden, wenn die Invasionstiefe des Karzinoms unter 1 mm liegt oder, wenn eine ausgedehnte Operation aus allgemeinmedizinischen Gründen nicht verantwortbar erscheint.

Feinsinnige anatomische Unterscheidungen hinsichtlich unterschiedlicher Lymphknotenebenen (superfizial/profund) sind chirurgisch unbedeutend, da das Ziel der Lymphonodektomie die En-bloc-Resektion des gesamten Lymphknotenfettgewebes ist. Wenn auch die Inzidenz der beidseitigen bzw. kontralateralen Ausbreitung beim lateral plazierten Tumor noch nicht abschließend geklärt ist, wird in diesem Falle zunehmend die Beschränkung auf eine ipsilaterale Lymphonodektomie empfohlen. Die vorliegenden Daten reichen allerdings bislang nicht aus, um daraus eine generelle Empfehlung zu machen. Ein Verzicht auf die kontralaterale Lymphonodektomie erscheint nur bei sehr kleinen lateral lokalisierten Tumoren gerechtfertigt (< 2 cm).

Die radikale Vulvektomie mit beidseitiger inguinaler Lymphadenektomie, welche im Einzelfalle mit einer pelvinen Lymphadenektomie einhergehen kann, sollte in Abteilungen mit entsprechender chirurgischer, anästhesiologischer und auch pflegerischer Erfahrung durchgeführt werden. Nur unter diesen Voraussetzungen wird das Resultat eine sehr gute Fünfjahresüberlebensrate sein. Bei über 350 Patientinnen, welche in Gateshead operiert wurden, zeigt sich eine Gesamt-Fünfjahresüberlebensrate von 72%. Bei negativen Lymphknoten kann mit einer Quote von 94%, bei positiven Lymphknoten noch mit 62% gerechnet werden. Die operative Mortalität beträgt 2%.

Vorbereitung der Patientin

Es ist wichtig, die Patientin nicht über eine längere präoperative Periode zu hospitalisieren, da durch die reduzierte körperliche Bewegung mit venöser Stase das Risiko der thromboembolischen Komplikation intra- und postoperativ ansteigt. Dies ist von besonderer Bedeutung, da das Risiko für die Entwicklung thromboembolischer Krankheiten in diesem Kollektiv primär besonders groß ist. Die Patientinnen sind in der Regel älter, übergewichtig, weisen häufig kardiovaskuläre und respiratorische Risikofaktoren auf und zeigen nicht selten eine eingeschränkte Beweglichkeit einer oder beider Hüften. Alle diese Faktoren führen zu erheblichen Problemen bei der Mobilisation der Patientin. Eine **Thromboseprophylaxe** ist deshalb unerläßlich. Unter den vielen vorgeschlagenen Maßnahmen ist die Low-dose-Heparinisierung unverzichtbar. Auch die Verwendung von Stützstrümpfen und intraoperativen Muskelpumpen ist sinnvoll. Wichtigster Bestandteil ist und bleibt jedoch die frühe Mobilisation der Patientin in der postoperativen Phase.

Die Patientin sollte erst kurz vor der Operation (max. 2 Tage) stationär aufgenommen werden. Nach intensiver Reinigung der Vulva durch lokale Antiseptika erfolgt die routinemäßige präoperative Vorbereitung.

Eine **antibiotische Prophylaxe** scheint in der Lage zu sein, die postoperativen Wundheilungsstörungen zu reduzieren. Anamnestische Hinweise auf Allergien gegen bestimmte Antibiotika sollten dabei berücksichtigt werden.

Es ist vorteilhaft, wenn die Operation unter spinaler oder epiduraler Analgesie durchgeführt werden kann. Aus der Regionalanästhesie resultieren zwei große Vorteile:

- Die Blutungsneigung, vor allem aus kleinen Gefäßen, ist deutlich reduziert (verminderter intraoperativer Blutverlust).
- Der Bedarf an Allgemeinanästhetika ist geringer. Dies kommt vor allen Dingen der älteren immobilen Patientin zugute und führt zu einer deutlichen Verminderung der postoperativen infektiösen (pulmonalen) und thromboembolischen Komplikationen.

Aufklärungspflichtige Risiken

Zu den aufklärungspflichtigen Risiken der radikalen Vulvektomie gehören:

- Postoperative Wundheilungsstörungen.
- Infektionen im Wundgebiet.
- Hämatome.
- Lymphzysten.
- Lymphödeme (ein- oder beidseitig) in Abhängigkeit von der Radikalität des Vorgehens.
- Hinweis auf die Konsequenzen der radikalen Vulvektomie auf die Sexualität (Entfernung der Klitoris und Labien).
- Hinweis auf die Möglichkeiten einer postoperativen Introitusstenose der Vagina.

Seltene Komplikationen sind:

- Postoperative Femoral- und Inguinal-Hernie.
- Intraoperative Läsion der großen Gefäße.
- Beckenbodeninsuffizienz mit Harninkontinenz.

Da beim invasiven Karzinom keine therapeutische Alternative besteht, sind die Anforderungen an die Aufklärung im Gespräch mit der Patientin zu individualisieren. Vor allem bei jüngeren Patientinnen sind jedoch die Hinweise auf die Störung der sexuellen Empfindung von besonderer Bedeutung. Bei ausgedehnten Lokalbefunden sollte mit der Patientin die evtl. Notwendigkeit einer lokalen Hautlappenverschiebung bereits präoperativ besprochen werden.

Bei der Ausdehnung des Karzinoms in das Septum rectovaginale wird die Therapie (Anovulvektomie mit vorheriger Anlage eines Anus praeter) modifiziert. Die Aufklärung muß in diesen Fällen entsprechend erweitert werden. Auch kann im Einzelfalle eine Resektion des proximalen Anteils der Urethra erforderlich sein, welches mit einem erhöhten Risiko hinsichtlich einer Harninkontinenz einhergeht.

In der oben erwähnten Serie von über 350, zum Teil sehr ausgedehnten Vulvakarzinomen, die in Gateshead operiert wurden, war immer eine primäre Vereinigung der Wundränder möglich und die Verwendung einer myokutanen Lappenplastik in keinem Fall erforderlich.

Lagerung

Die Patientin wird mit leicht gespreizten Beinen (Fußabstand ca. 25 cm) flach auf dem Rücken gelagert. Die Beine werden durch eine Knierolle leicht angehoben. Lagerungen, welche es ermöglichen, daß zwei oder gar drei Operationsteams gleichzeitig operieren, erzeugen eher Konfusion, zumal sie nicht wesentlich zur Beschleunigung des Ablaufes beitragen. In manchen Fällen kann eine Kopf-Tieflage hilfreich sein, vor allem bei sehr adipösen Patientinnen.

Operative Technik

1. In den vergangenen Jahren wurde die ursprünglich schmetterlingsförmige **Umschneidungsfigur** in vielfacher Weise modifiziert. All diesen Versuchen gemeinsam ist die Intention, weniger Haut zu resezieren. Dies bedeutet im Extremfall eine lineare Inzision über der Symphyse. Zum Fassen mit einer Klemme bietet sich jedoch die Resektion einer schmalen Hautbrücke (1 cm Breite) an. Hierdurch läßt sich das zu resezierende Gewebe in jeder Richtung manipulieren. Beim reinen Fassen von subkutanem Fettgewebe reißen die Klemmen häufig aus und behindern dadurch den Ablauf der Operation.

Man beginnt den Hautschnitt etwa in der Höhe der Spina iliaca anterior superior und führt sie weiter zu einem Punkt in der Mitte direkt über dem Mons pubis. Die zweite Inzision folgt einer Linie von der Spina iliaca anterior superior zu einem Punkt unterhalb des Tuberculum pubis (ca. 4 cm), wobei diese Inzisionslinie eine Kurve in die Leiste aufweist. Die dritte Inzision folgt nun in einer leichten Kurve aufwärts zur Leistenbeuge. Bei der Schnittführung sollte man sich unbedingt an von außen palpablen knöchernen Strukturen orientieren und die vorgegebenen Hautfalten, welche häufig – insbesondere bei adipösen Patienten – besonders variabel angelegt sind, ignorieren. Bei dieser Technik wird nur eine minimale Hautresektion im Bereiche der Leiste durchgeführt. Ein schmales Band mit einer geringen Entlastungsinzision über der Vena saphena ist ausreichend (Abb. 1.113).

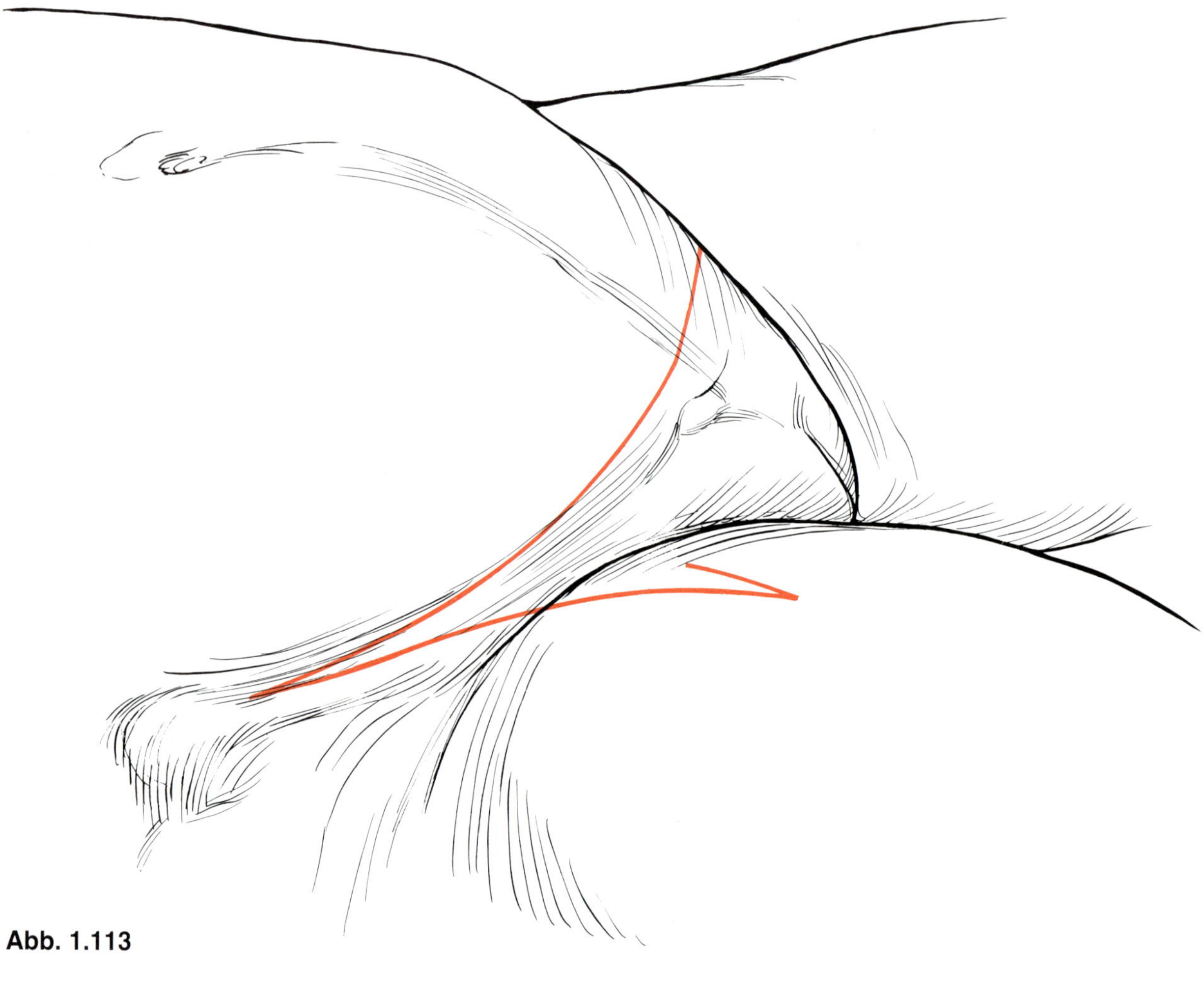

Abb. 1.113

2. Nach der durchgeführten Hautinzision wird jetzt der zu resezierende Abschnitt mit Faßzangen fixiert, um das gesamte Gewebe während der nachfolgenden Präparation manipulieren zu können. Während die Hand die Haut oberhalb der Inzisionslinie mit mäßiger Spannung nach kranial bewegt, läßt sich die Aponeurose des Musculus obliquus externus durch das Vertiefen der Inzision darstellen. In gleicher Weise kann die Faszie des Musculus sartorius, welcher die laterale Begrenzung des Trigonum femorale bildet, identifiziert werden. Diese Faszie wird nun longitudinal von der Spina iliaca anterior superior bis zur Apex des Trigonum femorale gespalten. Einige kleine Arterien und Venen (z. B. Arteria und Vena epigastrica superficiales) müssen dabei durchtrennt werden. Hier ist auf eine sorgfältige Identifikation und sichere Blutstillung zu achten (Abb. 1.114).

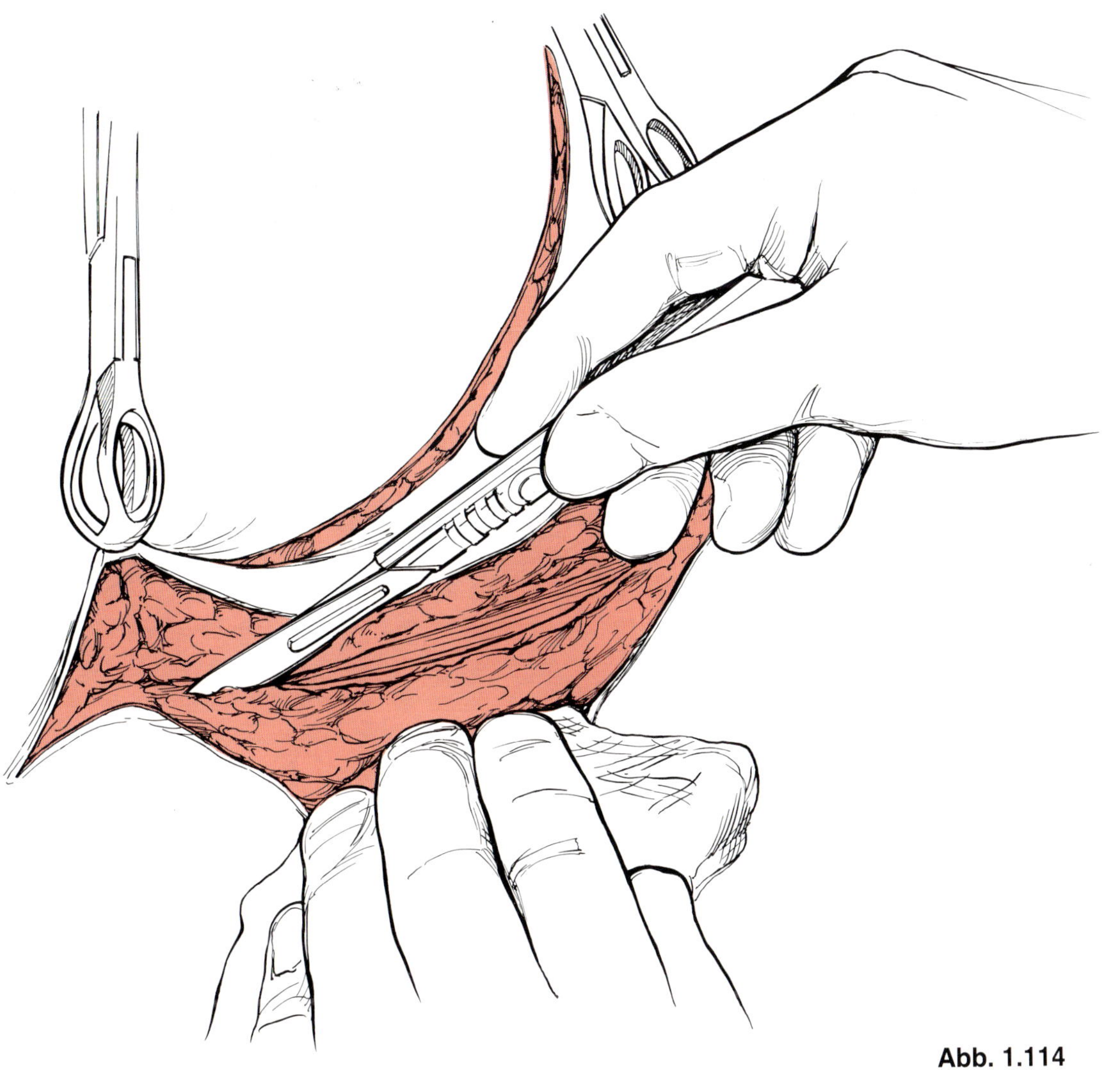

Abb. 1.114

3. Danach gilt es, die **Vena saphena** im kaudalen Anteil der Entlastungsinzision im subkutanen Fettgewebe zu identifizieren. Dies geschieht dort, wo die Vena saphena direkt oberhalb der Fascia lata verläuft. Nach der Präparation im Fettgewebe wird die Vene isoliert dargestellt, über zwei Klemmen zunächst durchtrennt und dann mit Ligaturen versorgt (Abb. 1.115). Zu diesem Zeitpunkt kann die Dissektion bis zur Faszie über der Adduktorenmuskulatur fortgesetzt werden.

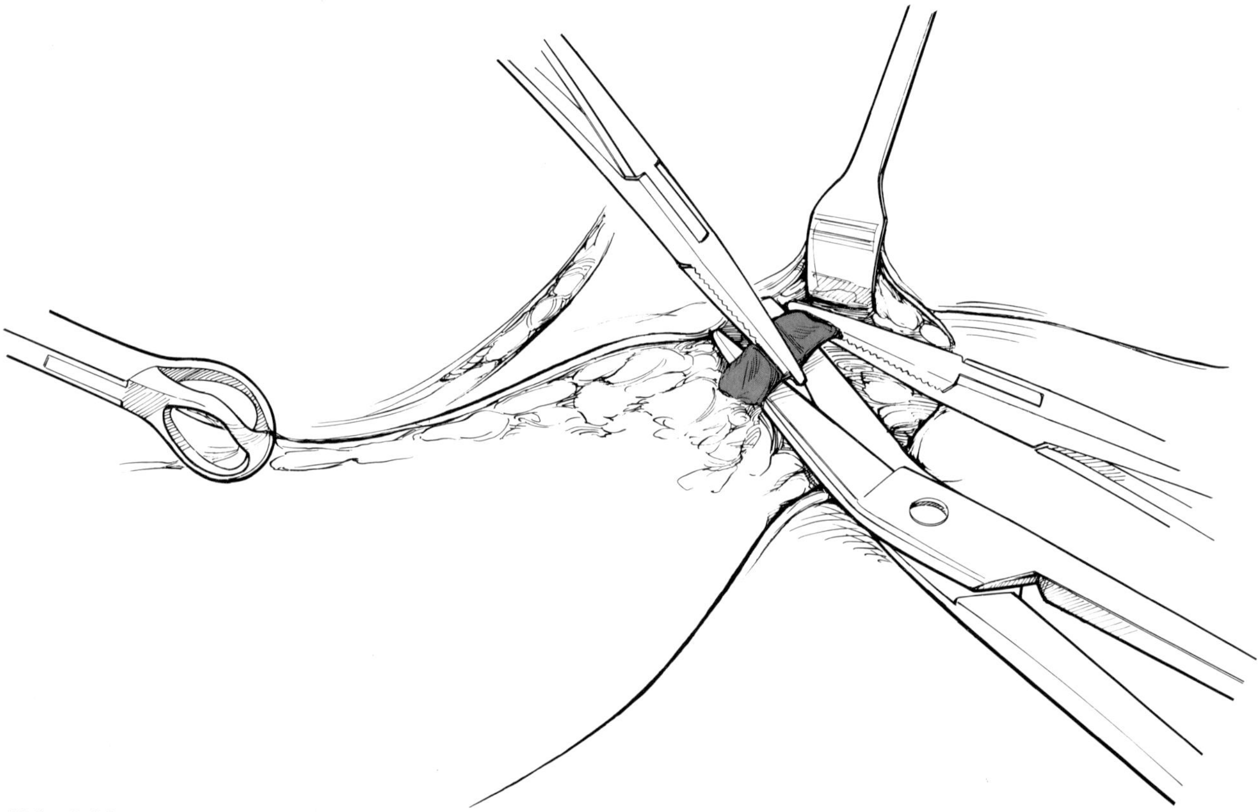

Abb. 1.115

4. Nun wird der mediale Rand der inzidierten Faszie über dem Musculus sartorius gefaßt (Spencer-Wells-Klemmen) und angehoben. Die dabei zu identifizierenden **Nervenäste** sind femorale Seitenäste des Nervus genitofemoralis. Sie werden durchtrennt, um die Femoralarterie frei zu legen, was die Durchtrennung der bindegewebigen Umhüllung der Arterie voraussetzt (Abb. 1.116).

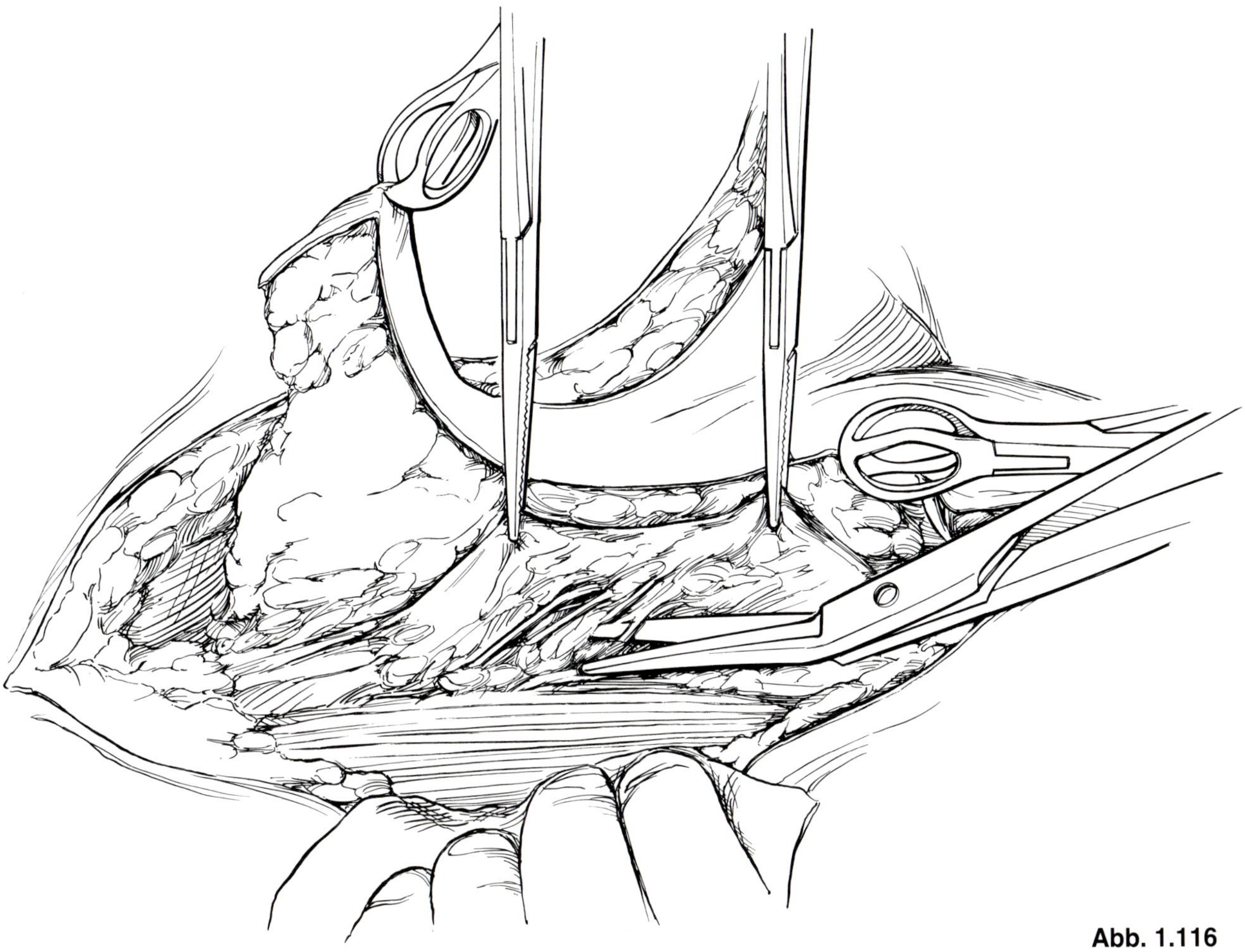

Abb. 1.116

5. Die **Arterie** wird dann sorgfältig vom Ligamentum inguinale bis hinunter zur Apex des Trigonum femorale präpariert. Die Verbindung der Faszie (lateral der Arterie) mit dem Ligamentum inguinale wird mit der Schere durchtrennt, dabei läßt sich die Aponeurose des Musculus obliquus externus vollkommen vom Lymphknotenfettgewebe befreien (Abb. 1.117).

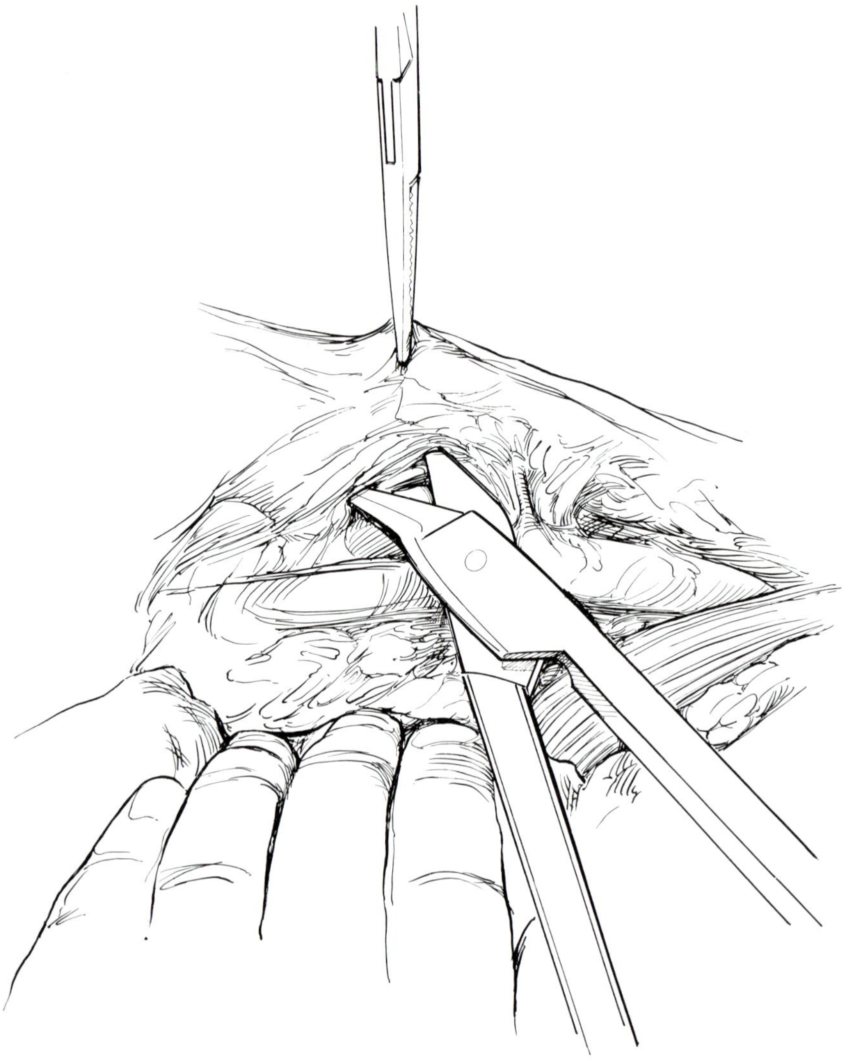

Abb. 1.117

6. Nach dem Anheben der Fascia lata kann nun medial der Femoralarterie die **Vena femoralis** identifiziert werden. Sie wird ebenfalls vom Ligamentum inguinale aus nach distal freipräpariert. Dabei isoliert man die Einmündung der Vena saphena magna. Wenn die Faszie angehoben und durch den Assistenten etwas nach medial rotiert wird, öffnet sich dem Operateur der **Hiatus saphenus** (Foramen ovale). Nach der weiteren Präparation des lockeren Bindegewebes können die Ränder des Hiatus saphenus dargestellt, die Vene komplett freipräpariert und anschließend über Klemmen durchtrennt und ligiert werden (direkt an der Mündungsstelle in die Vena femoralis) (Abb. 1.118).

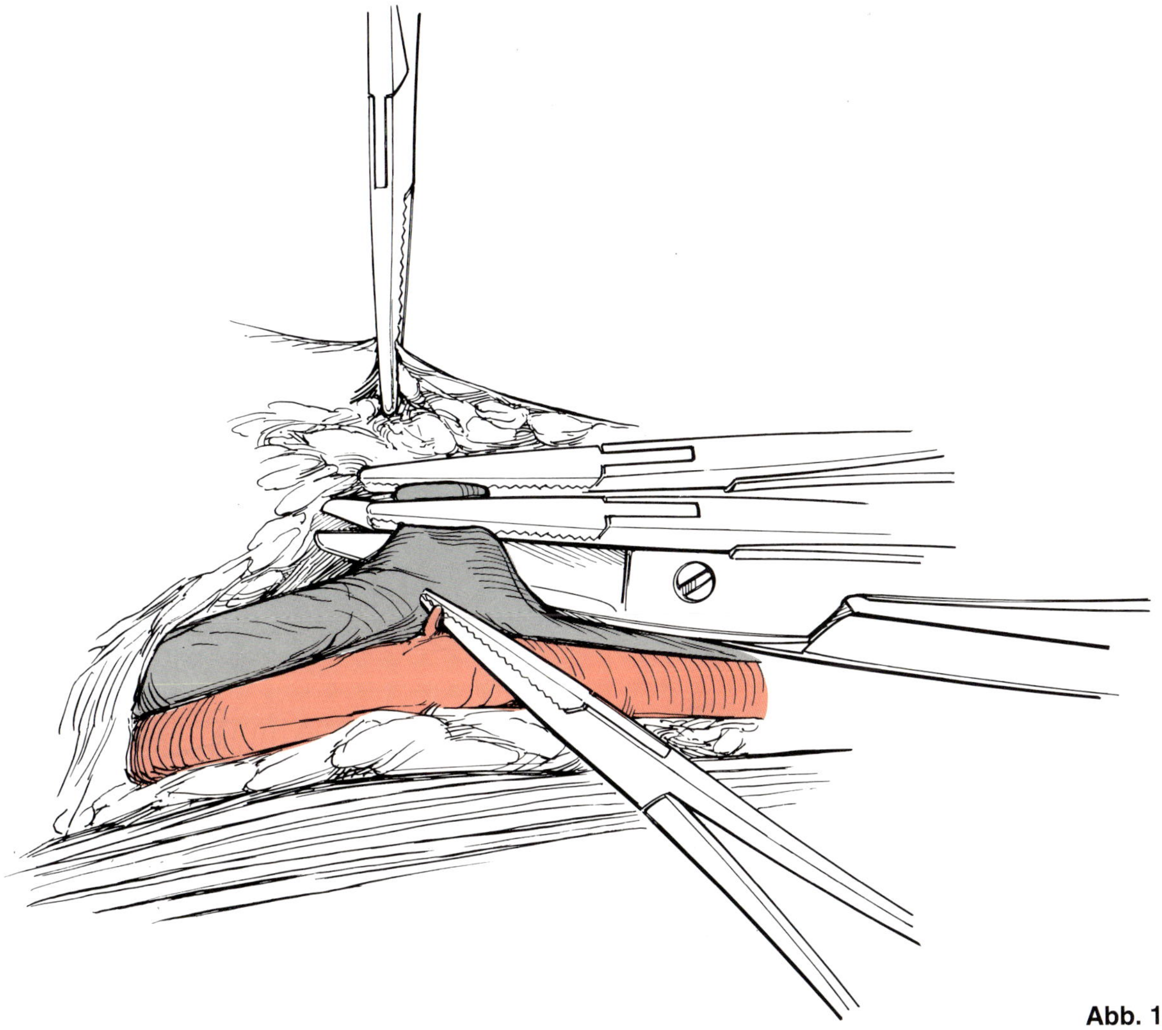

Abb. 1.118

7. Nun wird der **lanzettförmige Hautfettgewebslappen,** welcher die gesamten Leistenlymphknoten enthält, nach medial gezogen. Auf der medialen Seite der Vena femoralis wird die **Faszie** über der Adduktorenmuskulatur longitudinal inzidiert (so nahe wie möglich an der Vene). Vereinzelt können kleine Venen, welche den Muskel penetrieren, hier ligiert werden. Bei dieser longitudinalen Inzision erreicht man dann die Apex des Trigonum femorale (Spitze der Entlastungsinzision) und kann die Faszie nun über die Aduktorenmuskulatur medial bis zur Aponeurose des Musculus gracilis abpräparieren. Im oberen Anteil dieser Präparation, im Bereiche des Anulus inguinalis subcutaneus, wird nun das **Ligamentum rotundum** dargestellt und dort, wo es den Leistenkanal verläßt, durchtrennt und ligiert (Abb. 1.119). Nach der Fortsetzung der Präparation zum Mons pubis ist nun das gesamte Lymphknotenfettgewebe der Leiste en bloc reseziert.

Im Einzelfall schließt sich an die inguinale Lymphadenektomie die extraperitonale **pelvine (iliakale) Lymphadenektomie** an. Hierzu erfolgt eine Inzision durch den Musculus obliquus externus, ca. 2 cm oberhalb des Ligamentum inguinale. Diese Inzision beginnt oberhalb des Canalis femoralis und erstreckt sich nach oben seitlich über eine Länge von ca. 8 cm. Danach erfolgt die Inzision des Musculus obliquus internus entlang seiner Faserrichtung, wobei die darunter liegende Faszie des Musculus transversalis und das Peritoneum identifiziert werden können.

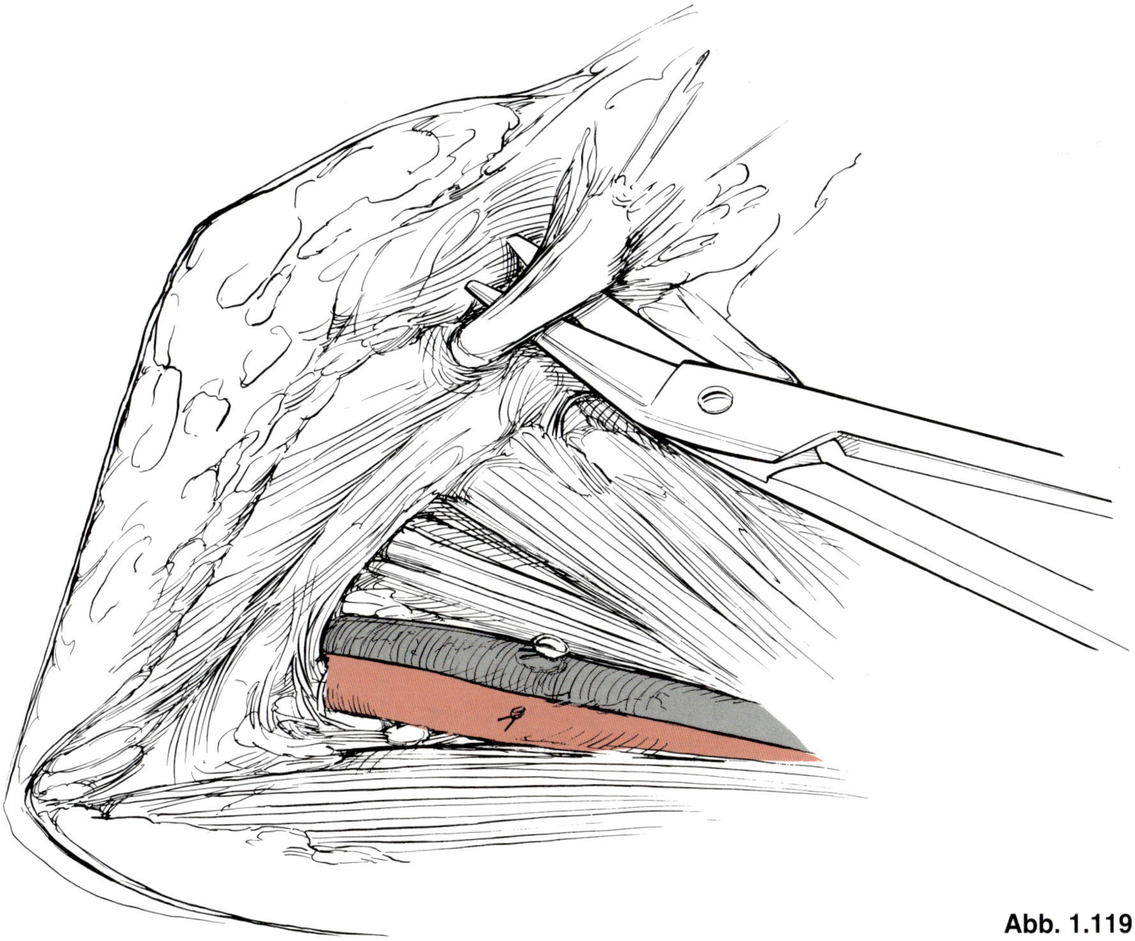

Abb. 1.119

8. Eine kontinuierliche **Drainage** des Hohlraumes in der Leiste, insbesondere im Bereiche des Trigonum femorale, ist unbedingt erforderlich. Unter kontinuierlichem Sog werden täglich etwa 300 ml Serom durch die Katheter entleert, welche einen entsprechend großen Durchmesser haben sollten.

Durch die Schnittführung, welche nur einen schmalen Hautstreifen entfernt, ist der Verschluß der Haut über der Leiste ohne Probleme möglich. Nach Legen einer Situationsnaht im Bereich der drei zusammenlaufenden Wundzipfel (Abb. 1.120a) erfolgt der Wundverschluß durch Einzelknopfnähte oder – falls zur Beschleunigung erwünscht – durch Klammern (Abb. 1.120b). Ein Verschluß der Fascia lata ist aufgrund des großen Defektes nicht möglich. Die Transplantation des Musculus sartorius zur Bedeckung der Femoralgefäße scheint nicht erforderlich, eine Gefäßarrosion kommt in der Praxis selten vor. Das Vorgehen ist auf beiden Seiten identisch.

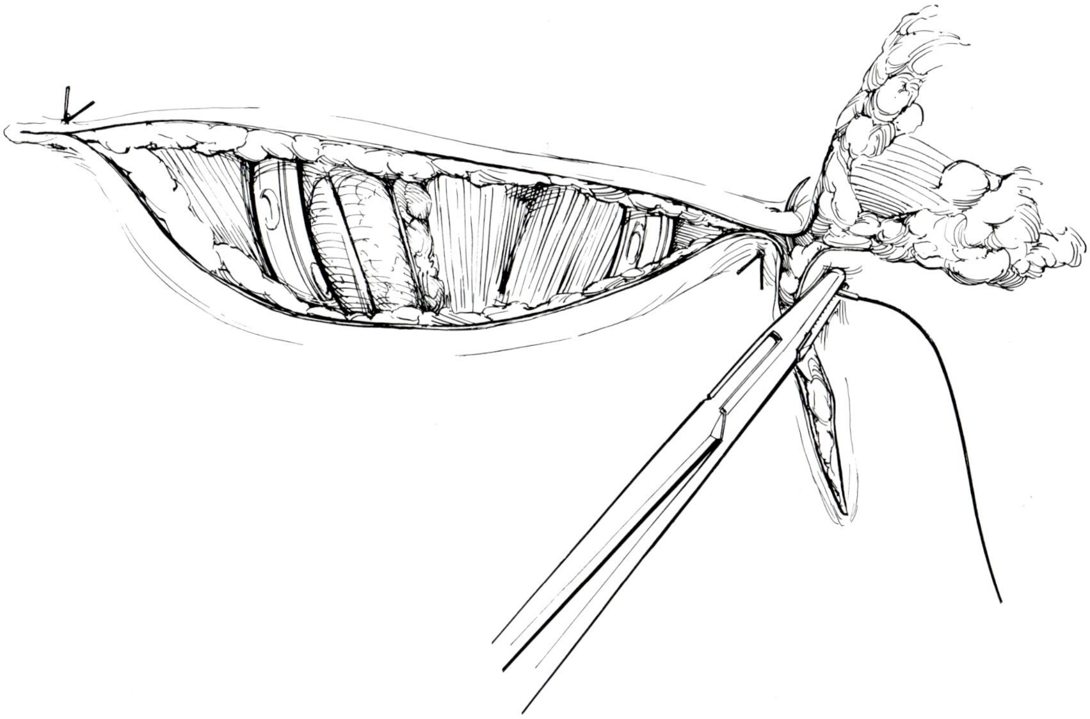

a

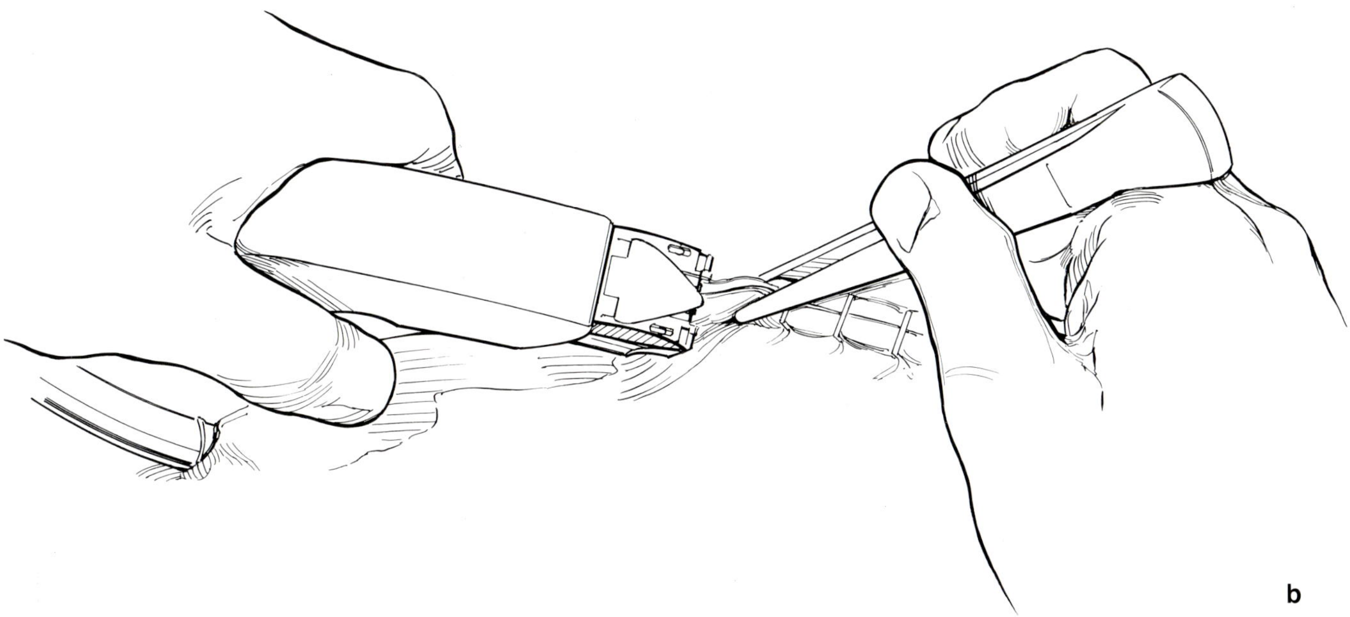

b

Abb. 1.120 a, b

9. Nach Abschluß der beidseitigen inguinalen Lymphadenektomie wird die Patientin umgelagert und die Operation in **Steinschnittlage** fortgesetzt. Die **Umschneidung der Vulva** muß dabei der Größe bzw. dem Sitz des Tumors angepaßt werden. Dabei sind folgende grundlegende Prinzipien zu berücksichtigen:

- Es muß eine ausreichende Resektion von Haut um den Tumor herum erfolgen.
- Die Resektionsränder müssen überall sicher im Gesunden verlaufen. Dabei muß im Einzelfall auch die Urethra reseziert und/oder der Anus partiell oder ganz entfernt werden.
- Sämtliche dystroph imponierenden Areale der Haut sollten mit dem Präparat entfernt werden.

Die Inzision in der Schenkelbeuge wird nun lateral der Vulva, unter Berücksichtigung der obengenannten Prinzipien, nach unten und am Anus vorbei wieder in einer Kurve nach oben geführt. Ein ähnliche Inzision erfolgt auf der gegenüberliegenden Seite.

Durch eine innere Inzision werden nun Urethra und Vagina gegenüber der Vulva abgesetzt. Bei einer Ausdehnung des Karzinoms auf die Urethra kann es notwendig sein, einen Teil der Urethra (bis zur Hälfte) zu resezieren (Abb. 1.121).

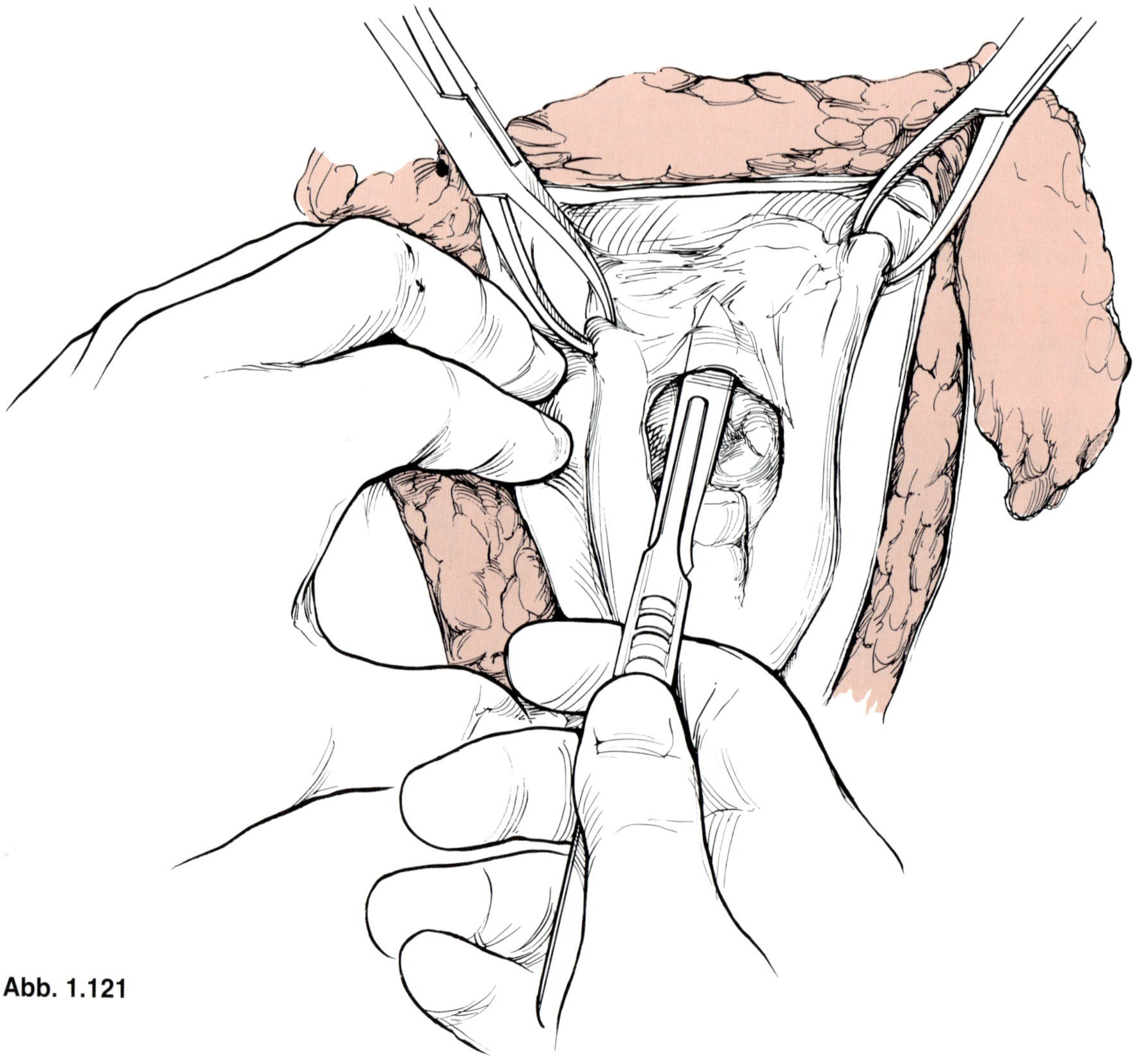

Abb. 1.121

10. Die seitlichen Inzisionen werden bis auf die Faszie bzw. das Periost vertieft und dann das Vulvapräparat abgesetzt. Dabei sind in der Regel **drei Hauptblutungsquellen** zu beobachten: die Rami labiales posteriores der Arteria pudenda interna sowie der gut vaskularisierte Schwellkörper an der Basis der Klitoris (Arteria dorsalis und Arteria profunda clitoridis). In diesen Regionen empfiehlt sich eine Blutstillung durch Umstechung im Sinne von Matratzennähten (Abb. 1.122).

11. Die primäre Vereinigung der Wundränder stellt kein Problem dar. Auch bei ausgedehnten Karzinomen ist die Haut in der Regel gut mobilisierbar. Nach der Operation wird die Patientin wieder auf dem Rücken gelagert. In beiden Leisten befinden sich Saugdrainagen. Außerdem wird eine transurethrale oder suprapubische Harnableitung durchgeführt.

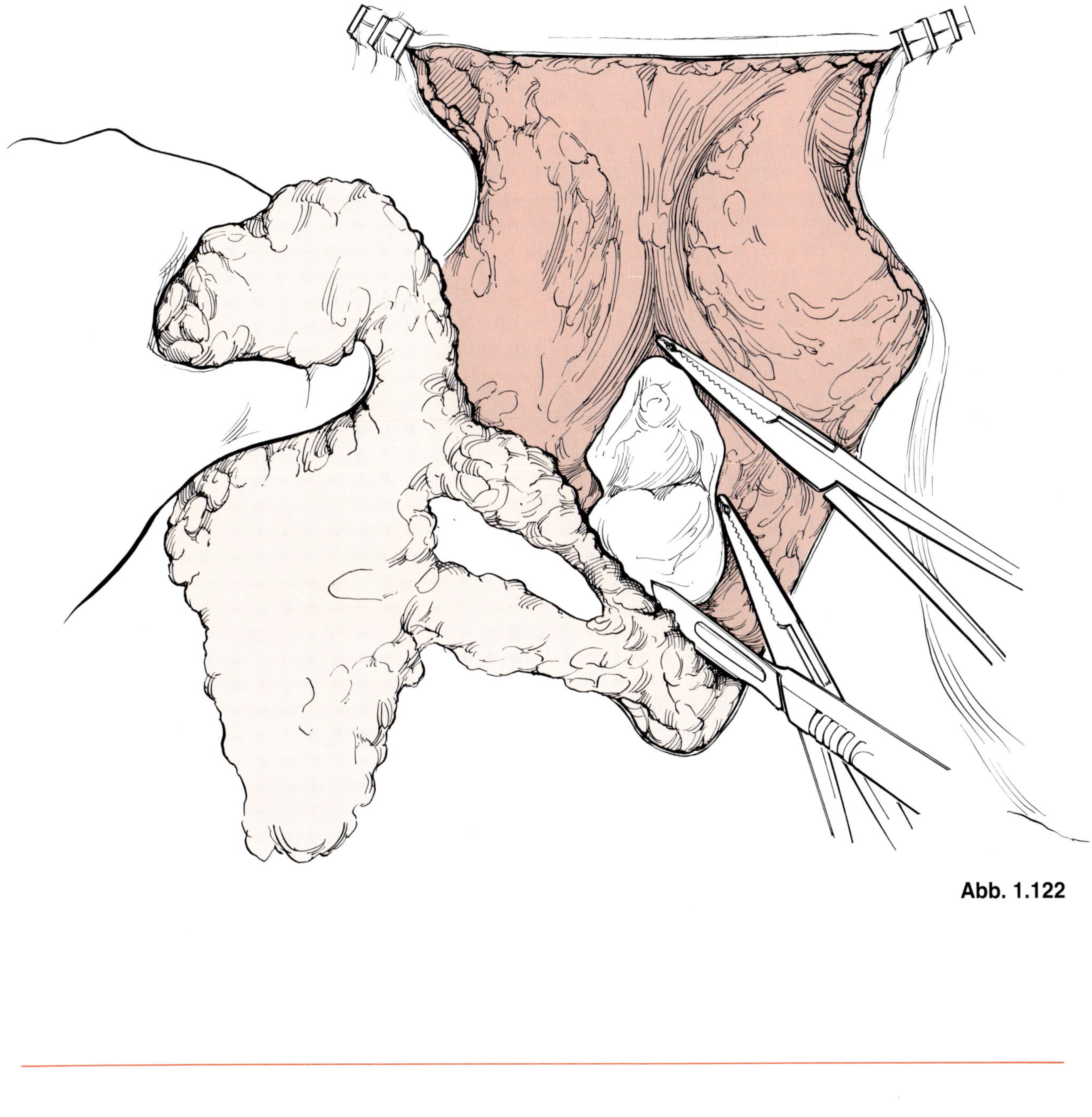

Abb. 1.122

Perioperative Maßnahmen

Wie einleitend erwähnt, wird bei den Patienten eine **Low-dose-Heparinisierung** in der Regel 10 Tage lang durchgeführt. Eine routinemäßige Gabe von Antibiotika im Sinne einer Antibiotikaprophylaxe führen wir nicht durch. Bei dem geringsten Anzeichen einer systemischen Infektion werden jedoch großzügig Antibiotika verordnet.

Der Epiduralkatheter wird nach der Operation entfernt. In der direkten postoperativen Phase wird die Patientin angehalten, die Beine aktiv zu bewegen. Die **postoperative Frühmobilisation** ist der wesentlichste Beitrag zur Prävention von thromboembolischen Komplikationen in der postoperativen Periode.

Nachbehandlung

Die Drainage der Leistenbeuge wird bis zum Nachlassen der Lymphsekretion belassen. Auch bei einer länger persistierenden Sekretion sind Kompressionsverbände kontraindiziert. Das größte Problem der postoperativen Periode stellen die **Wundheilungsstörungen** dar. Im Falle einer sekundären Wundheilung behandeln wir in Gateshead mit Eusol und Wasserstoffperoxyd. Zur Förderung der Wundheilung werden Honigumschläge und Bäder mit Meersalz durchgeführt.

Eines der häufigeren Probleme in der postoperativen Periode ist die schleichende Entwicklung eines **Lymphödems im Bein.** Diese Entwicklung findet man häufiger nach Infektionen der Leiste, insbesondere wenn diese mit einer Zellulitis des Oberschenkels kombiniert ist. Es scheint deshalb von besonderer Bedeutung, bei den geringsten Zeichen einer Lymphangitis eine aktive Behandlung mit Antibiotika einzuleiten. Zur Behandlung des Lymphödems wird die Lymphdrainage (manuell und mechanisch) sowie die Hochlagerung empfohlen.

Eine besonders unangenehme Komplikation stellt die **Osteitis pubis** dar. In unserer Serie von 350 Patientinnen mußten wir dieses Krankheitsbild in vier Fällen beobachten. Charakteristisch ist ein intensiver Schmerz im Bereiche des Schambeines, insbesondere beim Tragen schwerer Lasten oder beim Gehen. Nicht selten zeigen sich zunächst im Knochenszintigramm sowie auch auf den Röntgenaufnahmen keine Hinweise auf eine Knochendestruktion. Die Diagnose basiert dann weitgehend auf dem klinischen Bild. In diesen Fällen ist es unumgänglich, eine längerfristige antibiotische Behandlung der Knocheninfektion durchzuführen.

Vereinzelt können **Leistenhernien,** insbesondere nach gleichzeitiger Ausräumung der pelvinen Lymphknoten beobachtet werden. Diese werden ebenso wie ein evtl. eintretender Prolaps der Vagina mit/oder ohne Harninkontinenz in typischer Weise chirurgisch behandelt.

Arbeitsunfähigkeit

Über die **postoperative Arbeitsunfähigkeit** ist individuell zu entscheiden. In der Regel ist eine Anschlußheilbehandlung angezeigt.

Vulvektomie mit getrennter Schnittführung der inguinalen Lymphknoten

Definition

Schon früh haben einzelne Autoren (Basset 1912, Stöckel 1930) vermutet, daß es evtl. möglich sei, das Vulvakarzinom unter Belassung einer Hautbrücke zwischen Vulva und Leiste zu operieren. Eine getrennte Ausräumung der Leistenlymphknoten ist vor allen Dingen dann vertretbar, wenn man von einer Ausbreitung des Vulvakarzinoms über lymphatische Embolisation und nicht über kontinuierliche Permeation über die Lymphgefäße ausgeht. Durch diese getrennten Inzisionen kann man die Operation weiter vereinfachen.

Operative Technik

1. Die **Umschneidungsfigur** der Vulva ist dem Tumor angepaßt. Der Zugang zu den inguinalen Lymphknoten wird durch Exzision einer Hautbrücke erreicht und ist im Vergleich zu der klassischen Umschneidungsfigur nicht ungünstiger. Die Dissektion der Leistenlymphknoten wird, wie oben beschrieben, durchgeführt (Abb. 1.123).

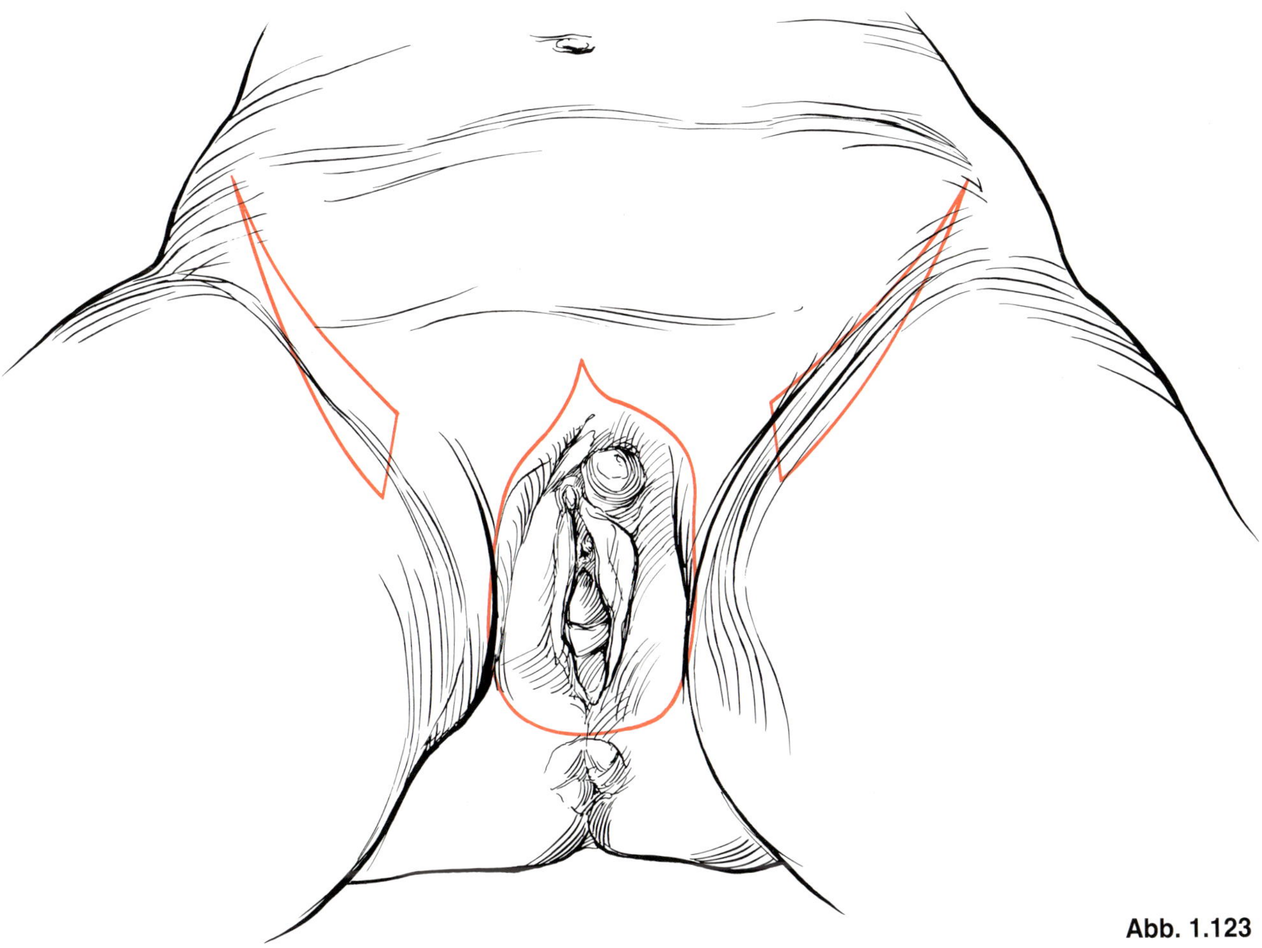

Abb. 1.123

2. Den medialen Rand der Dissektion des Lymphknotenfettgewebes bildet das Ligamentum rotundum, welches aus dem Canalis inguinalis erscheint. Der Wundverschluß erfolgt in der Form eines Ypsilons (Y) mit einer Situationsnaht (Abb. 1.124).

3. Die verbleibende Haut wird in der Regel mit einem **Hautstapler** verschlossen. Bei einer schmalen Hautbrücke kann der Verschluß der Inzision auch als gerade Linie erfolgen. Da auf den Wundrändern keine Spannung liegt, kann in der Regel eine primäre Wundheilung erwartet werden.

Die **Drainage** des Wundgebietes ist essentiell. Nicht selten kommt es zu einer abgeschlossenen Wundheilung, bevor die Drainagemenge signifikant zurückgeht. Bei diesen Patienten liegt häufig eine lymphatische Fistel ins Wundgebiet oder sogar die Entwicklung einer femoro-inguinalen Lymphzyste vor.

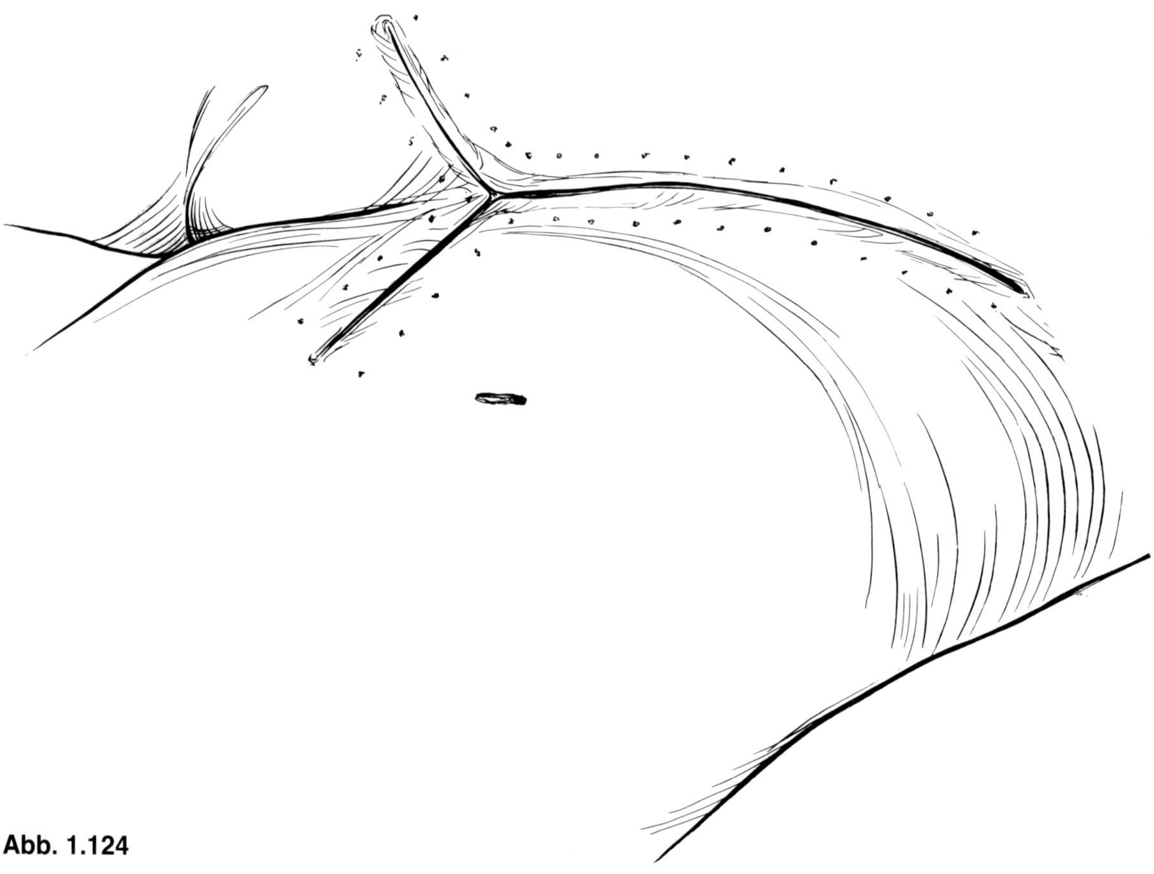

Abb. 1.124

En-bloc-Resektion der inguinalen Lymphknoten

In dem vorausgegangenen Kapitel wurde die Möglichkeit der Vulvektomie mit getrennter Lymphonodektomie beider Leisten dargestellt. Die nachfolgend beschriebene Modifikation versucht einerseits das Prinzip der radikalen Vulvektomie – großflächige Resektion des Tumors mit gleichzeitiger Entfernung der regionären Lymphknoten – zu berücksichtigen, andererseits aber durch das Durchführen getrennter Hautinzisionen die Gefahr der Wundheilungsstörungen zu vermindern.

Lagerung und Risiken entsprechen denen der radikalen Vulvektomie.

Operative Technik

1. Während im Bereiche der Leisten nur eine ganz schmale Hautsichel exzidiert wird, die vor allem dazu dienen soll, darunter gelegenes Lymphknotenfettgewebe besser manipulieren zu können, muß die **Umschneidungsfigur** im Bereiche der Vulva der Lokalisation des Tumors angepaßt werden. Diese Umschneidung kommt vor allen Dingen bei kleinen Vulvakarzinomen (T 1) und lateralem Tumorsitz zur Anwendung (Abb. 1.125).

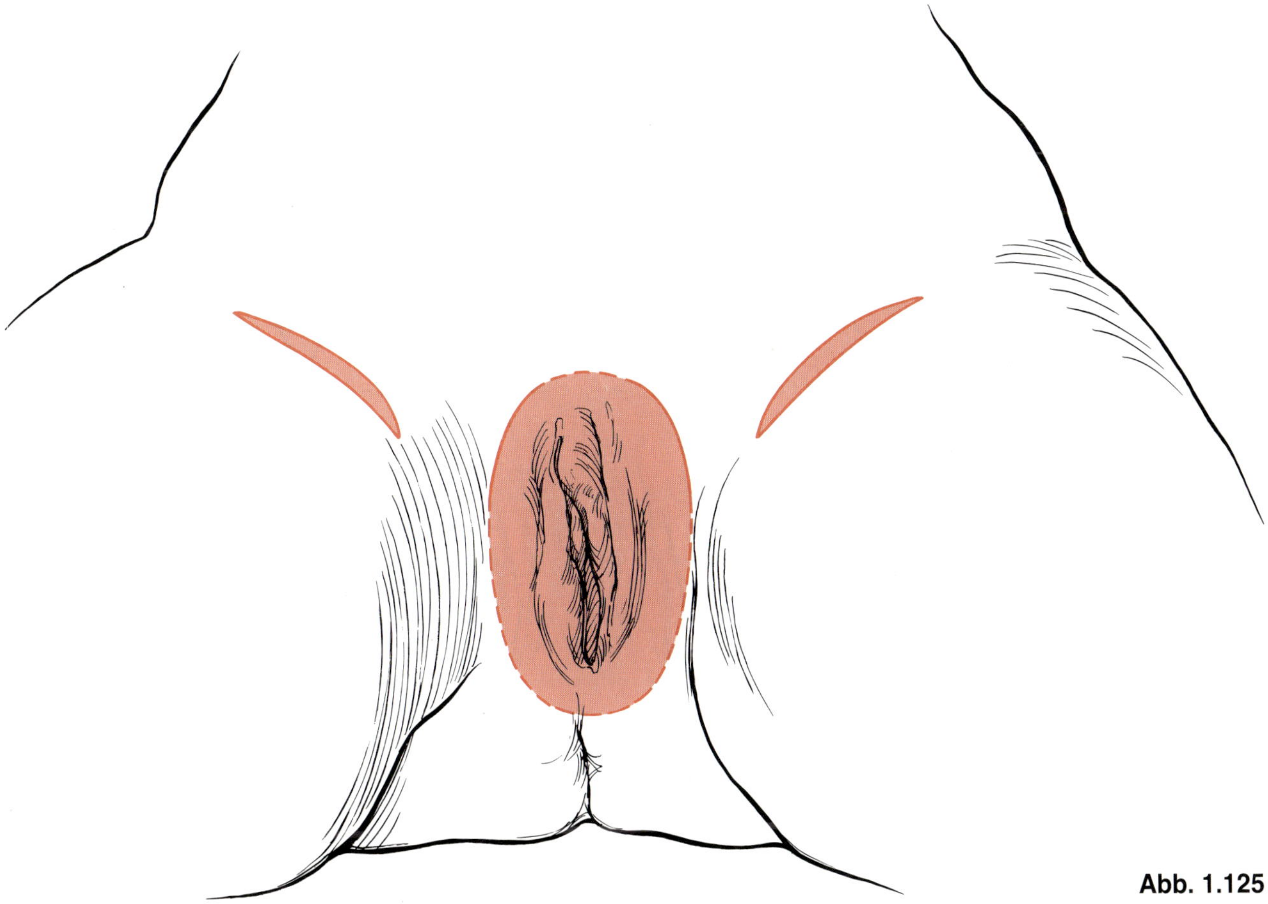

Abb. 1.125

2. Nach Durchführen der inguinalen Lymphadenektomie, die in allen Schritten der im vorangegangenen Kapitel besprochenen Technik entspricht und en-bloc die superfaszialen und profunden Lymphknoten der Leiste entfernt, wird nun subkutan so präpariert, daß nach Inzision im Bereiche der Vulva das gesamte Gewebe unter der belassenen Hautbrücke durchgezogen werden kann (Abb. 1.126).

3. Die Inzisionen lassen sich ohne Spannung **primär verschließen.** Zur Vermeidung eines Gewebekegels im Bereiche der Symphyse wird überschüssige Haut nach beiden Seiten reseziert, so daß eine Y-förmige Verschlußsituation entsteht. Das Wundgebiet im Bereiche der Leisten sollte regelmäßig, das Wundgebiet im Bereiche der Vulvektomie je nach Situation mit **Drainagen** versehen werden (Abb. 1.127).

4. Resultat eines solchen Vorgehens ist ein Vulvektomiepräparat mit großzügiger Hautexzision sowie einem Lymphknotenfettgewebe, welches beidseits in Kontinuität zum Operationspräparat gewonnen wurde (Abb. 1.128).

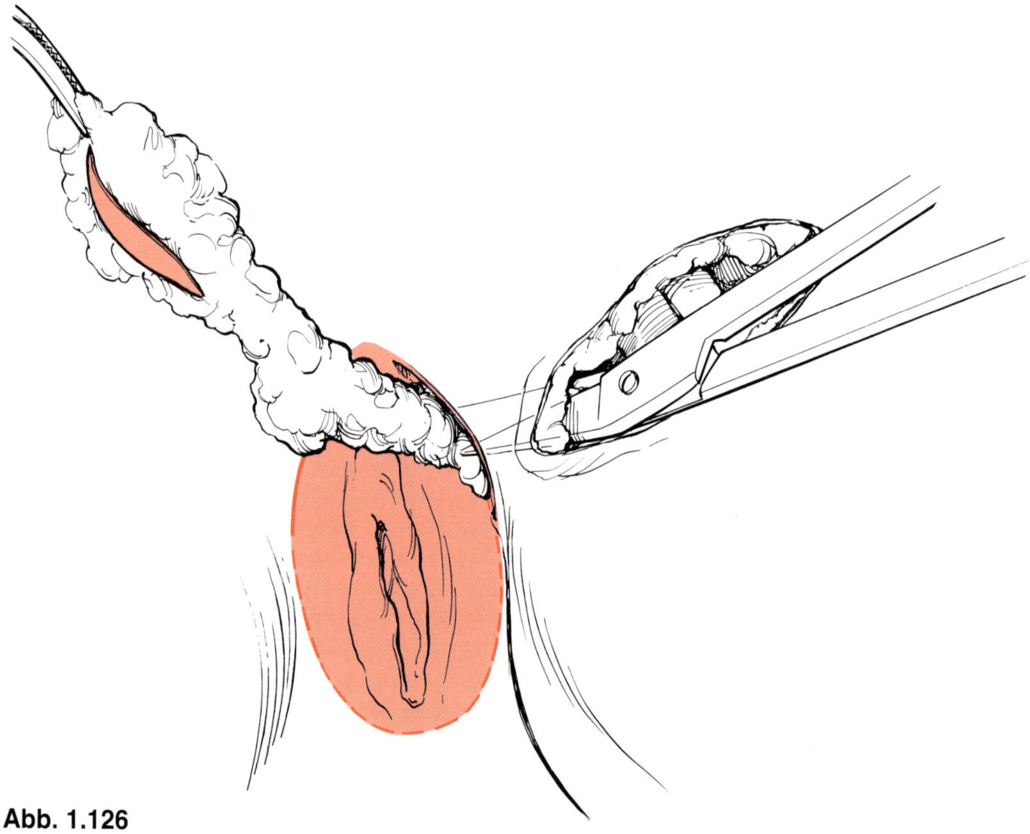

Abb. 1.126

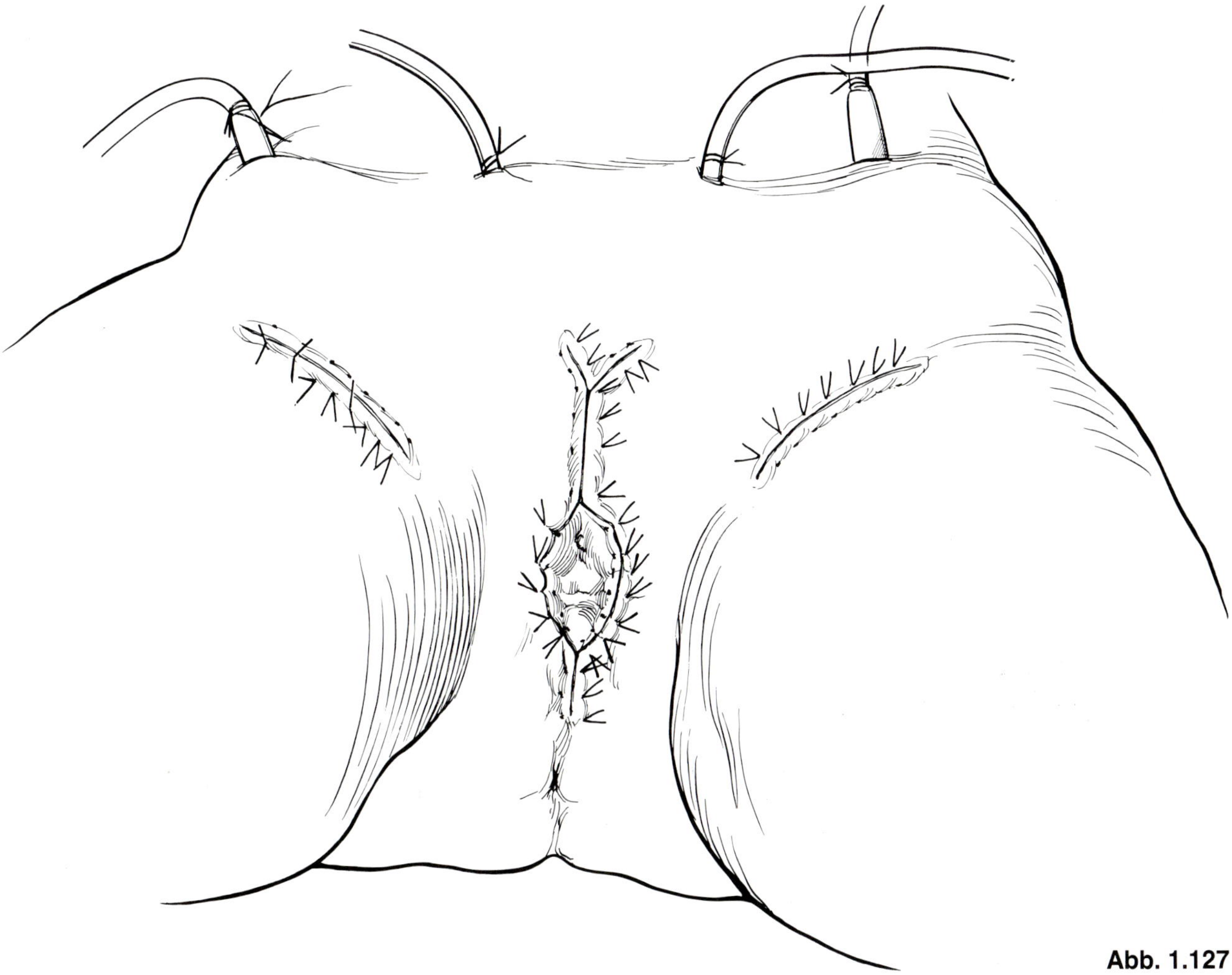

Abb. 1.127

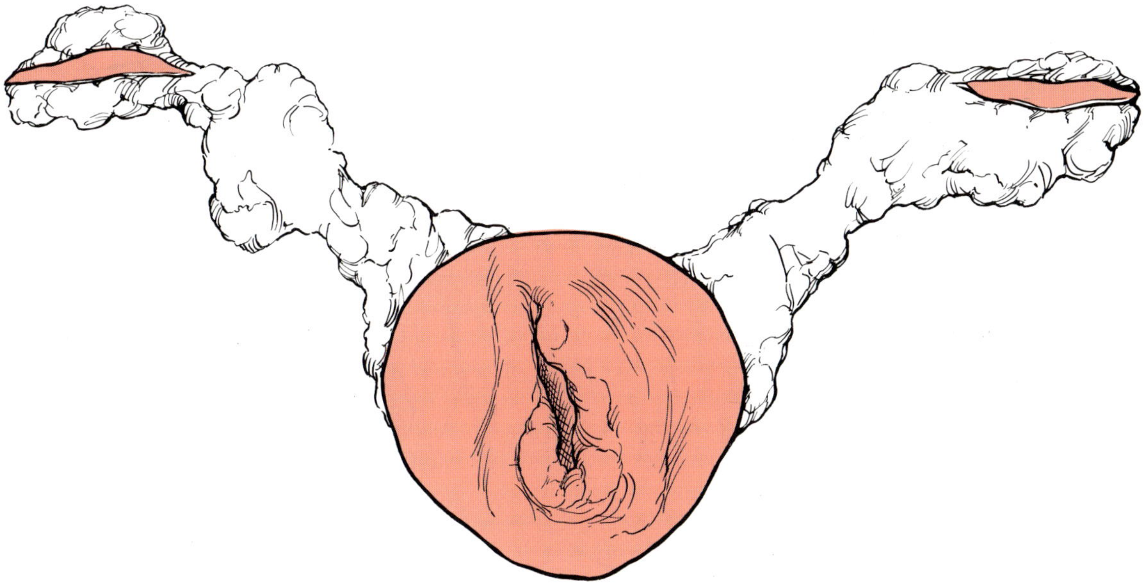

Abb. 1.128

Kürettage des Uterus

Definition

Die Kürettage des Uterus ist eine der häufigsten gynäkologischen Eingriffe. Sie dient der Gewinnung von Endometrium bzw. Zervixschleimhaut. Die Kürettage des Uterus kann als diagnostischer oder therapeutischer Eingriff vorgenommen werden. Therapeutisch ist die Kürettage vor allen Dingen bei pathologischen Blutungen sowie beim Abort indiziert. In allen Fällen, in denen die Kürettage zu diagnostischen Zwecken durchgeführt wird, muß eine getrennte Kürettage des Zervikalkanales und des Cavum uteri erfolgen.

Vorbereitung der Patientin

Neben der üblichen internistischen Vorbereitung, auf die im Einzelfall in Abhängigkeit vom Alter der Patientin und vom gewählten Anästhesieverfahren verzichtet werden kann, ist die wichtigste vorbereitende Maßnahme die sorgfältige gynäkologische Untersuchung mit Spiegeleinstellung. Dabei wird neben der Form, Lage und Größe des Uterus die Zervixbeschaffenheit (Öffnung des Muttermundes) beurteilt. Eventuell in der Scheide befindliches Material muß dabei asserviert und der histologischen Untersuchung zugeführt werden, um ggf. Anteile einer intrauterinen Gravidität nachzuweisen (Differentialdiagnose, Extrauteringravidität).

Nach sorgfältiger Scheidendesinfektion (mehrfach!) mit einem geeigneten Desinfektionsmittel erfolgt bei voller Blase die Entleerung über einen Katheter.

Lagerung

Steinschnittlage steil.

Aufklärungspflichtige Risiken

Im präoperativen Aufklärungsgespräch sollten die wesentlichen Komplikationen erwähnt werden:

- Infektion.
- Perforationen mit und ohne Blutung.
- Blutung (Missed abortion).
- Inkomplette Ausräumung (Blasenmole, Abruptio).

Auch wenn es im Einzelfall nicht erforderlich erscheint, extrem seltene Komplikationen in das Aufklärungsgespräch einzubringen, sollte der Operateur jedoch an die Möglichkeit des gleichzeitigen Bestehens einer intra- und extrauterinen Gravidität denken. Schwieriger ist es, inwieweit man die Patientinnen darauf hinweisen sollte, daß unter Umständen bei dem Eingriff zu diagnostischen Zwecken kein repräsentatives Material gewonnen werden kann. Bei einer intensiven Aufklärung wird man jedoch auch diesen Umstand berücksichtigen.

Operative Technik

Der operative Eingriff setzt sich zusammen aus der Dilatation der Zervix und der Ausschabung des Zervikalkanales bzw. der Uterushöhle.

1. Der Eingriff beginnt mit einer sehr sorgfältigen **Narkoseuntersuchung,** die noch einmal Form, Lage, Größe und Konsistenz der Gebärmutter und Adnexe prüft. Dieser Untersuchungsbefund ist als Bestandteil des Operationsberichtes mit zu erwähnen.

Erst danach wird die vordere Muttermundslippe mit zwei Kugelzangen gefaßt und der Uterus nach unten gezogen und dabei etwas gestreckt (Abb. 1.129).

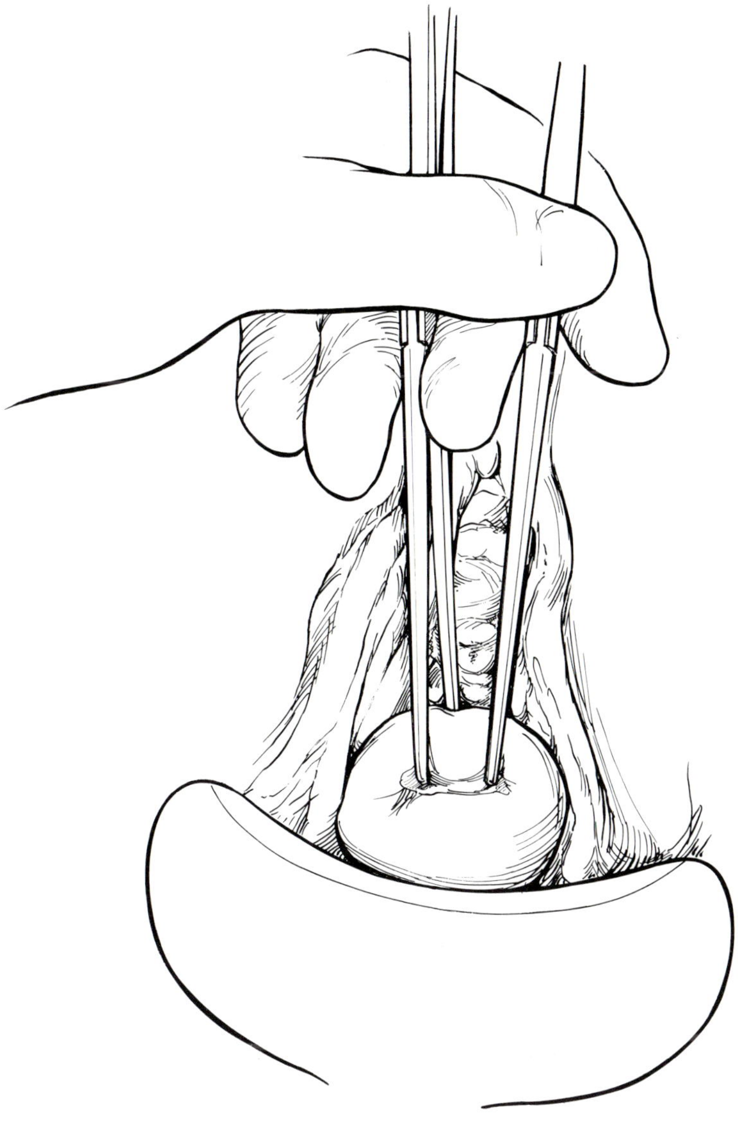

Abb. 1.129

2. Mit einer **Metallsonde,** welche eine Zentimetergraduierung aufweist, wird die **Länge des Uterus** bestimmt. Das Einführen der Sonde in den Uterus muß ohne Gewaltanwendung geschehen. Auch wenn diese Sonde vorne kugelförmig abgerundet ist, besteht Perforationsgefahr. Der erfahrene Operateur wird die Bestimmung der Sondenlänge mit dem präoperativen Narkosebefund korrelieren. Nur bei der Übereinstimmung von Sondenlänge und Tastbefund kann man von einer verläßlichen Bestimmung ausgehen. Beim graviden Uterus sollte auf die primäre Sondierung verzichtet werden. Es reicht der Palpationsbefund zur Festlegung der Uterusgröße aus.

Die Sonde wird vorsichtig, nur zwischen Daumen und Zeigefinger fixiert, in den Zervikalkanal eingeführt und dann vorgeschoben, bis sie an der Innenwand des Fundus uteri Widerstand findet. Der Zeigefinger markiert die Höhe des Orificium externum des Zervikalkanales und die Sonde wird vorsichtig auf dem gleichen Weg wie sie eingeführt wurde zurückgezogen. Gelingt es nicht, mit der Sonde in das Cavum uteri vorzudringen, sollte die vorsichtige Sondierung mit dünnen Hegarstiften einem erfahrenen Operateur vorbehalten bleiben, da hier die Perforationsgefahr besonders groß ist (Abb. 1.130).

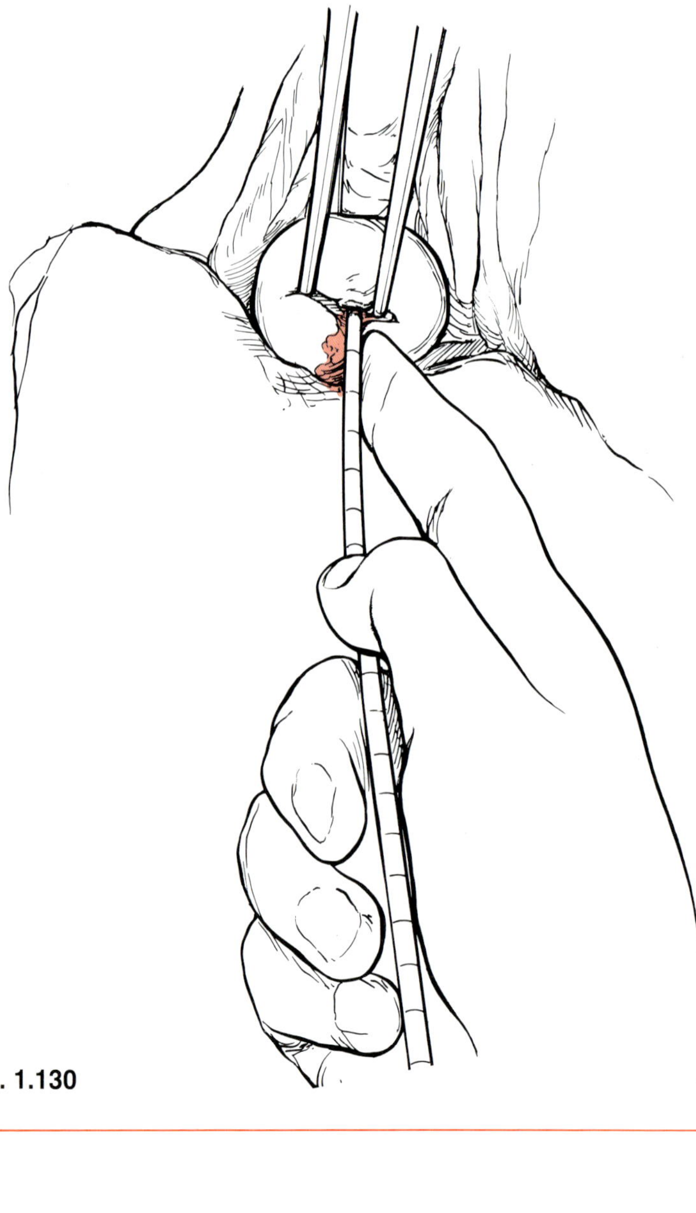

Abb. 1.130

3. Um das Cavum uteri für die Kürette zugänglich zu machen, muß man, abgesehen von fortgeschrittenen Aborten, den Zervikalkanal dilatieren. Hierzu werden **Metalldilatatoren** (Hegarstifte) mit zunehmendem Durchmesser benutzt.

Unter gleichzeitigem Zug an der Kugelzange, welche den Uterus nach abwärts zieht und streckt, wird der Hegarstift zwischen Daumen und Zeigefinger gefaßt und in der durch die vorherige Sondenbestimmung bekannten Richtung vorgeschoben. Dabei stützt sich der kleine Finger am Damm ab, um ein ruckartiges Vorgleiten des Dilatators nach Passieren des inneren Muttermundes zu verhindern. Da bei der Dilatation der Zervix immer ein gewisser Widerstand überwunden werden muß, ist hier die Gefahr der Perforation groß. Die Dilatation des Zervikalkanales wird soweit fortgeführt, bis das gewünschte Instrument eingeführt werden kann. Eine zu starke Aufdehnung des Zervikalkanales sollte unbedingt vermieden werden. Allerdings ist eine genügende Weite notwendig, um die verwendete Kürette mühelos in das Cavum uteri vorschieben zu können (Abb. 1.131).

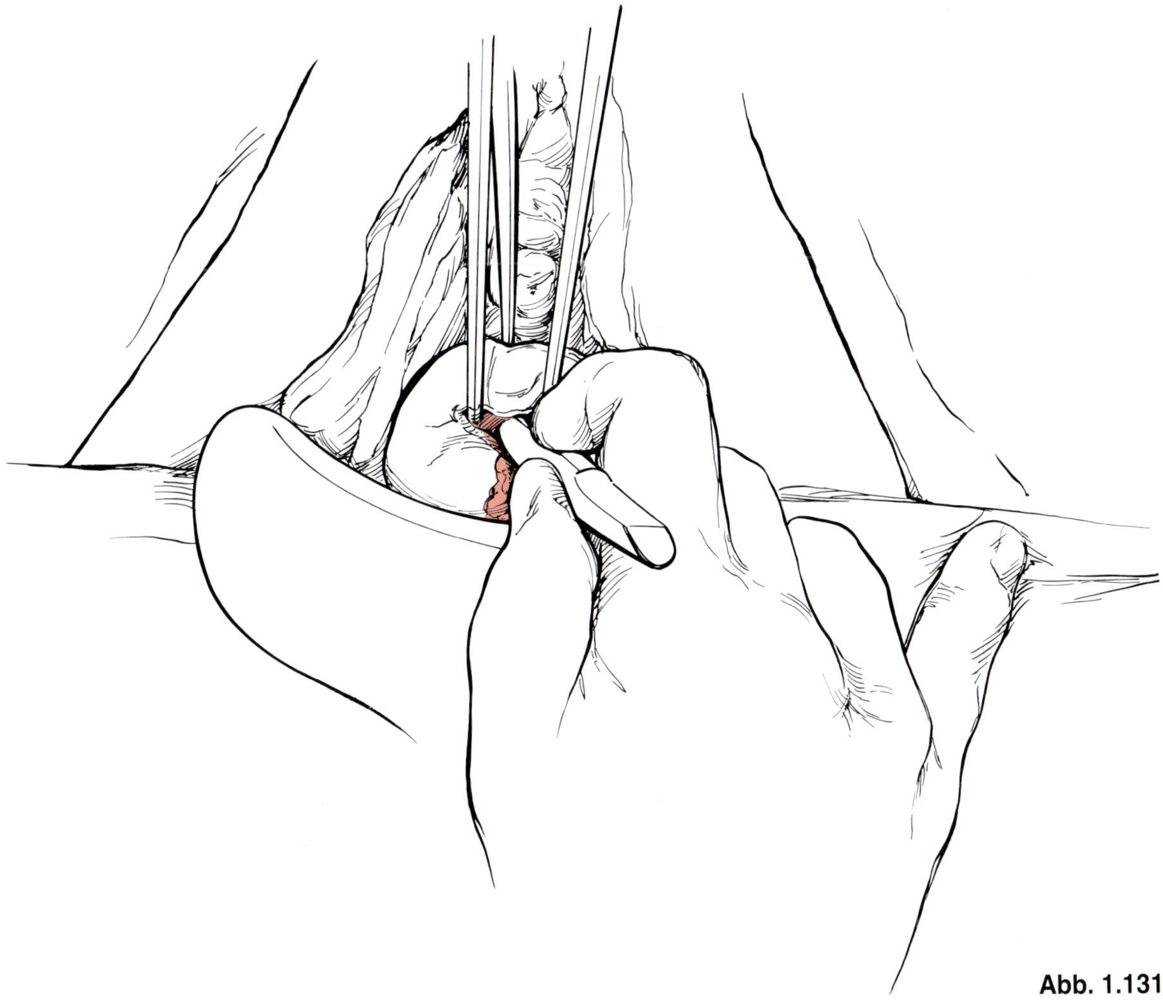

Abb. 1.131

4. Der **Kürettengriff** (unabhängig von der Form der verwendeten Kürette) wird in die Innenhand gelegt und mit dem Daumen beim Einführen des Instrumentes nur locker fixiert. Nachdem die Kürette am Fundus anstößt, wobei der Handgriff der Kürette etwas gesenkt wird, um der Anteflexion des Uterus Rechnung zu tragen, wird der Griff fester gefaßt und die Kürette unter leichtem Druck gegen die Uterusinnenwand nach unten gezogen. Dabei führt man die Kürette bis zum inneren Muttermund und dreht sie langsam um 360 Grad, so daß neben der Uterusvorderwand auch Seitenwände und Hinterwand kürettiert werden. Vor allem beim Verdacht auf ein Uteruskarzinom ist eine sorgfältige Kürette der Tubenwinkel notwendig, um repräsentatives Material zu gewinnen (Abb. 1.132a).

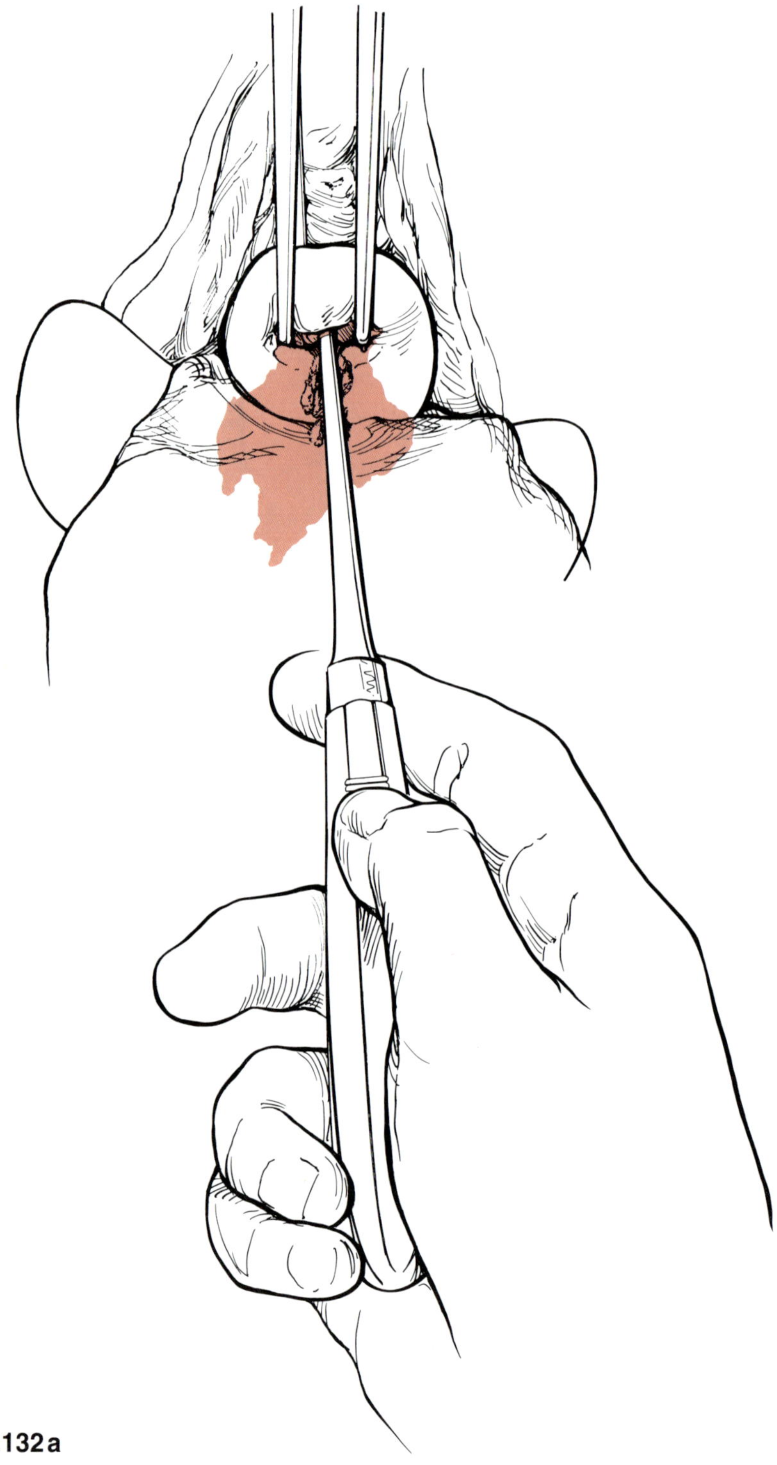

Abb. 1.132a

In der seitlichen Ansicht ist schematisch das Anhaken der vorderen Muttermundslippe mit der Kugelzange und das Strecken des Uterus durch Abwärtsziehen dargestellt. Bei Lageanomalien, z. B. bei einer fixierten Retroflexio, wird man das Vorgehen entsprechend modifizieren müssen. Beim kontinuierlichen Zug nach unten sollten die beiden letzten Finger der linken Hand die Klitoris schützen, da es hier bei unbeabsichtigten Verletzungen durch die Kugelzange zu erheblichen Blutungen kommen kann. Insbesondere in der Schwangerschaft sind oberflächliche Lazerationen der Scheidenhaut zu beobachten (Abb. 1.132 b).

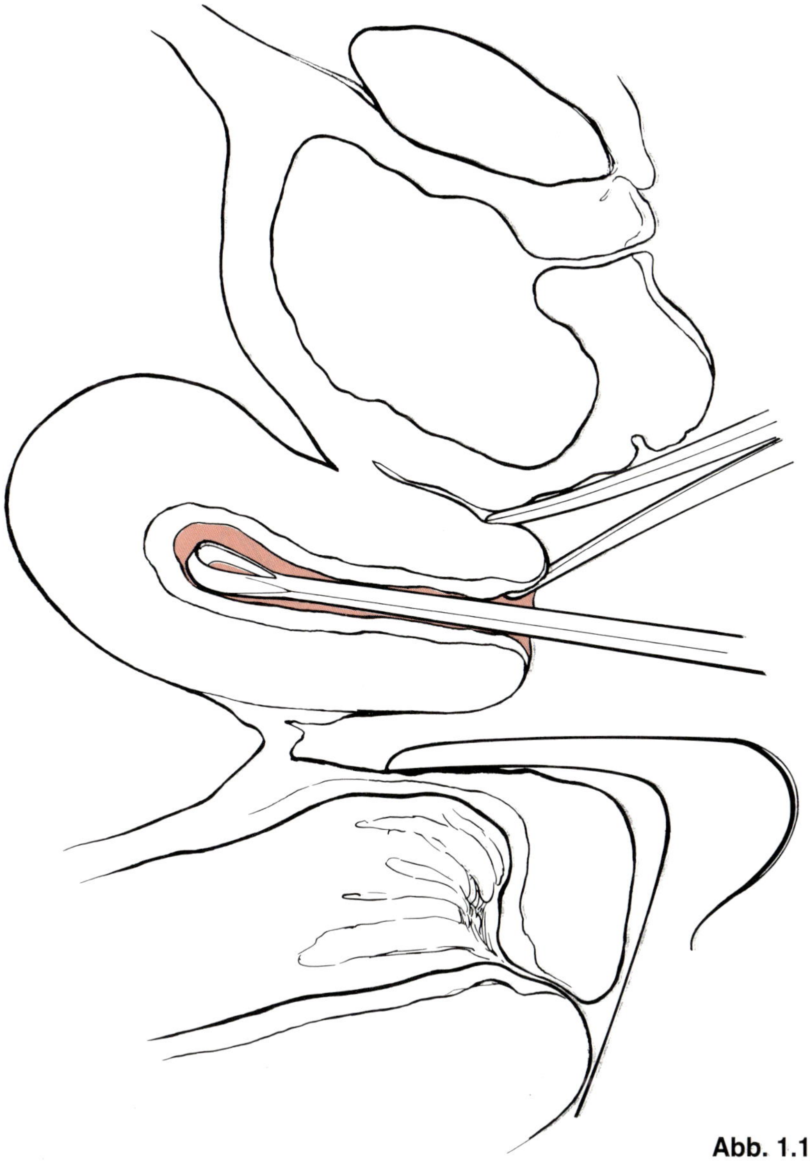

Abb. 1.132 b

Besonderheiten und Komplikationen

Die Kürettage des Uterus bzw. die fraktionierte Abrasio, wird in ihrer Problematik häufig unterschätzt, nicht selten zu großzügig eingesetzt und gilt als Anfängereingriff.

Medikamentöse Zervixerweiterung

Bei einer **Missed abortion** und geschlossenem Zervikalkanal sollte eine medikamentöse Erweiterung des Zervikalkanals mit Prostaglandinen angestrebt werden. Diese, in der Regel systemisch applizierten Substanzen, werden zunehmend auch zur Abortinduktion bei Missed abortion verwandt. Bei der Missed abortion, dem septischen Abort sowie der Blasenmole und dem Chorionepitheliom (jeweils nach der 12. SSW) ist in allen Fällen eine medikamentöse Entleerung des Uterus zu empfehlen, um die Blutungs- und Perforationsgefahr zu vermindern.

Auswahl des Instrumentariums

Bei der Kürettage des Uterus muß eine forcierte Ausschabung vermieden werden. Vor allem bei wiederholten Kürettagen kann es dabei nicht nur zur Entfernung der Functionalis, sondern auch der Basalis des Endometriums kommen, so daß eine uterine Amenorrhoe resultieren kann. Diese Komplikation ist vor allem bei Kürettagen am schwangeren Uterus beobachtet worden, weshalb für das Ausräumen der Schwangerschaft grundsätzlich stumpfe Küretten Verwendung finden sollten. Bei der Gewinnung von Endometrium zu diagnostischen Zwecken sowie zur Kürettage des Zervikalkanals sind scharfe Küretten wegen der besseren Materialgewinnung vorzuziehen.

Gabe von Kontraktionsmitteln

Am **schwangeren Uterus** empfiehlt sich nach der Entfernung des größten Teils des Schwangerschaftsproduktes die Gabe von Kontraktionsmitteln, um dann beim verkleinerten Uterus eine weitgehend komplette Entfernung der Decidua zu erreichen. Bei allen Bedingungen, die mit einer weitgehenden Auflockerung des Uterus einhergehen (z.B. septischer Abort), empfiehlt sich die präoperative Gabe von Kontraktionsmitteln (Oxytocin) zur Verminderung der Perforationsgefahr. Während der Kürettage nach Spätaborten sollte die Hand des Assistenten den Fundus uteri komprimieren.

Auch beim nicht schwangeren Uterus kann bei einer **stärkeren Blutung** die Gabe eines Kontraktionsmittels (Ergometrin) erforderlich werden.

Die Uterusperforation

Wegen der Häufigkeit und der Unsicherheit des Vorgehens wird die Problematik der Perforation gesondert abgehandelt. Die **Inzidenz** der Uterusperforation beträgt etwa 0,5%. Dabei sind Ursachen, welche im Organ selbst liegen, von denen zu trennen, die mit der Methode bzw. dem den Eingriff durchführenden Arzt verbunden sind.

Zu den im Uterus gelegenen **Ursachen** gehören die Hyperanteflexio und Retroflexio als Lageanomalien. Erwähnenswert sind auch Veränderungen der Uteruswand durch entzündliche Prozesse und/oder maligne Tumoren. Ein weiteres Problem stellt die senile Involution des Uterus, häufig kombiniert mit einer Elongatio cervicis, dar. Die Gravidität und damit verbundene Probleme sind ebenfalls als Risikofaktoren zu betrachten. Neben der fehlenden Erfahrung ist das Unterlassen einer Untersuchung oder eine falsche Einschätzung von Lage, Größe und Form des inneren Genitales vor der Sondierung oder Kürettage bedeutsam.

Sowohl eine fehlerhafte Technik bei der Dilatation als auch eine zu geringe Dilatation kann die Ursache zu einer Perforation sein. Dies gilt auch für die Wahl einer zu kleinen Kürette bei der Abortabrasio sowie natürlich alle „Gewaltversuche", die Kürette zu erzwingen.

Für das **Vorgehen nach der Perforation** ist es zweifelsohne von Bedeutung, mit welchem Instrument die Perforation durchgeführt wurde. Die Folgen der Perforation reichen vom völlig symptomlosen Verheilen der Verletzung hin bis zum Tod durch Blutung bzw. Peritonitis. Besonders gefährlich sind Verletzungen der Seitenwände, da hier mit der Kürette große Gefäße eröffnet werden können. Auch Spätfolgen der Perforation wurden beschrieben: Vesico-uterine oder enterouterine Fisteln, Ileus, Sterilität, wiederholte Aborte, Plazentaretention, Endometriosis interna und externa, Amenorrhoe und Narbenruptur bei nachfolgender Gravidität.

Die größte Gefahr für die Patientin liegt nicht so sehr in der Perforation als in dem Nichterkennen. Wird die Perforation erkannt und entsprechend gehandelt, sollten sich schwerwiegende Komplikationen heute weitgehend vermeiden lassen. Bei Perforationen mit der Sonde bzw. dem Hegarstift kann unter Kreislaufkontrolle und prophylaktischer antibiotischer Behandlung der klinische Verlauf abgewartet werden. Da die Hinweissymptome häufig nicht eindeutig sind, muß man fordern, den Verdacht auf eine Perforation als solche zu werten. Ob man bei einer vermuteten Perforation eine Sicherung der Diagnose versucht, muß vom Einzelfall abhängig entschieden werden. Grundsätzlich scheint ein vorsichtiges Austasten mit einer Knopfsonde vertretbar. Wenn keine klinischen Zeichen einer Blutung vorliegen, kann bei identifizierter Perforationsstelle dann auch die Kürettage zu Ende geführt werden.

Bei einer Perforation mit der Kürette wird man großzügig zur Revision über eine Laparotomie raten. Hier scheint auch die Laparoskopie nur eingeschränkt hilfreich. Zwar kann über eine diagnostische Laparoskopie die Frage einer Blutung ins Abdomen geklärt werden, eine mögliche Verletzung des Darmes läßt sich damit jedoch nicht sicher ausschließen.

Die **Therapie einer Perforation** ist heute meist organerhaltend. Perforationsstellen können in der Regel übernäht oder exzidiert und verschlossen werden.

Septische Komplikationen werden in üblicher Weise behandelt.

Perioperative Maßnahmen

Spezifische perioperative Maßnahmen sind nur im Einzelfall erforderlich. Man muß jedoch bedenken, daß bei älteren Patientinnen auch bei einer Abrasio eine längerdauernde Immobilisation durchgeführt wird und deshalb eine **Thromboseprophylaxe** sinnvoll ist.

Bei **stärkeren Blutungen** sollte zunächst eine Spiegeleinstellung durchgeführt werden, da diese Blutungen nicht selten aus den Insertionsstellen der Kugelzangen stammen. Bei Blutungen aus dem Zervikalkanal und entsprechender uteriner Pathologie kann versucht werden, die Blutung durch Kontraktionsmittel zu vermindern. Eine vaginale Tamponade ist unsinnig. Hormonelle Maßnahmen im Anschluß an die Abrasio hängen von der Diagnose bzw. vom histologischen Befund ab und werden vor allen Dingen bei einer Endometritis empfohlen.

Die Abrasio kann unter bestimmten Voraussetzungen als **ambulante** Operation durchgeführt werden. Man muß jedoch noch bis 48 Stunden nach dem Eingriff mit den klinischen Zeichen einer Aszension rechnen, so daß die ambulante Operation von einer Kontrolluntersuchung nach zwei bis drei Tagen begleitet werden sollte.

Postoperative Betreuung

Die postoperativen Maßnahmen orientieren sich weitgehend an der histologischen Diagnose. Neben dem hormonellen Aufbau des entfernten Endometriums muß im Einzelfall über die weitergehende Therapie entschieden werden. Ein besonderes Problem stellt der Umstand dar, daß der histologische Befund des Abradates in der Regel erst nach der Entlassung der Patientin eintrifft. Dabei kann bei diagnostischen Eingriffen im Einzelfall kein Endometrium nachgewiesen werden. Die Patientin muß über diesen Umstand informiert werden und eine Kontrollabrasio kann erforderlich sein.

Forensisch bedeutsam ist unter Umständen auch der fehlende Nachweis einer intrauterinen Fruchtanlage beim klinischen Verdacht auf einen inkompletten Abort, wobei eine Extrauteringravidität nicht ausgeschlossen werden kann. Hierbei sollte bedacht werden, daß in der Frühgravidität auch lediglich ein sekretorisch umgewandeltes Endometrium ohne Anhalt auf Dezidualisierung beobachtet wird. Bei einem positiven Schwangerschaftstest schließt eine negative Histologie das Vorliegen einer Extrauteringravidität nicht aus. Die biochemischen Parameter sind hier von besonderer Bedeutung und müssen in der Folge kontrolliert werden.

Im Anschluß an eine Kürettage wegen eines Abortes sollte für drei bis sechs Monate **Antikonzeption** empfohlen werden, da während dieser Zeit ein erhöhtes neuerliches Abortrisiko bestehen soll.

Arbeitsunfähigkeit

Die Dauer der Arbeitsunfähigkeit hängt vom Allgemeinzustand der Patientin ab. Sie beträgt in der Regel nur wenige Tage.

Konisation des Zervix

Definition

Die Konisation der Zervix ist in erster Linie ein diagnostischer Eingriff zur histologischen Abklärung zytologisch verdächtiger Abstriche der Portio und der Zervix uteri.

Ziel der Konisation ist eine Entfernung der Gewebsveränderung im Gesunden. Wird dieses Ziel erreicht, so ist dieser Eingriff bei allen Fällen einer intraepithelialen Neoplasie, also bis hin zum Carcinoma in situ, auch gleichzeitig endgültige Therapie, insbesondere dann, wenn noch Kinderwunsch besteht.

Die Konisation wird immer komplettiert durch die **anschließende Kürettage** des Restzervikalkanals und des Corpus uteri. Um allen an die Konisation gestellten Forderungen Genüge zu tun, muß dieser Eingriff so sorgfältig wie irgend möglich durchgeführt werden. Eine Konisation ist streng kontraindiziert, wenn bei einem zytologisch suspekten Zellabstrich bereits makroskopisch ein karzinom-verdächtiger Bezirk zu identifizieren ist. Eine Probeexzision aus diesem Bereich ist dann zur Diagnosestellung ausreichend.

Vorbereitung der Patientin

Lagerung und Vorbereitung erfolgen entsprechend den Richtlinien für die Kürettage des Uterus (s. dort). Besonders dann, wenn der verdächtige Bezirk aufgrund des getrennten zytologischen Abstrichergebnisses, z.B. der Kolposkopie, auf der Portio zu vermuten ist, muß auf eine forcierte Desinfektion unbedingt verzichtet werden. Dabei können gelegentlich oberflächlich liegende suspekte Bezirke bereits entfernt werden.

Aufklärungspflichtige Risiken

Im präoperativen Aufklärungsgespräch müssen neben den Komplikationen der Kürettage (Infektion und Perforation des Uterus) die der Konisation eigenen Risiken miterwähnt werden:

- Nachblutung aus dem Konisationsbett.
- Möglichkeit der Zervixinsuffizienz bei einer nach Konisation eintretenden Schwangerschaft.

Operative Technik

1. Der Operateur wird durch zwei Assistenten unterstützt. Nach Einstellen der Portio über entsprechende Spekula erfolgt die **Schillersche Jodprobe.** Die intrazervikale Applikation von Vasopressin (POR 8) sorgt für Bluttrockenheit und erleichtert den Eingriff. Deutlich außerhalb des jodnegativen Bezirks wird die Portio mit Kugelzangen bei 9.00 und 3.00 Uhr angehakt. Nach Bestimmung der Sondenlänge erfolgt die **Dilatation des Zervikalkanals** auf Hegar 8½ (Abb. 1.133).

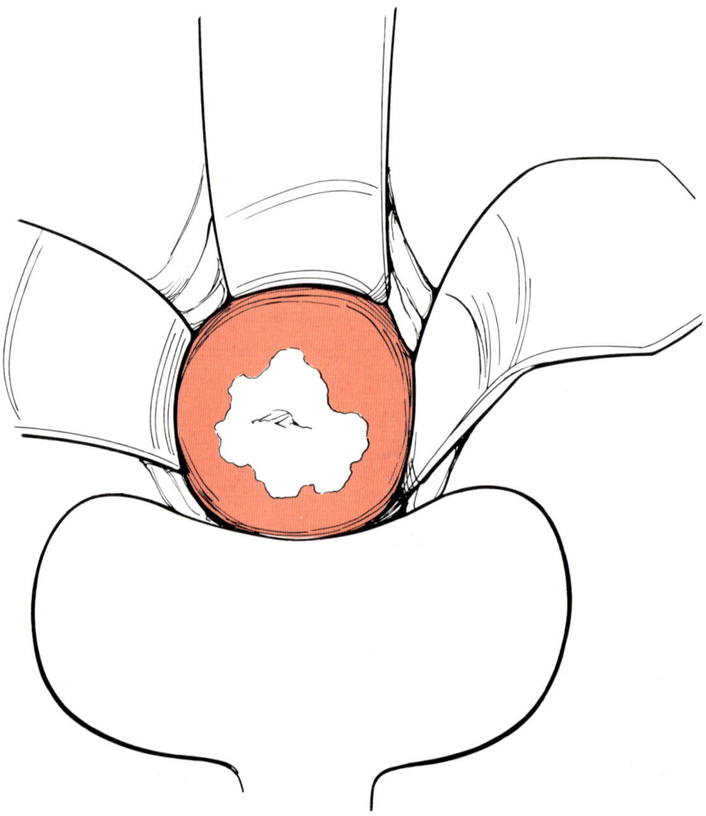

Abb. 1.133

2. Es folgt die operative Gewinnung des Gewebskonus. Dieser Schritt läßt sich durch einen **Spezialhegarstift mit Selbsthaltemechanismus** im Zervikalkanal erleichtern. Nach Einlage des Stifts werden über Knopfdruck am kaudalen Ende unmittelbar unter der Spitze gelegene Zähnchen nach vorne und hinten ausgefahren. Damit wird eine berührungslose Manipulation der Zervix bei der nachfolgenden **Umschneidung** ermöglicht. Sie erfolgt mit einem Spezialskalpell (außerhalb des jodnegativen Bezirkes), ein Herausgleiten des Stiftes – auch unter Zug – wird durch den Widerhakenmechanismus verhindert.

Der Schnittwinkel, d.h. die Frage, ob ein spitzer oder flacher Konus gewonnen werden soll, richtet sich nach den Gegebenheiten: Liegt die Übergangszone zwischen Plattenepithel und Schleimhaut auf der Portio, so genügt ein flacher Konus. Ist die Portio allseits glatt und liegt der Übergang im Zervikalkanal, wie wir es insbesondere bei Frauen jenseits der Postmenopause vorfinden, so muß ein spitzer Konus mit steilem Umschneidungswinkel gewonnen werden (Abb. 1.134a, b).

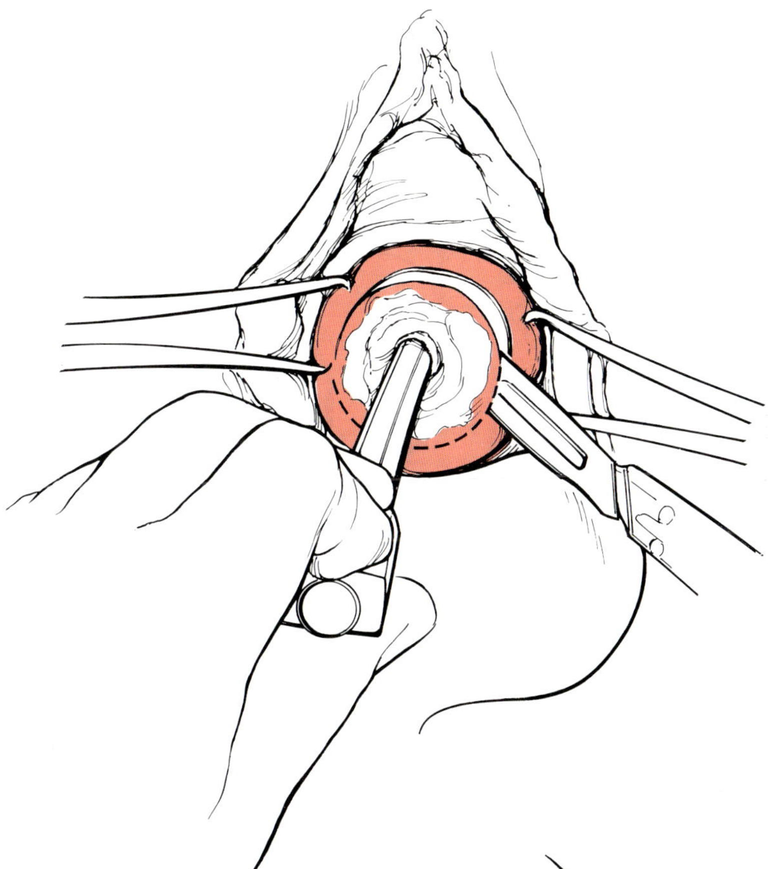

a

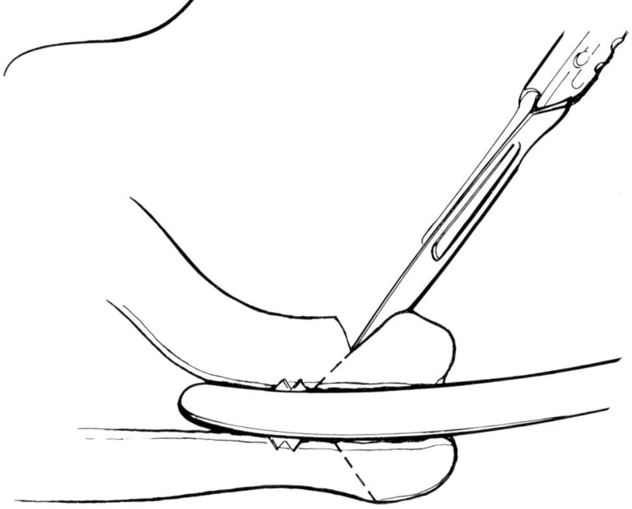

b

Abb. 1.134a, b

3. Gelingt es nicht, den Konus allseits bis auf den Hegarstift zu durchtrennen, so zieht man sich mit der Pinzette den Konus entgegen und durchtrennt die noch bestehenden Gewebsbrücken entweder mit dem Skalpell oder mit der Schere.

Der gewonnene Gewebskonus wird bei 12.00 Uhr mit Faden markiert und zur histologischen Aufarbeitung gegeben.

Nach Entfernung des Konisationshegarstiftes erfolgt die **Kürettage** des restlichen Zervikalkanals mit dem scharfen Löffel sowie im Anschluß die Ausschabung des Cavums mit der Kürette. Das Material wird selbstverständlich getrennt zur Aufarbeitung gegeben (Abb. 1.135a, b).

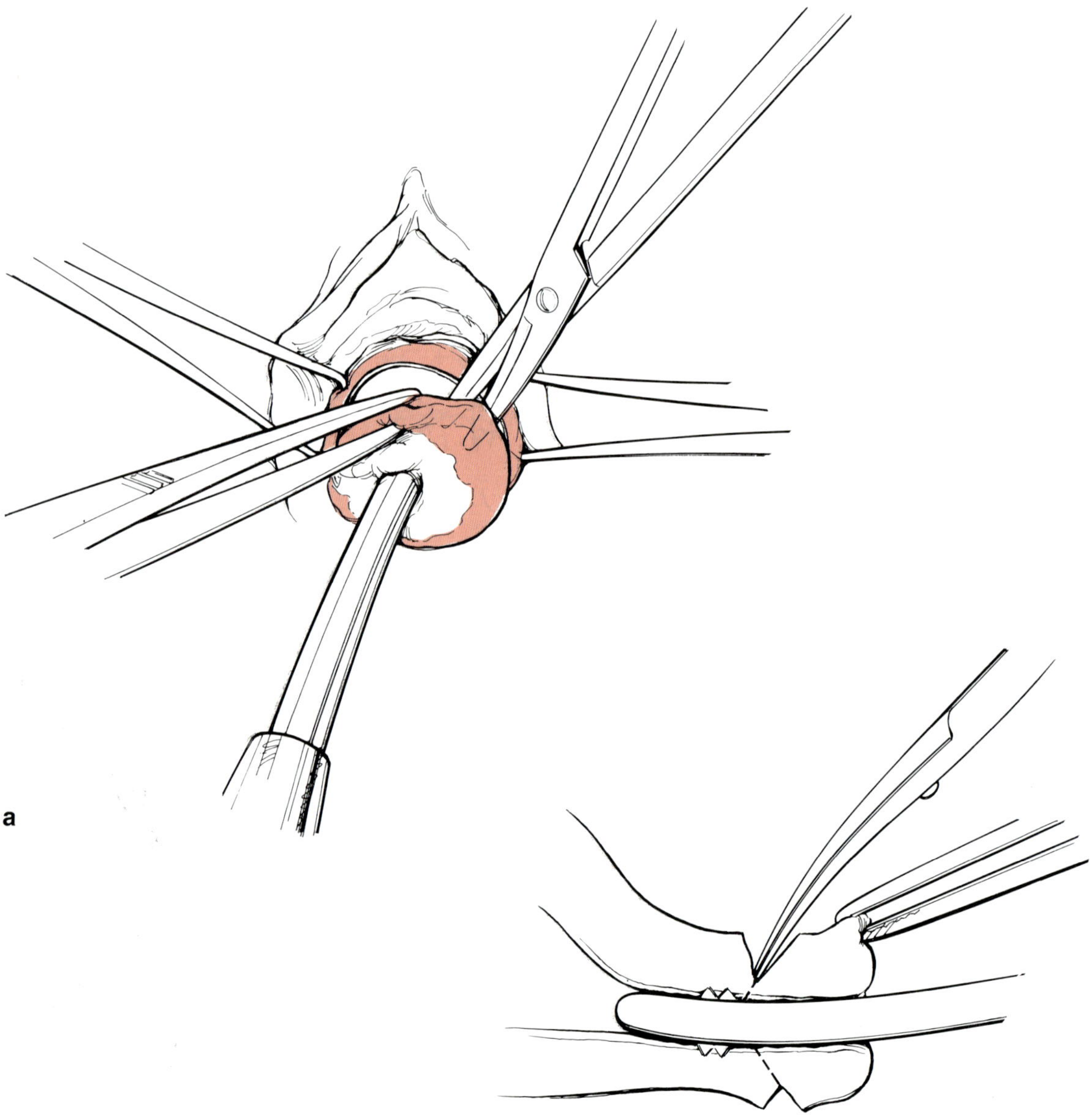

a

Abb. 1.135a, b

b

4. Mit dem **Elektrokauter** wird das meist recht blutreiche Wundbett allseits koaguliert. Permanentes Absaugen des austretenden Blutes erleichtert diesen Schritt. In Ausnahmefällen sind feine Umstechungen zur Blutstillung notwendig (Abb. 1.136).

Eine plastische Rekonstruktion der Zervix, z. B. mit Sturmdorfnähten, sollte vermieden werden, da dies einmal zur Stenosierung des Zervikalkanals mit nachfolgender Hämatometrabildung führen, zum anderen aber die spätere Kontrolle des Zervixabstriches erheblich erschwert werden kann.

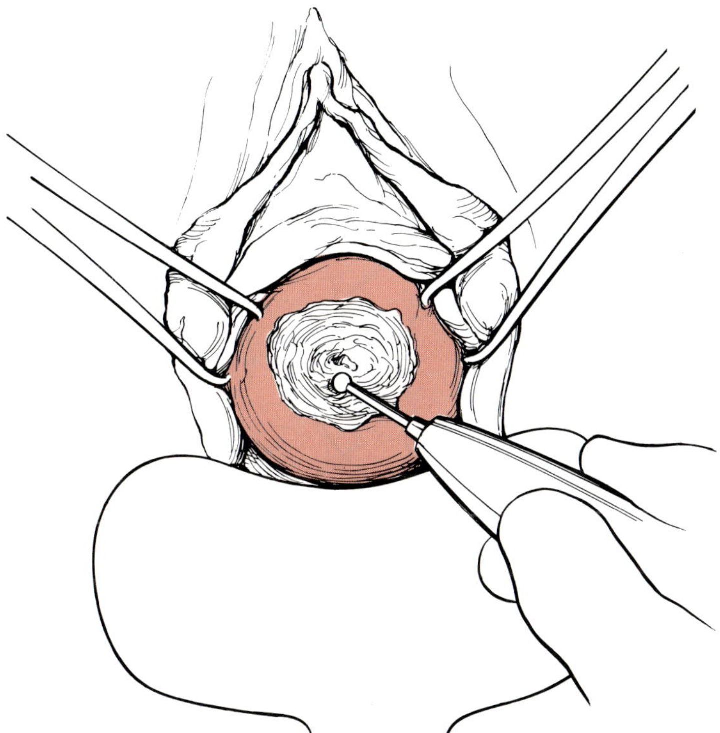

Abb. 1.136

Perioperative Maßnahmen

Zur **Blutstillung** wird die Scheide für 24 Stunden fest tamponiert. Während dieser Zeit muß auch eine Dauerharnableitung erfolgen.

Die Entlassung kann am 3. postoperativen Tag erfolgen. Sie sollte immer mit dem Hinweis auf eine mögliche Nachblutung nach Abstoßen des Schorfs aus dem Wundgebiet nach zirka 8 bis 10 Tagen verbunden sein. Aus diesem Grund muß auch auf ein Kohabitationsverbot für drei Wochen hingewiesen werden.

Arbeitsunfähigkeit

Bei unkompliziertem Verlauf maximal 2 Wochen.

Marsupialisation der Bartholinischen Zyste

Definition

Die paarig angelegte Bartholinische Drüse mit Ausführungsgang in das Vestibulum der Vagina ist von hoher funktioneller Bedeutung zur Erhaltung der unbehinderten Kohabitationsfähigkeit. Die Therapie der im jungen Alter häufig vorkommenden Abszeßbildung bzw. Pseudozysten muß deshalb auf eine funktionelle Erhaltung der Drüse abzielen. Exstirpation der Zyste bzw. der gesamten Drüse wird diesem nicht gerecht. Durchgesetzt hat sich deshalb die sogenannte Marsupialisation. Sie beinhaltet die Eröffnung der Zyste bzw. des Abszesses gegenüber dem Vestibulum der Vagina und die Neubildung eines Ausführungsganges.

Vorbereitung der Patientin

Die Vorbereitung und Desinfektion des Operationsgebietes entspricht einer Abrasio fracta. Kürzen der Schamhaare oder gar Rasur ist nicht notwendig, da die Operation als solche an der Innenseite des Labium minus stattfindet.

Lagerung

Steinschnittlage steil.

Aufklärungspflichtige Risiken

Neben den allgemeinen Operationsrisiken sollte insbesondere bei der Therapie einer Pseudozyste auf die Rezidivmöglichkeit hingewiesen werden, die in großen Serien unter 4% liegt.

Operative Technik

1. Die **Inzision** der Vaginalhaut wird im Bereich des ehemaligen Zystenausführungsganges, also im Vestibulum vaginae, zwischen Hymenalsaum und kleiner Labie bei etwa 7 Uhr begonnen. Die Schnittführung erfolgt parallel zum Hymenalsaum nach ventral über eine Strecke von 2–3 cm bis auf die Zystenwand (Abb. 1.137).

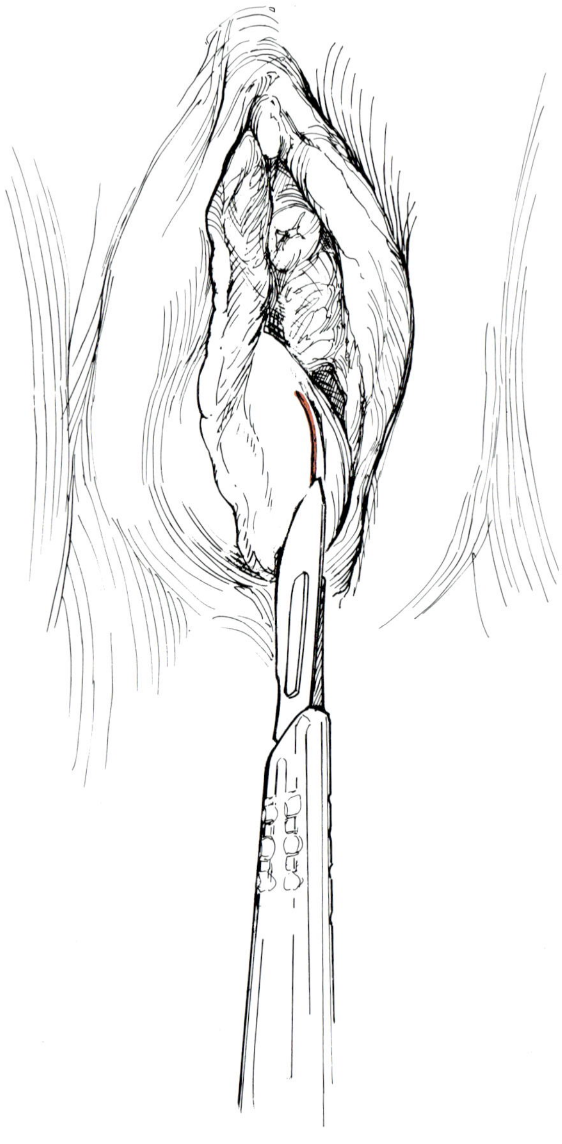

Abb. 1.137

2. Nach Durchtrennung der Zystenwand entleert sich seröse bzw. eitrige Flüssigkeit. In jedem Fall muß jetzt eine **Abstrichentnahme** zur bakteriellen Kultur erfolgen (Abb. 1.138).

3. Die eröffnete Zystenwand wird jetzt Stoß auf Stoß mit Einzelknopfnähten (resorbierbares Nahtmaterial, Fadenstärke 3 × 0) in den Scheidenwundrand eingenäht. Die entstehende Öffnung sollte für etwa 1–2 Finger durchgängig sein und im unteren Drittel des Introitus an der Innenseite des Labium minus liegen. Die Öffnung bildet sich von selbst zurück und ist nach ca. 4 Wochen unter entsprechender Therapie auf Normalgröße geschrumpft (Abb. 1.139).

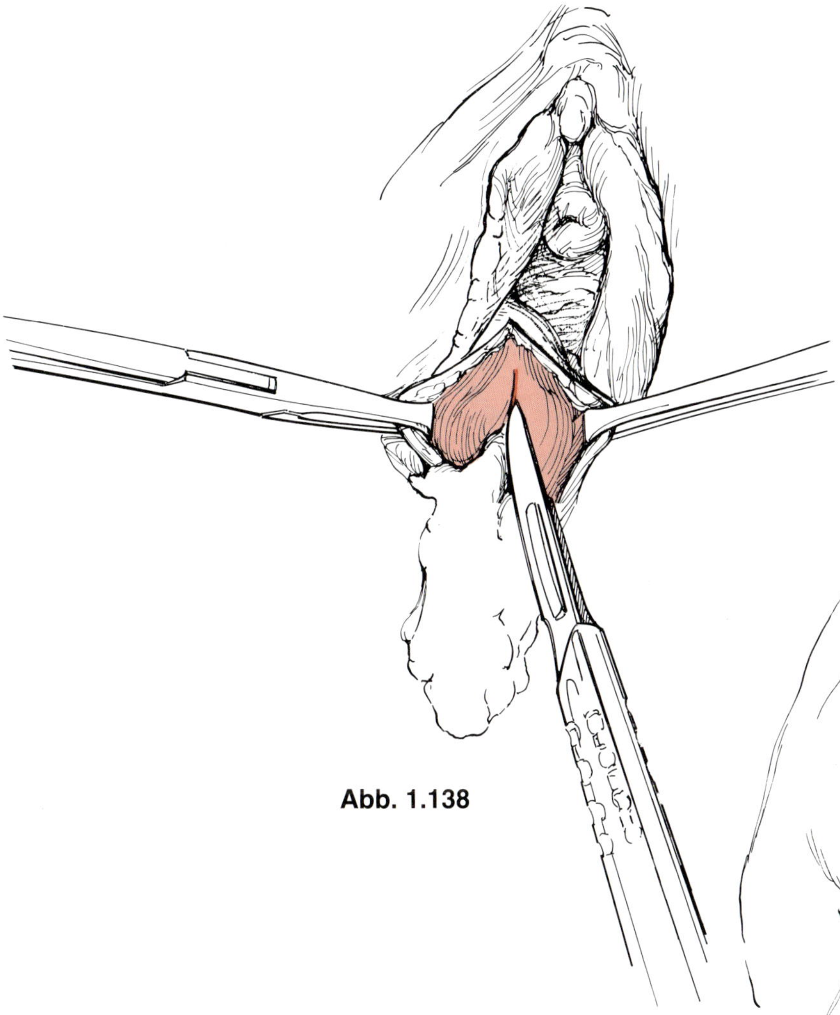

Abb. 1.138

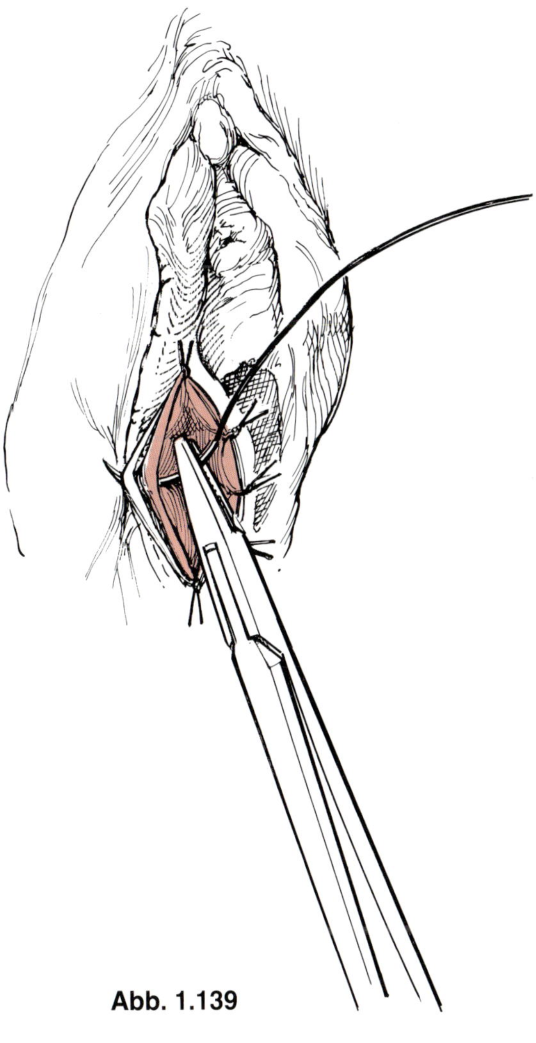

Abb. 1.139

Besonderheiten und Komplikationen

In der Bartholinischen Drüse können sich gonorrhoeische Infektionen manifestieren. Bei entsprechendem kulturellen Nachweis ist antibiotische Behandlung auch des Partners notwendig.

Obwohl die Diagnose Bartholinische Zyste einfach ist, muß an mögliche **Differentialdiagnosen** gedacht werden. Diese sind besonders dann zu berücksichtigen, wenn eine Bartholinische Zyste

- in der Postmenopause auftritt,
- nicht an typischer Stelle (siehe oben) zu finden ist.

In Betracht kommen z. B. paravaginale Hernien.

Proliferatives Gewebe im Zystenbalg sowie derbe Strukturen in der Zystenwand sollten histologisch zum Ausschluß eines Karzinoms in der Bartholinischen Drüse abgeklärt werden.

Perioperative Maßnahmen

Keine.

Postoperative Betreuung

Bei unkompliziertem Verlauf kann die Pat. bereits am 1. postoperativen Tag wieder entlassen werden. Reinhaltung des Wundgebietes und Sitzbäder als Nachbehandlung sind obligat. Antibiotikatherapie ist nur bei nachgewiesenem gonorrhoeischen Infekt indiziert.

Arbeitsunfähigkeit

Bei unkompliziertem Verlauf ist die Patientin eine Woche nach der Operation wieder uneingeschränkt arbeitsfähig.

Operationen bei Streßharninkontinenz

Definition

Ziel dieser Operationen ist die Beseitigung einer Streßharninkontinenz unter Vermeidung einer klinisch relevanten Beeinträchtigung des Miktionsablaufs oder einer Dranginkontinenz. Die Fülle der heute üblichen Operationstechniken kann man grundsätzlich in 3 Gruppen einteilen:

- Vaginal-plastische Verfahren: z. B. Diaphragmaplastik.
- Abdominale Verfahren: z. B. Urethrokolposuspension nach Symmonds/Krantz oder nach Hirsch.
- Abdominovaginale Verfahren:
  a) Paraurethral ansetzende Verfahren der Nadelsuspensionen: z. B. vaginale Kolposuspension (nach Stamey-Pereyra in der Modifikation nach Raz).
  b) Periurethral ansetzende Verfahren: z. B. Lyoduraband, Zödlerband.

Vaginal-plastische Verfahren wie die Diaphragmaplastik sind in erster Linie Operationen zur Korrektur eines Descensus vaginalis anterior bzw. einer Zystozele. Besteht zusätzlich lediglich eine geringgradige Streßinkontinenz, so ist die Heilungs- oder Besserungschance durch alleinige Diaphragmaplastik gut.

Bei einem Descensus mit gleichzeitig schwerer Streßinkontinenz muß wegen der geringeren Erfolgschancen primär über eine Zusatzoperation zur Korrektur der Streßinkontinenz nachgedacht werden.

Vaginale oder abdominale **Kolposuspensionsoperationen** haben eine größere Erfolgschance. Werden sie bei klinisch relevantem Descensus vaginalis anterior und schwerer Streßinkontinenz mit einer Diaphragmaplastik kombiniert, muß die Kolposuspension der Diaphragmaplastik vorausgehen, um eine suffiziente Aufhängung des urethrovesikalen Übergangs durch die endopelvine Fascie möglich zu machen.

Die **simultane Hysterektomie** verbessert die Erfolgschance einer Streßinkontinenzoperation **nicht.** Sie ist deshalb nur in besonderen Fällen (z. B. Uterus myomatosus, Descensus uteri, Blutungsstörungen etc.) indiziert.

Vorbereitung der Patientin

Vorbedingung jeder Streßinkontinenzoperation ist

- Die Objektivierung der Streßinkontinenz.

- Der Ausschluß einer anderen Harninkontinenzform, insbesondere einer Urge- oder Dranginkontinenz.

Dazu bedarf es der Anamnese, der klinischen und urodynamischen Untersuchung.

- Eine erfolgreiche Kolposuspension, sei es von vaginal oder abdominal, ist nur möglich, wenn die Vagina und die endopelvine Faszie im Bereich des urethrovesikalen Übergangs ausreichend weit und mobil sind. Bei einer narbigen, engen und atrophischen Vagina ist eine präoperative Östrogengabe entweder lokal oder systemisch unumgänglich. In Kombination mit einem Würfelpessar läßt sich die Scheide im Laufe mehrerer Wochen meist ausreichend weit aufdehnen.

- Ein Harnwegsinfekt muß präoperativ ausgeschlossen bzw. behandelt werden.

Aufklärungspflichtige Risiken

Vor jeder Streßinkontinenzoperation sollte mit der Patientin die Erfolgschance besprochen werden. Dies ist bei einer ungünstigen Prognose (wie Rezidiv, hypotone Harnröhre, schlechten Gewebsverhältnissen) besonders wichtig.

Aufklärungspflicht besteht über

- Rezidivmöglichkeit,

- passagere oder evtl. persistierende Blasenentleerungsstörung bzw. Miktionsprobleme,

- Neuauftreten einer Urge- bzw. Dranginkontinenz.

Abdominale Urethro-Kolposuspension

Modifikation nach Krantz/Symmonds

Definition

Das Prinzip jeder abdominalen Urethro-Kolposuspension besteht in einer Elevation der Urethra und des Blasenhalses mit Hilfe der endopelvinen Faszie. Die einzelnen Modifikationen unterscheiden sich im wesentlichen durch die gewählten Fixationspunkte. Bei der hier vorgestellten Modifikation nach Krantz werden die Nähte im Symphysenknorpel verankert. Muß zusätzlich die Blasenvorderwand eröffnet werden, so handelt es sich um die Modifikation nach Symmonds.

Vorbereitung der Patientin

- **Desinfektion** und **Abdeckung** müssen einem abdominovaginalen Eingriff entsprechen, da sich der Operateur die endopelvine Faszie über weite Strecken der Präparation und beim Legen der Nähte mit der linken Hand von vaginal entgegen bringt. Die aus der Urologie bekannten Abdecktücher für transurethrale Eingriffe sind ebenfalls gut verwendbar.
- Keimaszension, resultierend aus einem Durchstechen der Vaginalwand beim Legen der Suspensionsnähte sowie die jederzeit bestehende Gefahr einer Periostitis im Symphysenbereich machen eine perioperative **Antibiotikaprophylaxe** unumgänglich. Bei Eröffnung der Harnblase empfiehlt es sich, die Antibiotikatherapie sieben Tage lang weiterzuführen.

Lagerung

Steinschnitt flach.

Aufklärungspflichtige Risiken

Die abdominale Urethro-Kolposuspension stellt im Prinzip einen rein extraperitonealen Eingriff dar. Da ein versehentliches Öffnen der Peritonealhöhle nie auszuschließen ist, sollten die Risiken der Laparotomie grundsätzlich mit angesprochen werden, auch wenn ein intraabdominaler Zusatzeingriff (z. B. Hysterektomie, Douglasverschluß nach Moscovicz) nicht vorgesehen ist.

Operationstypische Komplikationen sind:

- Verletzung von Harnblase, Ureter und Urethra (insbesondere bei Rezidiv-Streß-Inkontinenz).
- Infektionen des Wundgebietes (einschließlich Periostitis).
- Funktionsbezogene Risiken (s. Kapitel Streßinkontinenzoperationen).

Operative Technik

1. Sofern nicht ein medianer Unterbauch-Längsschnitt durch vorausgegangene Operationen vorgegeben ist, beginnt der Eingriff mit einem tief angesetzten **Pfannenstiel-Querschnitt,** der bis präperitoneal geführt wird. Nach der Durchtrennung der Faszie werden die **Rektusmuskeln** in der Medianlinie bis an die Symphysenoberkante gespalten.

2. Bei nicht voroperierten Patientinnen lassen sich die Muskelbäuche danach über kleine Fritsch-Haken beidseits nach lateral aufspreizen, wodurch der **prävesikale Fettkörper** zur Darstellung kommt. Dieser ist über lockere Bindegewebsstränge mit der Beckenvorderwand verbunden. Im Bereich dieser Bindegewebsschicht, und zwar unmittelbar hinter dem knöchernen Becken, läßt sich der prävesikale Fettkörper beidseits lateral der Mittellinie nach medial und kranial mobilisieren. Wenn man sich in der richtigen Schicht befindet, so gelingt dies z.B. mit einem Haberer-Spatel völlig mühelos, stumpf und bluttrocken. Bei diesem, nahe an der Beckenwand verlaufenden Präparationsschritt muß allerdings auf individuell stark ausgebildete, leicht verletzbare venöse Gefäße der Beckenwand geachtet werden. Diese sind im Bereich des Foramen obturatum besonders stark ausgebildet.

3. Durch die Präparation werden **zwei Logen** gebildet, die in der Medianlinie durch eine festere Bindegewebsbrücke, die von der Blasenvorderwand zum Symphysenknorpel zieht, getrennt sind.

Sollte die **Harnblase** im Verlaufe der Operation im Bereich ihrer Vorderwand geöffnet werden, so ist eine Durchtrennung dieses Gewebes notwendig. Die darin verlaufenden Gefäße sollten symphysenfern koaguliert oder ligiert werden (Abb. 1.140).

Vorausgegangene Inkontinenzoperationen, wie abdominale Schlingen oder auch Kolposuspensionen, machen gelegentlich die Präparation im Cavum Retzii durch narbige Verwachsungen sehr schwierig. Läßt sich die Blasenvorderwand, insbesondere auch die endopelvine Faszie mit der darauf liegenden Blasenumschlagsfalte, nicht sicher darstellen, so empfiehlt es sich, die Harnblase an der Vorderwand zu eröffnen. Die weitere Präparation der endopelvinen Faszie und des urethrovesikalen Übergangs kann dann unter Sicht der intravesikalen Situation bzw. auch durch Gegenpalpation durch einen in die Harnblase eingelegten Finger erleichtert werden. Auf diese Weise wird vermieden, daß die Blase im Bereich des Blasenhalses verletzt wird und daß die Suspensionsnähte versehentlich durch die Harnblase hindurch evtl. unter Miterfassung des Ureters gelegt werden.

Die **Eröffnung der Harnblase** erfolgt mit dem Skalpell. Es empfiehlt sich, die Harnblase prall aufzufüllen, um ein Widerlager zu haben. Um den subtilen endogenen Verschlußmechanismus der Harnröhre sicher nicht zu schädigen, sollte die Inzision der Blasenvorderwand nie bis in die Harnröhre oder in den Blasenhals hineingeführt werden.

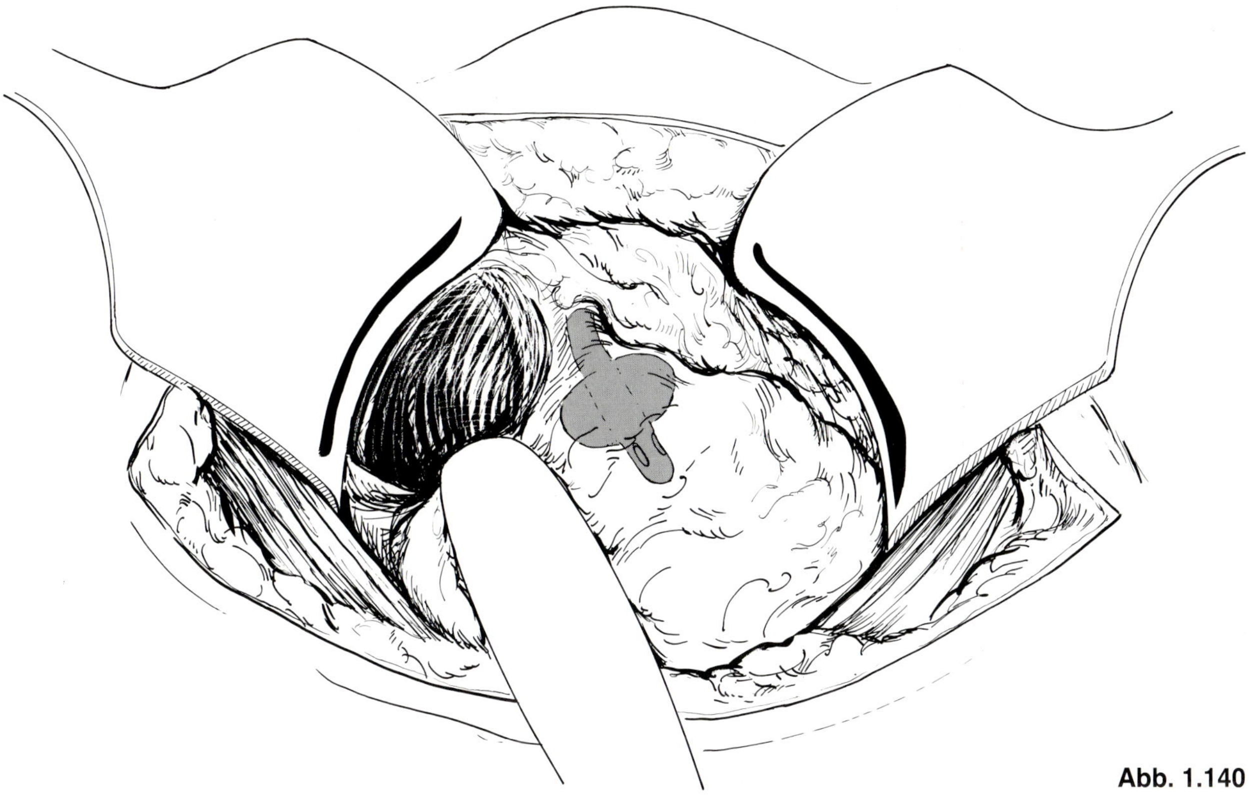

Abb. 1.140

4. Die weitere **Präparation der endopelvinen Faszie** ist nur mit Hilfe der vaginal eingeführten Zeige- und Mittelfinger der linken Hand möglich. Sie bringen die Scheide mit der darüberliegenden endopelvinen Faszie und dem paraurethralen Gewebe der präparierenden rechten Hand entgegen. Gut tastbare Leitschiene ist der transurethrale Dauerkatheter mit seinem intravesikalen, in Höhe des Blasenhalses liegenden gefüllten Ballon.

5. Die Mobilisierung des auf der endopelvinen Faszie verbliebenen **Fettgewebes** und der **Umschlagsfalte der Blasenvorderwand** zum Blasenboden erfolgt am besten mit der Spitze einer stumpfen breiten Schere kranio-medialwärts. Wenn in der richtigen Schicht präpariert wird, gelingt dies beinahe mühelos (Abb. 1.141).

Mit zunehmender Nähe zum Blasenhals erscheinen unter einem hauchdünnen Häutchen individuell unterschiedlich starke ausgebildete **Venenkonvolute,** die unangenehme Blutungen verursachen können. Im Gegensatz zu Blutungen aus der Blasenwand lassen sich diese Venengeflechte nur schlecht durch Koagulationen kontrollieren. Besser sind feine Umstechungen.

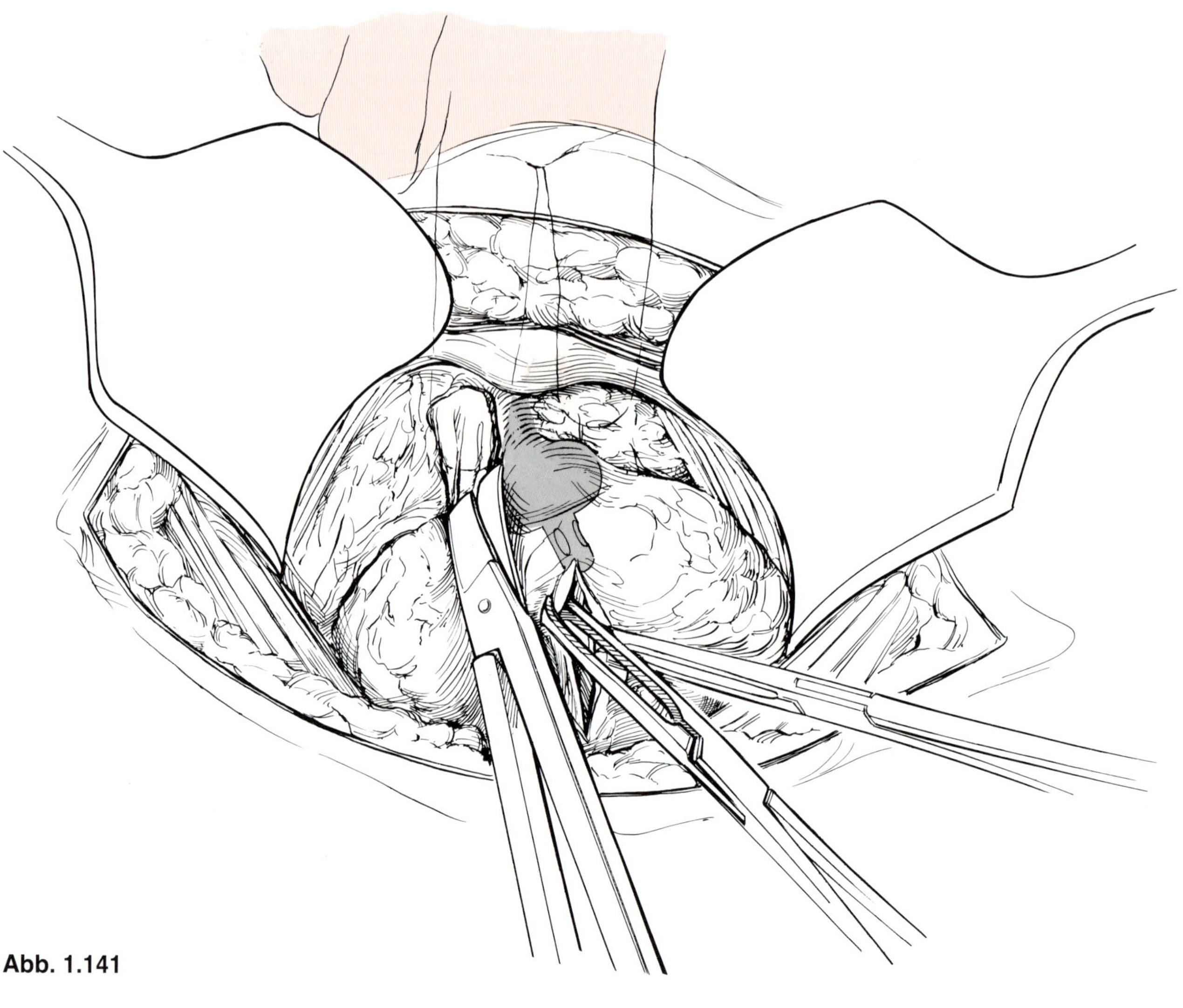

Abb. 1.141

6. Das Ziel der Präparation ist die Darstellung der glatten, weißlich schimmernden relativ derben, meist gutbeweglichen **endopelvinen Faszie,** beidseits lateral des urethrovesikalen Übergangs. Durch das Anheben der Faszie von vaginal wird überprüft, ob sich der dargestellte Ort spannungsfrei zum Symphysenknorpel bewegen läßt. Gelingt dies nicht, muß die Präparation weiter nach medial fortgesetzt werden.

7. Unter fortlaufender Kontrolle durch den vaginal eingelegten Finger wird die präparierte endopelvine Faszie nun möglichst medial mit einer atraumatischen Naht kräftig gefaßt, ohne daß gleichzeitig die Vaginalhaut durchstochen wird.

Z-Stich in medio-lateraler Richtung und das Knoten des Fadens in der endopelvinen Faszie bieten zwei Vorteile:

- Blutstillung, falls beim Legen der Fäden ein Gefäß in der endopelvinen Faszie angestochen wurde.
- Verhinderung eines Sägeeffektes des Fadens am Gewebe beim Legen des endgültigen Knotens.

8. Durch Zug am Faden und gleichzeitiges Entgegenbringen der endopelvinen Faszie in ventraler Richtung über die vaginal eingelegten Finger läßt sich die **Höhe des Fixationsortes** am Symphysenknorpel festlegen. Erst wenn beide Nähte gelegt sind, werden die Fäden durch den Assistenten geknüpft. Die maximale Elevation der endopelvinen Faszie von vaginal durch den Operateur läßt ein weitgehend spannungsfreies Knoten zu. Bei richtiger Fixation sollte die Einlage der Fingerkuppe zwischen Blasenhalsvorderwand und Symphysenknorpel noch möglich sein, um eine Überkorrektur und damit längerdauernde Blasenentleerungsstörung postoperativ zu vermeiden (Abb. 1.142).

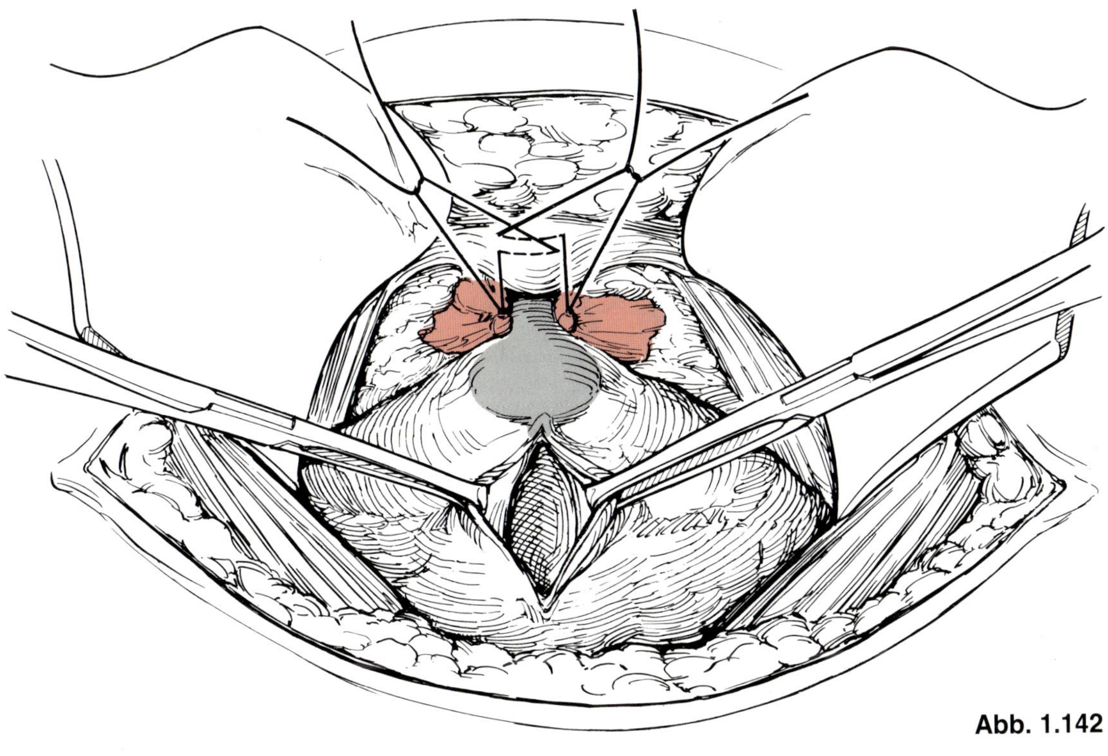

Abb. 1.142

9. Das Cavum Retzii wird mit einer **Saug-Drainage** drainiert. Diese wird durch die Bauchwand herausgeleitet.

Wurde die Harnblase eröffnet, empfiehlt sich eine Sogteil-Drainage um einen permanenten Urinfluß durch das Cavum Retzii über das Drainagesystem zu vermeiden.

10. Die **Harnableitung** erfolgt über einen suprapubischen Katheter. Dazu wird die Harnblase mit 300 ml aufgefüllt. Sie kann dann unter Sicht gezielt an der Vorderwand punktiert werden. Die Punktion sichtbarer Gefäße in der Blasenwand wird so vermieden.

Bei eröffneter Harnblase wird die supravesikale Harnableitung vor dem Verschluß der Blasenvorderwand unter Sicht lateral der Inzisionsstelle gelegt. Anschließend erfolgt der Blasenverschluß in zwei Schichten durch eine fortlaufende Naht. Die erste Nahtreihe sollte unbedingt die Blasenschleimhaut miterfassen, um intravesikale Blutungen möglichst zu vermeiden. Diese führen leicht zu einer postoperativen Blasentamponade (Abb. 1.143).

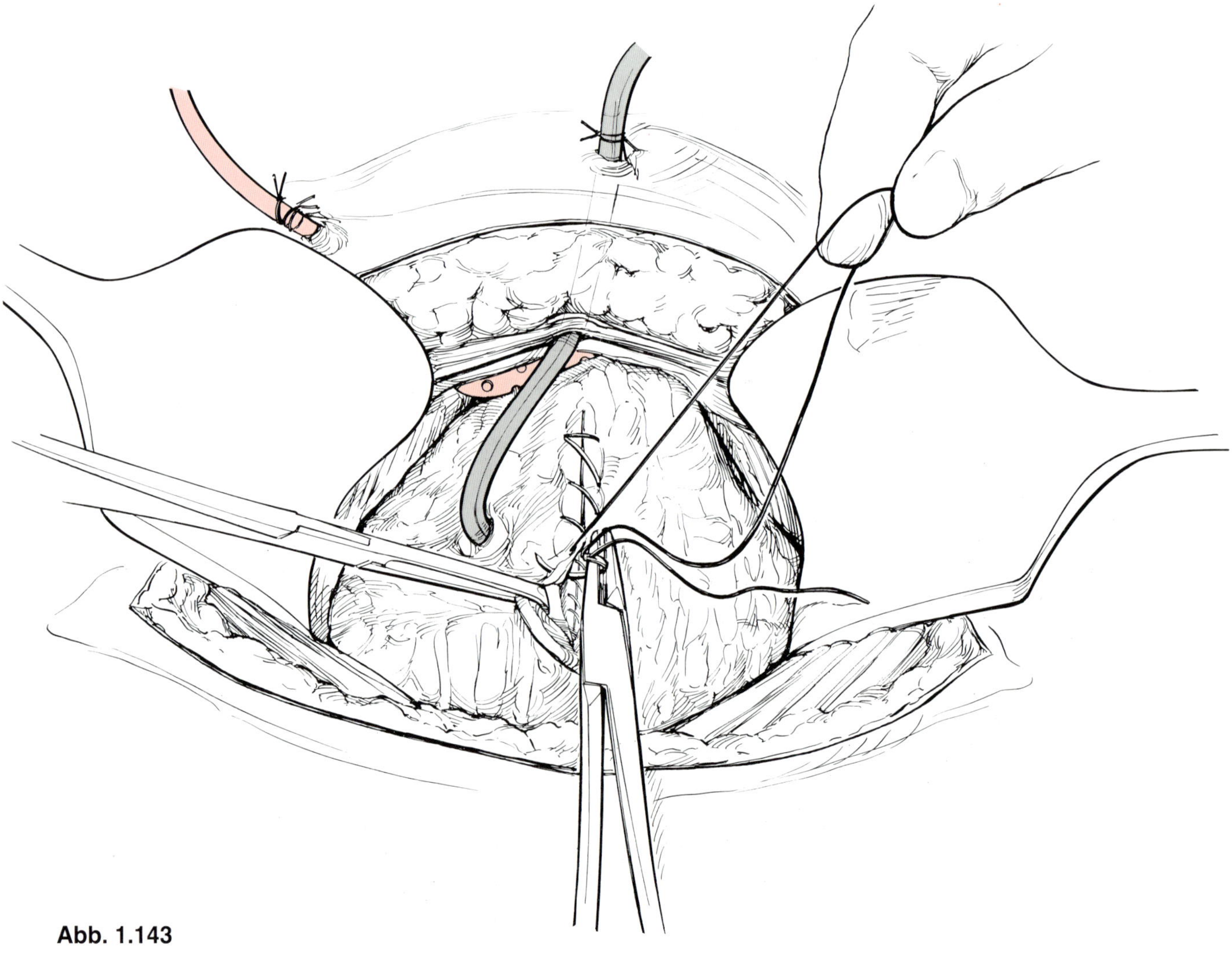

Abb. 1.143

Perioperative Maßnahmen

- Immer dann, wenn der Urin nach einer Kolposuspension blutig zurückgelassen wurde, empfiehlt sich die Anlage einer **Dauerspülung** über die suprapubische Urinfistel. Als Ablauf dient der transurethral eingelegte Dauerkatheter. Die Spülmenge richtet sich nach dem Ausmaß der Blutung. In der Regel reichen 100 ml pro Stunde aus. Wurde die Harnblase eröffnet, so ist dieses Vorgehen in den ersten 24 Stunden obligat.

- Die **Drainage im Cavum Retzii** wird dann entfernt, wenn sie keine wesentlichen Flüssigkeitsmengen mehr fördert. Im allgemeinen ist dies nach 24 bis 48 Stunden der Fall.

- Nach der **Eröffnung der Harnblase** werden die suprapubische Harnableitung und der transurethrale Katheter für 7 Tage belassen. Der transurethrale Katheter kann dann entfernt werden. Am 5. postoperativen Tag empfiehlt sich bei diesen Patienten die Herausnahme der Drainage im Cavum Retzii, falls von dort kein Sekret mehr gefördert wird.

Postoperative Betreuung

Das Miktionstraining kann (bei unkompliziertem Verlauf) nach 7 Tagen aufgenommen werden; nach einer Eröffnung der Harnblase nach 10 Tagen.

Arbeitsunfähigkeit

Die Dauer der Arbeitsunfähigkeit ist in erster Linie bestimmt durch die Wiederaufnahme der Spontanmiktion. Kommt die Spontanmiktion am 7. bis 10. postoperativen Tag in Gang, so ist nach weiteren 14 Tagen uneingeschränkte Arbeitsfähigkeit wieder gegeben. Voraussetzung ist allerdings eine körperlich nicht belastende Tätigkeit. Andernfalls sollte die Arbeitsunfähigkeit weitere vier bis sechs Wochen ausgedehnt werden.

Ist harte körperliche Arbeit mit dem Heben von schweren Gewichten verbunden, muß auch über eine Umschulung nachgedacht werden.

Modifikation nach Hirsch

Definition

Bei der Modifikation nach Hirsch erfolgt die Adaptation der endopelvinen Faszie im Bereich der Insertion der Obturatorius-Faszie am Oberrand des Foramen obturatum.

Vorteile gegenüber der blasenhalsnahen Kolposuspension

- Einfachere Präparation der endopelvinen Faszie in einem Bereich mit geringerem Blutungsrisiko.
- Geringeres Risiko entzündlicher Veränderungen im Bereich des knöchernen Beckens.
- Weniger postoperative Miktionsstörungen.

Nachteile gegenüber der blasenhalsnahen Kolposuspension

- Geringere Heilungschance.
- Der Suspensionseffekt hängt von der vorgegebenen Anatomie ab. So ist der Suspensionseffekt dann besonders gering, wenn die endopelvine Faszie deszendiert und gleichzeitig der Oberrand des Foramen obturatum tief angelegt ist. Die Entscheidung für eine solche Art der Kolposuspension muß deshalb individuell anhand des Palpationsbefundes nach der Darstellung des Cavum Retzii gefällt werden.

Vorbereitung der Patientin und Lagerung

(s. S. 197)

Operative Technik

Das operative Vorgehen ist zunächst identisch mit der Kolposuspension nach Krantz. Die endopelvine Faszie wird weiter lateral vom Blasenhals dargestellt und dann mit zwei bis drei Nähten am Ansatz der Obturatorius-Faszie am oberen Schambeinast fixiert. Die Anzahl der Nähte hängt von der Mobilität der endopelvinen Faszie ab (Abb. 1.144).

Eine Fixation **direkt** in der Obturatorius-Faszie ist aus zwei Gründen zu vermeiden:

- Diese Faszie ist meistens sehr nachgiebig, so daß der Suspensionseffekt beeinträchtigt wird.
- Es besteht die Gefahr der Verletzung obturatorischer Gefäßäste mit einer entsprechenden Blutung.

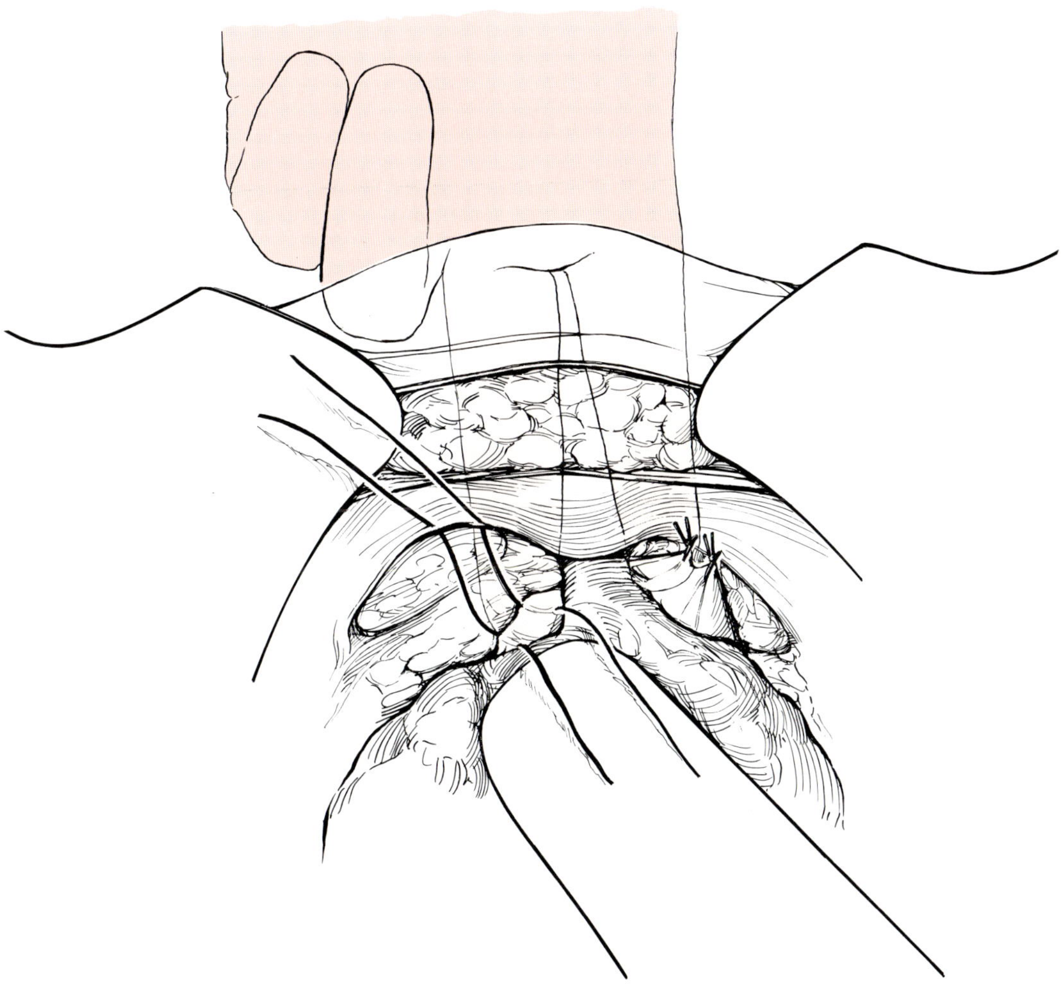

Abb. 1.144

Vaginale Kolposuspension

Definition

Ziel der Operation ist die Verankerung der endopelvinen Faszie und damit des Blasenhalses in der abdominalen Rektusaponeurose. Die Operation gliedert sich in drei Teile:

• Anlage eines kleineren suprasymphysären Hautschnittes bis auf die Rektusaponeurose.

• Durchtrennung der endopelvinen Faszie von vaginal, parallel zum Blasenhals.

• Fadengeführte Zügelung und Elevation des Blasenhalses. Verankerungspunkte der Naht: medianer Wundrand der endopelvinen Faszie und Rektusaponeurose.

Das Prinzip der vaginalen Kolposuspension weist Ähnlichkeiten mit einer abdomino-vaginalen Schlingenoperation (z. B. Lyoduraband) auf, besitzt aber gegenüber dieser zwei grundsätzliche Vorteile:

• Die Präparation erfolgt lateral der Urethra und des Blasenhalses. Die gesamte urethro-vesikale Einheit bleibt also intakt.

• Ein durch Zug bedingtes Abrutschen der Schlinge von der zu elevierenden Stelle ist bei einer Fadenfixierung nicht möglich.

Vorbereitung der Patientin

Vor dem Hochlagern der Beine empfiehlt es sich, einen zirka 8–12 cm langen Hautquerschnitt etwa 2 cm oberhalb der Symphyse anzuzeichnen.

Eine perioperative **Antibiotikaprophylaxe** ist obligat.

Lagerung

Steinschnitt (steil).

Aufklärungspflichtige Risiken

- Verletzungen von Harnblase, Harnröhre und Harnleiter.
- Wundheilungsstörungen.
- Nachblutungen.
- Funktionsbezogene Risiken (s. S. 195).

Operative Technik

1. Vor Beginn des vaginalen Teils wird der zuvor angezeichnete **suprasymphysäre Querschnitt** angelegt, der bis auf die Faszie reicht. Die Faszie muß von sämtlichem Fett frei dargestellt sein und sollte nicht verletzt werden.

Ein **20-Charrière-Ballon-Katheter** wird transurethral in die Harnblase eingelegt. Um den Ballon durch die Vaginalwand hindurch gut palpieren zu können, empfiehlt sich eine Füllung von zirka 20 ml. Unter Zug am Katheter läßt sich jetzt der urethro-vesikale Übergang durch das kaudale Ende des Ballons identifizieren. Mit einer Ellis-Klemme wird dieser Punkt der Vaginalwand kräftig gefaßt (Abb. 1.145).

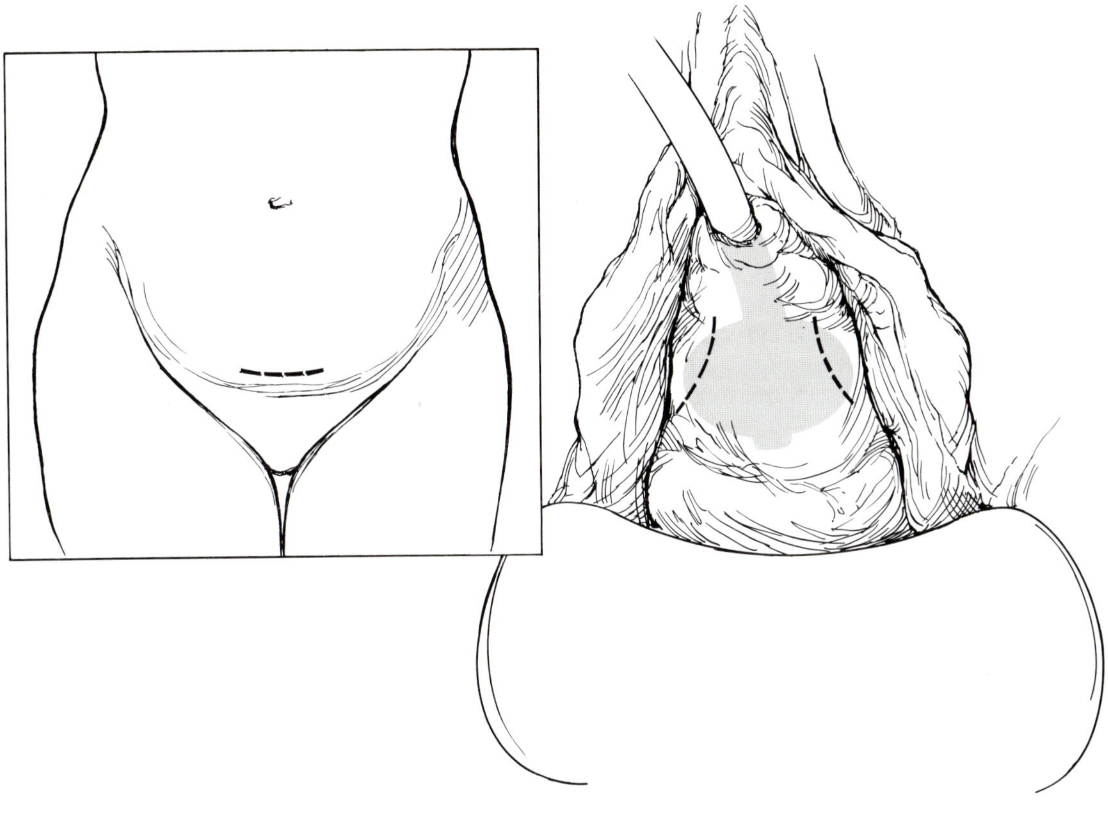

Abb. 1.145

2. Der kontinuierliche Zug über die Ellis-Klemme zur kontralateralen Seite und die gegenläufige Anspannung der Vagina über ein kurzes seitlich eingelegtes Spekulum erlauben eine exakte **Längsinzision der Vaginalwand** über zirka 3 cm in einem Abstand von 1,5 bis 2 cm lateral des Blasenhalses. Die Inzisionstiefe reicht bis zur endopelvinen Faszie (Abb. 1.146).

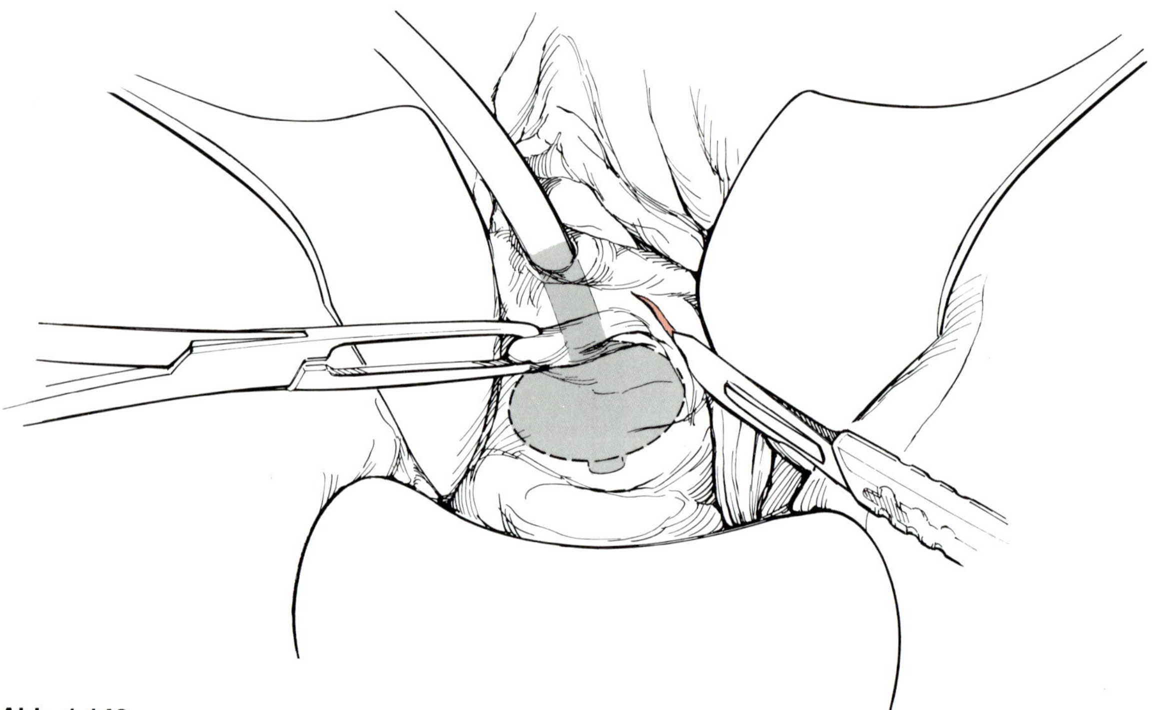

Abb. 1.146

3. Der laterale Scheidenwundrand wird mit einer Ellis-Klemme armiert und die Scheidenhaut mit der Schere nach lateral von der endopelvinen Faszie abpräpariert.

Etwa 1 cm lateral der Inzisionslinie der Vagina, in unmittelbarer Nähe des Schambeinastes, läßt sich die **endopelvine Faszie** meist ohne Probleme durchtrennen (Abb. 1.147). Dies gelingt am besten mit dem Skalpell.

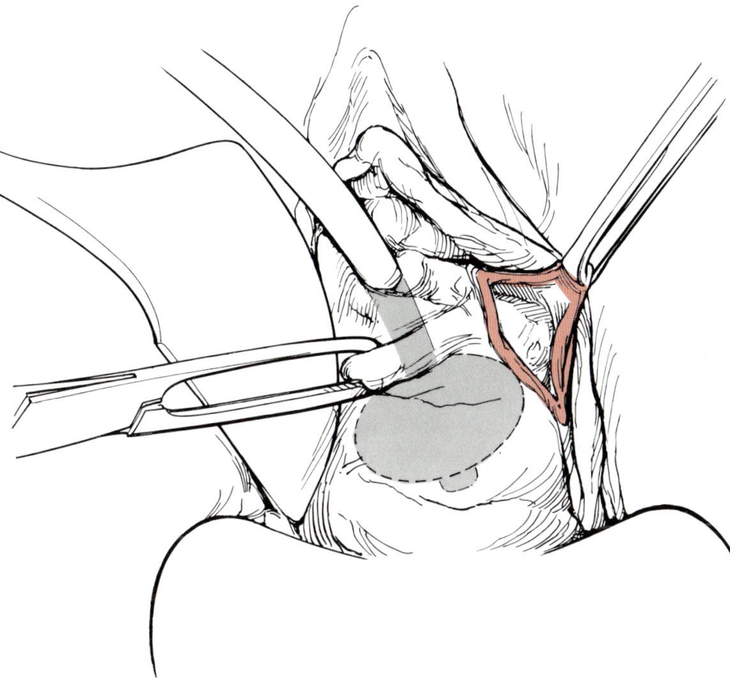

Abb. 1.147

4. Die jetzt eingeführte Schere eröffnet den Raum zum **Cavum Retzii.** Die Palpation mit dem Zeigefinger verschafft leicht einen Eindruck über die anatomischen Verhältnisse: Nach lateral tastet man das Foramen obturatum mit den umgebenden knöchernen Strukturen.

Dreht man den Finger nach medial, so erkennt man beim Zurückziehen den scharfen Rand der kräftigen, durchtrennten **endopelvinen Faszie,** der gelegentlich relativ weit kranial liegt. Die exakte Identifizierung dieser Struktur ist für den weiteren Ablauf der Operation absolut notwendig (Abb. 1.148).

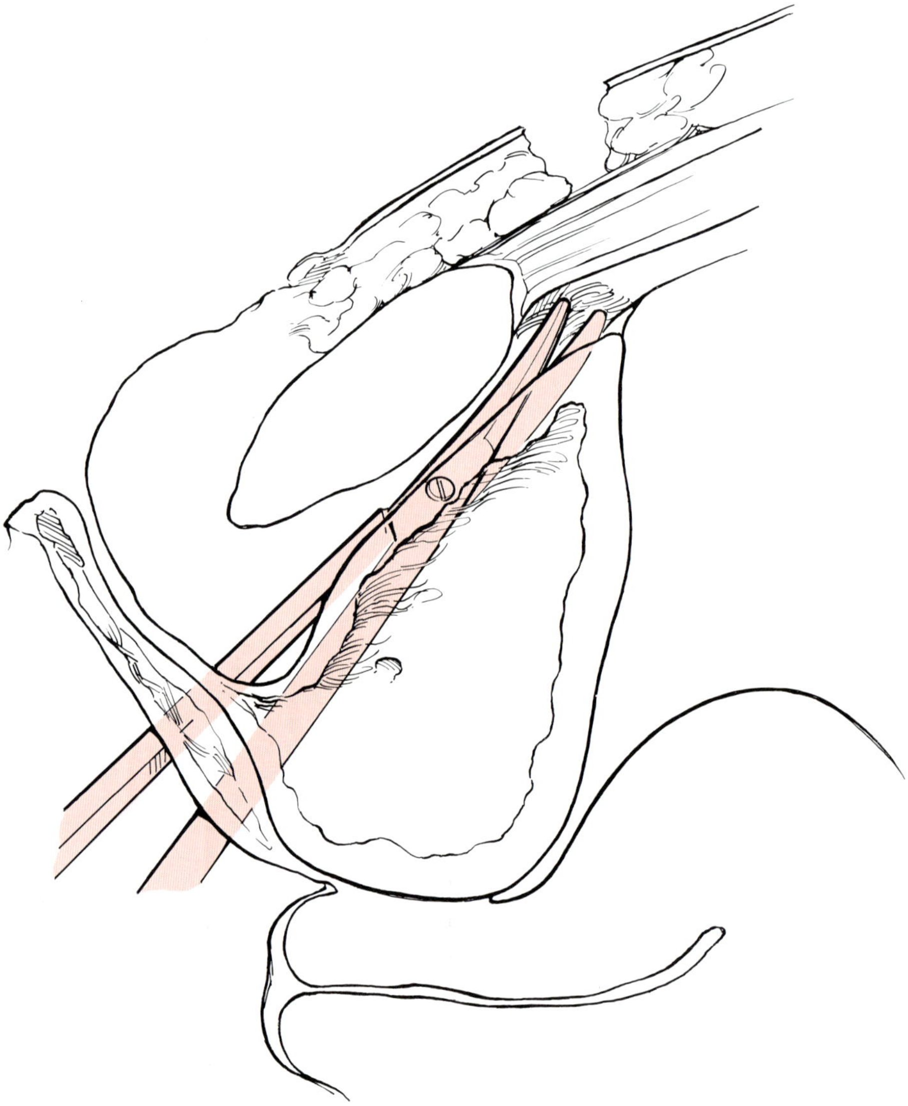

Abb. 1.148

5. Mit dem ersten Stich wird nun der **mediale Rand** der endopelvinen Faszie aus der Tiefe hervorluxiert und mehrfach mit der Nadel soviel Gewebe aufgenommen, daß die Naht auch bei kräftigem Zug nicht ausreißt (Abb. 1.149).

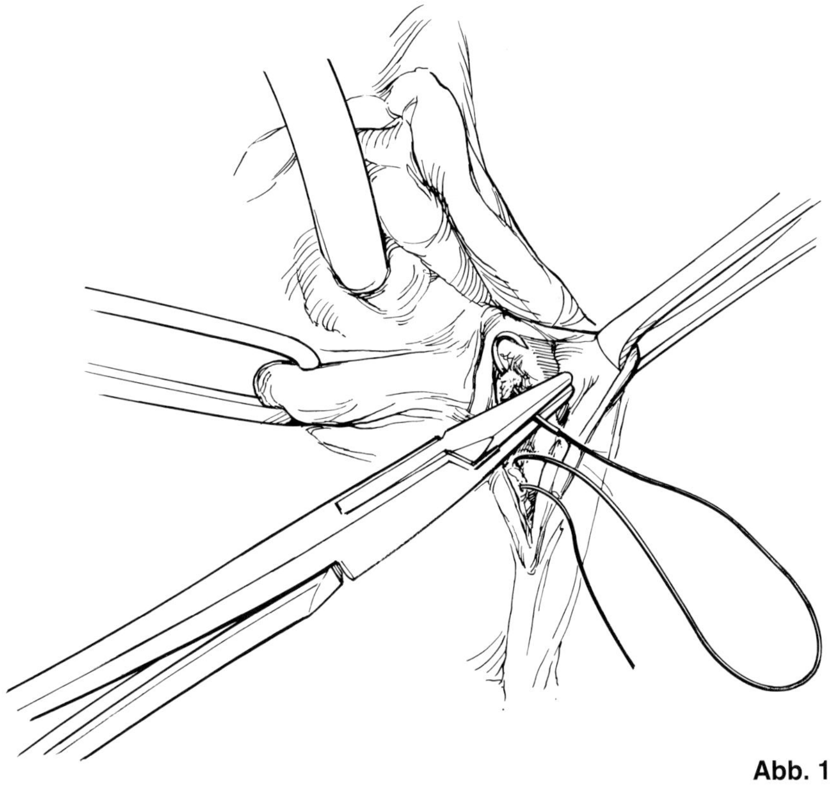

Abb. 1.149

6. Über dem in das Cavum Retzii bis an die dorsale Seite der Bauchwand eingeführten Zeigefinger wird jetzt die **Rektusaponeurose** im lateralen Bereich der suprasymphysären Querschnittes mit einer Stamey-Nadel durchstoßen und unter Führung des Fingers vaginal aus der Inzisionsstelle herausgeleitet. Über diese Nadel lassen sich anschließend die Fadenenden nach kranial durchziehen.

Eine **Doppelspezialnadel** erleichtert das Vorgehen insofern, als

- die Nadel beidseits nur einmal gestochen werden muß und
- der Abstand zwischen den beiden Einstichstellen standardisiert vorgegeben ist (Abb. 1.150).

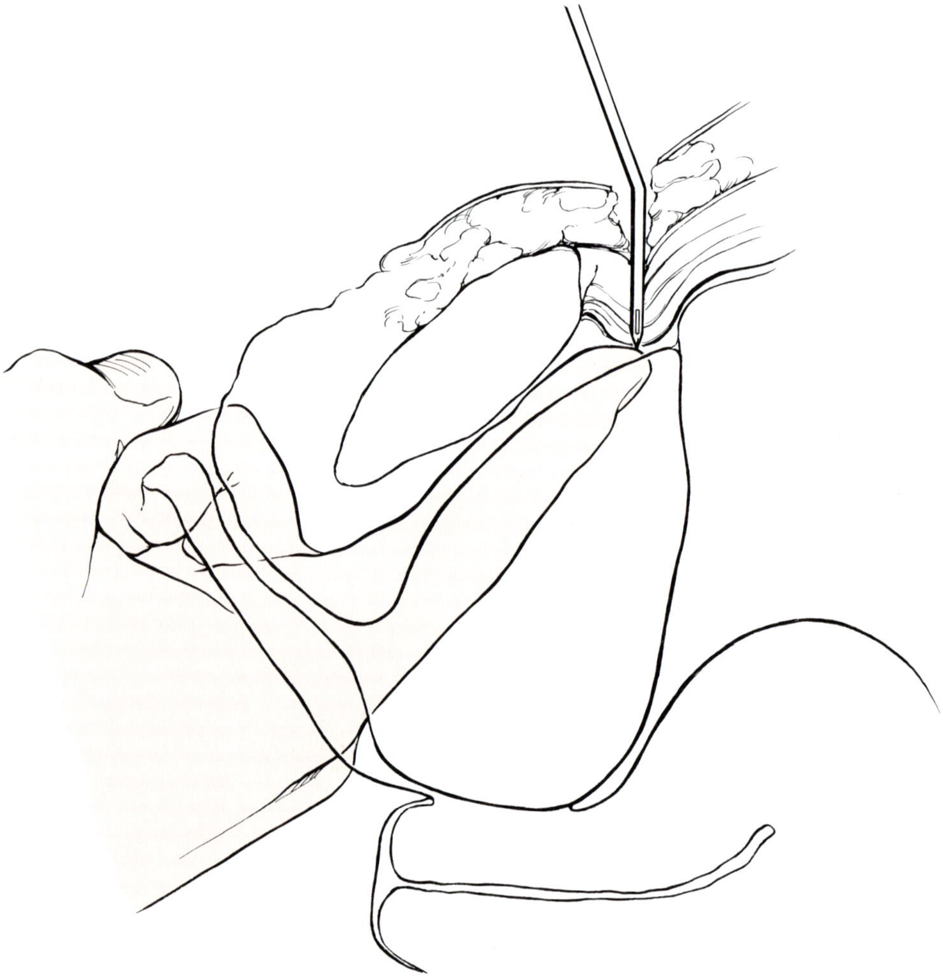

Abb. 1.150

7. Nach dem Einfädeln der beiden Fadenenden in die Ösen der Nadelspitze werden die Fäden nach **abdominal** durchgezogen (Abb. 1.151).

Damit ist alles vorbereitet, um die endopelvine Faszie mit entsprechender Spannung über die gelegten Fäden in der Rektusaponeurose zu verankern.

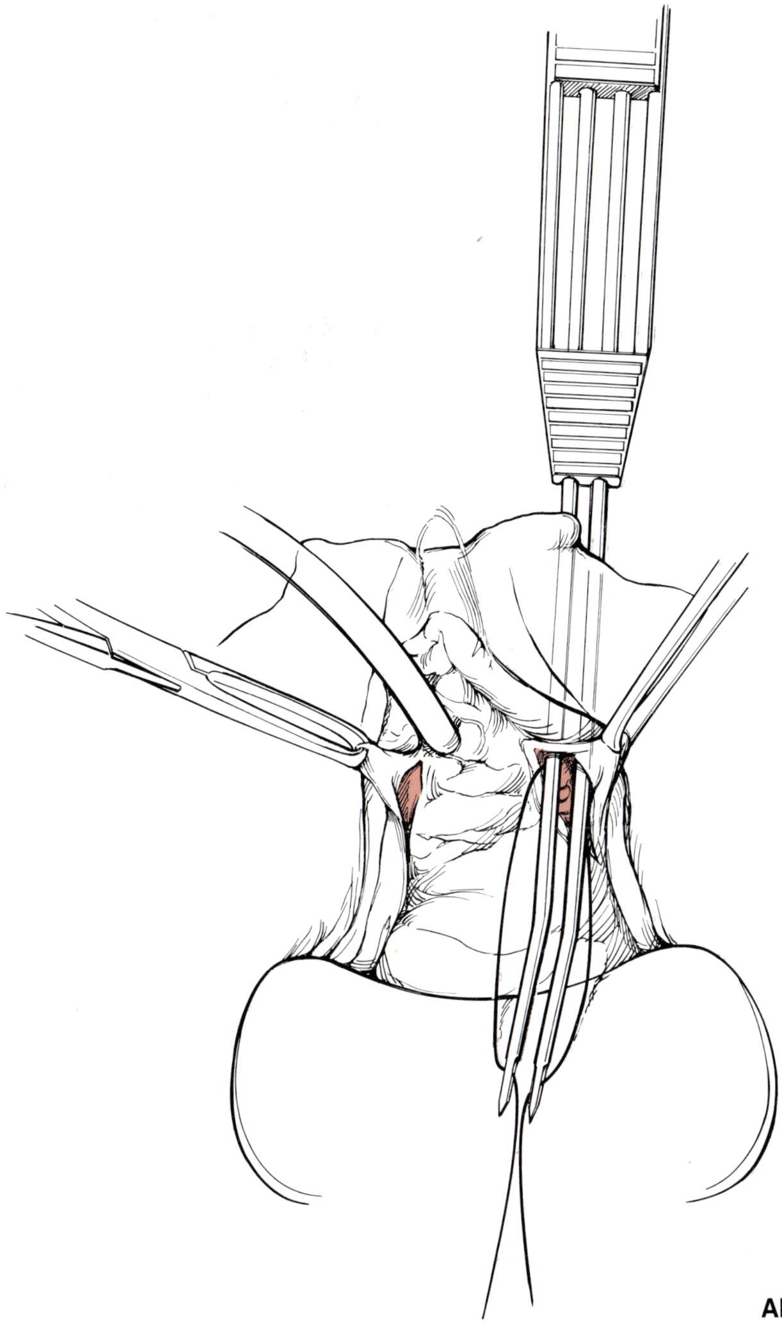

Abb. 1.151

8. Die nun folgende **Urethro-Zystoskopie** hat zwei Funktionen:

- Die Diagnose operativ gesetzter Läsionen an Harnblase, Urethra und Ureter. Eine intravenöse Indigo-Karmingabe erleichtert die Beurteilung der Urinausscheidung über die Ureteren und damit das versehentliche Miterfassen des intramuralen Ureterverlaufs bei der Annaht der endopelvinen Faszie (Zystoskop mit 70° Rundblick-Optik).

- Die Beurteilung der notwendigen Elevation des urethrovesikalen Übergangs (Zystoskop mit 30° Optik). Der Operateur bestimmt über die endoskopische Kontrolle das Ausmaß des vom Assistenten auf die endopelvine Faszie ausgeübten Zugs beim **Knoten der Fäden** in der Rektusaponeurose. Die Knoten können durch Metallclips und die anschließende lockere Verknüpfung der Fadenenden beider Seiten in der Medianlinie gesichert werden.

Bei richtiger Elevation bleibt der Blasenhals in Ruhe verschlossen, öffnet sich aber im Spülstrahl des Zystoskops (Abb. 1.152).

Es empfiehlt sich, die **vaginalen Scheidenwundränder** mit resorbierbaren Einzelknopfnähten **vor** der Einnaht der Suspensionsnähte in die Rektusfaszie zu verschließen, da sie im Anschluß mit der endopelvinen Faszie so weit nach kranial distanziert werden, daß sie nur sehr schwer aufzufinden sind.

Die Anlage der **suprapubischen Harnableitung** verbindet man sinnvollerweise mit der **Zystoskopie,** die gleichzeitig die Blasenfüllung und die Kontrolle des Einstichs erlaubt.

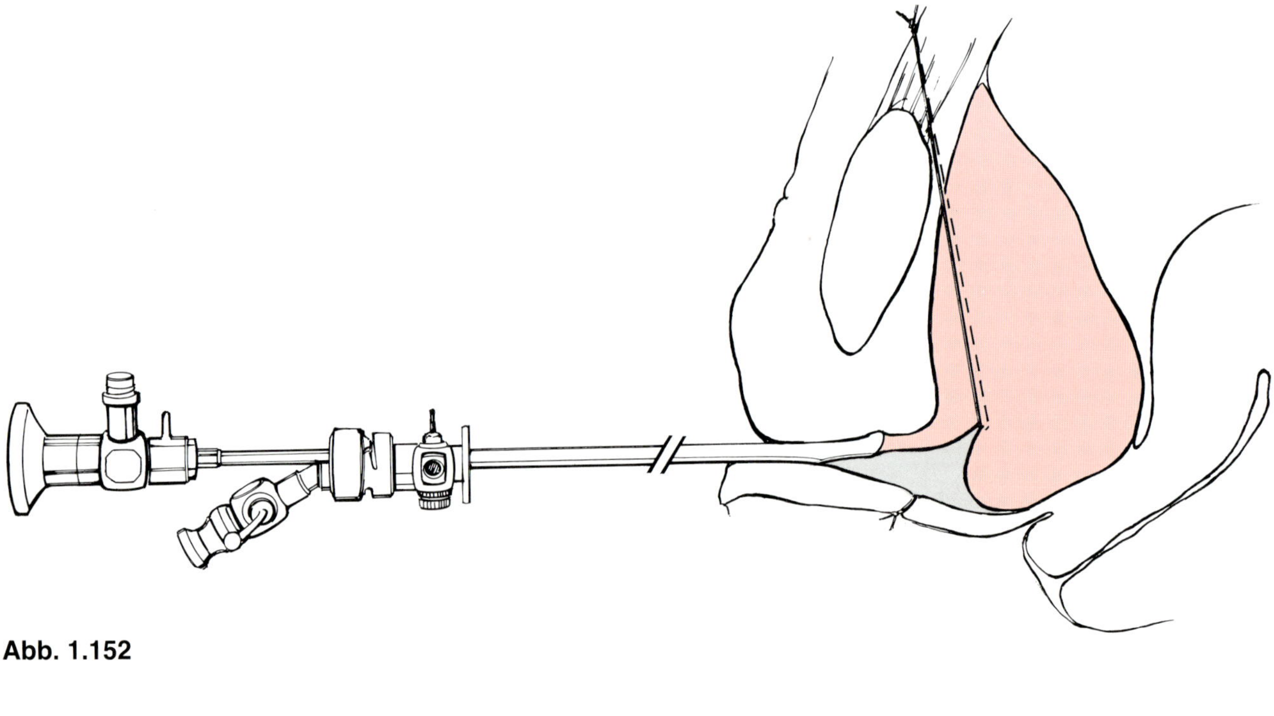

Abb. 1.152

Perioperative Maßnahmen

Die Scheide wird im Anschluß für 24 Stunden austamponiert, um eine Hämatombildung im Cavum Retzii (bedingt durch eine Läsion der paraurethralen Venen) weitgehend zu vermeiden.

Postoperative Betreuung

Mit dem Miktionstraining wird am 7. postoperativen Tag begonnen.

Besonderheiten

In seltenen Fällen kommt es nach Durchtrennung der endopelvinen Faszie zu einer starken Blutung aus den periurethralen Venen, die von vaginal durch die entsprechenden Nähte nicht zu kontrollieren ist. Gelegentlich wird es deshalb erforderlich sein, von abdominal das Cavum Retzii zu eröffnen, die Blutungsquelle darzustellen und zu versorgen.

Wurde der Suspensionsfaden versehentlich durch die Harnblase gelegt, so entfernt man den Faden. Eine weiter lateral und extrem retrosymphysär geführte Stichrichtung mit der Stamey-Nadel hilft, eine erneute Durchstechung der Harnblase zu vermeiden.

Suprapubische Harnableitung

Definition

Unter einer suprapubischen Harnableitung versteht man die Drainage des Urins durch einen transabdominal oberhalb der Symphyse in die Harnblase eingelegten Verweilkatheter.

Gegenüber der wiederholten oder kontinuierlichen transurethralen Harnableitung hat die suprapubische Form folgende **Vorteile:**

- Geringere Inzidenz iatrogener Harnwegsinfekte.
- Vermeidung einer fremdkörperbedingten Urethritis.
- Blasentraining mit Restharnkontrolle bei liegendem Katheter.

Daraus ergibt sich in der Frauenheilkunde folgendes **Indikationsspektrum:**

- Streßinkontinenzoperationen.
- Vaginal-plastische Operationen.
- Operationen, die zu einer Denervierung der Harnblase führen können (z.B. radikale Hysterektomie).
- Längerdauernder postpartaler Harnverhalt.

Vorbereitung der Patientin

Grundvoraussetzung für die Anlage einer suprapubischen Harnableitung ist eine mit mindestens 400 ml gefüllte Harnblase. Dadurch wird eine versehentliche intraperitoneale Punktion mit hoher Sicherheit vermieden. Die Füllung erfolgt über einen transurethralen Katheter.

Lagerung

Rücken- oder Steinschnittlage, flach.

Operative Technik

1. Nach der Desinfektion der Haut im suprasymphysären Bereich und ggf. einer lokalen Infiltrationsanästhesie wird die Haut ca. 2 QF oberhalb der Symphyse in der Medianlinie mit einem Stichskalpell über 0,5 cm bis auf die Faszie inzidiert. Durch diese Inzision wird der **Trokar** eingeführt. Die Stichrichtung des Trokars sollte um etwa 10–20 Grad von der Senkrechten zur Haut nach kaudal abweichen. Beim kontinuierlichen Vorschieben des Trokars wird die erfolgreiche Punktion der Harnblase durch den Austritt von Flüssigkeit aus dem Trokar angezeigt.

Bei einer adipösen Bauchdecke, bei der die Perkussion der gefüllten Harnblase erschwert ist und sich die Punktionstiefe schwer abschätzen läßt, empfiehlt es sich, mit einer dünnen Nadel unter Aspiration mit einer Spritze eine Probepunktion durchzuführen (Abb. 1.153).

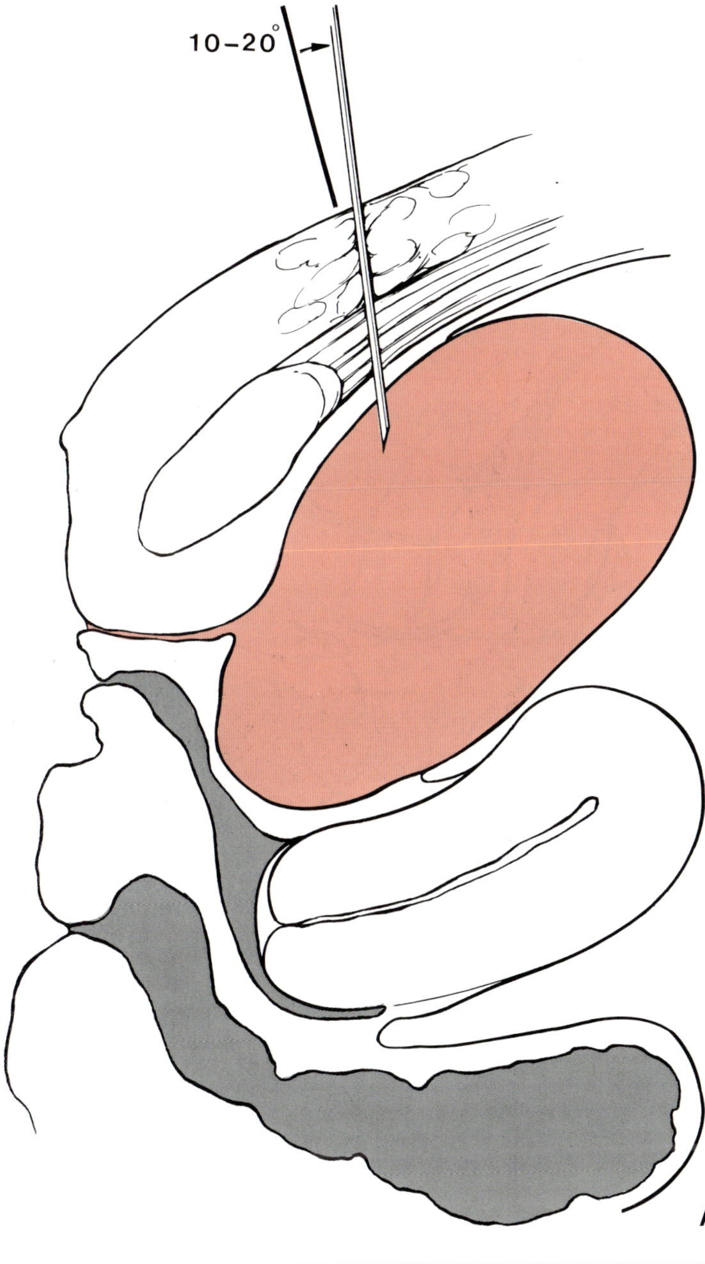

Abb. 1.153

2. Über den Trokar wird der **suprapubische Katheter** in die Harnblase eingeführt. Ballonkatheter machen die häufig sehr umständliche und unsichere Fixierung des Katheters in der Bauchwand überflüssig (Abb. 1.154).

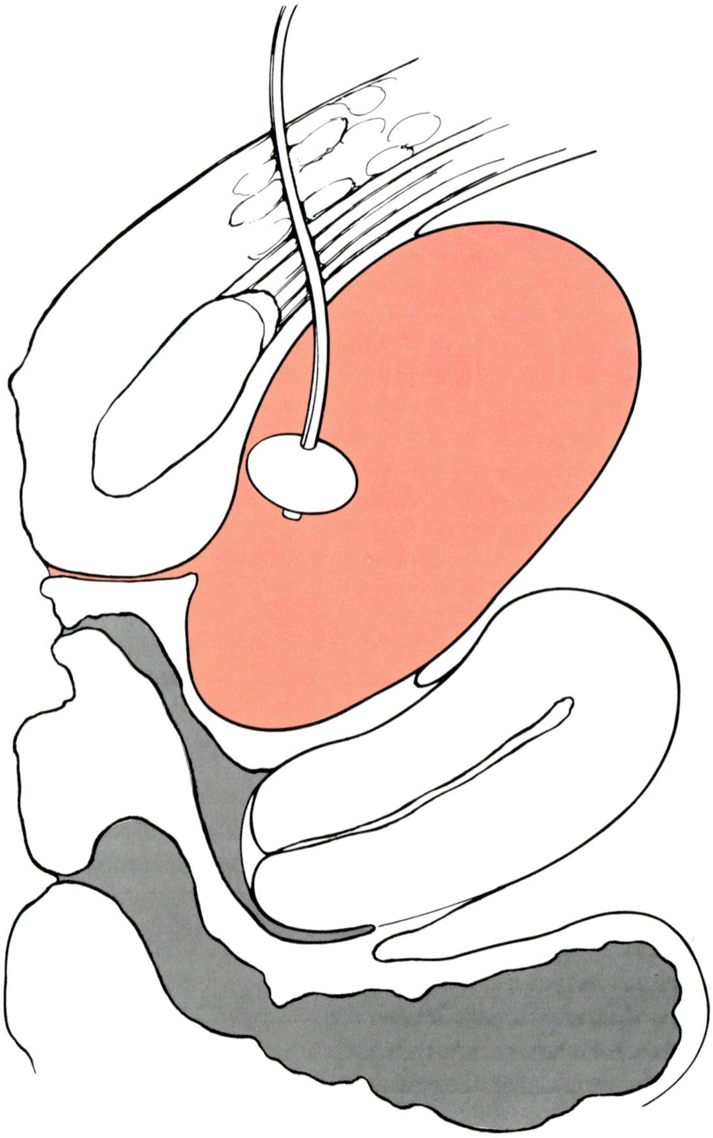

Abb. 1.154

Besonderheiten und Komplikationen

- Häufigste Komplikationsmöglichkeit ist die versehentliche **intra- bzw. transperitoneale Punktion** mit der Möglichkeit einer perforierenden Darmverletzung. Dieses Risiko steigt mit abnehmender Füllmenge der Harnblase (Abb. 1.155).

- Ist eine suprapubische Harnableitung bei einer **geringeren Füllungsmöglichkeit** als 400 ml zwingend indiziert, so empfiehlt sich deshalb eine Punktion unter sonographischer Kontrolle.

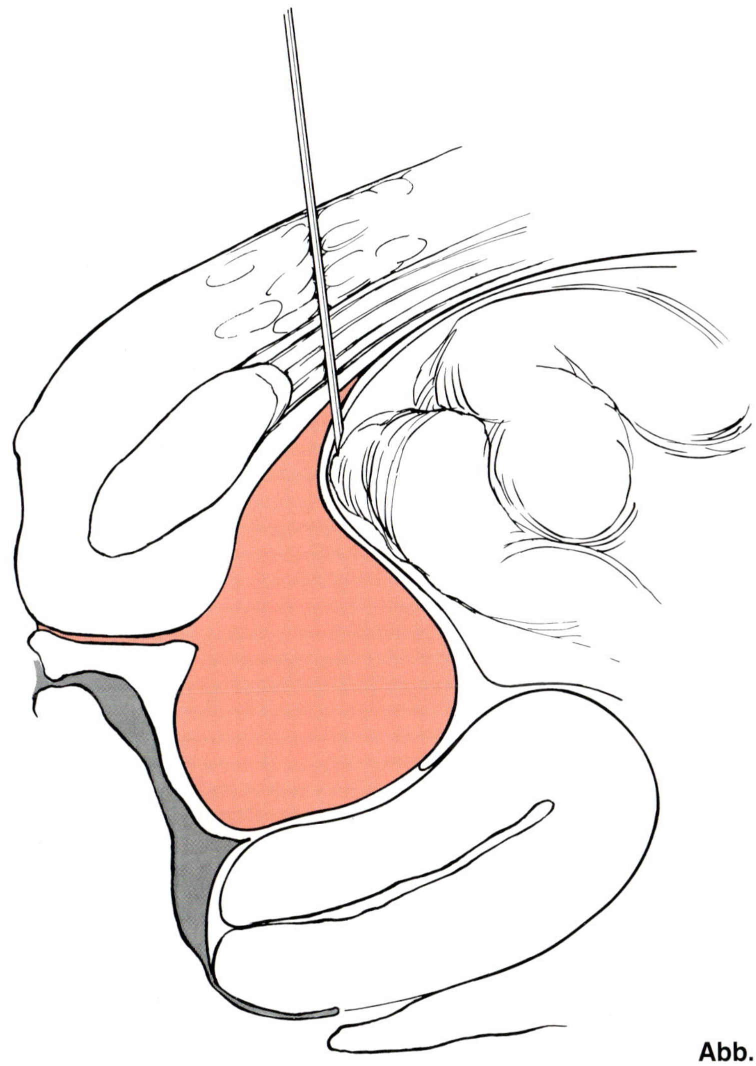

Abb. 1.155

• Eine versehentliche intraperitoneale Punktion kann aber auch dann eintreten, wenn bei einem ausreichenden Füllvolumen ein **ausgeprägter Deszensus** der vorderen Vaginalwand vorliegt. Erfolgt die Einlage einer suprapubischen Harnableitung deshalb im Rahmen einer Deszensusoperation, so sollte man der **postoperativen** Anlage der suprapubischen Harnableitung den Vorzug geben (Abb. 1.156).

• Gelegentlich wird durch die Punktion der Harnblase mit dem Trokar ein **Gefäß an der vorderen Blasenwand** verletzt. In der Regel verhindert eine kontinuierliche Spülung der Harnblase mit einer vorübergehenden gleichzeitigen transurethralen Dauerharnableitung die Ausbildung einer Blasentamponade. Der transurethrale Katheter wird entfernt, sobald der Urin klar ist.

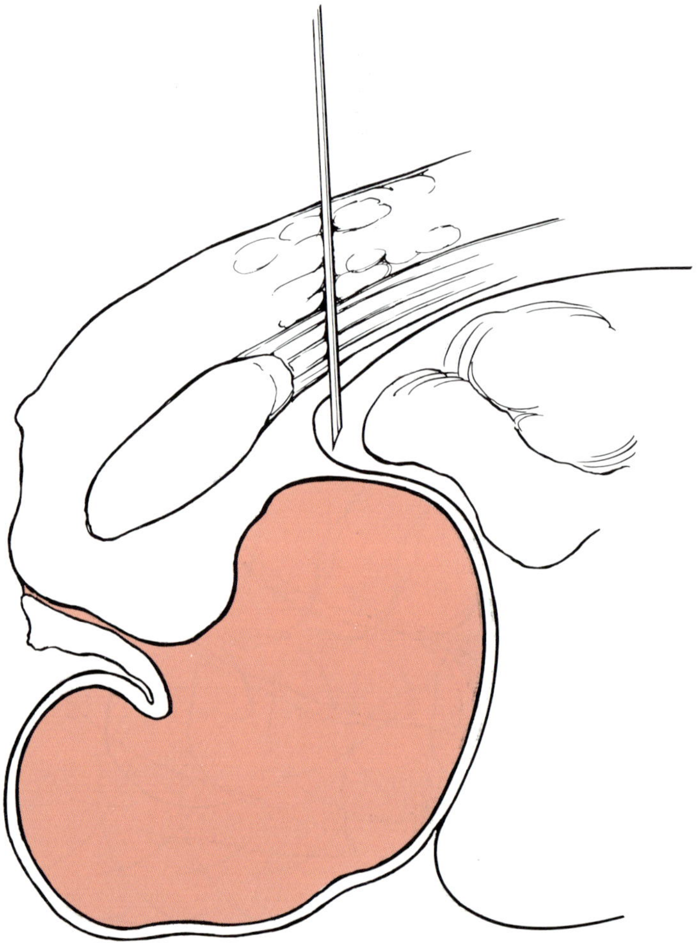

Abb. 1.156

Perioperative Maßnahmen

Liegt nachweislich eine Harnwegsinfektion vor und ist die Anlage einer suprapubischen Harnableitung unumgänglich, so sollte man vor der Punktion der Harnblase mit einer Antibiotika-Therapie begonnen haben. Damit wird der Möglichkeit einer Infektion des Fettgewebes im Cavum Retzii vorgebeugt.

Postoperative Betreuung

Die Punktionsstelle im Bereich der Abdominalwand sollte täglich auf Entzündungszeichen inspiziert werden. In Abhängigkeit davon erfolgt der Wechsel der suprapubischen Harnableitung in vier- bzw. sechswöchigem Intervall mittels eines speziellen Wechselsets.

Laparoskopie

Definition

Die gynäkologische Laparoskopie (Pelviskopie) besteht aus vier Schritten:

- Blindpunktion des Abdomens mit der Verres-Nadel.

- Blindpunktion des angelegten Pneumoperitoneums mit dem Trokar zur Einlage der Optik.

- Einbringen eines Taststabes zur Manipulation der intraabdominalen Organe unter Sicht.

- Einbringen von OP-Instrumentarium.

Unter Relaxation der Bauchdecke erlaubt die Laparoskopie die visuelle Darstellung des gesamten Unterbauches, speziell des kleinen Beckens. Hinzu kommt eine ebenfalls mögliche Mittel- und Oberbauchdiagnostik. Neben der Betrachtung der inneren Organe kann über einen zweiten Einstich mittels Taststab die Konsistenz der inneren Organe „abgetastet“ werden. Darüber hinaus lassen sich operative Eingriffe durchführen. Erleichtert wird die optimale Darstellung durch die Manipulation des Uterus über einen präoperativ von vaginal eingelegten starren Portioadapter.

Die gynäkologische Laparoskopie wird mit einer starren Endoskopieoptik durchgeführt. Als Lichtquelle dienen Kaltlichtgeneratoren, welche eine ausreichende Helligkeit auch zur Foto-, Film- und Videodokumentation liefern können. Der Durchmesser der verwendeten Optiken beträgt zwischen 6 und 11 mm.

Die gynäkologische Laparoskopie wird in aller Regel in Allgemeinnarkose durchgeführt. In Ausnahmefällen, entsprechende Kooperation von seiten der Patientin vorausgesetzt, ist auch eine Laparoskopie einschließlich einer Tubensterilisation in Lokalanästhesie möglich.

Vorbereitung der Patientin

Die gynäkologische Laparoskopie kann stationär oder ambulant durchgeführt werden. Eine Prämedikation durch den Anästhesisten ist – auch wenn eine Lokalanästhesie vorgesehen ist – unerläßlich. Neben der allgemeinen gynäkologischen Untersuchung sollte eine sorgfältige Anamnese hinsichtlich der vorausgegangenen Operationen erhoben werden.

Bei vorausgegangenem Längsschnitt und/oder operierter Nabelhernie müssen Modifikationen der Standardtechnik erwogen werden.

Eine sorgfältige Inspektion der Nabelregion ist Voraussetzung. Akute entzündliche Veränderungen sind auszuschließen. Die Patientin bzw. das Pflegepersonal sollten angehalten werden, den Nabel am Vorabend der Operation sorgfältig zu reinigen.

Das gesamte Abdomen wird mit einer Desinfektionslösung abgewaschen, die Desinfektion der Inzisionsstelle im Bereiche des Nabels muß mit besonderer Sorgfalt erfolgen. Bei einer rein diagnostischen Laparoskopie wird man in der Regel auf das Legen eines Dauerkatheters verzichten können. Bei länger dauernden operativen Eingriffen ist es jedoch unerläßlich. Nach der Desinfektion der Scheide wird die einmalige Katheterisierung der Harnblase durchgeführt. Danach erfolgt in jedem Falle eine Narkoseuntersuchung zur Bestimmung von Lage und Größe des inneren Genitale.

Lagerung

Steinschnittlage flach. Kopftieflage von 10°–15°, in Einzelfällen auch mehr.

Aufklärungspflichtige Risiken

Die Aufklärung der Patientin umfaßt zum einen den Eingriff der diagnostischen Laparoskopie und wird im Einzelfalle erweitert um die vorgesehenen Zusatzmaßnahmen, z.B. Sterilisation oder kleinere chirurgische Interventionen. Nachfolgend werden lediglich die aufklärungspflichtigen Risiken für die Durchführung der Laparoskopie dargestellt. Auf die hohen Anforderungen an die Aufklärung, insbesondere bei der Sterilisation, sei besonders hingewiesen.

Jede Patientin muß auf die eventuelle Notwendigkeit einer **Laparotomie** aufmerksam gemacht werden. Dabei sollte man nicht nur über die notfallmäßige Laparotomie bei Komplikationen sprechen. Es ist auch wichtig zu klären, inwieweit die Patientin zur Erzielung des diagnostischen Erfolges eine Laparotomie in Kauf nehmen würde.

Bei elektiven Eingriffen ist es heute erforderlich, die Patientin auch auf alternative Methoden wie die offene Laparoskopie und/oder die Minilaparotomie hinzuweisen.

- Verletzung von inneren Organen bei der Blindpunktion des Abdomens (Darm, Gefäße).
- Unmöglichkeit, ein Pneumoperitoneum herzustellen (präperitoneales Emphysem). Beim Vorliegen einer ausgeprägten Adipositas besteht immer das Risiko, daß ein Pneumoperitoneum nicht angelegt werden kann und damit im Einzelfall der Eingriff abgebrochen oder eine offene Laparoskopie versucht werden muß.
- Blutungen in die Bauchdecke mit der Notwendigkeit einer eventuellen sekundären Revision.
- Infektionen in der Nabelgrube.
- Infektionen des inneren Genitale beim Legen des Portio-Adapters (Aszension).

Seltene Komplikationen

- Netzprolaps im Inzisionskanal mit Beschwerden.
- Implantationsmetastasen bei Malignomen.

Operative Technik

1. Nach Sondierung des CK mit einer Uterussonde erfolgt im Einzelfall die Anlage eines Portioadapters (Fikentscher/Semm oder Schulze).

Für die gynäkologische Laparoskopie hat sich der **transumbilikale Zugang** bewährt. Er vereint kosmetische (Unsichtbarkeit der Inzision) und funktionelle Aspekte (gleiche Zugänglichkeit beider Unterbauchhälften). Vor der Operation überprüft der Operateur das Insufflationsgerät und die Funktion der Verres-Nadel. Die **Schnittführung** richtet sich nach kosmetischen Gesichtspunkten. Sie wird entweder längs bei 6 Uhr durchgeführt oder quer im Verlauf der unteren Nabelzirkumferenz. Beim Längsschnitt wird mit einem Skalpell in die Tiefe der Nabelgrube eingegangen und das Skalpell nach ventral herausgeführt. Durch diese Technik läßt sich die versehentliche Öffnung der Bauchhöhle oder gar der großen Gefäße mit Sicherheit vermeiden (Abb. 1.157).

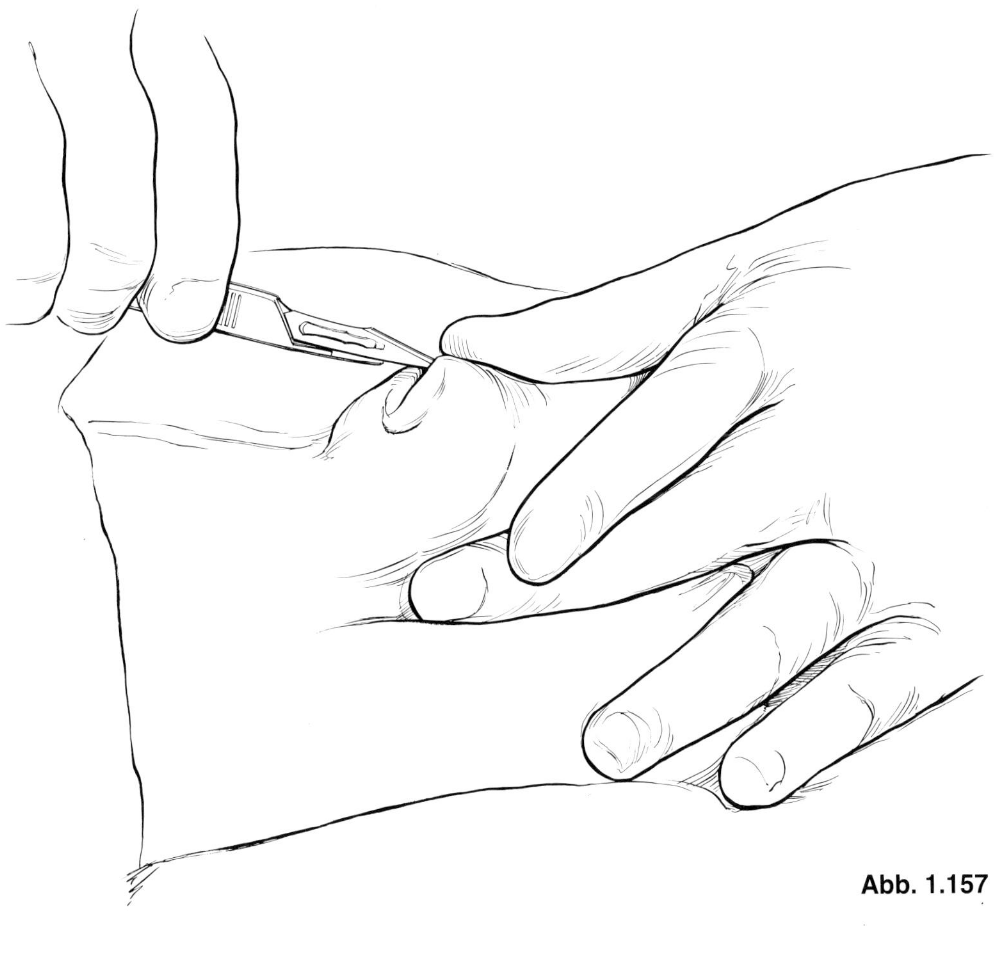

Abb. 1.157

2. Zur Anlage des Pneumoperitoneums werden **modifizierte Verres-Nadeln** verwendet. Im Prinzip besteht diese Kanüle aus zwei ineinander verlaufenden Kanülen, wobei die äußere eine scharfe Spitze aufweist, welche die Weichteile durchdringen soll. Die innere Kanüle mit ihrer stumpfen Spitze wird durch einen Federdruck gegen die Öffnung der spitzen Kanüle gepreßt und soll nach der Perforation des Peritoneums ein Vorschnellen mit unbeabsichtigter Darmperforation verhindern. Inwieweit dieses mehr theoretische Prinzip zum Tragen kommt, ist unklar. Diese Kanülen haben sich jedoch weltweit für die Anlage des Pneumoperitoneums durchgesetzt (Abb. 1.158).

Zur Anlage des Pneumoperitoneums wird der äußere Mantel der Kanüle mit zwei Fingern gefaßt und die Hand mit dem kleinen Finger gegenüber der Bauchdecke abgestützt. Durch diese Handhaltung ist eine freie Beweglichkeit der inneren Kanüle gewährleistet. Um zusätzliche unbeabsichtigte Perforationen zu vermeiden, wird die Bauchdecke mit der linken Hand angehoben. Bei der Wahl des **Einstichwinkels** müssen zwei Punkte berücksichtigt werden:

- Verletzungsmöglichkeit retroperitonealer Gefäße. Patientinnen mit dünner Bauchdecke sind deutlich mehr gefährdet. Hier sollte man möglichst flach, d. h. in einem Winkel von zirka 30° eingehen.

- Versehentliche präperitoneale Lage der Verres-Nadel und damit Anlage eines präpertionealen Emphysens.

Diese Gefahr droht insbesondere bei der adipösen Bauchdecke. Der Einstichwinkel sollte deshalb bei diesen Patientinnen bei 60° bis 80° liegen.

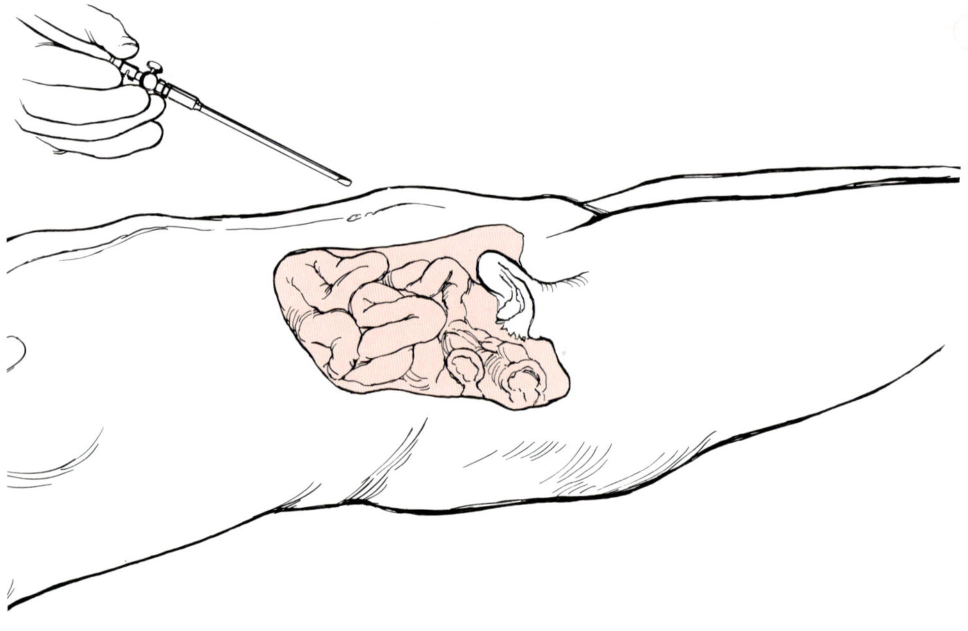

Abb. 1.158

3. Während des Einführens der Verres-Nadel erfolgt bereits die **CO2-Insufflation.** Beim Anfänger besteht häufig Unsicherheit darüber, ob die Peritonealhöhle tatsächlich punktiert ist. Der erfahrene Operateur kann meist am **zweifachen Verlust des Widerstandsgefühls** die exakte intraperitoneale Plazierung der Nadel erkennen.

Erster Widerstandsverlust: Nach Durchdringen der externen Rektusfaszie. Zweiter Widerstandsverlust: Nach Durchdringen der Fascia transversalis und des Peritoneums.

Der Insufflationsdruck zeigt die freie Position der Nadelspitze im Bauchraum an (Abb. 1.159 a, b).

Nach dem Legen der Punktionskanüle kann ein **Injektions-Aspirationstest** durchgeführt werden. Dabei injiziert man über die Punktionskanüle etwa 2 bis 3 ml Kochsalzlösung in das Abdomen und versucht dann, diese wieder zu aspirieren. Bei der Penetration in einen präformierten Raum läßt sich ein Teil der Instillationslösung wieder aspirieren. Darüber hinaus können durch die Injektion kleinere Gewebeteilchen, die die Insufflation behindern könnten, ausgespült werden. Dieser Test ist in allen Zweifelsfällen vor allem dem Anfänger zu empfehlen.

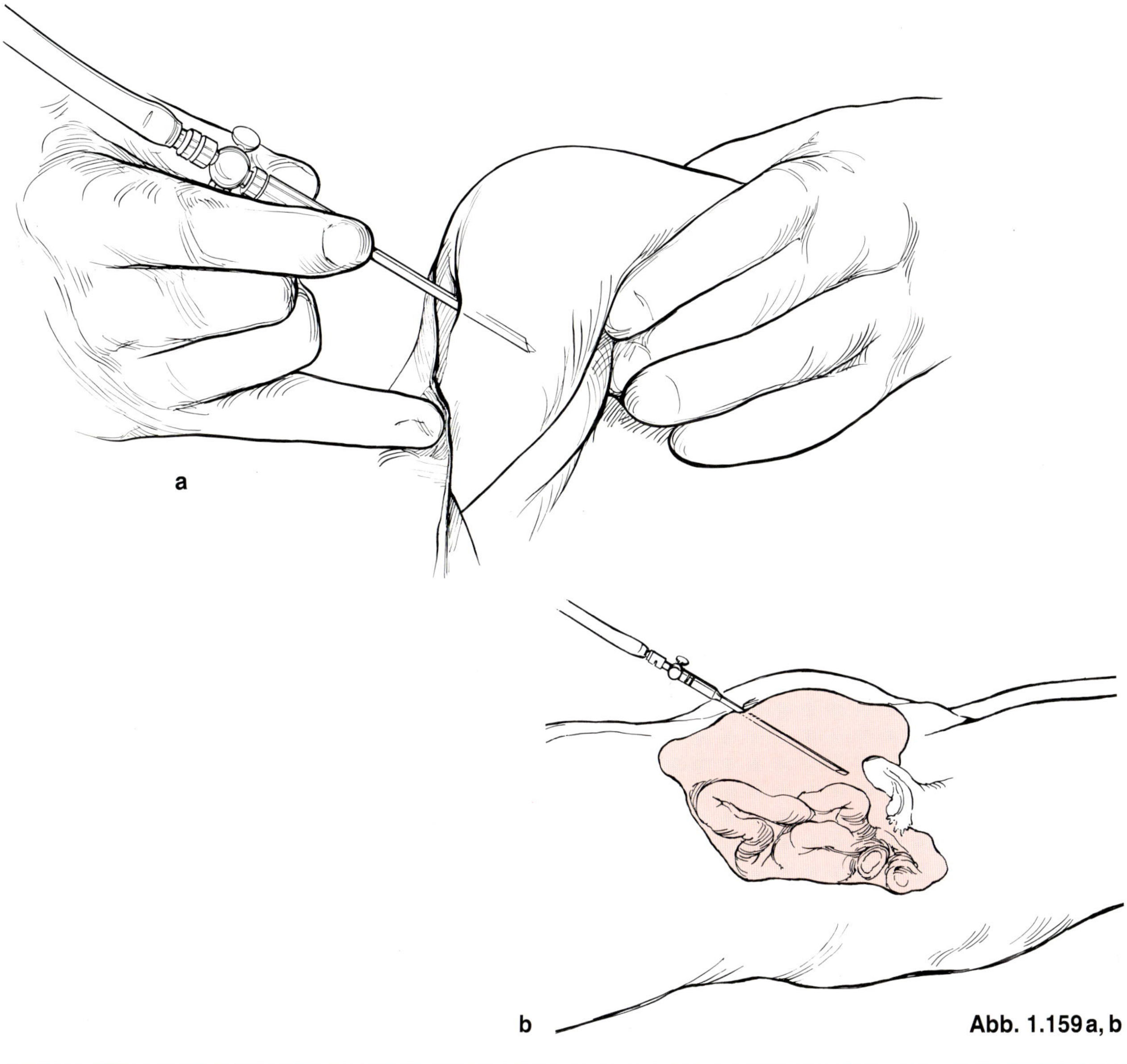

Abb. 1.159 a, b

4. Die Insufflation bzw. die Anlage des Pneumoperitoneums erfolgt unter ständiger **Kontrolle der Druckverhältnisse.** Bei unbehinderter Durchgängigkeit der Punktionskanüle beträgt der Insufflationsdruck (1 l CO_2/min) ca. 5–10 mm Hg. Die Durchflußanzeige zeigt den langsamen Gasstrom an (Abb. 1.160a).

Liegt der angezeigte Druck über diesen Werten oder zeigt die Durchflußanzeige nur einen geringen Gasfluß, so muß man von einer falschen Lage der Nadelspitze ausgehen.

Liegt die Nadel korrekt, kann die Insufflationsgeschwindigkeit gesteigert werden (3 l/min). Dabei steigt der Insufflationsdruck auf Werte um 30 mm Hg. Die Durchflußanzeige bestätigt den maximalen Gasstrom **(High-flow-Insufflation)** (Abb. 1.160b).

Die Insufflation wird bei einem **intraabdominellen Druck** (gemessen bei ausgeschalteter Insufflation) von **max. 12–14 mmHg** abgebrochen. Dieser intraabdominelle Druck ist in der Regel bei 3–4 l CO_2 Gas erreicht, bei schlaffen Bauchdecken kann er auch überschritten werden. Bei einer Beschränkung auf diese insufflierte Gasmenge lassen sich jedoch die mit einem erhöhten intraabdominellen Druck einhergehenden negativen kardiorespiratorischen Folgen vermeiden (Abb. 1.160c).

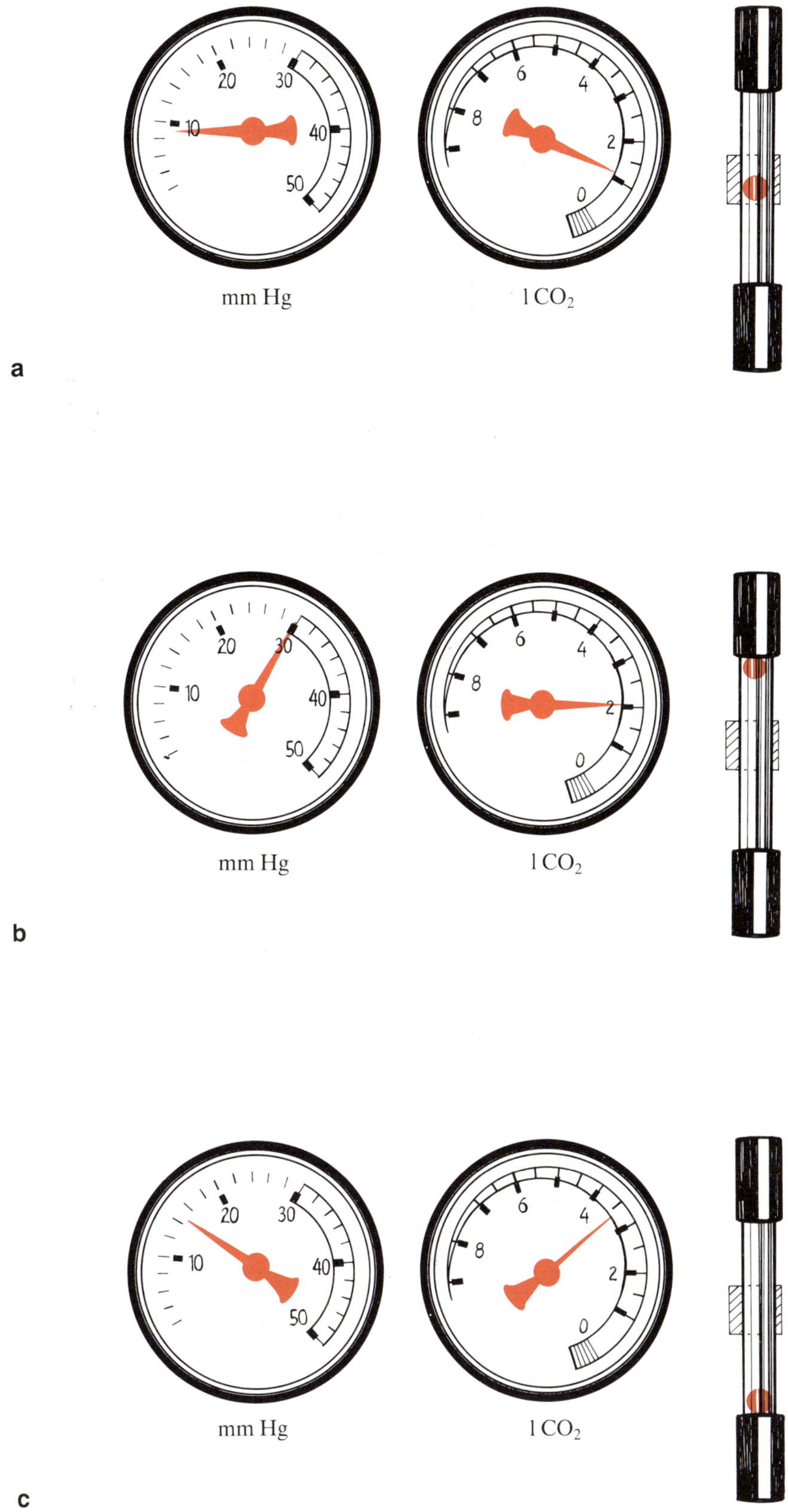

Abb. 1.160 a–c

Für die Weiterführung der Operation sollte das Ausmaß des Pneumoperitoneums immer so ausgerichtet sein, daß die Bauchdecke zur Einlage des Trokars mit der linken Hand bequem gefaßt werden kann.

Besonders für längerdauernde laparoskopische Eingriffe sind neue Geräte, die kontinuierlich auch unter Insufflation den Druck registrieren und gleichzeitig druckgesteuert automatisch insufflieren, unerläßlich.

Moderne Insufflationsgeräte zeigen die entsprechenden Druckwerte digital an und bieten zusätzlich die Möglichkeit, den angestrebten intraabdominellen Druck vorzuwählen, z. B. 12 mmHg. Während der Laparoskopie wird dieser Druck über eine wählbare Insufflationsgeschwindigkeit konstant gehalten. Damit entfällt die Notwendigkeit, daß ein Helfer während der gesamten Operationszeit zur Verfügung steht. Vor allem bei längerdauernden operativen Eingriffen sind diese elektronisch geregelten Insufflationsgeräte von Vorteil.

5. Vor dem Eingehen mit dem Trokar wird ein **Sondierungstest** durchgeführt. Dieser zeigt bei korrektem Pneumoperitoneum die mühelose Aspiration von Gasblasen. Die Nadel wird mit der linken Hand unter gleichzeitiger Aspiration vorgeschoben, damit man sich über die Dicke der Bauchdecke orientieren kann. Nach dem Durchdringen des Peritoneums wird die Nadel sternförmig um die mögliche Inzisionsstelle herumgeführt, um eventuelle Verwachsungen im Einstichbereich zu identifizieren (Abb. 1.161).

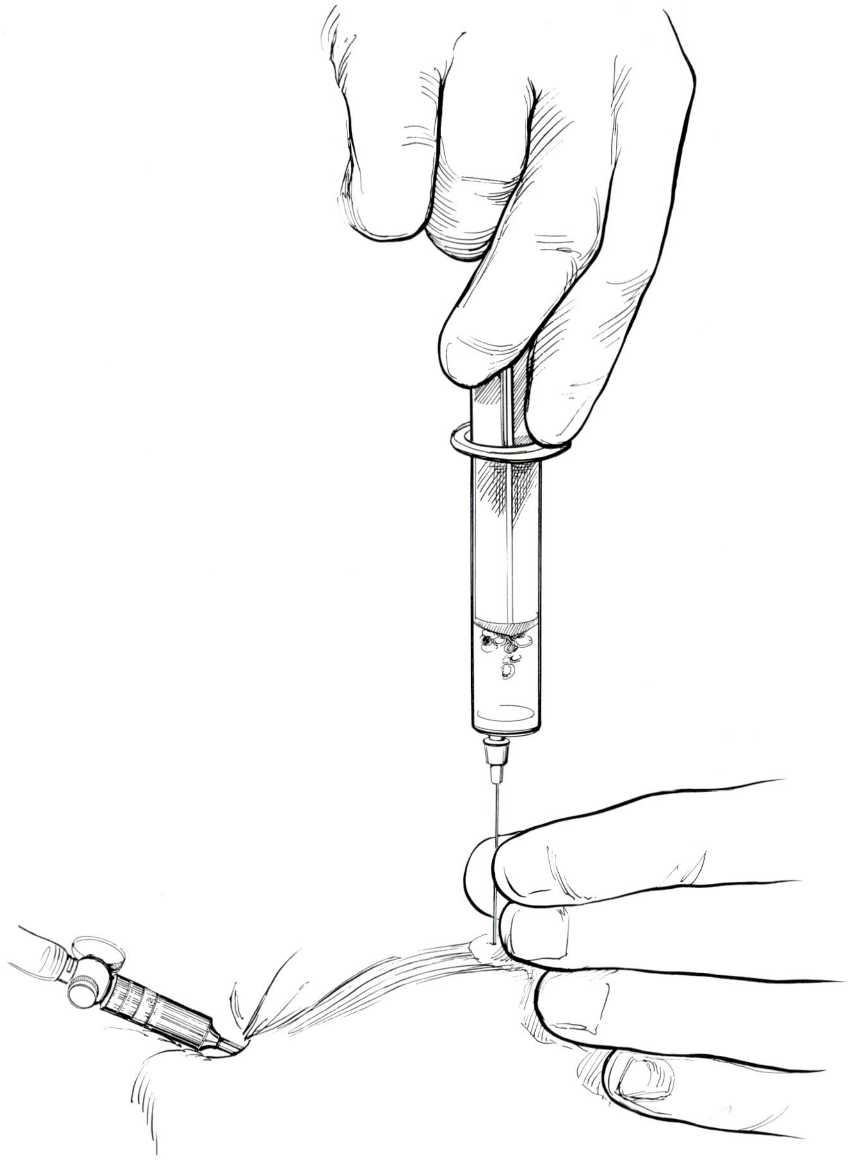

Abb. 1.161

6. Grundsätzlich kann der **Trokar** durch die Nabelfaszie direkt in das Abdomen vorgeschoben werden. Probleme bereitet hierbei der erhöhte Widerstand der Faszie, welcher häufig eine ruckartige Durchdringung, die im Einzelfall nur schwer kontrollierbar ist, notwendig macht. Außerdem erfolgt die Stichrichtung auf die Bifurkation der großen Gefäße hin (Abb. 1.162a).

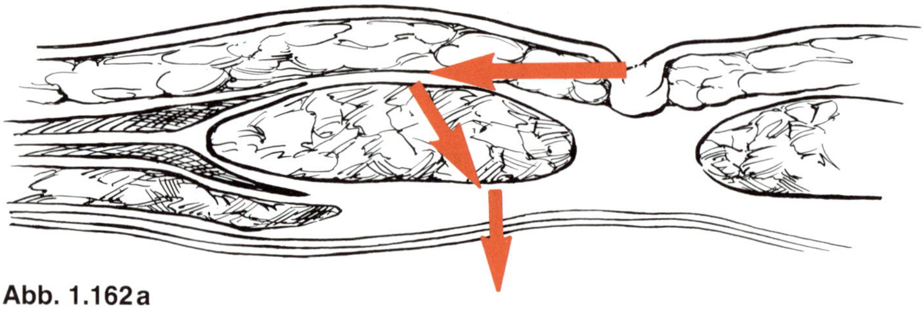

Abb. 1.162a

Wir empfehlen deshalb das Eingehen in Form eines Z-Stiches. Dabei wird der Trokar zunächst subkutan nach lateral um ca. 2–4 cm vorgeschoben (Abb. 1.162b).

Nachdem der Trokar subkutan in Höhe des Rektusmuskels plaziert wurde, wird die Bauchdecke angehoben und der Trokar etwa mit einer Neigung von 45 Grad in Richtung auf die kontralaterale Spina iliaca anterior superior vorgeschoben. Durch dieses Eingehen im schrägen Durchmesser des Beckens besteht bei forciertem Vorgehen die Gefahr der Perforation der kontralateralen Gefäße (Iliaca communis). Nach der Punktion des Pneumoperitoneums wird die innere Hülse mit dem spitzen Trokar entfernt und durch das Laparoskop ersetzt (Abb. 1.162c).

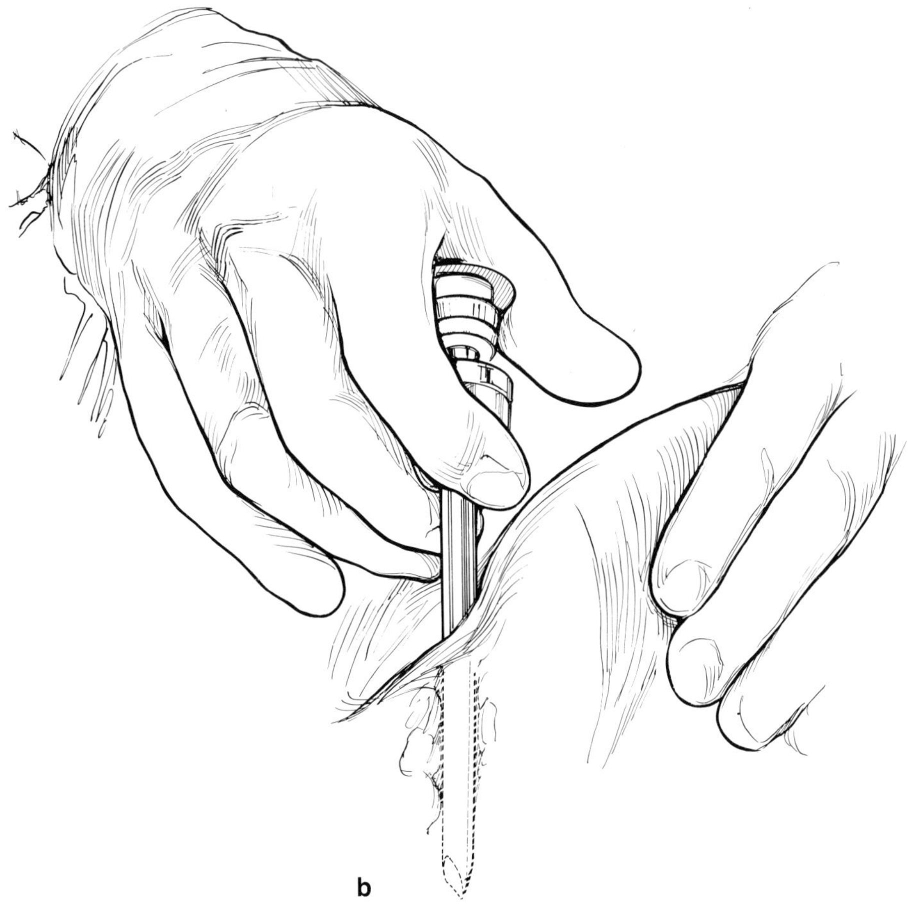

b

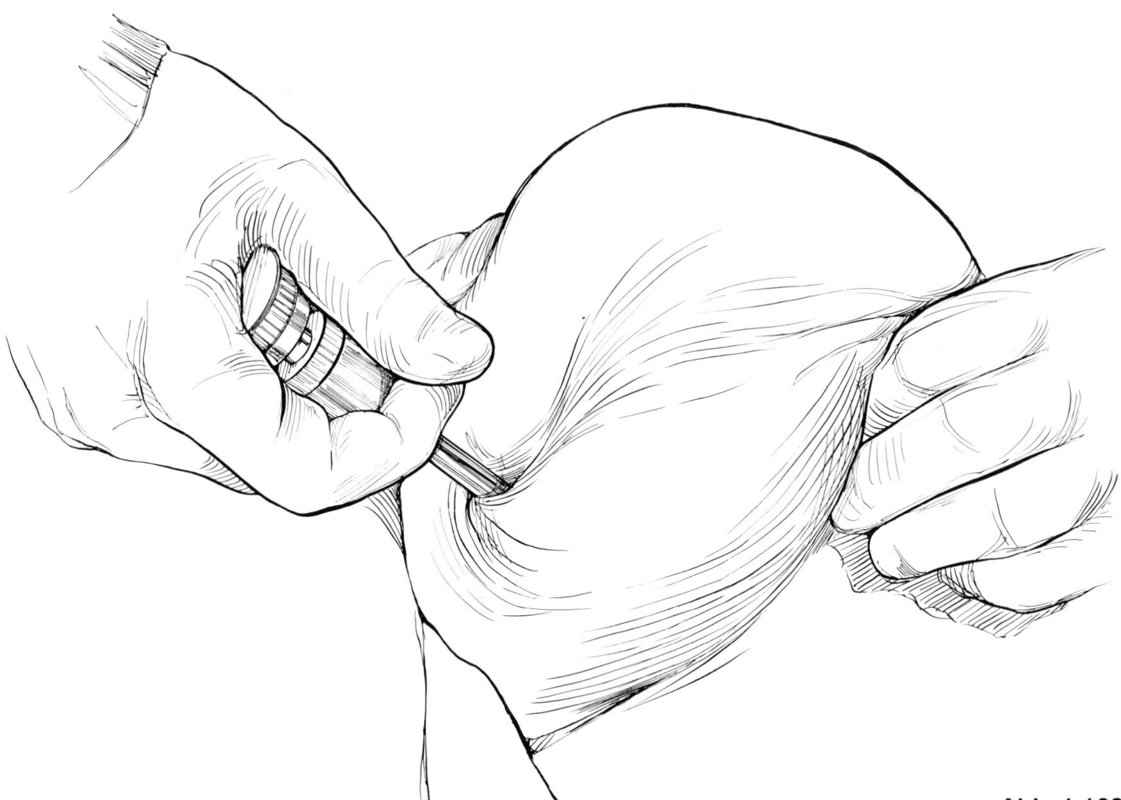

c

Abb. 1.162 b, c

7. Nach **Einführung des Endoskops** sollte grundsätzlich zunächst ein orientierender Rundblick erfolgen, der gleichzeitig auch den Oberbauch miterfaßt. Anschließend können weitere Instrumente in den Unterbauch eingebracht werden. Dabei ist auf eine Verletzung der epigastrischen superfizialen Gefäße zu achten. Mit Hilfe der Diaphanoskopie können diese größere Gefäße in der Regel gut identifiziert werden (Abb. 1.163).

8. Nach der Beendigung des Eingriffs werden die **Einstiche** unter endoskopischer Sicht kontrolliert und eine intrabdominelle Blutung aus diesen Einstichstellen ausgeschlossen. Danach wird zuerst das Endoskop entfernt, das Pneumoperitoneum abgelassen und die Inzisionsstellen wenn nötig mit Einzelknopfnähten verschlossen.

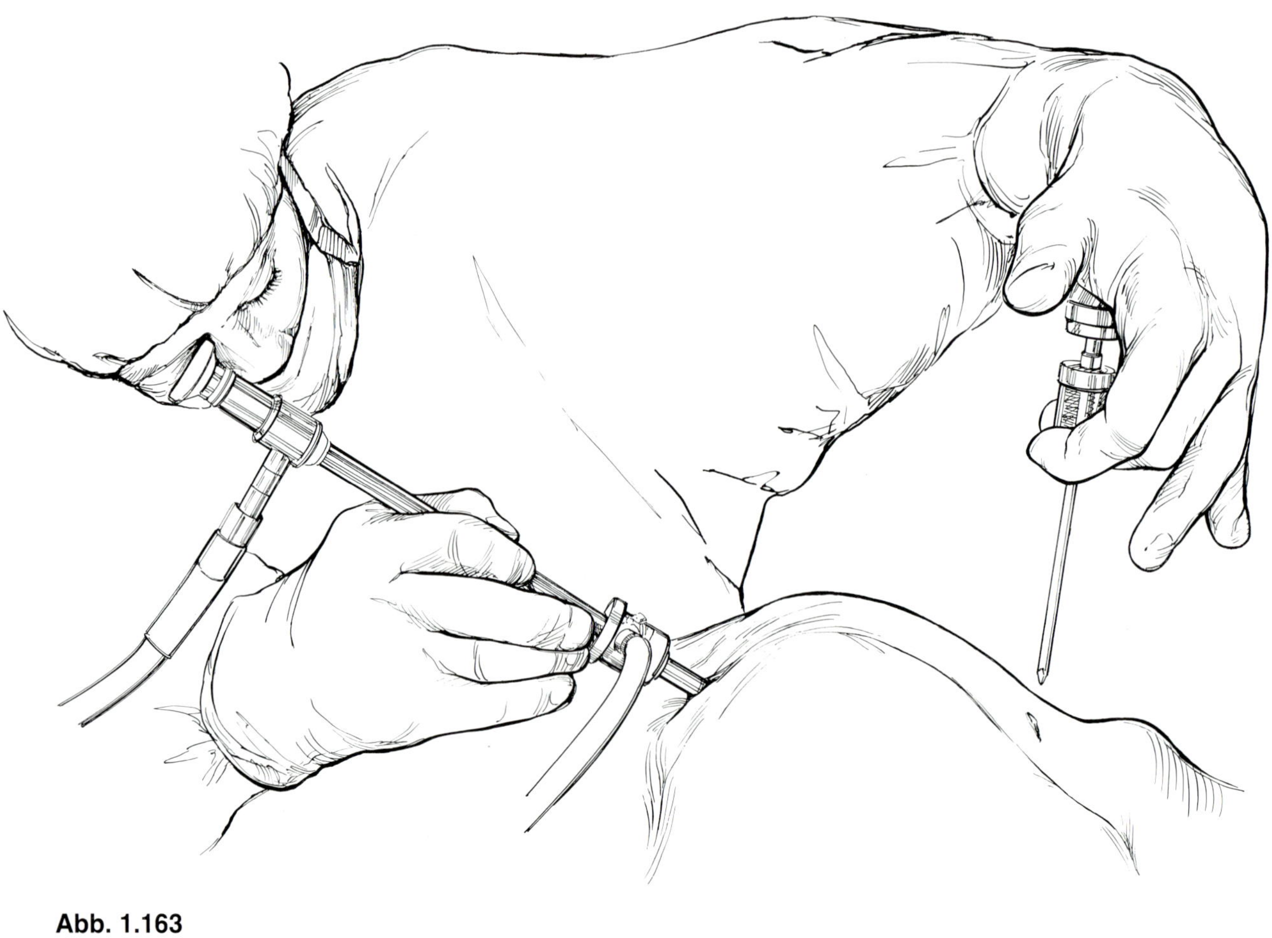

Abb. 1.163

Zur **Tubendurchgängigkeitsprüfung** und gleichzeitiger Manipulation des Uterus kann man präoperativ ein Instrument z. B. Schultzscher Adapter, welches auch für die Hysterosalpingographie benutzt wird, einlegen. Dieses Instrument wird mit zwei Kugelzangen an der Portio fixiert. Seine konische Spitze dichtet die Zervix weitgehend ab (Abb. 1.164a).

Mit einer aufgesetzten Spritze wird eine **Farbstofflösung** durch die Tuben gespült, welche der Operateur während der Endoskopie beobachten kann (Chromo-Laparoskopie) (Abb. 1.164b).

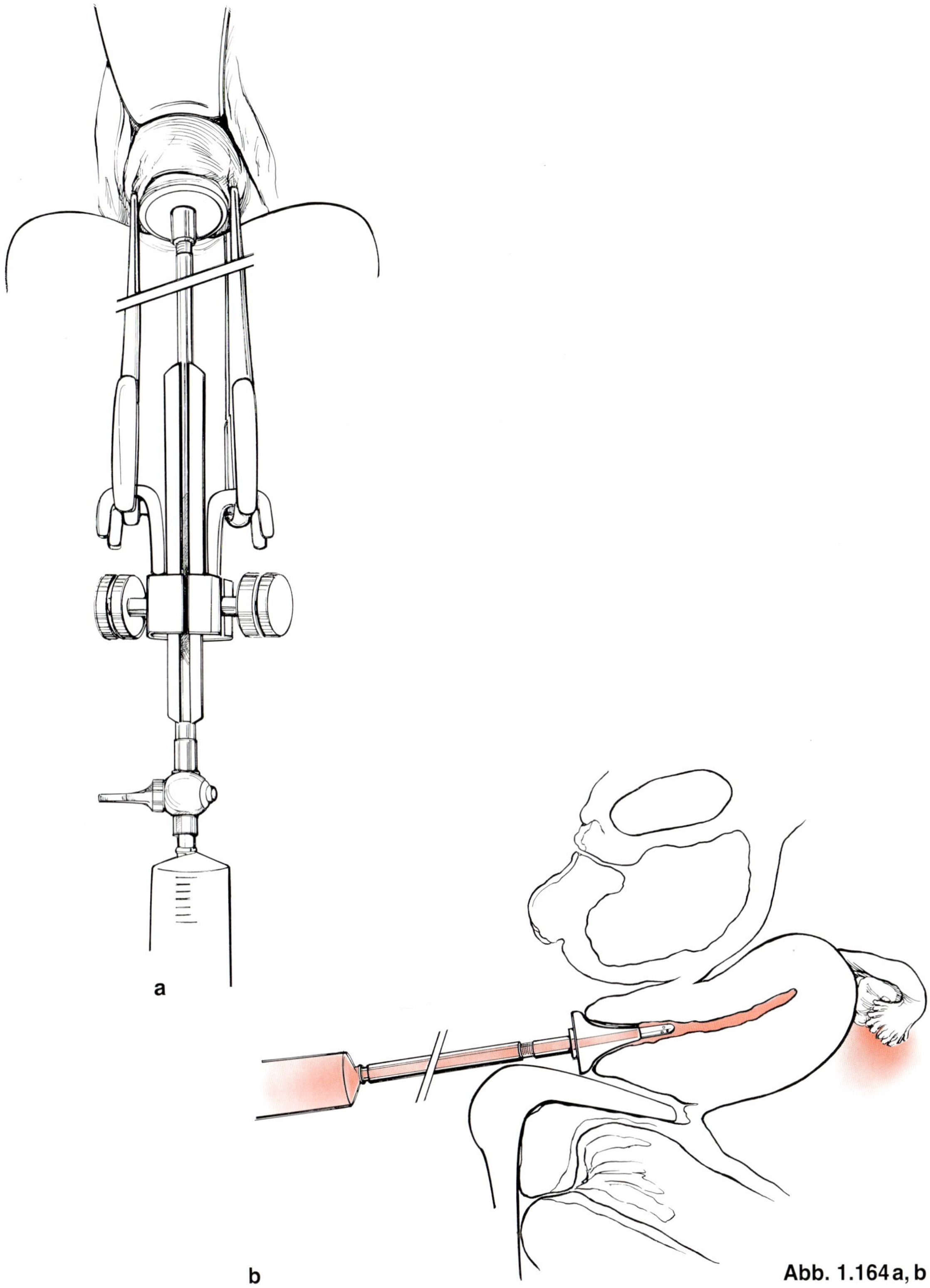

a

b

Abb. 1.164a, b

Besonderheiten und Komplikationen

Präperitoneales Emphysem

Häufig wird von Unerfahrenen ein präperitoneales Emphysem erzeugt. Oft macht sich ein solches Emphysem bereits bei der Insufflation durch permanenten Rückfluß des insufflierten Gases über die Inzisionstelle nach außen bemerkbar. Hier ist Besonnenheit wichtig. Wenn dieser Zustand erkannt wird, sollte etwa 10 bis 15 Minuten lang die Resorption des Emphysems abgewartet werden. Danach kann ein neuerlicher Punktionsversuch ohne größere Gefährdung erfolgen. Dieses Problem findet man häufiger bei adipösen Patientinnen, insbesondere wenn die Bauchdecke schlaff ist. Hierbei ergibt sich der Umstand, daß bei der Anhebung der Bauchdecke lediglich Haut und subkutanes Fettgewebe angehoben werden, die schlaffe Muskulatur mit dem darunter liegenden Peritoneum jedoch kaum dem Zug der Hand folgt. Bei diesen Patientinnen muß man die Nadel häufig etwas steiler führen. Wegen der damit erhöhten Gefahr sollten solche Eingriffe von erfahrenen Endoskopikern durchgeführt werden. Wichtig ist dabei auch, die Inzision wirklich am tiefsten Punkt des Nabels durchzuführen, da hier die Peritonealhöhle immer erreichbar ist.

Gefäßverletzungen in der Bauchdecke

Unangenehme intraoperative Probleme können durch Blutungen im Bereiche der Rektusmuskulatur entweder beim Einstich des Trokars oder auch beim Zweiteinstich im Unterbauch entstehen. Bei stärkeren Blutungen sollte man nicht zögern, sofort zu revidieren. Beim Einstich im Unterbauch kann dies häufig unter endoskopischer Sicht durch eine durchgreifende Naht geschehen. Ausgedehnte Hämatome können eine Revision jedoch in der postoperativen Phase sehr schwierig machen.

Verletzungen der retroperitonealen Gefäße

Bei jeglichem Verdacht auf eine Verletzung der retroperitoneal gelegenen großen Gefäße, so muß unverzüglich laparotomiert werden. Nur so ergibt sich für die Patientin eine reelle Überlebenschance. Zur Lokalisation der möglichen Verletzungsstelle sind die entsprechenden Instrumente (z. B. Verres-Nadel) in situ zu belassen.

Intraperitoneale Adhäsionen

Solche Probleme treten häufig auch durch vorausgegangene Laparotomien auf. Der Unterbauch kann durch Netzadhäsionen komplett bedeckt sein. Netzadhäsionen können mit dem Endoskop vorsichtig stumpf durchstoßen werden. Bei unübersichtlichen Situationen und operativ-endoskopisch nicht lösbaren Adhäsionen ist die Laparotomie vorzuziehen. Die Punktion des Netzes mit der Verres-Kanüle kann ein präperitoneales Emphysem vortäuschen. Hier ist die Orientierung manchmal schwierig.

Darmperforation

Ist es bei der Endoskopie zur Perforation des Darmes gekommen und wird diese bemerkt, so sollte man das Instrument in situ belassen. Nach dem Entfernen des Instrumentariums kann es sehr schwer oder unmöglich sein, bei der nachfolgenden Laparotomie die Perforationsstelle im Bereiche des Darmes zu finden, insbesondere wenn die Perforation mit der Verres-Kanüle erfolgt ist. Die Frage, ob bei einer Punktion mit der Verres-Kanüle in jedem Fall laparotomiert werden muß, ist noch ungeklärt. Im Einzelfall scheint hier eine stationäre Beobachtung vertretbar. Eine sofortige Laparotomie ist jedoch bei allen Verletzungen des Darms mit dem Trokar erforderlich.

Perioperative Maßnahmen

Bei der rein diagnostischen Laparoskopie sind in der Regel keine perioperativen Maßnahmen erforderlich. Im Rahmen einer Tubenfaktordiagnostik kann im Einzelfall eine präoperative Scheidensanierung bei vorbestehenden Infektionen notwendig werden.

Um die Gefahr der Perforation eines eventuell überblähten Magens zu beheben, wird in manchen Kliniken routinemäßig ein Magenschlauch gelegt, welcher direkt im Anschluß an den operativen Eingriff entfernt werden kann. Eine Nahrungskarenz ist nicht erforderlich. Dies gilt im Prinzip auch für die postoperative Infusionstherapie. Es empfiehlt sich jedoch, noch 4 bis 6 Stunden lang einen venösen Zugang offenzuhalten, um bei eventuellen Kreislaufreaktionen bzw. Nachblutungen entsprechend reagieren zu können. Die übliche postoperative Überwachung des Kreislaufs ist selbstverständlich. Prinzipiell kann die Patientin am Tag des Eingriffes entlassen werden, üblicherweise wartet man damit jedoch ca. 24 Stunden nach dem Eingriff.

Postoperative Betreuung

Typisch für die Laparoskopie sind **rechtsseitige Oberbauch- und Schulterbeschwerden,** die sich bis zum zweiten postoperativen Tag noch verstärken können. Hier handelt es sich meist um eine Zwerchfellreizung durch das insufflierte Gas. Die Palpation des Abdomens sollte aber immer sicherheitshalber andere Ursachen für abdominale Beschwerden ausschließen.

Spezifische postoperative Maßnahmen hängen weniger von der gynäkologischen Laparoskopie als von eventuell durchgeführten Zusatzmaßnahmen ab. Unabhängig davon ist es wichtig, die Patientin bei der Entlassung darauf hinzuweisen, daß kleinere Infektionen an der Einstichstelle auftreten können, welche sich teilweise auch spontan entleeren. Wenn wir die Inzision mit einer Naht verschließen, wählen wir eine intrakutane Naht mit versenktem Knoten im Korium. Diese Naht wird mit absorbierbarem Nahtmaterial durchgeführt, so daß die Entfernung des Fadens entfallen kann.

Ferner sollte die Patientin unbedingt dazu angehalten werden, bei Schmerzen, Temperaturen oder atypischen Blutungen **sofort** einen Gynäkologen oder die Klinik aufzusuchen. Zu den denkbaren **Spätkomplikationen** gehört das Auftreten einer Peritonitis bei intraoperativ nicht erkannten Darmverletzungen. Wenn die Patientin noch am Op.-Tag nach Hause geht, werden solche Komplikationen nicht bemerkt. Diese Infektionen zeigen sich klinisch häufig erst einige Tage, ja selbst ein bis zwei Wochen nach der Laparoskopie. Die Differentialdiagnose zwischen einer aszendierenden Infektion und einer beginnenden Peritonitis ist häufig schwierig. Sie sollte im Zweifelsfall immer durch eine Laparotomie abgeklärt werden.

Arbeitsunfähigkeit

Bei einem komplikationslosen Verlauf ist die Arbeitsfähigkeit einige Tage nach dem durchgeführten Eingriff gegeben. Auch bei starker körperlicher Belastung liegt eine uneingeschränkte Arbeitsfähigkeit nach einer Woche vor.

Hysteroskopie

Definition

Unter Hysteroskopie versteht man die Endoskopie der Zervix und des Cavum uteri. Wie bei der Laparoskopie lassen sich mit der Hysteroskopie Diagnostik und Therapie kombinieren. Der rein diagnostische Einsatz zum Nachweis z. B. von Septen, Myomen, Polypen, beispielsweise in Verbindung mit einer Sterilitätsabklärung, wird zunehmend zurückgedrängt durch die Vaginosonographie. Unbestritten jedoch, ist der Wert der mit Hilfe der Hysteroskopie möglichen transzervikalen Uteruschirurgie beim Nachweis z. B. von Uterussepten oder submukösen Myombildungen.

Zur Abklärung von uterinen Blutungen stellt die Hysteroskopie eine ausgezeichnete Ergänzung zur Abrasio fracta dar.

Instrumentarium

Grundsätzlich lassen sich zwei unterschiedlich verwendbare Hysteroskoptypen unterscheiden:

- Hysteroskop mit minimalem Schaftdurchmesser.
- Operationshysteroskop.

Hysteroskop mit minimalem Schaftdurchmesser

Bei einem Schaftdurchmesser von 3,7 × 5 mm sind diese Instrumente ideal für die ambulante Durchführung der Hysteroskopie ohne Narkose. Der minimale Durchmesser läßt es häufig zu, die Hysteroskopie ohne vorausgegangene Dilatation des Zervikalkanals durchzuführen. In diesen Fällen dichtet der innere Muttermund gegenüber dem Hysteroskop meist so gut ab, daß eine ausreichende Aufdehnung des Cavum uteri über Insufflation des CO_2 ohne zusätzlichen Portioadapter möglich ist. Die Instrumente verfügen auch über einen dünnen Arbeitskanal, über den Spezialinstrumentarium mit einem Durchmesser von 5 Charr. in den Uterus eingebracht werden kann. Damit ist es möglich, Biopsien zu entnehmen oder z. B. ein verlorenes IUD zu entfernen (Abb. 1.165 a).

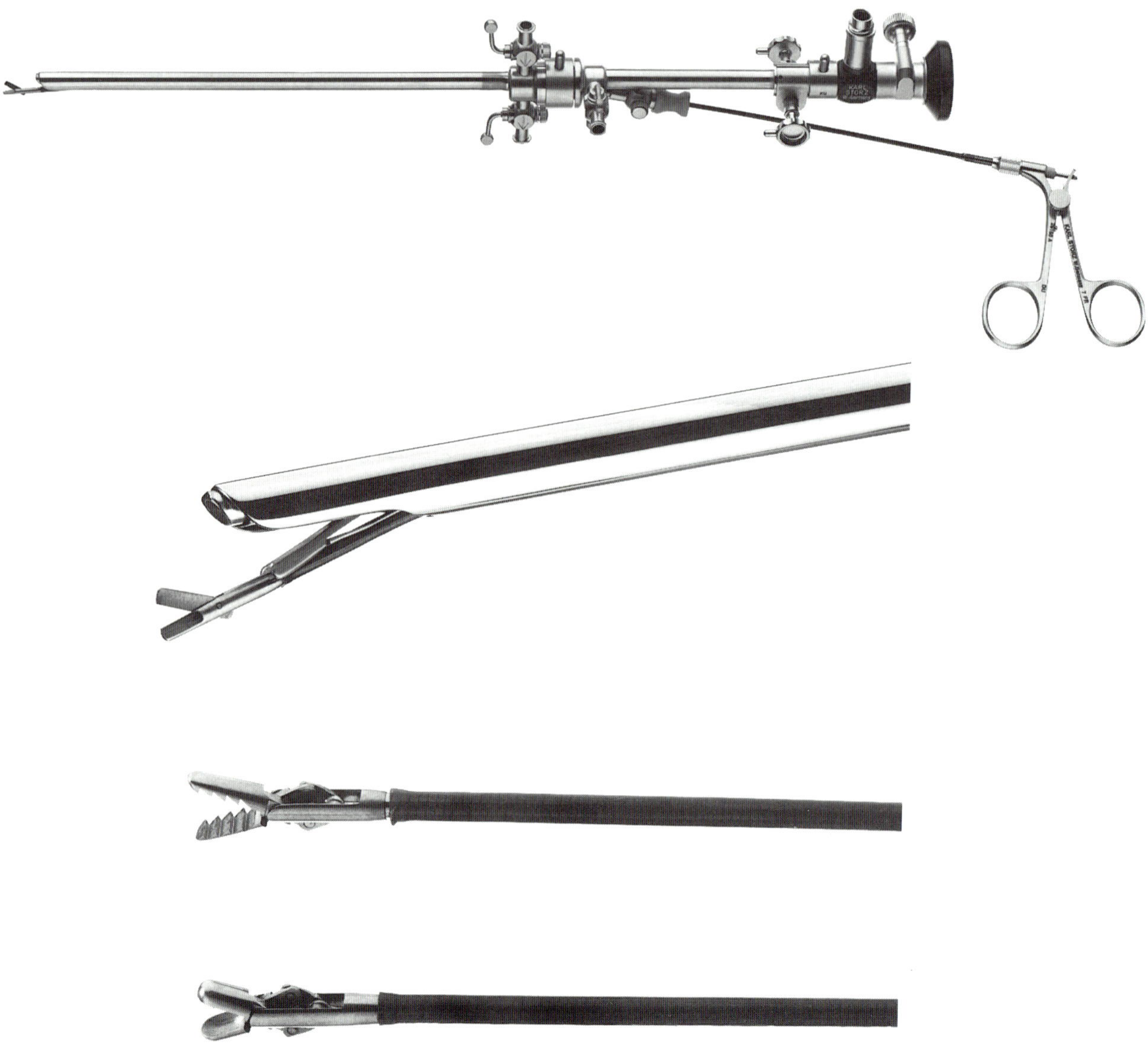

Abb. 1.165 a

Operationshysteroskop

Aufgabe eines Operationshysteroskops ist es, unter gleichbleibend guter Sicht mit entsprechender Aufdehnung des Cavum uteri kontrollierte operative Eingriffe über Hochfrequenzelektrochirurgie bzw. Lasereinsatz durchführen zu können. Der Hochfrequenzelektrochirurgie stehen Instrumente mit einem Durchmesser zwischen 21 und 26 Charr. zur Verfügung, durch welche neben der Optik ein Resektoskop eingeführt werden kann. Die Technik ist vergleichbar mit den Gegebenheiten bei transurethralen Eingriffen in der Urologie. Die Aufdehnung des Cavum uteri erfolgt durch eine elektronisch kontrollierte Spülung des Uterus mit permanenter Registrierung des intrauterinen Druckes, die ein Niederdrucksystem mit maximal 50 mmHg und einer Flußgeschwindigkeit zwischen 50 und 200 ml pro Minute gewährleistet. Die über das Resektoskop eingeführten elektrochirurgischen Instrumente, wie Schneideschlinge, Koagulationselektrode, erlauben durch entsprechende Stromauswahl die Resektion wie auch die Koagulation (Abb. 1.165b).

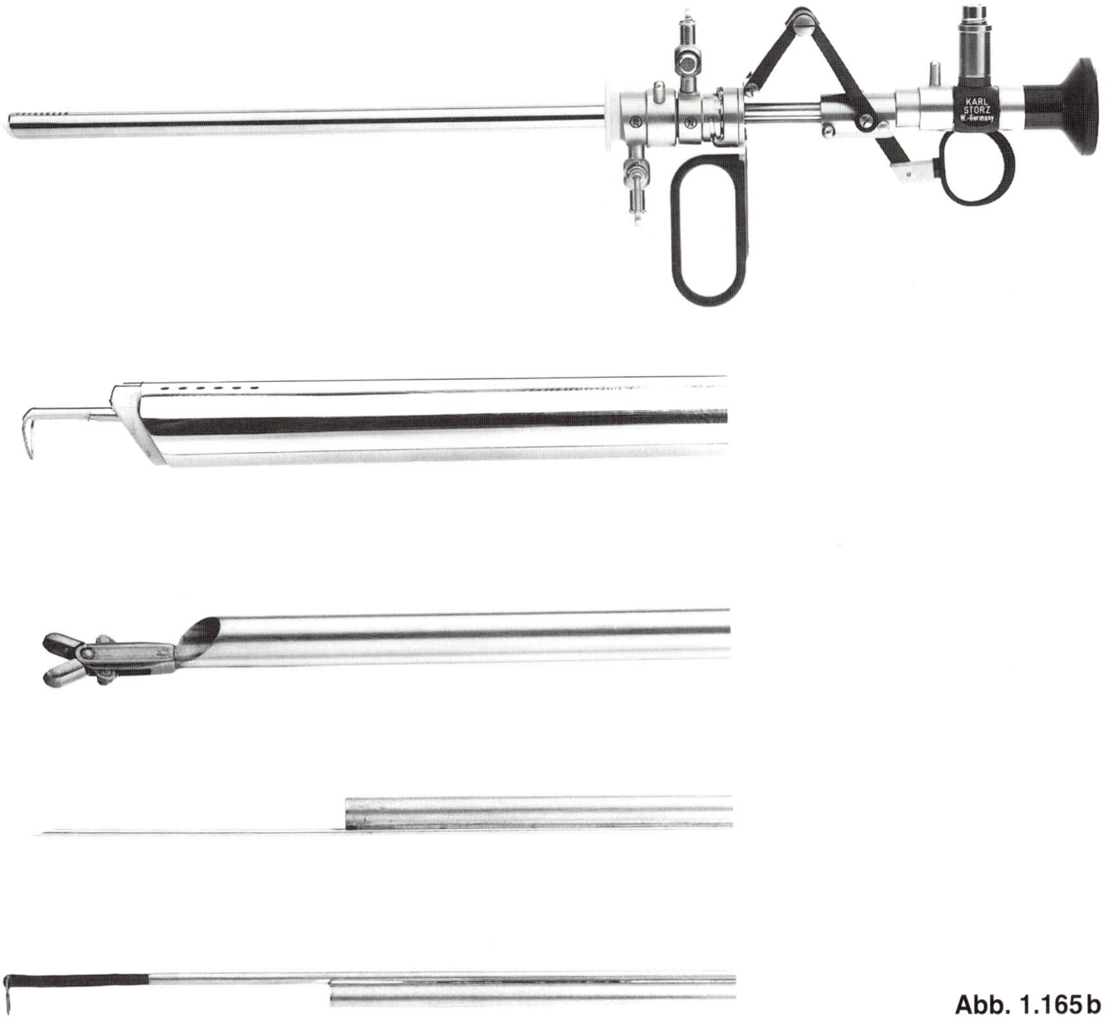

Abb. 1.165b

Diagnostische Eingriffe

Vorbereitung der Patientin

Eine intakte Ovarialfunktion vorausgesetzt, liegt der optimale Untersuchungszeitraum zwischen dem 9. und 13. Zyklustag. Entsprechend des Östrogeneinflusses ist zu diesem Zeitpunkt der Zervikalkanal am einfachsten zu penetrieren.

Bei postmenopausalen Frauen mit engem Zervikalkanal kann die lokale Gabe von Prostaglandinen (z.B. Gemeprost Vaginalsupp.; Cerviprost-Gel intrazervikal) sinnvoll sein. Eine floride Kolpitis sollte ausgeschlossen sein bzw. präoperativ einer Behandlung zugeführt werden. Ausschlußkriteriun ist jeder Hinweis für eine Adnexitis.

Desinfiziert wird wie bei der Abrasio fracta, also perivulvär und Anus sowie Vagina und Portio.

Lagerung

Steinschnittlage steil.

Aufklärungspflichtige Risiken

Auf die Möglichkeit einer postoperativen Infektion des inneren Genitale ist grundsätzlich hinzuweisen. Darüber hinaus muß über die Möglichkeit einer Perforation mit nachfolgend notwendiger Laparotomie aufgeklärt werden.

Operative Technik

1. Der Eingriff beginnt mit der sorgfältigen **gynäkologischen Untersuchung.** Dabei müssen Lage und Größe des Uterus exakt geklärt werden. Mit der **Uterussonde** verschafft sich der Operateur einen Eindruck über Lage und Verlauf des Zervikalkanals sowie Länge der Uterushöhle.

2. Die Portio wird mit einer Kugelzange bei 12 Uhr angehakt. Im Anschluß läßt sich das Hysteroskop unter entsprechender Manipulation der Portio meist problemlos in das Cavum einführen (Abb. 1.166).

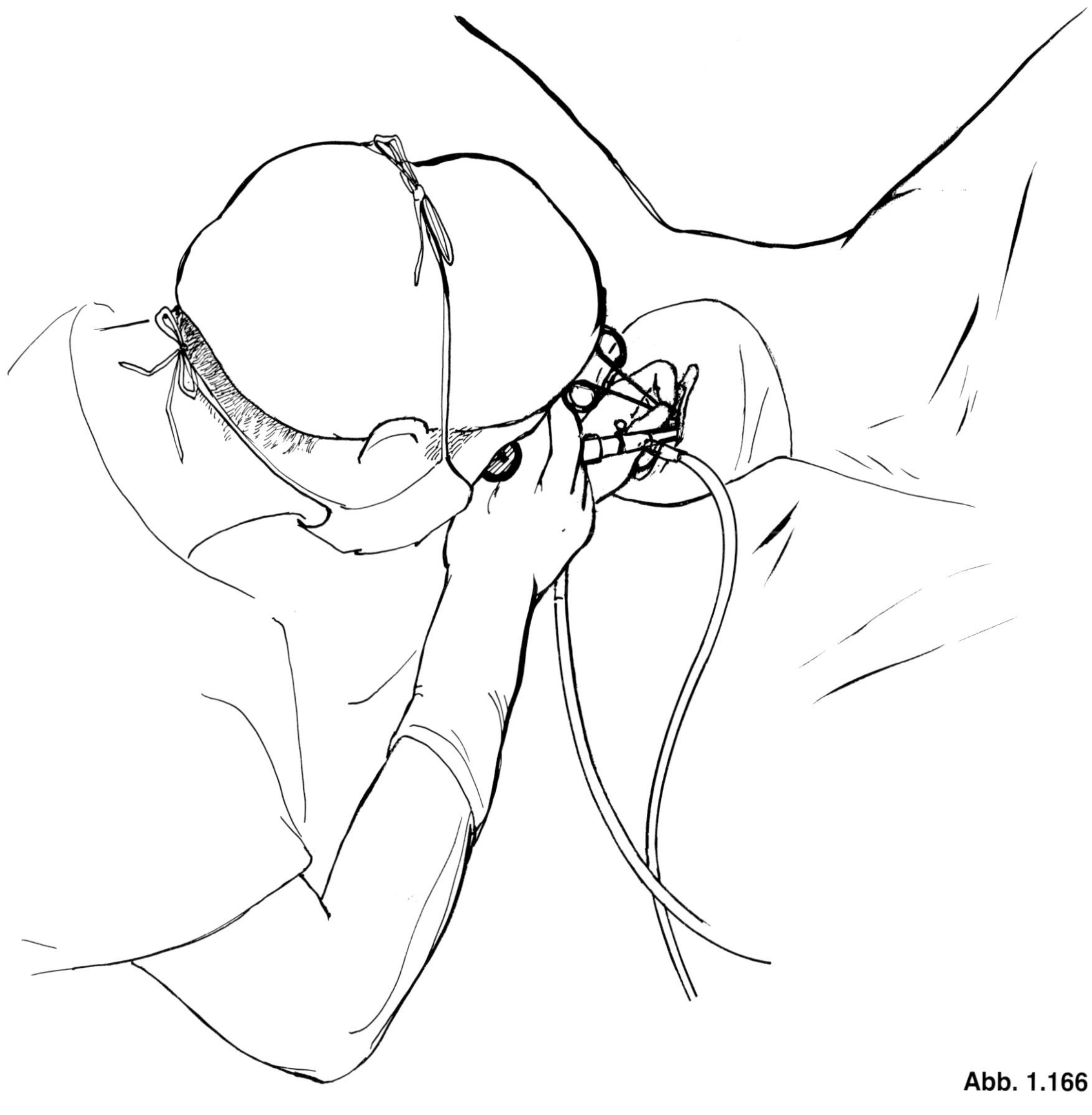

Abb. 1.166

3. Unter permanentem druckkontrolliertem **CO_2-Flow** mit intrauterinen Drucken von 60 mmHg (Schwelle für die Tubenpertubation) und einem Gasfluß von 100 ml pro Min., entfaltet sich das Cavum üblicherweise auch bei Blutung so, daß es gut übersehen werden kann. Mit der 30° Optik lassen sich einerseits das Cavum gut inspizieren und gleichzeitig auch intrauterine Eingriffe durchführen (Abb. 1.167a, b).

Folgende Punkte sollten entsprechend abgeklärt werden:

- Beschaffenheit der Schleimhaut (Polypen, Polyposis, Ulcus).
- Anlagebedingte oder entzündliche Veränderung des Cavum (Septen, postentzündliche Synechien).
- Tubenostien (Verlegung durch Schleimhautpolypen).
- Konfiguration des Cavum (intramurale bzw. submuköse Myome).
- Beschaffenheit des Zervikalkanals (Inspektion beim Herausziehen des Instrumentes).

Gleichzeitig mit der ambulanten Hysteroskopie können kleinere Eingriffe, wie Schleimhautbiopsien bei atypischen Uterusblutungen, wie auch Entfernung eines lost IUD, durchgeführt werden.

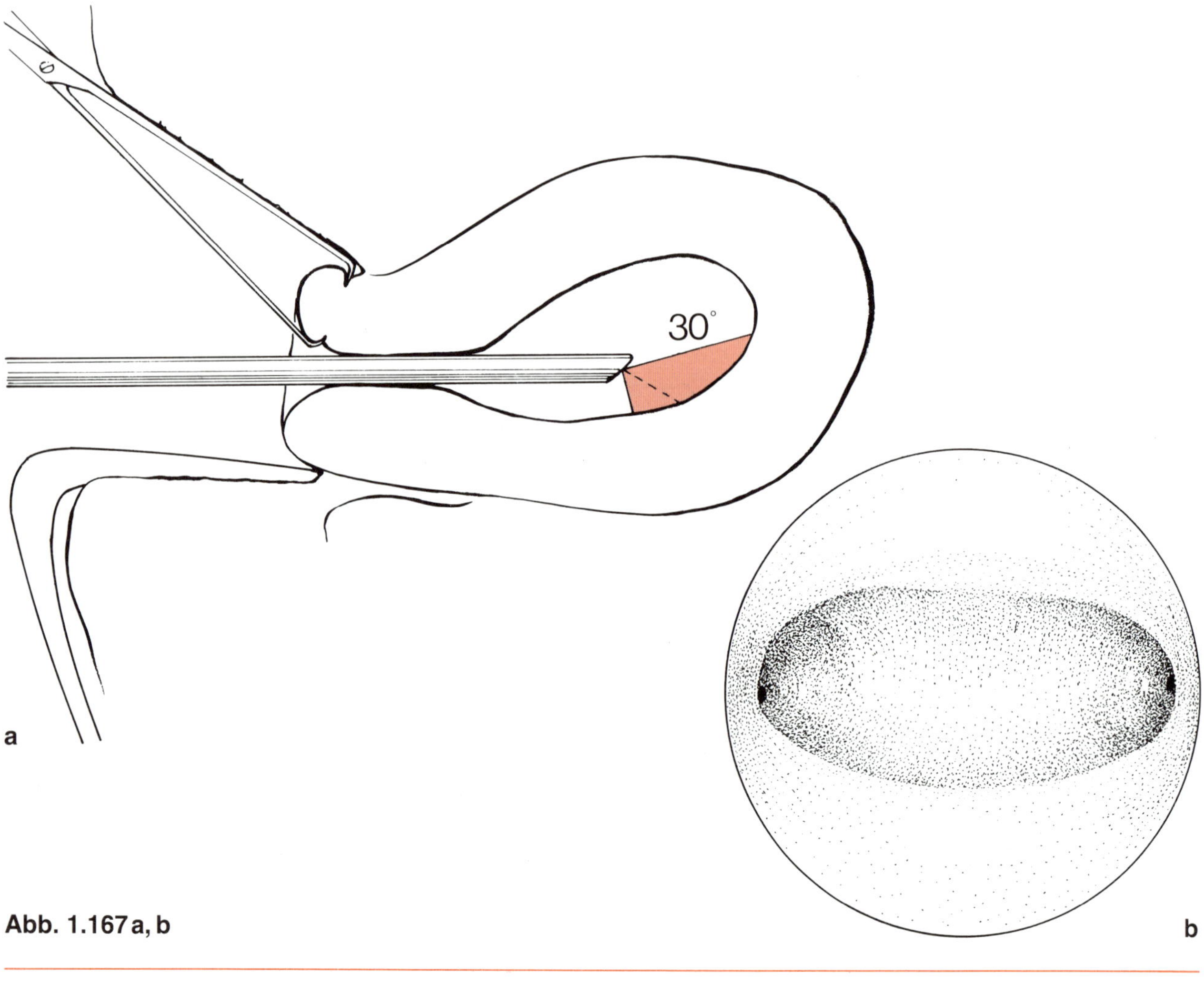

a

b

Abb. 1.167a, b

Besonderheiten und Komplikationen

Uterusperforation

Bei der ambulanten Hysteroskopie ohne Allgemeinnarkose ist eine Uterusperforation nahezu ausgeschlossen, dies insbesondere dann, wenn man Lage und Größe des Uterus zu Beginn des Eingriffs sorgfältig mit Palpation und Sondierung erfaßt hat und man sich darüber hinaus noch an den Grundsatz hält, daß ein solcher Eingriff nie unter Schmerzen der Patientin erzwungen werden soll.

Besteht der Verdacht auf eine Perforation, darf normalerweise wie bei einer Kürettenperforation abgewartet werden. Die Beobachtung der Patientin muß allerdings dann stationär erfolgen.

Herz-Kreislauf-Komplikationen durch Co_2 Insufflation

Vereinzelt wird in der Literatur über schwere Herz-Kreislauf-Komplikationen mit Herzstillstand und auch letalem Ausgang berichtet, allerdings nie ohne Vollnarkose. Hauptursache dürfte eine nicht druckgesteuerte CO_2-Perfusion sein. Grundsätzlich sollte ein CO_2-Flow von 350 ml/min. sowie ein intrauteriner Druck von 200 mm Hg als Maximalgrenze angesehen werden.

Ist eine Hysteroskopie bei Patientinnen mit Herz- und Kreislauferkrankungen geplant und notwendig, so sollte man nach entsprechender Vorbereitung diesen Eingriff auch dann, wenn keine Narkose gebraucht wird, unter anästhesiologischer Überwachung durchführen.

Transzervikale Uteruschirurgie

Definition

Mit entsprechendem Instrumentarium läßt sich unter Sicht intrauterin elektrochirurgisch operieren. Voraussetzung ist ein Instrumentarium mit permanenter druck- und flußgesteuerter Flüssigkeitsspülung.

Vorbereitung der Patientin/Lagerung

Zur Spülung sollten niederosmolare Lösungen mit Sorbit, Mannit bzw. Glycin (z. B. Purisol SM; 178 mosm) eingesetzt werden. Diese ermöglichen durch Hämolyse wie bei der Prostataresektion eine optimale Sicht. Hinsichtlich der damit verbundenen Risiken s. unter periop. Maßnahmen (S. 252).

Aufklärungspflichtige Risiken

Zusätzlich zu den für die Hysteroskopie bereits beschriebenen Risiken treten bei der transzervikalen Elektrochirurgie weitere Komplikationsmöglichkeiten auf. So muß neben der Möglichkeit einer elektrochirurgisch bedingten Läsion einer der Uteruswand adhärenten Darmschlinge unbedingt über die mögliche Notwendigkeit einer Entfernung der Gebärmutter bei ansonsten nicht stillbaren Blutungen, insbesondere bei der Resektion von größeren Myomen, aufgeklärt werden.

Operative Technik

1. Im Anschluß an die **Narkoseuntersuchung,** die Lage und Größe des Uterus klären soll, wird die Portio mit 1 Kugelzange bei 12 Uhr kräftig angehakt. Nach **Sondierung** des Uterus erfolgt die **Dilatation** bis Hegar 8,5. Im Anschluß läßt sich das Hysteroskop problemlos einführen. Da die Zervix durch das Instrument abgedichtet ist, entfällt üblicherweise ein Portioadapter. Für die Manipulation der Portio zum Einführen des Hysteroskops ist in aller Regel nur eine Kugelzange bei 12 Uhr notwendig (Abb. 1.168).

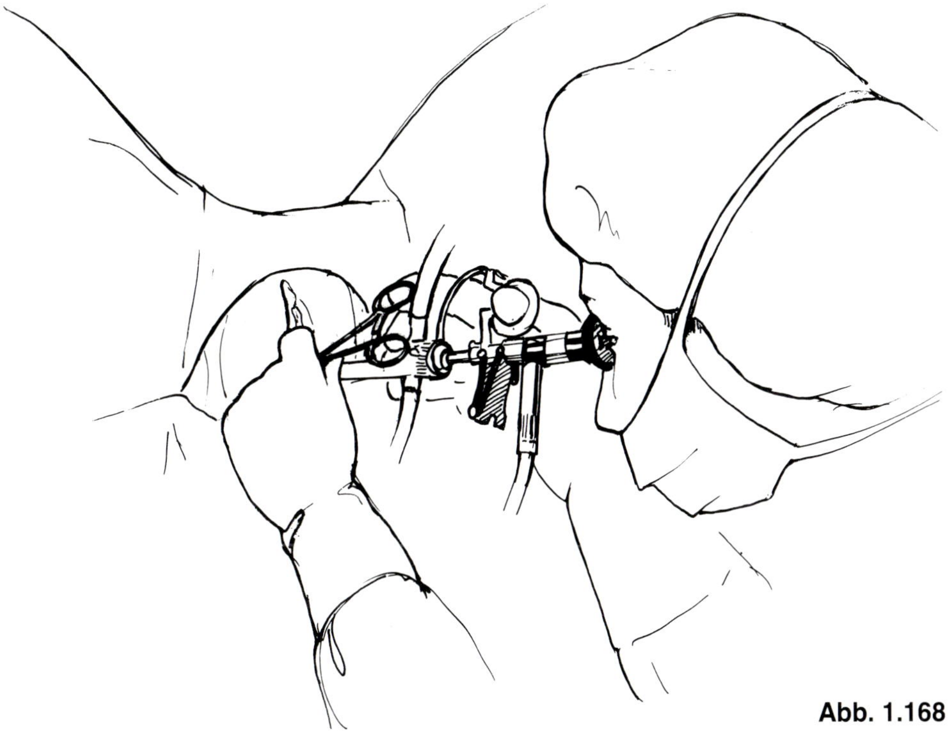

Abb. 1.168

2. Die **Übersicht** in dem mit Spülflüssigkeit aufgedehnten Cavum uteri ist üblicherweise besser als mit Gasfüllung. Unter Sicht wird über einen mit der rechten Hand bedienbaren Pistolengriff das zur Operation notwendige Instrument aus der Spitze des Hysteroskops ausgefahren und damit werden über die Betätigung eines Hochfrequenzstroms mit dem Fuß die zu resezierenden Strukturen abgetragen. Zur Verfügung stehen Schlingen und entsprechend abgewinkelte Elektroden.

Mechanischer Druck ist bei der Elektroresektion unbedingt zu vermeiden, da sonst die Gefahr einer versehentlichen transmuralen Resektion mit Verletzung von Nachbarorganen, wie dem Darm, groß ist. Grundsätzlich sollte, wenn immer möglich, eine tiefe Resektion in das Myometrium hinein vermieden werden. Neben dem Resektionsstrom kann auch ein Koagulationsstrom über einen zweiten Fußschalter zur Anwendung gebracht werden. Dieser verhindert das Eindringen des Stroms in tiefere Gewebsschichten. Sämtliche resezierten Gewebspartikel werden der histologischen Untersuchung zugeführt.

Myomabtragung

3. Liegt ein Myom im Statu nascendi vor, so erübrigt sich die Dilatation. Das Hysteroskop wird neben dem Myom durch den bereits eröffneten Muttermund in das Cavum eingeführt. Nach entsprechender Übersichtshysteroskopie sucht man den **Stiel** des Myoms auf. Es empfiehlt sich, von mehreren Seiten zunächst einen Eindruck über die Position des Stiels zu gewinnen, um dann die Entscheidung zu treffen, von welcher Seite reseziert werden soll. Dies dient vor allem dazu, versehentliche Elektroresektionen in das Tubenostium hinein zu vermeiden (Abb. 1.169 und 1.170).

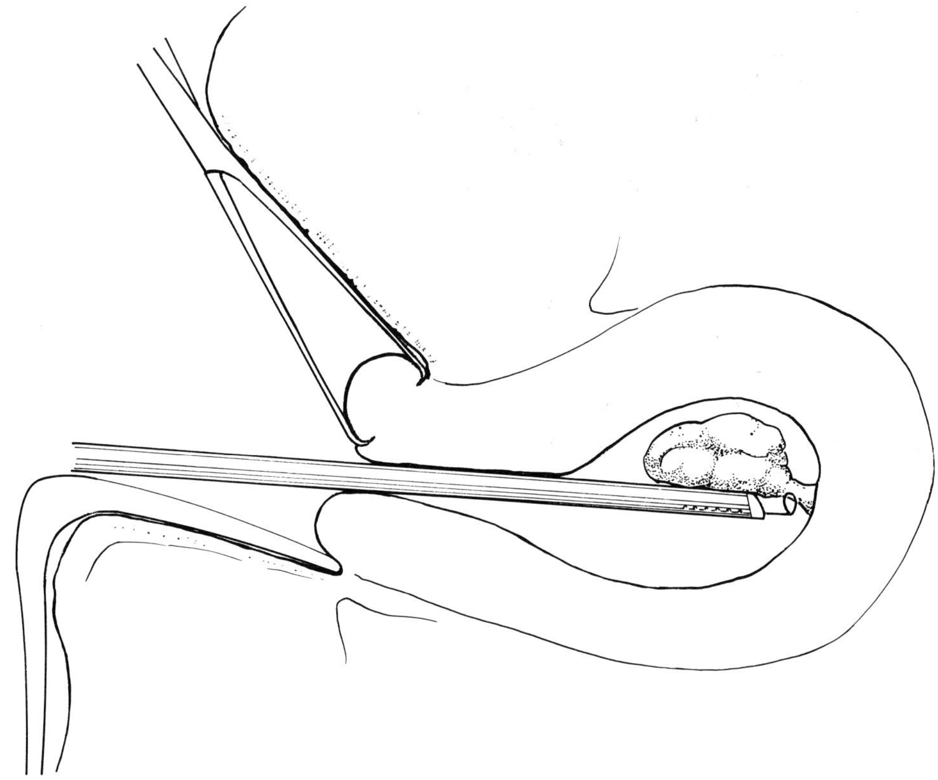

Abb. 1.169

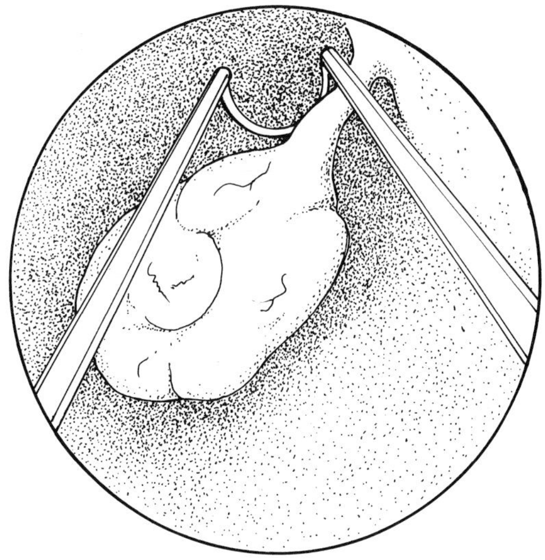

Abb. 1.170

Läßt sich der Stiel mit der Schlinge primär nicht erreichen, wird man zunächst den Myomknoten verkleinern, um dann besseren Zugang zu haben. Dazu kann bei großen Myomen auch das Anhaken derselben mit einer Kugelzange und vorsichtiger Zug hilfreich sein. Die Resektion des Myomstiels erfolgt im Niveau der Schleimhaut. Bestehen Blutungen im Anschluß an die Entfernung des Myoms, so werden diese mit der Schlinge koaguliert (Abb. 1.171).

Intramurale Myome, also solche, die ihren größten Durchmesser nicht innerhalb des Cavum uteri haben, sollten insbesondere dann, wenn noch Kinderwunsch besteht, mit allergrößter Zurückhaltung hysteroskopisch angegangen werden. Ihre Blutversorgung erhalten sie aus dem Myometrium, eine komplette Entfernung ist hysteroskopisch nicht gegeben. Es entsteht ein hohes Risiko einer endoskopisch nicht stillbaren Blutung.

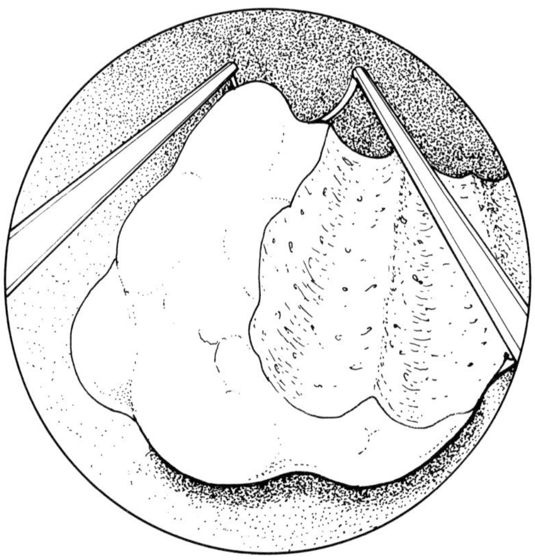

Abb. 1.171

Uterusseptum

4. Bei einem Uterusseptum, welches einer Behandlung bedarf, muß vor der hysteroskopischen Abtragung über Laparoskopie ein Uterus bicornis ausgeschlossen werden. Bei diesem verbietet sich selbstverständlich die endoskopische Operation. Dünne Septen lassen sich am schonendsten mit der Mikroelektrode durchtrennen (Abb. 1.172). Bei fleischigen Septen ist die Resektion mit der Schlinge sinnvoll (Abb. 1.173 a, b).

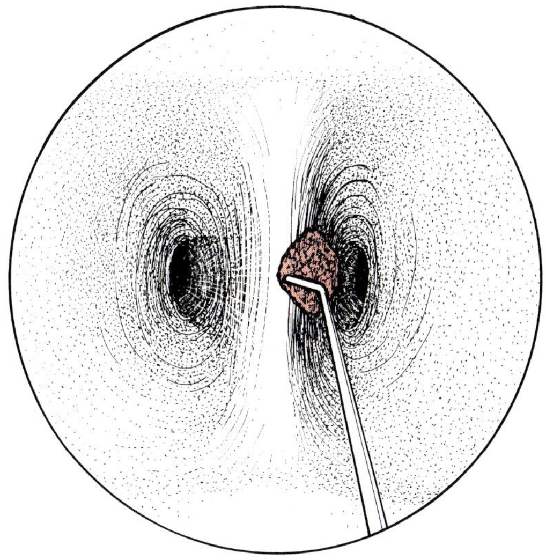

Abb. 1.172

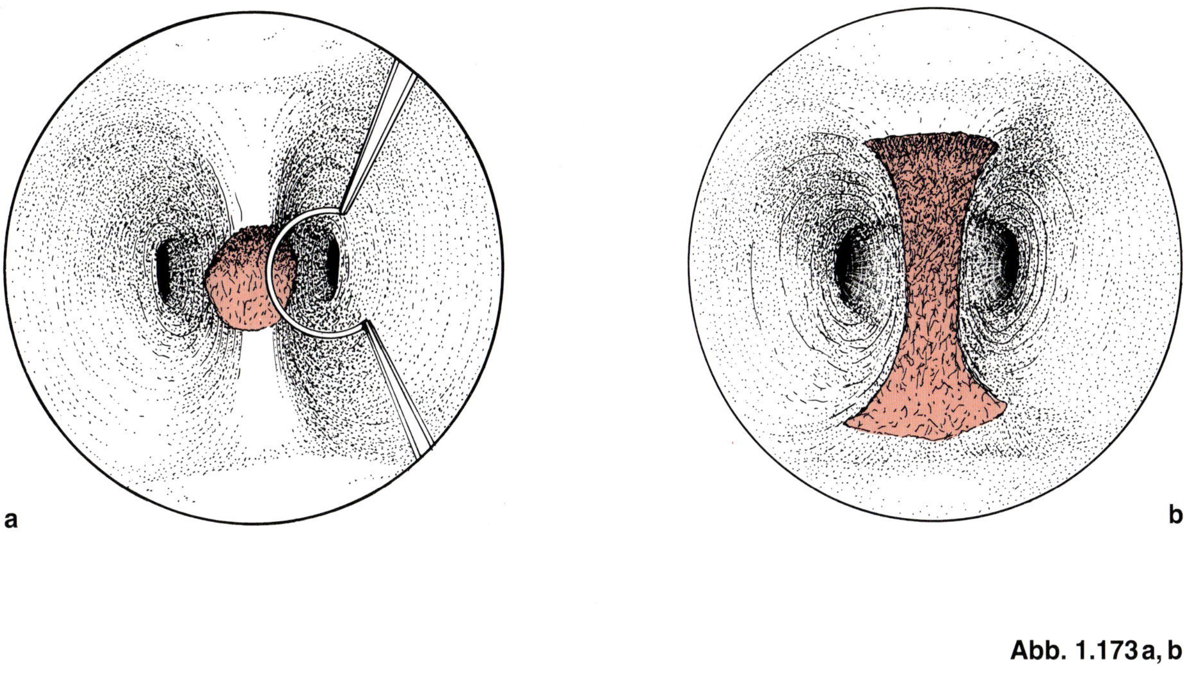

a b

Abb. 1.173 a, b

Besonderheiten und Komplikationen

Sie sind identisch mit denen bei der rein diagnostischen Hysteroskopie. Zusätzlich kommen bei elektrochirurgischen Manipulationen Verletzungen der Nachbarorgane bei nicht erkannten Verklebungen, z.B. der Uterushinterwand mit dem Darm und entsprechend tiefer Resektion in die Uteruswand vor.

Transurethrales Syndrom: s. unter perioperative Maßnahmen.

Perioperative Maßnahmen

Niederosmolare Spüllösungen sind bei intravasaler Resorption in Abhängigkeit vom Volumen mit den als „transurethrales Syndrom“ bezeichneten Risiken wie Hämolyse, Hyponatriämie und „fluid overload“ behaftet. Sorgfältiges intra- und postoperatives Monitoring von Serum-Na^+-Konzentration, Hämatokrit und gegebenenfalls der Gesamtosmolarität ist deshalb notwendig.

Nicht nur in der Postmenopause fördert die postoperative Gabe von Östrogenen, besonders bei größeren Endometriumsdefekten, die Proliferation des Endometriums und damit die Wundheilung. Die postoperative Gabe von 10 mg Äthinylöstradiol (Progynon C) ist deshalb sinnvoll.

Postoperative Betreuung

Eine besondere postoperative Betreuung ist nicht erforderlich. Die Patientin kann bei primär unkompliziertem Verlauf am ersten oder zweiten postoperativen Tag bereits entlassen werden.

Arbeitsunfähigkeit

Sie entspricht derjenigen nach Kürettage. Die Patientin ist bereits nach einer Woche wieder voll arbeitsfähig.

Operationen an der weiblichen Brust

Organerhaltende Mammakarzinomoperation

Exstirpation eines Mammatumors

Definition

Ziele der Exstirpation eines Mammatumors sind:

- Sicherung der präoperativen Verdachtsdiagnose.
- Lokale Tumorsanierung.

Der lokalen Tumorsanierung kommt bei der heute als Standardverfahren anerkannten, organerhaltenden Mammakarzinomchirurgie eine besondere Bedeutung zu. Gewünscht ist die primär komplette Entfernung des Tumors mit einem umgebenden benignen Gewebsmantel bei gleichzeitig kosmetisch bestmöglichem Endresultat.

Vorbereitung der Patientin

Die Schnittführung wird bei der Patientin präoperativ in sitzender Position festgelegt und mit nicht löslichem Farbstoff (z. B. Diamantfuchsin) angezeichnet. Die Markierung der Haut über dem Tumor ist besonders dann notwendig und sinnvoll, wenn die Resistenz palpatorisch nur schwer zugänglich ist.

Lagerung

Rücken flach.

Aufklärungspflichtige Risiken

Grundsätzlich ist präoperativ die Frage nach einem einzeitigen oder zweizeitigen Vorgehen mit der Patientin definitiv abzusprechen. Im übrigen muß über die Möglichkeit einer Hämatombildung mit notwendiger Revision und einer Wundinfektion aufgeklärt werden. Die Grenzen der organerhaltenden Mammakarzinomchirurgie sollten ebenfalls klar herausgestellt werden. Darauf aufbauend muß die Einwilligung eingeholt sein, intraoperativ, je nach histologischem Befund, auf ein ablatives Verfahren übergehen zu können.

Operative Technik

1. Der Radiärschnitt als Standardzugang zum Mammatumor ist heute in den Hintergrund getreten. Dies gilt auch für Tumoren im oberen äußeren Quadranten mit Verlängerung in die vordere Axillalinie zur gleichzeitigen axillären Lymphonodektomie. **Bogenförmige Schnittlinien,** entweder am Mamillenrand oder auf diesen symmetrisch ausgerichtet in der Peripherie, ergeben bei der für das organerhaltende Vorgehen notwendigen Resektion von größeren Gewebsanteilen ein kosmetisch besseres Ergebnis. Dies gilt auch, wenn zwischen dem Schnitt für die Mammatumorexstirpation und dem Beginn der Schnittlinie für die axilläre Lymphonodektomie nur eine geringe Distanz bestehen bleibt.

Die Schnittführung muß immer über dem getasteten Tumor liegen. Wird die Tumorexstirpation über einen tumorfernen Schnitt, z.B. einem Perimamillärschnitt, erzwungen, so ergeben sich insbesondere dann Probleme, wenn der exstirpierte Tumor bis an den Exzisionsrand heranreicht und eine Nachresektion erforderlich ist.

Die Mitnahme eines Hautmantels ist nur bei Verdacht auf eine Hautinfiltration angezeigt (Abb. 1.174).

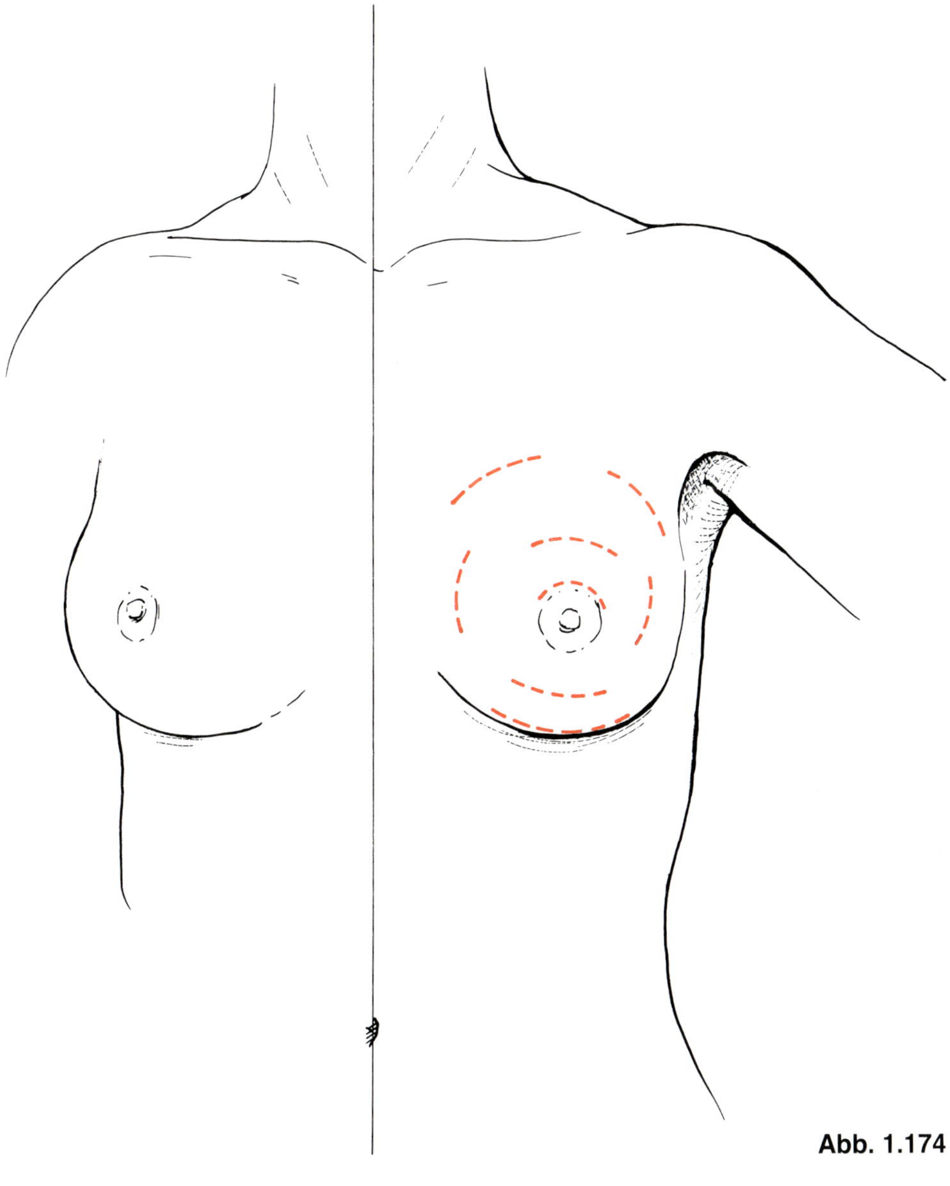

Abb. 1.174

2. Nach der Durchtrennung der Kutis und des darunter liegenden subkutanen Fettgewebes – im Bild als periareoläre Schnittführung – verschafft man sich zunächst mit dem Finger einen **palpatorischen Eindruck** über den zu entfernenden Tumor. Häufig läßt sich jetzt die Ausdehnung des Tumors besser beurteilen als durch den intakten Hautmantel hindurch. Mit dieser Palpation wird auch das Ausmaß des zu exstirpierenden Gewebes festgelegt (Abb. 1.175).

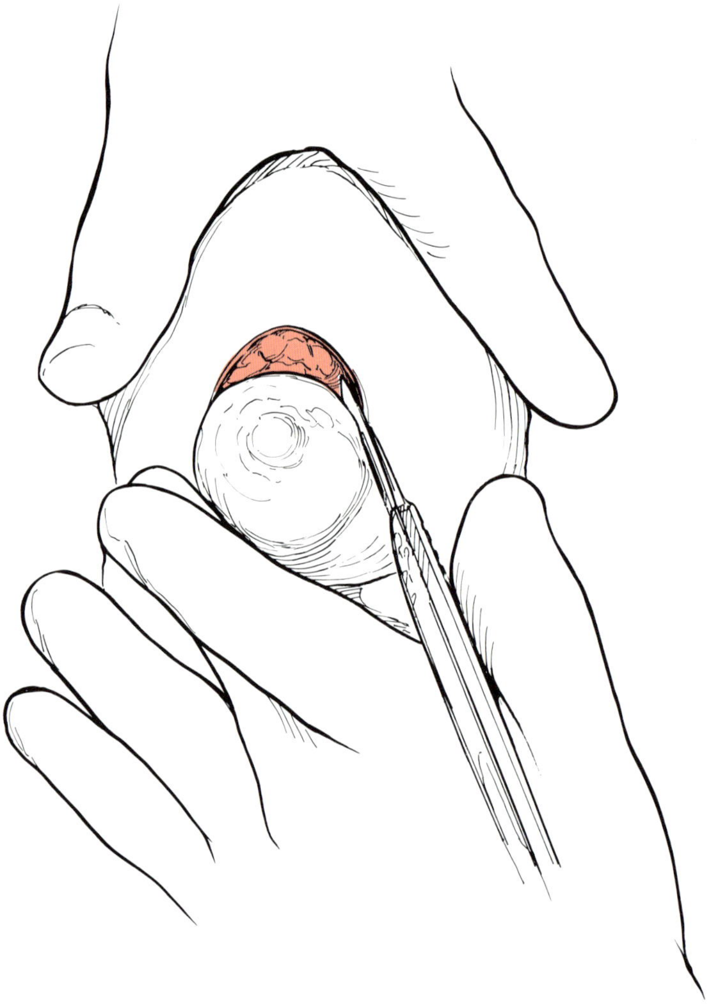

Abb. 1.175

3. Die **Wundränder** werden mit entsprechenden Häkchen (z. B. Fensterhaken) oder wenig traumatisierenden Einzinkerhäkchen gespreizt. Unter Erhalt der Subkutis, welche für das kosmetische Endresultat von großer Bedeutung ist, unterminiert man den Wundrand mit teils spreizenden wie auch schneidenden Scherenbewegungen solange, bis das gesamte Tumorareal eine gewisse Beweglichkeit bekommen hat (Abb. 1.176).

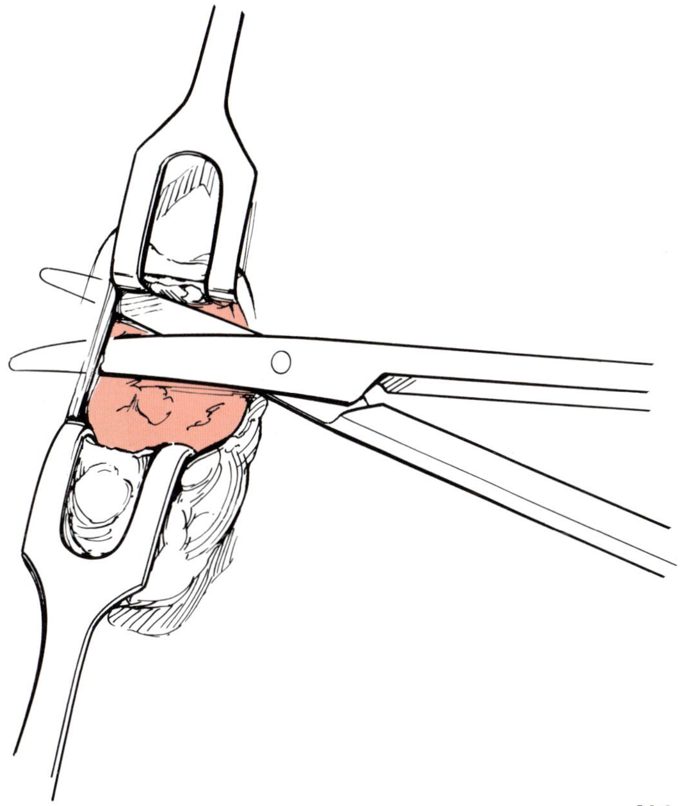

Abb. 1.176

4. Mit einer Tumorfaßzange wird das über dem Tumor befindliche Gewebe gefaßt, so daß man sich jetzt den Tumor entgegenziehen kann. Unter häufiger Palpation läßt sich dann der Tumor aus dem umgebenden Gewebe mit einem entsprechenden Sicherheitsmantel mit der Schere herausschneiden. Es empfiehlt sich, die **Exstirpation** nicht nur von einer Seite durchzuführen, da man so um den gesamten Tumor herum präparieren muß. Vielmehr ist es sinnvoll, das Gewebe an allen den Tumor umgebenden Seiten zu durchtrennen. Immer sollte man sich bemühen, in einer Schnittlinie zu bleiben. Damit wird die verbleibende Wundfläche nicht mehrfach angeschnitten und somit vergrößert, was die Wundheilung ungünstig beeinflußt (Abb. 1.177a).

Bei extrem mastopathischen Drüsenkörpern ist man gelegentlich zur Präparation mit dem Skalpell gezwungen. Beim Schneiden in der Tiefe muß allerdings immer darauf geachtet werden, daß mit der Klinge nicht gleichzeitig auch die Haut versehentlich verletzt wird.

Bei der **Präparation in der Tiefe** sind zwei Punkte zu beachten:

- Die Verletzung der Pektoralisfaszie und des darunter liegenden M. pectoralis major.

Durch Zug am Tumor wird der M. pectoralis von der Thoraxwand abgehoben und spitzwinkelig an der Tumorunterseite ausgezipfelt. Beachtet man bei der Präparation nicht die zwischen Mammagewebe und Pektoralisfaszie gelegenen Bindegewebsfasern, so schneidet man leicht in die darunter liegende Muskulatur, was zu unnötigen Blutungen führt (Abb. 1.177b).

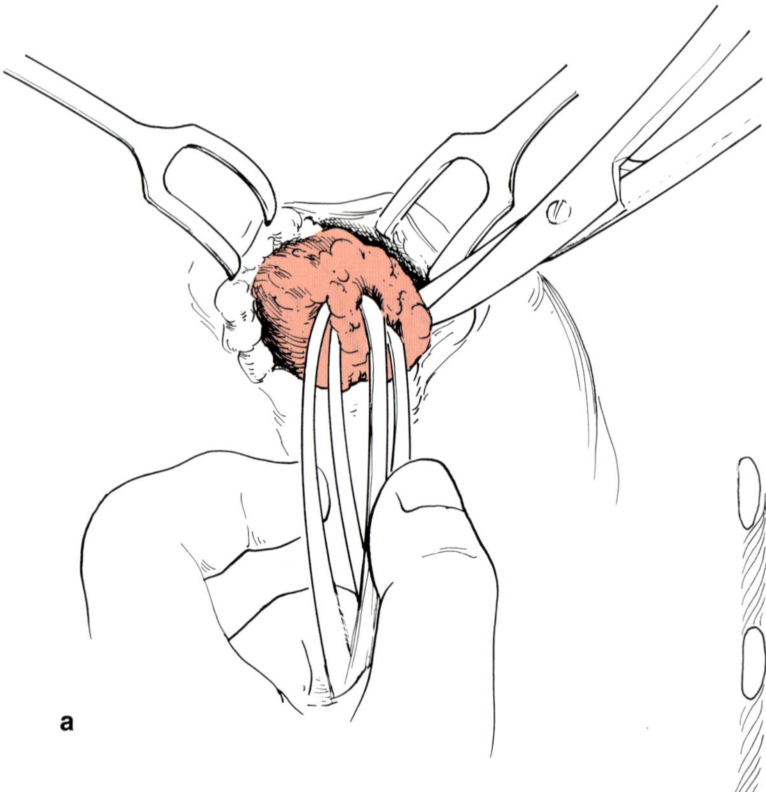

a

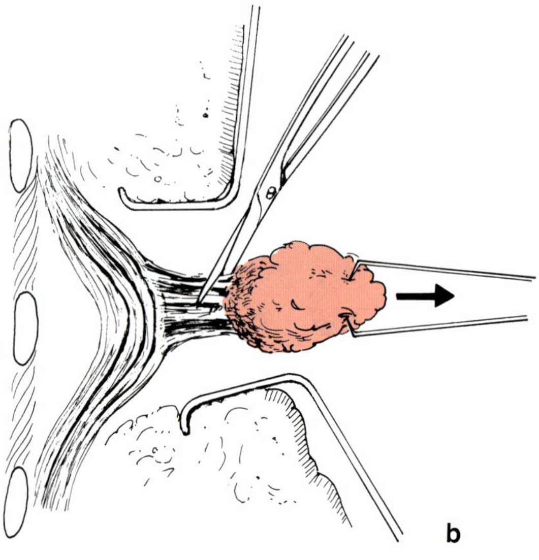

b

Abb. 1.177a, b

- Die Blutstillung in der Tiefe.

Werden Gefäße in der Tiefe durchtrennt, so empfiehlt es sich, die Blutstillung sofort vorzunehmen. Ist der Tumor erst einmal abgesetzt, zieht sich das gesunde Gewebe in die Tiefe zurück und die Übersicht ist schlechter.

5. Der Tumor wird zur Seitenzuordnung für den Pathologen fadenmarkiert. Dazu sind neben der Seitenangabe links oder rechts **mindestens zwei Markierungen** notwendig, beispielsweise eine Markierung in der Mitte der ventralen Fläche des Tumors und eine zweite lateral an der Dorsalseite bei 3 Uhr (links), bzw. bei 9 Uhr (rechts). Durch sorgfältige Palpation des Tumors wird überprüft, ob der gesamte tumorös veränderte Bezirk von einer unauffällig erscheinenden Gewebsschicht umgeben ist.

Ist man sich nicht sicher, ob der Tumor in toto entfernt wurde, so wird im entsprechenden Bereich ausgiebig nachreseziert. Auch dieses Gewebe muß nach der Markierung zum Schnellschnitt gegeben werden. Eine Nachresektion ist auch dann erforderlich, wenn bei der Austastung der Tumorhöhle palpatorisch noch suspekte Gewebsareale nachzuweisen sind.

Für die jetzt folgende **Blutstillung im Wundgebiet** sind Langenbeck-Häkchen mit langen Branchen nützlich, da sie auch das Wundgebiet in der Tiefe entfalten helfen. Systematisch beginnt man in den oberen Schichten, um dann in der Tiefe nicht durch von oben ablaufendes Blut irritiert zu werden (Abb. 1.178).

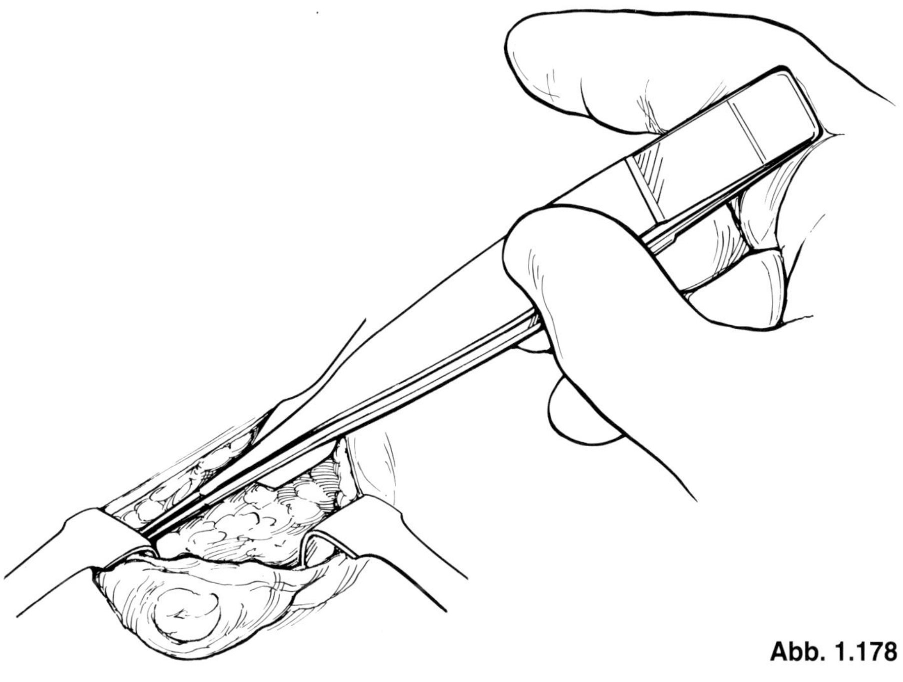

Abb. 1.178

6. Die **Drainage** der Wundhöhle sollte aus kosmetischen Gründen immer im Bereich der Submammärfalte herausgeleitet werden, auch wenn dazu gelegentlich lange Wege notwendig sind. Saugdrainagen, über längeren Zeitraum unter Sog, führen zu einer primären Einziehung der Haut über der Wundhöhle. Wenn überhaupt notwendig, sollte der Sog deshalb spätestens ein bis zwei Stunden postoperativ entfernt werden, wenn klar ist, daß keine entscheidende Nachblutung besteht (Abb. 1.179).

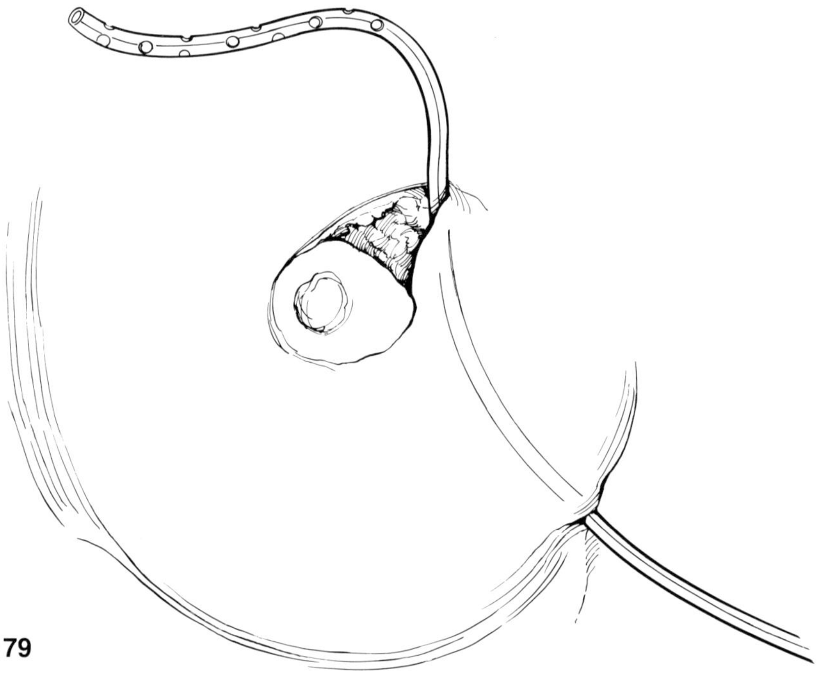

Abb. 1.179

7. Der Verschluß der Wunde erfolgt im Bild mit Allgöwernähten, wobei feinstes Nahtmaterial (4 bis 5 × 0) ausreichend ist.

Alternativ kommt auch eine intrakutan fortlaufende Naht mit resorbierbarem monophilem Faden in Frage (Maxon 4 × 0). Wird die Subkutis zuvor mit einigen Nähten adaptiert, so sollte der Knoten (durch von innen nach außen geführte Stichrichtung) nach innen gelegt werden. Eine Naht des Drüsenkörpers ist obsolet, da dies zu einer Verziehung der Mamma führt (Abb. 1.180 a–c).

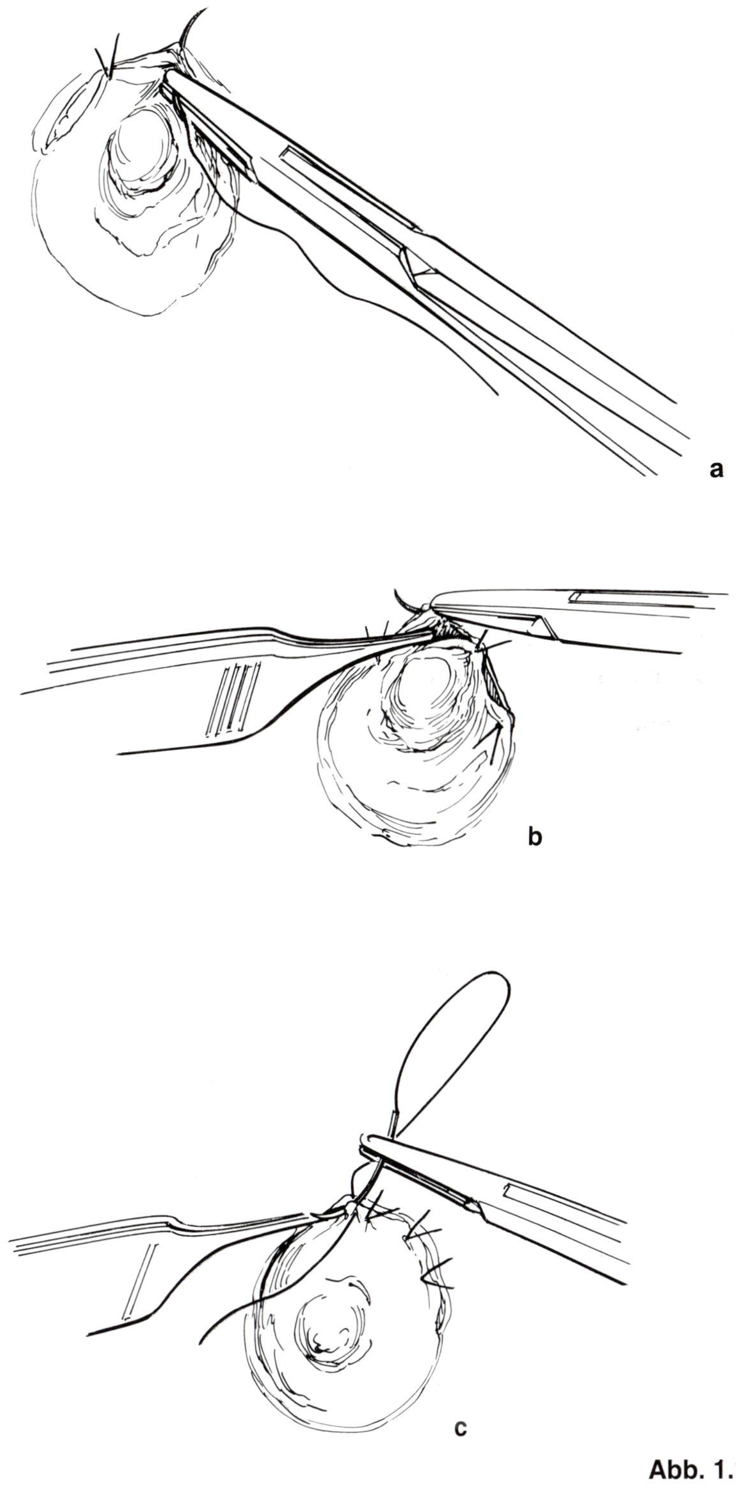

Abb. 1.180 a–c

Besonderheiten und Komplikationen

Tumorexstirpation nach präoperativer Markierung

Immer dann, wenn der Operateur keinen sicheren Tastbefund erheben kann, sollte eine präoperative Markierung des Tumors durchgeführt werden. Sie kann mit Blaulösung oder mit Rußpartikeln erfolgen. Der Nachteil der Blaumarkierung liegt in der kontinuierlichen, oft zeitabhängigen Ausbreitung in das umgebende Gewebe hinein. Die Tumorexstirpation muß deshalb im Anschluß an die Farbmarkierung ohne wesentlichen Zeitverlust durchgeführt werden.

Schnittführung und Exstirpation des korrekten Gewebsareals setzen zwingend voraus, daß sich der Operateur an dem im Anschluß an die Markierung durchgeführten Mammographiebild, auf dem die eingefärbte Stelle zusätzlich mit Kontrastmittel erkennbar ist, genauestens orientiert. Gleichzeitig müssen die Angaben des die Farbmarkierung durchführenden Arztes über Lage der Markierung in Beziehung zum zu entfernenden Tumor berücksichtigt werden. Dies ist dann besonders wichtig, wenn eine Präparatradiographie, z.B. bei fehlendem Mikrokalk, die korrekte Entfernung des suspekten Areals nicht bestätigen kann.

Nachblutung

Kommt es durch Nachblutungen zu einer Hämatombildung in der Wundhöhle, sollte die Wunde unverzüglich revidiert werden. Konservative Maßnahmen, wie Druckverbände etc., führen zwar sehr schnell zu einem sichtbaren Erfolg, „nämlich zum Sistieren der Blutung“, das Hämatom selbst ist aber sehr häufig Anlaß für eine längerdauernde Sekundärheilung, die auch zu einer Verzögerung der bei einem Karzinom notwendigen lokalen Bestrahlung führen kann.

Bei der **Revision** wird die Wunde in toto eröffnet, das gesamte Hämatom sorgfältig ausgeräumt, Blutstillung durchgeführt und die Wunde dann wieder verschlossen. Eine perioperative Antibiotika-Prophylaxe ist nur dann zu überlegen, wenn sich die Revision nicht unmittelbar an die Primäroperation anschließt.

Perioperative Maßnahmen

Eine antibiotische Prophylaxe (mit einem staphylokokken-wirksamen Antibiotikum (z.B. Piperacillin) wird nur in Sonderfällen notwendig sein.

Da die Patientin bereits am 1. postoperativen Tag bereits wieder voll mobilisiert ist, ist eine Thromboembolie-Prophylaxe in ihrer Wirksamkeit fraglich. Zumindest kann sie jedoch am 1. postoperativen Tag beendet werden.

Postoperative Betreuung

Die **Wunddrainage** wird am Tag nach der Operation bei unauffälligem Verlauf entfernt. In ausgewählten Fällen kann die Mamma-Tumorexstirpation als tageschirurgischer Eingriff durchgeführt werden. Die Entlassung erfolgt dann am Operationstag, wenn eine gute ambulante Weiterbetreuung gewährleistet ist.

Das **Tragen eines BHs** stellt das Wundgebiet ruhig und trägt zur Verbesserung der Wundheilung bei.

Arbeitsunfähigkeit

Je nach der Größe des Wundgebietes sowie der Art der Berufstätigkeit ist eine uneingeschränkte Arbeitsfähigkeit 8 bis 14 Tage postoperativ wieder gegeben.

Isolierte axilläre Lymphonodektomie

Definition

Die systematische Lymphonodektomie in der Axilla hat zwei relativ klar umrissene Ziele:

- Die zuverlässige Information über das Vorliegen bzw. das Ausmaß eines metastatischen Lymphknotenbefalles in der Axilla.
- Eine möglichst weitgehende loco-regionäre Tumorsanierung.

Daraus ergibt sich, daß die axilläre Lymphonodektomie systematisch durchgeführt werden muß und zumindest den Level 1 und 2 beinhalten sollte (Abb. 1.181). Als repräsentativ wird eine histologisch aufgearbeitete Zahl von mindestens 10 Lymphknoten angesehen.

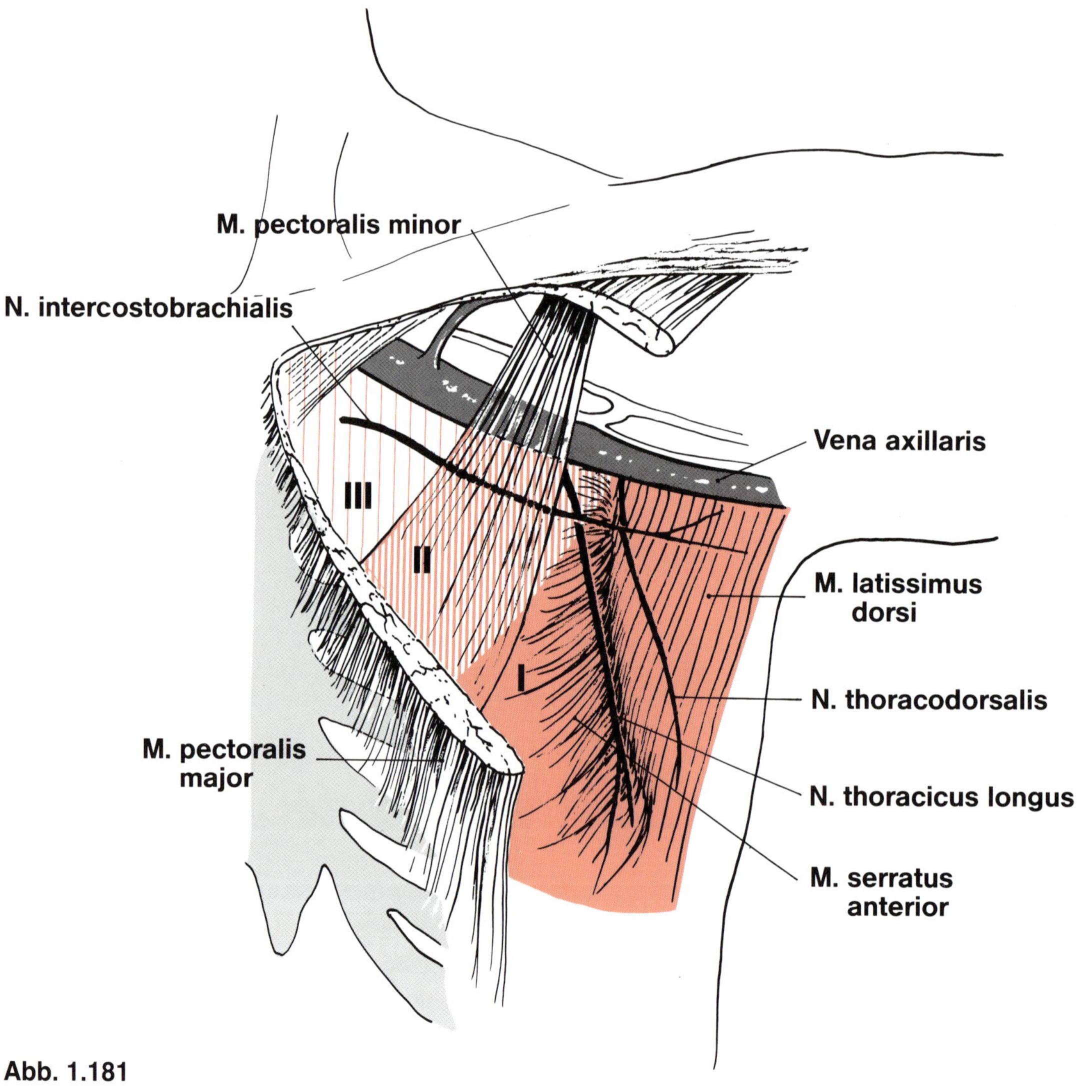

Abb. 1.181

Vorbereitung der Patientin

Vor dem Transport der Patientin in den OP wird die Axilla von der Behaarung befreit. Bereits am Vorabend der Operation sollte die Schnittführung mit einem nicht wasserlöslichen Farbstoff an der sitzenden Patientin angezeichnet werden, um einen kosmetisch günstigen Zugang zu gewährleisten (Abb. 1.182).

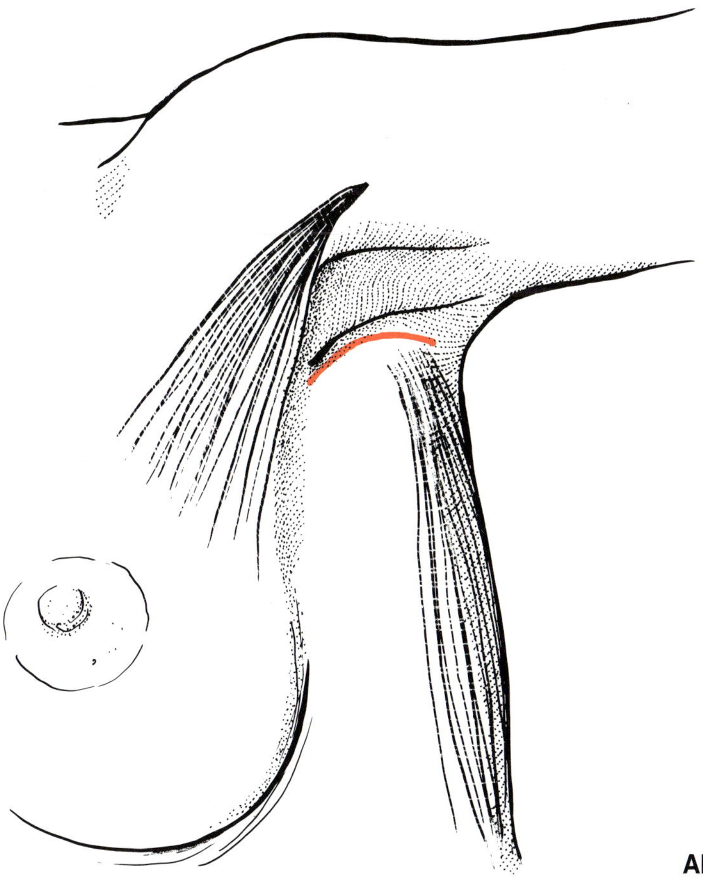

Abb. 1.182

Lagerung

Rücken flach mit 90° abgespreiztem Arm.

Aufklärungspflichtige Risiken

Zu den aufklärungspflichtigen Risiken gehören:

- Ungünstige Narbenbildung mit Einschränkung der Beweglichkeit.
- Gefahr der Verletzung von Nerven und Gefäßen in der Axilla mit entsprechenden Folgeschäden (Bewegungseinschränkung des Armes auf der operierten Seite).
- Die Möglichkeit eines postoperativen Lymphödems des Armes.

Bei einem organerhaltenden Vorgehen muß die Aufklärung dem aktuellen Wissensstand angepaßt sein. Sie muß unbedingt die Notwendigkeit einer postoperativen Bestrahlung der Brustdrüse im Vergleich zur ablativen Therapie beinhalten. Das Aufklärungsgespräch muß sorgfältig dokumentiert werden, insbesondere dann, wenn die Patientin, was nicht selten vorkommt, eine Behandlung wünscht, die sich außerhalb des gültigen Standards bewegt.

Operative Technik

1. Entsprechend der angezeichneten Schnittlinie wird die Haut am lateralen Pectoralis-major-Rand mit dem Skalpell auf einer Strecke von 10 bis 12 cm bis in die Höhe des Armansatzes bogenförmig zwischen der Dorsalseite des M. pectoralis major und der Ventralseite des M. latissimus dorsi inzidiert (Abb. 1.183a, b).

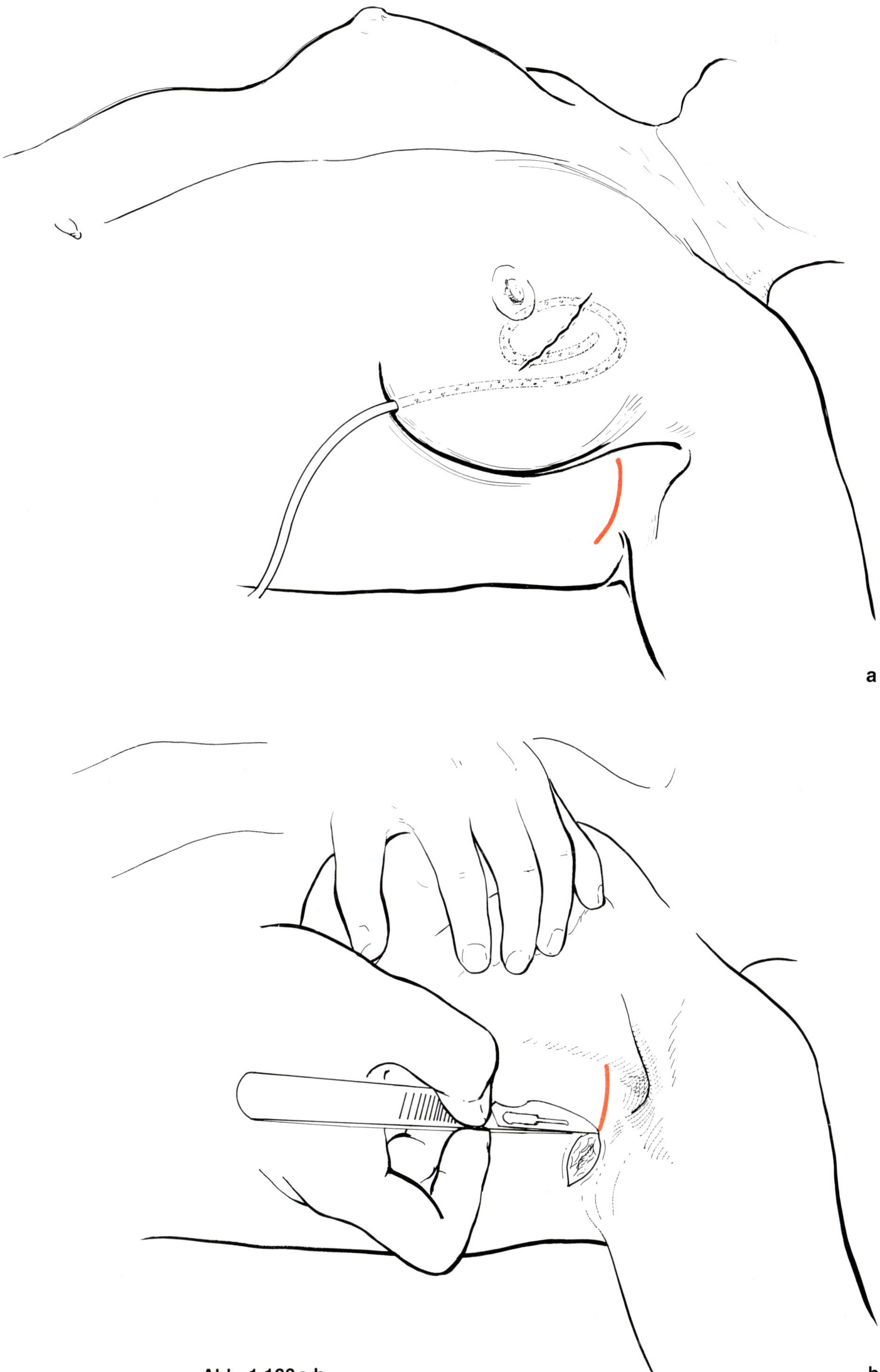

Abb. 1.183 a,b

2. Nach Durchtrennung der subkutanen Fettschicht gelangt man meist auf den lateralen Rand des **M. pectoralis major,** welcher dann mit dem Skalpell in seinem gesamten Verlauf dargestellt wird. Der darunter liegende laterale Rand des M. pectoralis minor kommt zur Darstellung, wenn man sich von der Assistenz den Rand des M. pectoralis major mit einem Rouxhaken nach medial ziehen läßt.

3. Bei der Präparation des Pectoralis-minor-Randes stößt man immer auf zwei bis drei unterhalb des Muskels durch die Axilla ziehende **Gefäßbündel,** die sorgfältig dargestellt und nach Koagulation bzw. Ligatur zu durchtrennen sind. Langstreckige Koagulation bzw. eine Ligatur in beide Richtungen vermeiden eine rückläufige Blutung aus dem Drüsenkörper in das Wundgebiet hinein (Abb. 1.184).

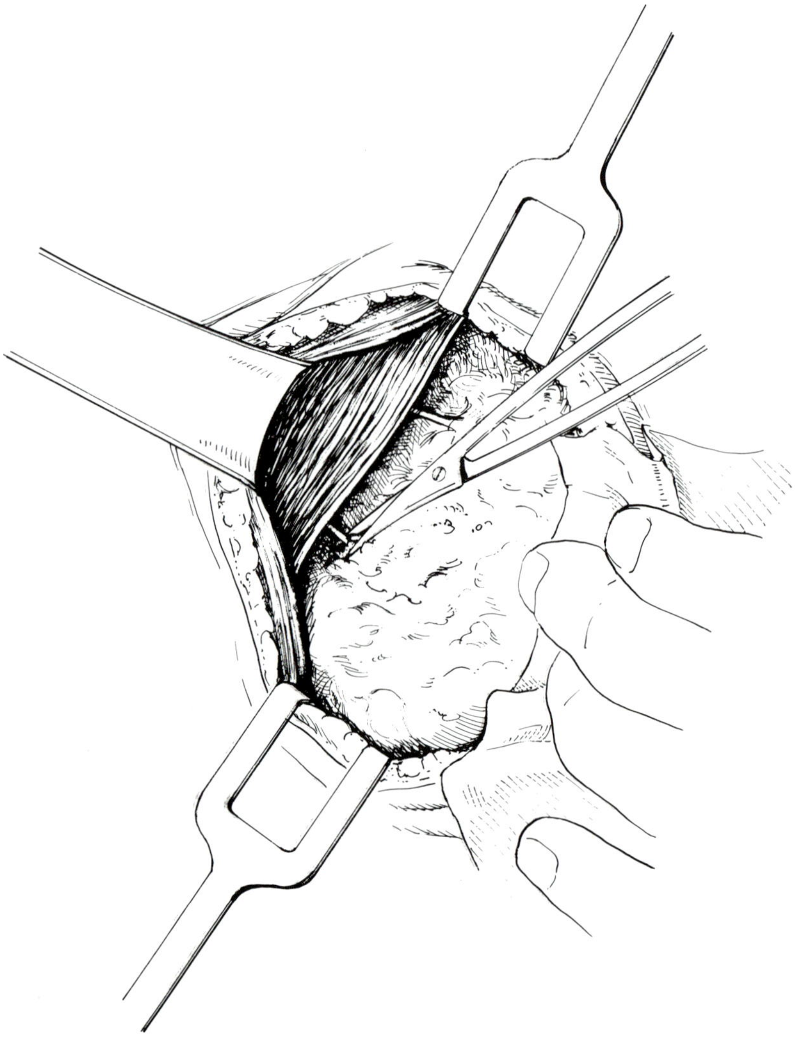

Abb. 1.184

4. Bevor man nun mit der Schere in die Tiefe der Achselhöhle hineinpräpariert, sollte man sich darüber im klaren sein, daß der gewählte Hautschnitt den kranialen Anteil der Achselhöhle freigibt. Das axilläre Gefäßnervenbündel kommt deshalb viel schneller zur Darstellung als bei der Präparation der Achselhöhle im Rahmen der Ablatio mammae vom Stewartschnitt aus, bei der die Achselhöhle von kaudal nach kranial eröffnet werden muß. Es ist deshalb sinnvoll, sich zunächst palpatorisch eine Vorstellung von der Lage der Arterie und damit auch von der kaudal davon liegenden Vene zu verschaffen.

Durch Einsatz eines Hakens unter den M. pectoralis minor und gleichzeitigen Zug über einen kleineren Haken am lateralen Rand des Hautschnitts wird die Achselhöhle entfaltet.

Nächstes Präparationsziel ist die durch die Achselhöhle verlaufene **Vena axillaris.** Ihr medialer Abschnitt wird durch stumpfe Präparation, z.B. mit der Scherenspitze aufgesucht. Danach präpariert man an der Ventralseite der Vene von medial nach lateral, bis auch die Unterkante dargestellt ist. Von dort zieht immer ein gelegentlich sehr kräftig ausgebildetes venöses Gefäß in den Drüsenkörper hinein. Dieses wird nach Präparation über eine Overhold-Klemme abgesetzt. Der Zugang zur Achselhöhle mit den in kraniokaudaler Richtung verlaufenden und zu erhaltenden Nerven bzw. Blutgefäßen ist danach unproblematisch (Abb. 1.185).

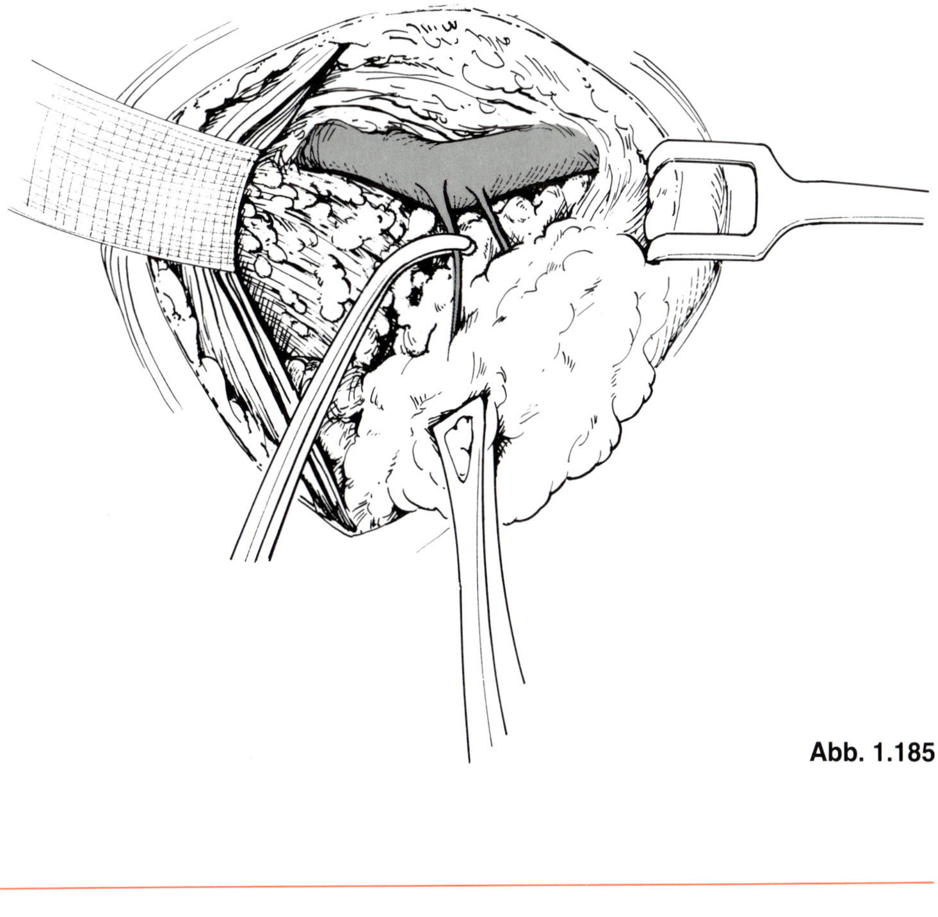

Abb. 1.185

5. Bei der **Präparation der Lymphknoten** beginnt man jetzt mit den hinter dem Pectoralis minor liegenden Anteilen. Schlingenförmig zieht durch diesen Gewebsabschnitt ein Gefäß-Nerven-Strang zum Pectoralis major und minor, der erhalten werden sollte, um einer möglichen Muskelatrophie vorzubeugen.

Durch Zug am Drüsenkörper über eine atraumatische Kaeser-Duvall-Gewebsklemme lassen sich jetzt mit der geschlossenen Schere stumpf zunächst der **Nervus thoracicus longus** und die Faszie des **M. subscapularis,** weiter lateral das **thoraco-dorsale Gefäßnervenbündel** darstellen. Die seitliche Begrenzung der Achselhöhle liegt zwischen Subkutis und axillärem Drüsenkörper. Sie wird überwiegend scharf von kranial nach kaudal präpariert. Von der Haut in den Drüsenkörper hineinziehende kräftigere Gefäße müssen sorgfältig koaguliert werden. Diese Präparation wird nach dorsal bis an den lateralen Rand des M. latissimus dorsi geführt.

Hat man zuvor den N. thoracicus longus in seinem ganzen Verlauf an der Thoraxwand dargestellt, so läßt sich in streng kranio-kaudaler Richtung der gesamte Fettdrüsenkörper sowohl von der Faszie des M. subscapularis als auch vom thoraco-dorsalen Gefäßnervenbündel und vom M. latissimus dorsi mit der leicht geöffneten Schere überwiegend stumpf distanzieren. Nach dem Verschwinden des Nervus thoracodorsalis in den M. latissimus dorsi bildet das begleitende Gefäß in aller Regel eine Schlinge, die sich zum Nervus thoracicus longus und zum M. serratus anterior hin entwickelt.

6. Unterhalb davon gelangt man in die zwischen dem M. latissimus dorsi und dem M. serratus gelegene Spitze der Achselhöhle, die mit der gleichen Technik jetzt noch herausgelöst werden muß. Verbliebene Fettdrüsenreste werden nachreseziert.

Die **Begrenzung** und die **Strukturen der Achselhöhle** sollten jetzt komplett freigelegt sein (Abb. 1.186). Kranial: V. axillaris; dorsal: M. latissimus dorsi mit dem in ihn hineinziehenden Gefäßnervenbündel (N. und A. bzw. V. thoraco-dorsalis), M. subscapularis, medial die Thoraxwand mit dem M. serratus und dem ihn versorgenden Nervus thoracicus longus; ventral: M. pectoralis minor, frei durch die Axilla ziehend: N. intercostobrachialis (s. S. 273).

7. Nach sorgfältiger **Spülung** der Achselhöhle wird die Blutstillung, falls nötig, komplettiert und eine **Drainage** eingelegt. Diese wird im kaudalen Bereich durch die intakte Haut herausgeführt.

Zum Wundverschluß sind subkutane Nähte nicht zwingend notwendig. Sie sollten dann invertierend mit synthetischem resorbierbarem Nahtmaterial der Stärke 3× 0 durchgeführt werden.

Der Verschluß der Haut kann entweder mit Einzelknopfnähten oder mit einer intrakutan fortlaufenden Naht (monofil resorbierbar, Stärke 3–4 × 0; z. B. Maxon) erfolgen.

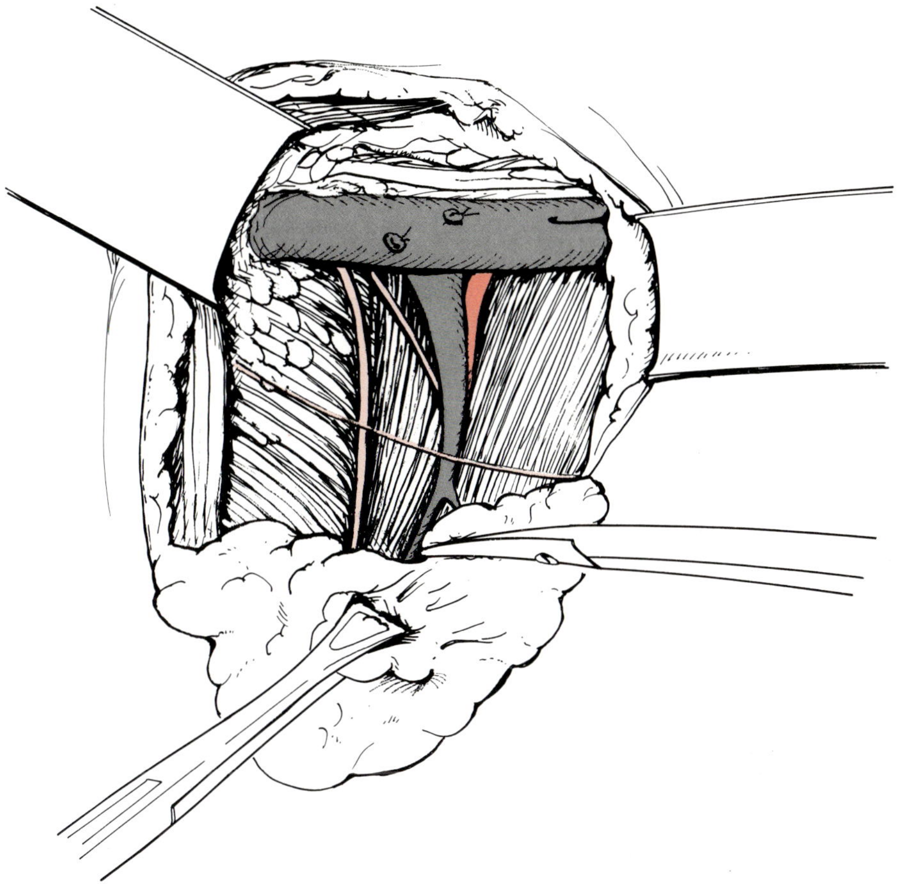

Abb. 1.186

Besonderheiten und Komplikationen

Axilläre Makrometastasen bzw. lokoregionäres Rezidiv in der Axilla

Die axilläre Lymphonodektomie von einem getrennten Schnitt aus ist grundsätzlich zwar schwieriger durchzuführen als im Rahmen einer gleichzeitigen Ablatio, insgesamt aber ein gut standardisierbarer Eingriff.

Liegen makroskopisch vergrößerte Lymphome in der Axilla vor, so wird der Eingriff erheblich erschwert. Dies gilt insbesondere dann, wenn die Lymphknotenmetastasen der Vene dicht anliegen. Primäres Ziel ist es, die Metastasen zunächst von der Vena axillaris zu distanzieren. Bei einer Infiltration des M. latissimus dorsi ist es in Einzelfällen notwendig, das Thoraco-dorsale-Gefäßnervenbündel mit zu resezieren.

Verletzungen der Vena axillaris

Verletzungen der Vena axillaris stellen bei normalem Situs eine Rarität dar. Kommt es dennoch zu einer solchen Situation, so steht die massive Blutung im Vordergrund. Durch Abdrücken des zu- und abführenden Schenkels der Vena axillaris verschafft man sich zunächst einmal Klarheit über Ausmaß und Lokalisation des entstandenen Defektes. Dieser wird dann mit einer Gefäßnaht (doppelt armierter monofiler, nicht resorbierbarer Faden; Stärke 4–5 × 0) versorgt. Beim Legen des Knotens sollte die Vene nicht unter Zugspannung stehen. Es empfiehlt sich deshalb eine entsprechende Adduktion des abduzierten Armes.

Häufiger als zu einer direkten Verletzung der V. axillaris kommt es zu Blutungen aus der Vene, wenn eine Ligatur abgleitet. Ist der abgesetzte Stiel lang genug, so genügt es, diesen erneut zu fassen und über Overholt-Klemme zu ligieren. War er zu kurz gewählt, zieht sich der Stumpf in das Niveau der Vene zurück, so daß die Versorgung dann gelegentlich nur über eine direkte Naht der Venenwand möglich ist.

Verletzungen des Nervus thoracicus longus bzw. des Nervus thoracodorsalis

Die Durchtrennung dieser Nervenäste führt über Lähmung des M. serratus anterior sowie des M. latissimus dorsi zu einer erheblichen Funktionseinschränkung des Armes und der Schulter. Bei einer versehentlichen glatten Durchtrennung ist deshalb die mikrochirurgische Naht dieser Nerven zu erwägen.

Gefäßvarianten der Vena axillaris

Die Vena axillaris ist gelegentlich zwei-, in seltenen Fällen auch dreigeteilt. Der venöse Abfluß des Thoraco-dorsalen-Gefäßnervenbündels erfolgt dabei immer über die untere Vene. Sämtliche Äste der Vena axillaris sind – wenn irgendwie möglich – zu erhalten. Hinweise auf eine Abzweigung der Vene sind

- auffallend kleines Kaliber einer vermeintlich einzelnen Vena axillaris
- quer durch das kraniale Kompartiment der Axilla verlaufende zusätzliche Venenstämme.

Erhaltung der Nervi intercostobrachiales

Durch die Achselhöhle ziehen mehrere sensible Nerven, quer von der lateralen Thoraxwand zum Arm. Sie versorgen den Oberarm und die schulternahe Rückenpartie. Um Sensibilitätsstörungen in diesem Bereich, die von manchen Patientinnen als sehr unangenehm empfunden werden, zu vermeiden, sollte man, wenn immer möglich, ein oder zwei dieser Nerven erhalten. Sie lassen sich durch Präparation mit dem Overhold ohne größere Schwierigkeiten aus dem axillären Drüsenkörper herauslösen.

Perioperative Maßnahmen

Abgesehen von der perioperativen **Thromboembolieprophylaxe** mit Heparin sind weitere perioperative Maßnahmen bei diesem Eingriff nicht nötig.

Postoperative Betreuung

Bei Fördermengen von < 50 ml/Tag wird die **Drainage** in der axillären Wundhöhle entfernt.

Werden über 5–7 Tage konstant hohe Lymphmengen auch ohne Sog gefördert, so sollte man dennoch die Entfernung der Drainage in Erwägung ziehen. Häufig sistiert die Lymphproduktion danach. Bildet sich ein größeres, die Armbewegung einschränkendes Serom aus, kann dieses wiederholt einer Punktion zugeführt werden. Das Nachlaufen kann auch durch das vorübergehende Anlegen von Kompressionsverbänden eingeschränkt werden.

Bereits am 1. postoperativen Tag beginnt die krankengymnastische Bewegungsübung des Armes und der Schulter, um den sich sehr schnell einstellenden Bewegungseinschränkungen in diesem Bereich vorzubeugen.

Die Patientin ist zu diesem Zeitpunkt selbstverständlich bereits wieder vollständig mobilisiert.

Arbeitsunfähigkeit

Die axilläre Lymphonodektomie ist in der Regel Teil der Behandlung eines Mammakarzinoms. Die Arbeitsunfähigkeit ist deshalb nicht durch die Operation gegeben, sondern durch die postoperativ notwendige Strahlentherapie der Mamma und/oder einer begleitenden Chemotherapie. In den meisten Fällen ist aber eine rasche Integration in die präoperative Beschäftigung möglich.

Ablatio mammae mit axillärer Lymphonodektomie (en bloc)

Definition

Diese Operation beinhaltet die vollständige Entfernung der Brustdrüse, eines Teiles der Haut unter Einschluß der Brustwarze und des Warzenhofes sowie die systematische Entfernung der axillären Lymphknoten unter Darstellung der die Axilla begrenzenden Strukturen.

Die Mastektomie mit axillärer Lymphonodektomie ist bei allen den Fällen Standardtherapie, bei denen die Kriterien der organerhaltenden Mammakarzinomoperation nicht erfüllt sind (z. B. großer Tumor, Multifokalität etc.). Darüber hinaus findet sie dann Anwendung, wenn von der Patientin Organerhaltung mit der Notwendigkeit der postoperativen Nachbestrahlung der Brustdrüse nicht gewünscht wird.

Ziele sind:

- Lokale Tumorfreiheit.
- Lokoregionales Tumor-Staging.
- Prophylaxe eines lokoregionären Rezidivs.

Diese Ziele machen im Einzelfall auch eine Ausweitung der Operation erforderlich, wenn angrenzende Organstrukturen befallen sind und durch die Entfernung der Brustdrüse eine lokale Tumorsanierung nicht erreicht werden kann. Dies gilt insbesondere für die Infiltration der Haut sowie der Faszie des M. pectoralis major oder gar des Muskels selbst.

Im Bereiche der Axilla wird beim Auffinden karzinomatös befallener Lymphknoten ebenfalls eine Modifikation der Operationstaktik erforderlich. Die axilläre Lymphonodektomie dient in diesen Fällen über ihre diagnostische Bedeutung hinaus der lokalen Tumorkontrolle und damit der Rezidivprophylaxe. Dies bedeutet, daß in Erweiterung der oben genannten Definition die Mastektomie mit axillärer Lymphonodektomie im Einzelfall durch eine zusätzliche Entfernung von Haut, Pectoralis major, Pectoralis minor und höhergelegenen, schwierig zu erreichenden Lymphknoten ergänzt werden muß.

Da die Brustdrüse mit ihrem Lobus axillaris direkt in das axilläre Lymphknotenfettgewebe übergeht, besteht nicht nur onkologisch-chirurgisch, sondern auch anatomisch eine so enge Beziehung, daß die En-bloc-Resektion von Drüsenkörper und axillären Lymphknoten naheliegt. Damit orientiert sich die operative Technik in gleicher Weise am onkologischen Konzept und an den anatomischen Strukturen.

Vorbereitung der Patientin

Zur üblichen Vorbereitung gehört bei suspekten Mammatumoren der **Ausschluß von Metastasen,** soweit dies über eine apparative Diagnostik möglich ist, sowie evtl. die Tumormarkerbestimmung. Invasive Methoden der präoperativen Diagnostik (z. B. Feinnadelpunktion, Stanzbiopsie) bzw. des Stagings (z. B. Knochenmarksbiopsie) sind sorgfältig den Umständen des Einzelfalls anzupassen. In jedem Fall sollte eine Schnellschnittuntersuchung vorbereitet werden (Anmeldung Pathologie), um bei malignen Tumoren einen Teil des Gewebes zu asservieren (z. B. zur Rezeptorbestimmung).

Vor dem Transport der Patientin in den OP wird die Axilla von der Behaarung befreit. **Vor** der Narkoseeinleitung sollte der Operateur an der **liegenden** Patientin den Palpationsbefund erheben und sehr mobile, schlecht palpable Knoten markieren.

Lagerung

Die Lagerung erfolgt in Rückenlage flach. Der Arm der betroffenen Seite wird 90° abduziert, mit leichter Beugung im Bereich des Ellenbogengelenkes.

Um Zugang auch zu den obersten Lymphknoten im Level III zu erhalten, ist es notwendig, den Arm insgesamt zu desinfizieren und so steril abzudecken, daß er intraoperativ nach medial bewegt werden kann.

Aufklärungspflichtige Risiken

Zu den aufklärungspflichtigen Risiken gehören:

- Infektion.
- Wundheilungsstörungen.
- Gefahr der Nachblutung.
- Ungünstige Narbenbildung.
- Gefahr der Verletzung von Nerven und Gefäßen in der Axilla mit entsprechenden Folgeschäden (Bewegungseinschränkung des Armes auf der operierten Seite).
- Die Möglichkeit eines postoperativen Lymphödems auf der operierten Seite.

Neben diesen operationstypischen Risiken wird die präoperative Aufklärung auch die Möglichkeiten einer individualisierten, stadienangepaßten Operationstechnik einschließen müssen. Die Aufklärung über Verfahren der organerhaltenden Therapie muß dem jeweiligen Stand der Erkenntnis angepaßt werden, ebenso wie additive oder adjuvante Behandlungsmethoden, welche einem beständigen Wandel unterliegen. Der Verlauf des Aufklärungsgespräches ist zu dokumentieren, vor allem, wenn die Patientin – was nicht selten vorkommt – den Therapieempfehlungen ablehnend gegenübersteht.

Operative Technik

1. Nach der Lagerung und entsprechender Desinfektion wird die Brustdrüse vom Assistenten mit beiden Händen nach kranial und kaudal gespannt (Abb. 1.187). Die **Umschneidungsfigur,** welche in der Regel (d. h. falls Tumorsitz oder kosmetische Gründe nicht dagegen sprechen) quer oval verläuft, sollte präoperativ farblich markiert werden. Bei der Aufzeichnung der Umschneidungsfigur ist das Volumen der Brust und evtl. auch ihre Ptose zu berücksichtigen. Die Umschneidungsfigur wird so gewählt werden, daß am Ende der Operation eine spannungsfreie Vereinigung der Wundränder, ohne überschüssige Haut am medialen bzw. lateralen Wundrand, möglich ist. Besonders bei adipösen Patientinnen empfiehlt es sich, die Umschneidungsfigur präoperativ bei sitzender Patientin anzuzeichnen, um störende Dog-ear-Bildungen am lateralen Wundrand zu vermeiden.

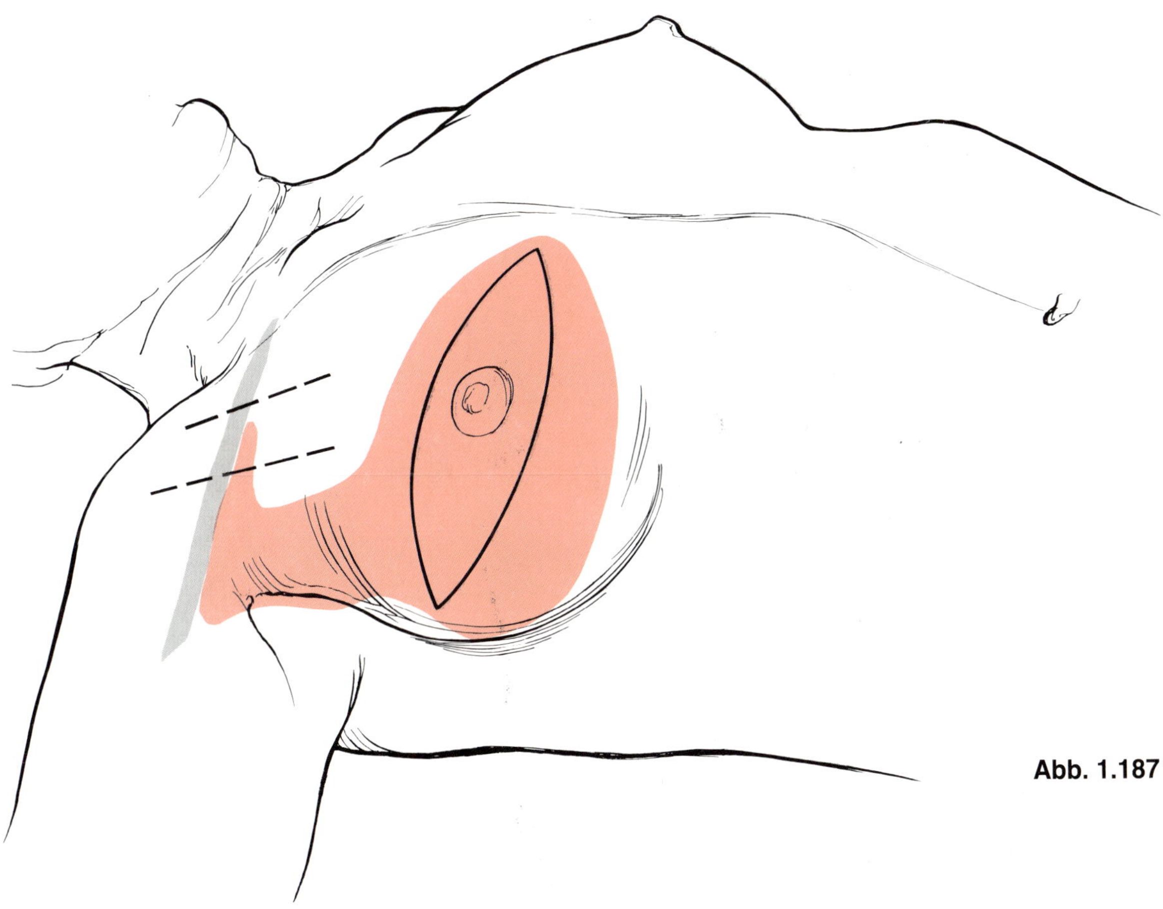

Abb. 1.187

Die **Inzision** der aufgezeichneten Linien erfolgt mit dem Skalpell. Dabei wird zunächst der mediale und der laterale Wundwinkel ausgeschnitten. Nach der Inzision der Haut präpariert man mit einem Skalpell den Drüsenkörper vom subkutanen Fettgewebe ab. Hierzu verwenden manche Operateure auch eine Schere. In der richtigen Schicht kann dies partiell auch stumpf geschehen. Die **Präparation des Drüsenkörpers** wird durch das Anheben der Hautränder erleichtert, welches aus kosmetischen Gründen nicht mit der Pinzette oder gar mit Klemmen durchgeführt werden sollte, sondern, wie in der plastischen Chirurgie, durch spitze Wundhaken, die ein Abgleiten verhindern. Mit diesen Wundhaken kann der Wundrand angehoben bzw. nach kranial und kaudal gezogen werden (Abb. 1.188).

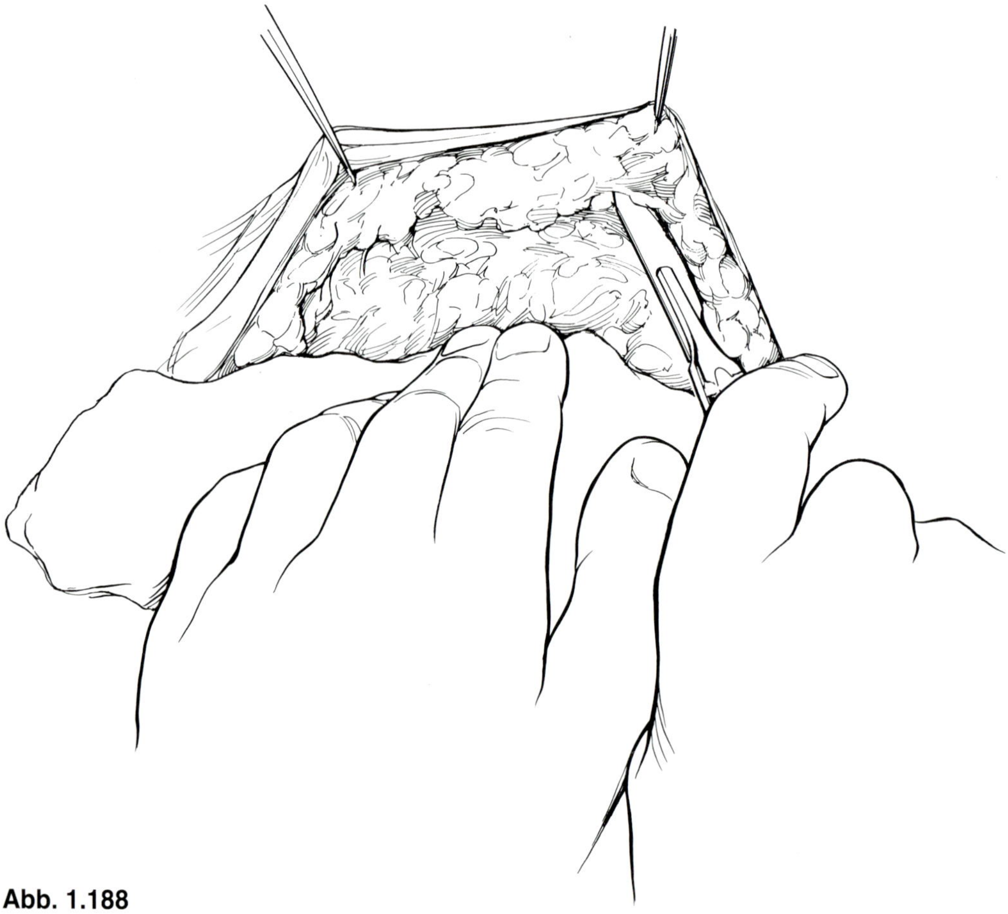

Abb. 1.188

2. Nach der Mobilisierung des Drüsenkörpers vom angrenzenden Unterhautfettgewebe wird die **Faszie des M. pectoralis major** mit dem Skalpell am sternalen Rand dargestellt. Mit flachen, gegen die Brustdrüse gerichteten Schnitten erfolgt das Absetzen des Drüsenkörpers von der Faszie des Musculus pectoralis major, die dabei in ihrer Integrität erhalten bleibt (Abb. 1.189). Dazu ist die sorgfältige Beobachtung des durch wechselnden Zug am Drüsenkörper veränderten Verlaufs der Pectoralis-Muskulatur wichtig. Entsprechend dem Faserverlauf wird die Präparation von medio-kaudal nach latero-kranial durchgeführt, bis sich der Rand des M. pectoralis major darstellt.

Eine sorgfältige Präparation im Bereiche des **Lobus axillaris** ist zur kompletten Entfernung der Brustdrüse erforderlich. Bei diesem Vorgehen können Gefäße, welche die Faszie des M. pectoralis penetrieren und in den Drüsenkörper hineinziehen, teilweise isoliert dargestellt, mit Klemmen versorgt und ligiert bzw. koaguliert werden. Auf diese Weise ist eine sorgfältige Blutstillung möglich.

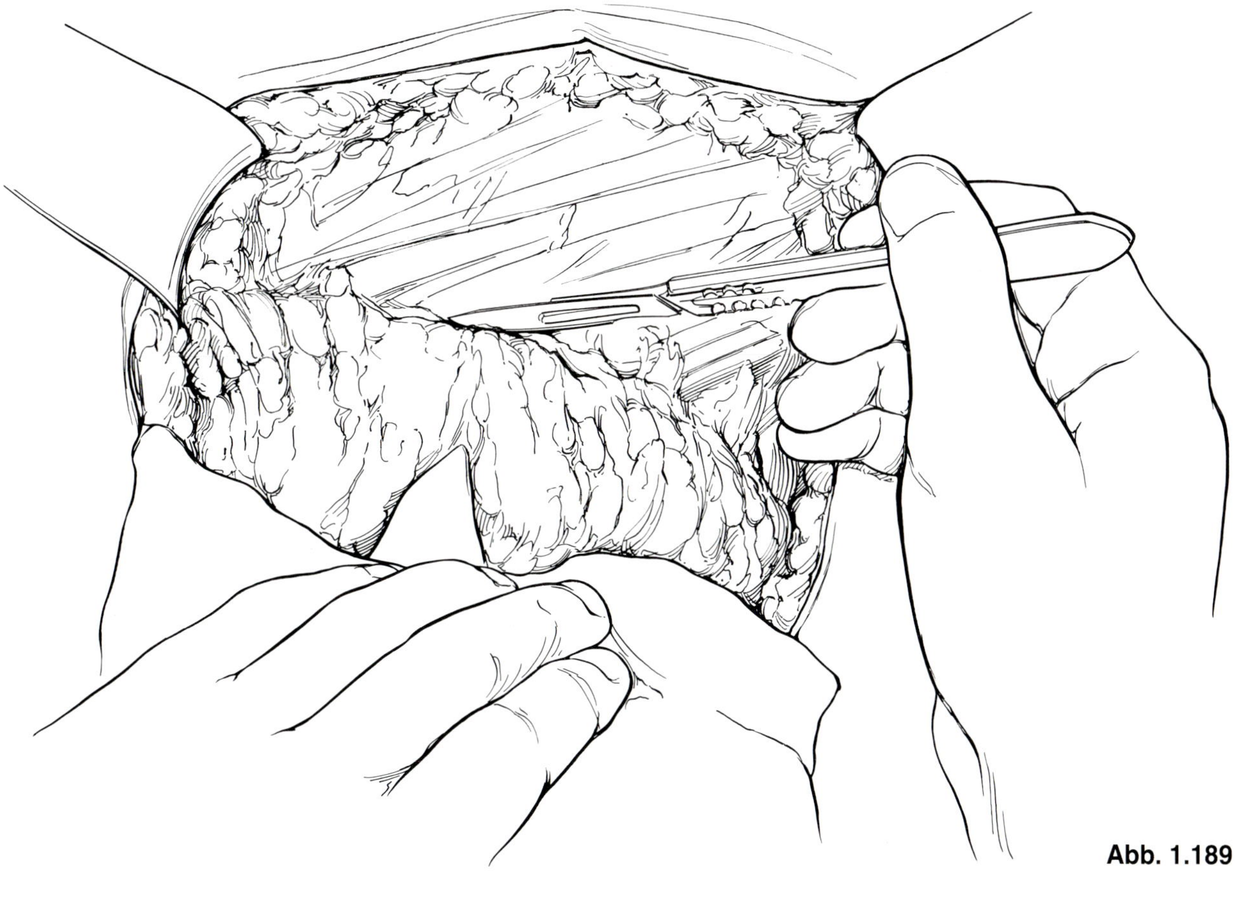

Abb. 1.189

3. Nach der kompletten Ablösung des Drüsenkörpers von seiner Unterlage und von der ihn bedeckenden Haut wird die Brustdrüse am Rande des Musculus pectoralis major von kaudal nach kranial mobilisiert (Abb. 1.190).

Dieses Vorgehen läßt sich durch einen konstanten leichten Zug nach lateral an dem mit einem OP-Tuch umwickelten Präparat erleichtern. Bei der Präparation des lateralen Pectoralis-minor-Randes zeigen sich konstant mehrere vom Thorax in die Axilla verlaufende Gefäße, die, wegen des Blutzuflusses von beiden Seiten doppelt ligiert bzw. koaguliert werden müssen.

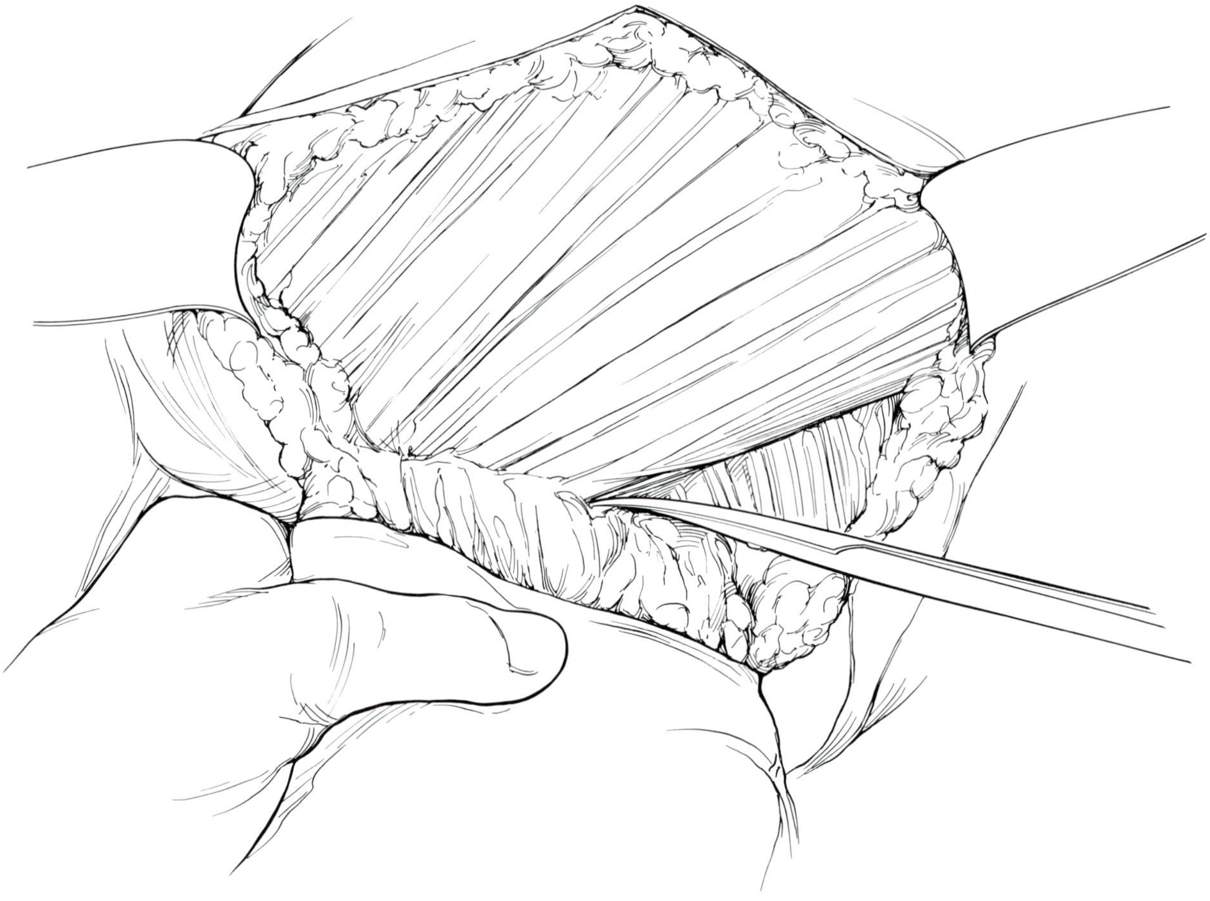

Abb. 1.190

4. Danach beginnt die **axilläre Lymphonodektomie** in der Kontinuität des Operationspräparates. Dazu wird die Haut im kranio-lateralen Bereich durch einen Retraktor zurückgehalten und die zuvor dargestellten Mm. pectoralis major und minor mit einem entsprechenden Haken nach medial und ventral angehoben. Um eine komplette Entfernung auch der höhergelegenen Lymphknotenstationen zu erzielen, muß man im Einzelfall den M. pectoralis minor an seinem sehnigen Ansatz durchtrennen, bzw. komplett resezieren. Diese Modifikation der Operationstechnik sollte beim makroskopischen Verdacht auf einen Befall der Lymphknoten erwogen werden, vor allem dann, wenn die supraklavikulären Regionen palpatorisch unauffällig sind. Bei entsprechender Assistenz ist jedoch in der Regel die Entfernung der ersten und der zweiten Lymphknotengruppe komplett weitgehend ohne Resektion des M. pectoralis minor möglich (s. S. 264).

Nach der Eröffnung und Darstellung der Axilla wird der Verlauf der Vena subclavia bzw. der **Vena axillaris palpatorisch** identifiziert. Die Vene verläuft meist unterhalb und ventral der Arterie, so daß eine Verletzung der Arterie bzw. des Plexus brachialis vermieden wird, wenn man die Lymphonodektomie nicht auf Bereiche kranial der Vena subclavia ausdehnt.

Die nachfolgende Präparation der Vene wird durch das Fassen des Lymphknotenfettgewebes knapp unterhalb der Vene und durch einen sanften Zug nach kaudal erleichtert. Dadurch kommt es zu einer gewissen Prominenz der meist nur von einem lockeren Fettbindegewebe bedeckten Vene (Abb. 1.191).

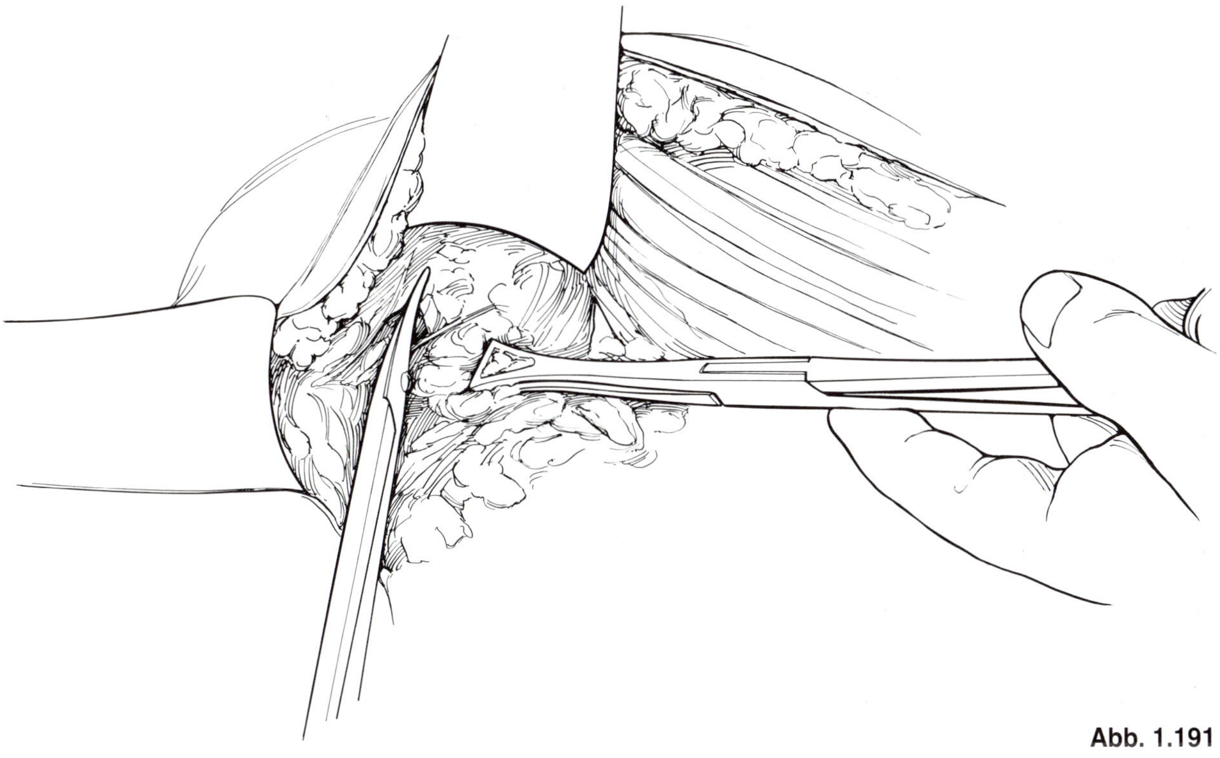

Abb. 1.191

5. Die **Präparation** der axillären Lymphknoten beginnt mit der Darstellung des Verlaufs der Vena axillaris durch die Axilla. Dabei kann die Vene von ventral her vom Fettbindegewebe befreit werden, da die Abgänge der venösen Gefäße meist nach kaudal bzw. dorsal liegen. Zu beachten ist eine Doppelung der Vene als nicht seltene Gefäßvariante (s. S. 273).

6. Nach der Darstellung der Vene werden die Brustmuskeln entsprechend angehoben, um die unter dem M. pectoralis minor gelegenen Lymphdrüsen zu entfernen. Dabei muß man im oberen Anteil auf die Abgänge einzelner kleiner Venen zur Thoraxwand achten. Die Aa. und Vv. pectorales mit Begleitnerven sollten vor allem dann erhalten werden, wenn eine spätere Rekonstruktion der Brust geplant ist. Die Hämostase erfolgt in diesem Abschnitt durch feine Overholt- bzw. Monyhan-Klemmen. Wird eine Koagulation bevorzugt, bewährt sich in diesem Abschnitt die Verwendung einer bipolaren Koagulationspinzette.

Danach wird die Axilla weiter präpariert, um so den gesamten Unterrand der Vene darzustellen. Dabei kann und muß im Regelfalle die **V. thoracica lateralis** durchtrennt und reseziert werden. Zur Darstellung der medialen Begrenzung (Thoraxwand) kann das axilläre Lymphknotenfettgewebe von den Rippen bzw. den Mm. intercostales externi stumpf abgelöst werden. In der Tiefe trifft man auf den M. subscapularis.

Bei diesem Vorgehen wird der **N. thoracicus longus** von der Brustwand partiell abgelöst und kann im Fettgewebe leicht identifiziert und präpariert werden. Jetzt kann das Lymphknotenfettgewebe unter Sicht des Nervus thoracicus longus auf der Faszie des M. subscapularis von medial nach lateral en bloc mobilisiert werden.

Man muß jedoch beachten, daß der **Nervus thoracodorsalis** nicht selten bereits medial vom Abgang der zugehörigen Vene erscheint und deshalb bei einer unkontrollierten schnellen Präparation verletzt werden kann.

Nach der Identifikation der **V. und A. thoracodorsalis** kann man wieder von kranial nach kaudal präparieren, um den Rand des **M. latissimus dorsi** darzustellen, welcher die laterale Begrenzung der Axilla bildet. Das Operationsgebiet wird somit nach kranial durch die Vena axillaris, nach medial durch die Thoraxwand bzw. die Brustmuskulatur, nach kaudal durch den M. serratus anterior und nach lateral durch den Rand des M. latissimus dorsi begrenzt. Zwischen diesen Begrenzungen liegt der Nervus thoracicus longus in der Tiefe der Axilla an der Thoraxwand sowie die A. u. V. thoracodorsalis mit dem N. thoracodorsalis über dem M. subscapularis.

Verletzungen der motorischen Nerven können zu erheblichen Bewegungseinschränkungen des Armes führen. Bei einer unbeabsichtigten glatten Durchtrennung dieser Nerven sollte vom entsprechend Geübten eine mikrochirurgische Nervennaht durchgeführt werden. Läsionen der V. axillaris (subclavia) können eine gefäßchirurgische Versorgung notwendig machen, die Vene des Truncus thoracodorsalis kann und muß im Einzelfall reseziert werden.

Bei der dargestellten kompletten Ausräumung der Axilla wird eine Resektion der quer durch die Axilla verlaufenden **interkostobrachialen Nerven** häufig unumgänglich sein. Sie führt jedoch zu Sensibilitätsstörungen auf der Innenseite und Rückseite des Oberarmes. Bei jungen Patientinnen mit palpatorisch und klinisch nicht suspekter Axilla ist der Versuch, diese Nerven zu erhalten, deshalb empfehlenswert. Auch sollte auf die Erhaltung der den M. pectoralis minor penetrierenden Nerven und Gefäße geachtet werden, um eine späte Atrophie der Brustmuskulatur zu vermeiden.

Nach Abschluß der Präparation spült man die Axilla mit Aqua dest. zur mechanischen Reinigung des Wundgebietes. Diese Spülung dient auch zur exakten Kontrolle kleinerer Blutungen. Dabei wird auch das präpektorale Wundbett einbezogen (Abb. 1.192).

7. Auf diese Weise erhält man ein **Operationspräparat,** das abhängig von Größe und Volumen der Brustdrüse und vom Fettreichtum der Axilla die anatomischen Zusammenhänge zwischen Brustdrüse und axillärem Lymphknotenfettgewebe darstellt.

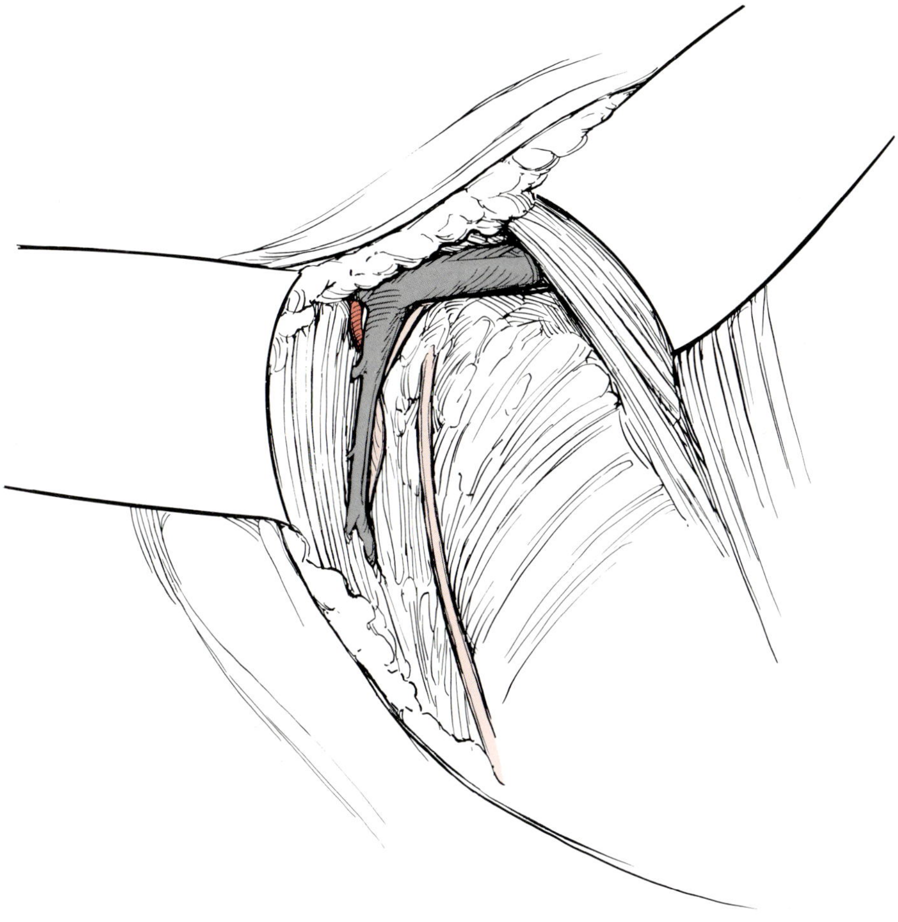

Abb. 1.192

8. Vor dem Verschluß der Haut wird das Wundgebiet drainiert. Wir verwenden für die **Drainage** des präpektoralen Raumes eine PVC-Saugdrainage und für die Ableitung des Wundsekretes im Bereiche der Axilla eine Silikon-Drainage mit einem steuerbaren milden Sog. Narbige, reparative Vorgänge im Bereich der Axilla bei inadäquater Wundheilung und/oder Infektionen sind zu einem großen Teil für spätere Bewegungseinschränkungen und Schmerzen im Bereich der Axilla verantwortlich. Diese Spätschäden werden vom Operateur häufig unterschätzt.

Der **Verschluß der Haut** und die dabei gewählte Nahttechnik sollten den individuellen Bedürfnissen der Patientin hinsichtlich der Kosmetik angepaßt werden. Während bei größeren Tumoren mit einer entsprechend umfangreichen Resektion von Haut die Einzelknopfnaht in Rückstichtechnik zur Überwindung einer geringen Spannung sinnvoll erscheint, kann bei einer spannungsfreien Vereinigung der Wundränder auch eine Intrakutan-Naht erfolgen (Maxon 4 × 0) (Abb. 1.193).

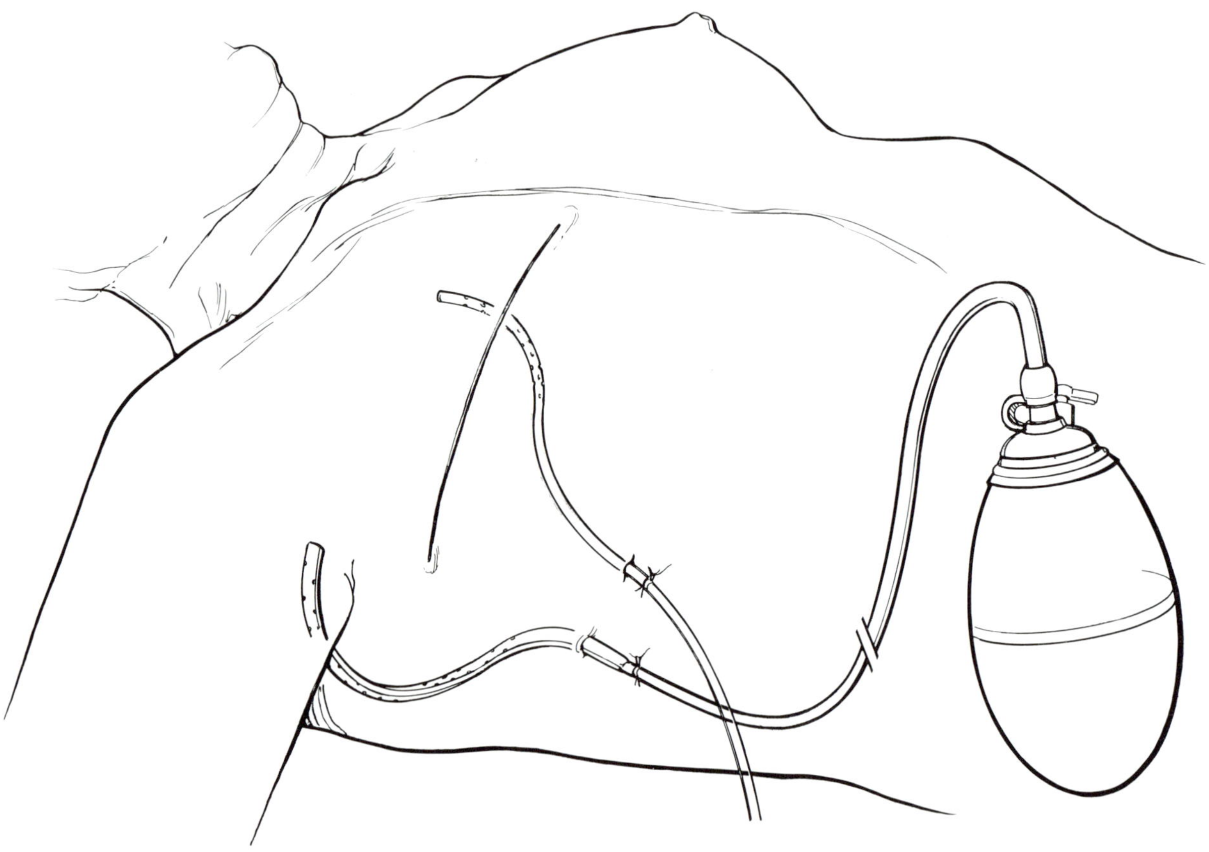

Abb. 1.193

Besonderheiten

Die beschriebene Operation ist operationstechnisch ein relativ einfacher, leicht zu erlernender, jedoch sehr verantwortungsvoller Eingriff. Die Verhältnisse können sich wesentlich komplizieren, wenn die Patientin voroperiert oder vor der axillären Lymphonodektomie bestrahlt wurde. Solche Operationen bzw. Revisionen sollten dem erfahrenen Operateur vorbehalten bleiben. Dies gilt gleichermaßen für die operative Therapie eines axillären Rezidivs, welches im Einzelfall in Absprache mit gefäßchirurgisch erfahrenen Kollegen erfolgen sollte.

Bei therapieresistenten Schmerzen bzw. Stauungen auf dem Boden von narbigen Veränderungen der Axilla kann eine Revision mit eventueller Neurolyse ebenfalls angezeigt sein. Die operative Therapie des Lymphödems ist Domäne der Mikrovaskularchirurgie.

Plastisch-ästhetische Gesichtspunkte

Zur Erzielung eines guten kosmetischen Ergebnisses sollte im Einzelfall erwogen werden, den medialen Anteil der queren Umschneidungsfigur etwas nach kaudal zu verlagern.

Durch diesen Verlauf der Narbe ist es der Patientin möglich, nach einem Wiederaufbau der Brust auch tiefer ausgeschnittene Kleider zu tragen, ohne daß die Narbe im Dekolleté sichtbar wird. Beim Tumorsitz im oberen inneren Quadranten der Brust muß man in jedem Einzelfalle sorgfältig zwischen den kosmetischen Bedürfnissen der Patientin und onkologischen Grundsätzen abwägen. In allen Fällen sollte die Schnittführung und die evtl. notwendige intraoperative Erweiterung der Operation in das präoperative Aufklärungsgespräch einbezogen werden. Die sorgfältige präoperative Planung umfaßt bei größeren bzw. exulzerierenden Tumoren auch die Versorgung des lokalen Hautdefektes mit den Mitteln der plastischen Chirurgie.

Häufig zu beobachtende **kosmetische Ärgernisse** sind die inkomplette Entfernung des Drüsenkörpers sowie überschüssige Hautfalten medial und lateral der Ablationsnarbe. Neben den kosmetischen Problemen entstehen hier auch sehr lästige Folgen für die Patientin (Prothesensitz, Scheuern, Schwitzen, Reinlichkeit). Es liegt in der Natur der Sache, daß abhängig von der Form und Größe der Brust bei einer ovalären Umschneidung am Wundwinkel kegelförmige Hautfalten (sog. dog-ears) entstehen. Jedem Operateur muß bekannt sein, wie diese überschüssige Haut **ohne** Verlängerung der Narbe reseziert werden kann. Die Beachtung dieser Details ist von erheblicher Bedeutung für die Patientin, wenn man bedenkt, daß diese Operationsfolgen über Jahre und Jahrzehnte ertragen werden.

Die Ablatio mammae ist umso einfacher, je größer die Brust ist. Bei Vorliegen einer **Makromastie** sollte die Reduktionsmastektomie der kontralateralen Brust erwogen werden. Dabei spielen statische (HWS/BWS) Beschwerden eine Rolle, ebenso wie Probleme der Diagnostik (Mammographie bei röntgendichter Brust) und Prophylaxe (Risikofaktoren).

Perioperative Maßnahmen

Die Mastektomie mit axillärer Lymphonodektomie ist eine organisch wenig belastende Operation, so daß sie selten durch anaesthesiologische oder internistische Risikofaktoren eingeschränkt ist. Bei zweizeitigem Vorgehen (zunächst mit Tumorexstirpation) muß eine antibiotische Prophylaxe erwogen werden, vor allem, wenn der Zeitraum zwischen der primären Tumorexstirpation und der nachfolgenden Mastektomie 48 Stunden überschreitet.

Die Wertigkeit einer Thrombose-Prophylaxe ist offen. Wir führen sie routinemäßig perioperativ bis zur vollen Mobilisierung der Patientin durch.

Das routinemäßige Legen eines Dauerkatheters ist nicht erforderlich. Das Vorgehen sollte mit den Anästhesisten abgesprochen werden, welche häufig, vor allem bei der älteren Patientin, eine Harnableitung zur Kontrolle der intraoperativen Ausscheidung wünschen.

Um postoperativ die Atemexkursionen nicht einzuengen, ist ein zirkulärer Druckverband zu vermeiden.

Postoperative Betreuung

Der sterile Wundverband wird nach 24 Stunden entfernt, die Austrittsstellen der Drainagen werden desinfiziert und mit einer sterilen Wundauflage versehen. Die präpektorale Saugdrainage kann nach 24 bis 48 Stunden, die Drainage der Axilla nach 4 bis 7 Tagen entfernt werden.

Beim Auftreten eines **Seroms** empfiehlt sich ein axillärer Kompressionsverband. Wegen der Gefahr sekundärer Infektionen sind wir mit der Punktion sehr zurückhaltend, meist resorbieren sich kleinere Serome in der Folgezeit.

Die **Mobilisierung** der Patientin erfolgt bereits am Operationstag und wird durch eine krankengymnastische Behandlung des Armes und der Schultermuskulatur auf der operierten Körperseite ergänzt. Vor der Entlassung erfolgt eine krankengymnastische Beratung und eine Aufklärung über die Möglichkeit der prothetischen Versorgung sowie über die Tumornachsorge (evtl. Tumornachsorgepass).

Arbeitsunfähigkeit

Die Erwerbsunfähigkeit muß individuell beurteilt werden. Wir befürworten eine möglichst rasche Reintegration in die präoperative Beschäftigung. Bei einem komplikationslosen Verlauf ist die Patientin in der Regel 4 Wochen nach der Operation wieder arbeitsfähig.

Reduktionsplastik

Definition

Diese Operation bewirkt die Verkleinerung der Brust durch Entfernung eines Teils der Brustdrüse sowie der Haut mit gleichzeitiger Rekonstruktion der Brustform durch Hautlappen und Transposition der Mamille durch gestielte deepithelisierte Hautareale. Abhängig von Form und Größe der Brust kann die Verkleinerung oder die Anhebung bzw. Straffung der Brust im Vordergrund stehen.

Ziel dieser Operation ist die individuelle Verkleinerung der Brust in einer am Ideal orientierten Form. Abhängig vom präoperativen Leidensdruck wird die Patientin bereit sein, unschöne Narben, verminderte Sensibilität im Bereich der Brustwarzen und auch eine veränderte Konsistenz der Brust als postoperative Folge zu akzeptieren. Bei Patientinnen, die präoperativ **keine** wesentlichen Beschwerden von seiten der Makromastie hatten (orthopädisches Gutachten, Schnürfurchen im Bereiche der BH-Träger, rezidivierende Infektion in der Submammar-Falte, unangenehme Sensationen beim Lagewechsel nachts im Schlafen) wird die Bereitschaft, ein suboptimales kosmetisches Ergebnis zu akzeptieren, nur gering sein. Bei der Wahl der Operationstechnik steht die Erzielung einer primären Wundheilung, die Vermeidung eines Hämatoms sowie die weitestmögliche Erhaltung der Brustwarzenfunktion (Sensibilität und Laktation) im Vordergrund. Während diese Ziele durch adäquate Technik weitgehend zu erreichen sind, besteht nach wie vor Unzufriedenheit hinsichtlich der postoperativen Narbenbildung, der erneuten Ptose und der zu flachen Brustsilhouette.

Die Tatsache, daß eine Vielzahl von operativen Techniken beschrieben wurde und auch zur Anwendung kommt, ist in diesem Falle weniger begründet dadurch, daß es kein optimales Verfahren gibt. Nur bei der Kenntnis einer Vielzahl von Methoden wird es möglich sein, im Einzelfall die für die Patientin optimale Methode mit dem auch vom Operateur angestrebten kosmetischen Resultat zu wählen. Die nachfolgend dargestellte Technik der Reduktionsplastik stellt ein Verfahren dar, welches eine Kombination der Strömbeckschen Umschneidungsfigur mit der Mamillenstielung nach McKissock verbindet. Diese Technik ist sicherlich nicht die mit dem geringsten Aufwand, kann jedoch für sich in Anspruch nehmen, bei entsprechender Erfahrung in allen Fällen zu optimalen kosmetischen Ergebnissen zu führen.

Wird bei der Reduktionsplastik nur Haut entfernt, spricht man von einem **Lifting**. Es kann jedoch auch der gesamte Drüsenkörper entfernt werden; dann würde man von einer **Reduktionsmastektomie** sprechen. Zwischen diesen Extremen liegt die gesamte Vielfalt dieser Operation, welche sich im Prinzip mit der gleichen operativen Technik erzielen läßt.

Vorbereitung der Patientin

Zur präoperativen Vorbereitung gehört die sorgfältige klinische Tastuntersuchung sowie eine Mammographie zum Ausschluß eines malignen Tumors oder präkanzerösen Veränderungen. Bei der äußeren Untersuchung sollte sehr sorgfältig auf eventuelle Hautveränderungen (Ekzeme, Mykosen) im Bereiche des OP-Gebietes geachtet werden. Da es sich hier um einen Wahleingriff handelt, wird man auch von der lokalen Situation her den Eingriff nur unter optimalen Bedingungen durchführen. Zum präoperativen Gespräch gehört, falls nicht bereits ambulant geschehen, eine Festlegung des gewünschten Operationsergebnisses hinsichtlich der Größe und Form.

Der Operationserfolg entscheidet sich bei der präoperativen Planung des Eingriffs. Grundsätzlich sind zwei Patiententypen zu unterscheiden. Zum einen die Patientin mit einer überwiegenden Makromastie ohne wesentliche Ptose und zum anderen die Patientin mit einer großen, überwiegend ptotischen Brust.

Abb. 1.194a, b: Breitbasige Makromastie, bei der das Volumen der Brust die Hauptindikation zur Reduktion darstellt. Die Ptose ist weniger ausgeprägt. Der Abstand zwischen der Areola und den lateralen Hauträndern ist kurz.

Zur Erzielung eines guten kosmetischen Ergebnisses und spannungsfreien Einnaht der Mamille wird die kranio-kaudale Stielung der Brustwarze empfohlen.

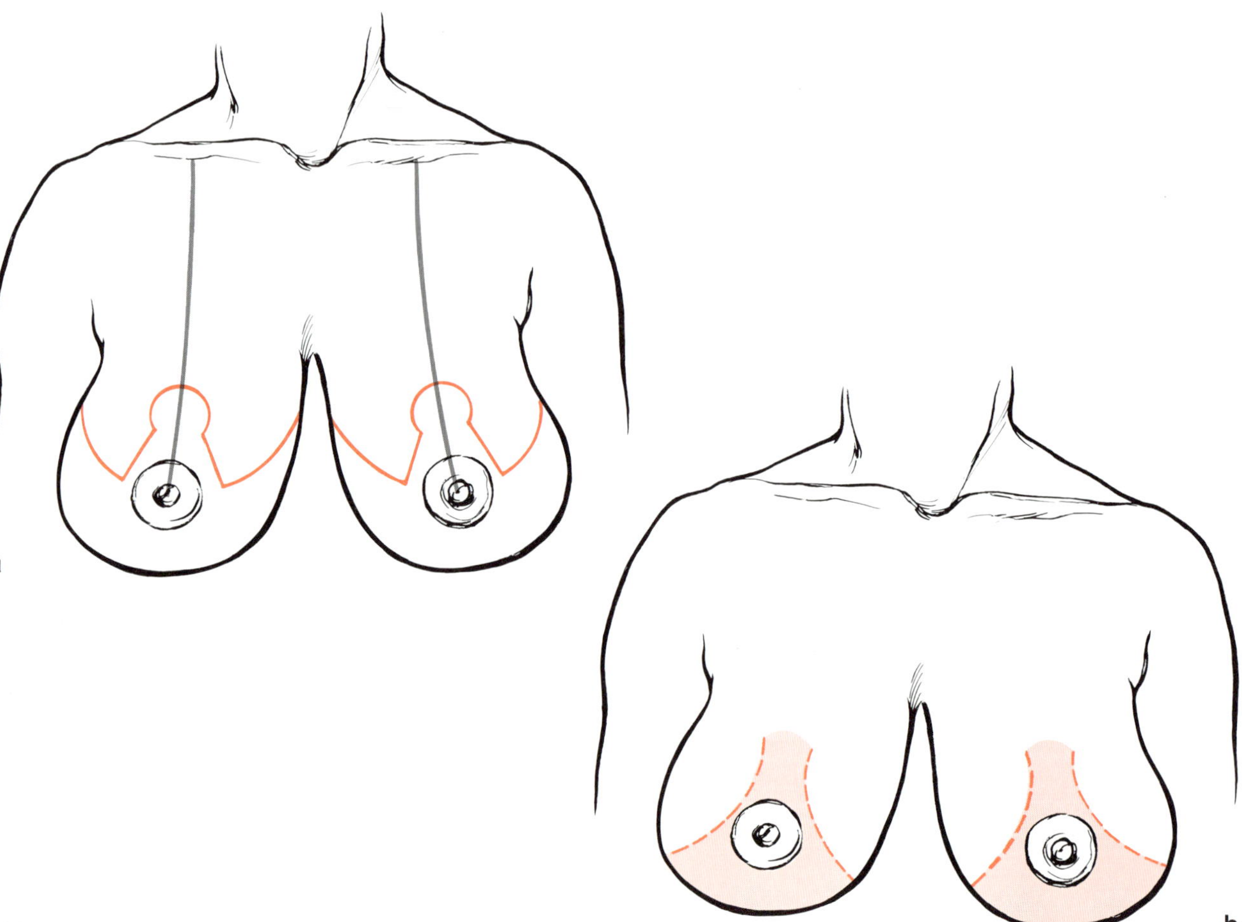

a

b

Abb. 1.194a, b

Abb. 1.195a, b: Schmalbasige ptotische Mamma; die Brust ist voluminös, gleichzeitig auch stark ptotisch. Der Abstand zwischen Areola und Hautrand ist ausreichend lang, um ein Schwenken der Mamille an den neuen Ort zu ermöglichen.

Zur Vereinfachung des operativen Verfahrens wird die medio-laterale Stielung der Mamma empfohlen. Bei stark nach seitlich abweichenden Brüsten kann man die Mamille etwas medial der Klavikulamitte projizieren, um einen kosmetisch günstigen Sitz zu erreichen.

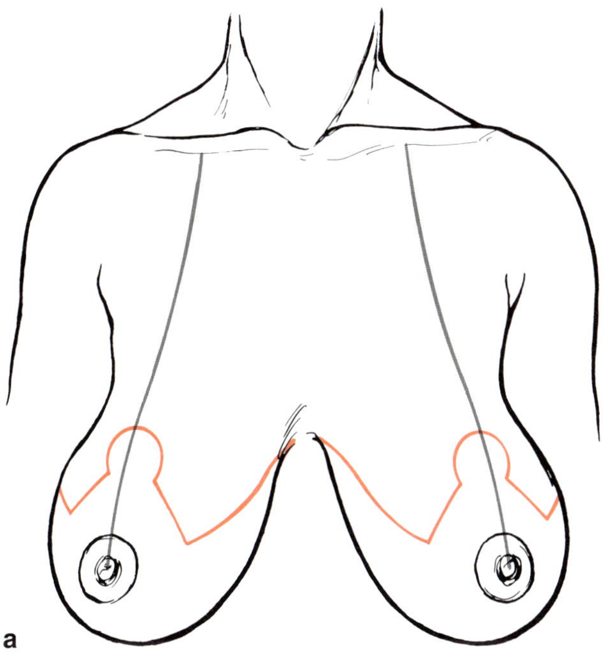

a

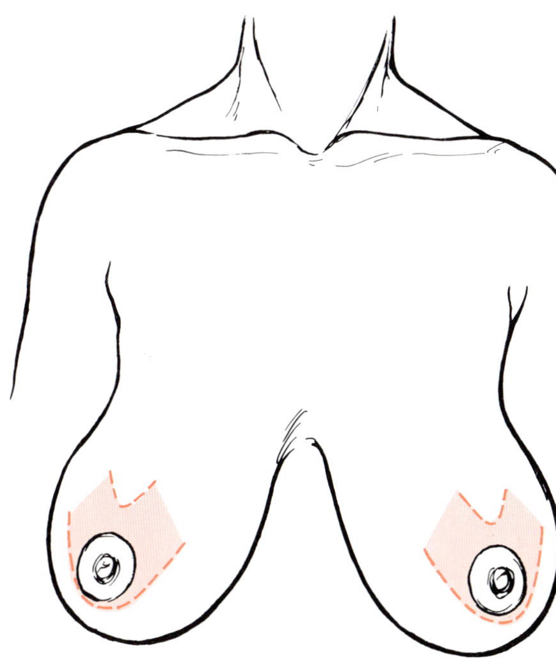

b

Abb. 1.195a, b

Bis auf wenige Ausnahmen wird man auf das präoperative **Anzeichnen der Umschneidungsfigur** nicht verzichten. Diese Anzeichnung erfolgt an der stehenden oder aufrecht sitzenden Patientin mit der Schablone (Strömbeck). Generell wird die Mamillenverschiebelinie von der Warzenspitze zur Mitte der Klavikula laufen, jedoch muß diese Linie dann angepaßt werden, wenn die Brustwarze etwas mehr zentral plaziert werden soll oder aber eine starke Divergenz der Brüste besteht.

Beim Anzeichnen der Umschneidungsfigur läßt sich leicht entscheiden, ob eine Stielung der Brustwarze von medial und lateral oder von kranial und kaudal das Ziel einer spannungsfreien Mamillentransposition eher gewährleistet. Letztlich sind alle beschriebenen Operationstechniken Modifikation dieser beiden Standardverfahren, wobei vor allen Dingen bei den seitlichen Stielungen zur Erhöhung der Mobilität der laterale Anteil häufig inzidiert bzw. durchtrennt wird.

Besonders bei alleiniger medialer Stielung ist sorgfältig darauf zu achten, daß die Länge des mamillentragenden Stieles zur Basis in einem Verhältnis von max. 2:1 steht. Nur so ist eine ausreichende Blutversorgung der Mamille gewährleistet.

Bei einer kranio-kaudalen Stielung der Mamille wird immer eine ausreichende Mobilität erreicht. Zudem ist der gedoppelte deepithelisierte Hautlappen im unteren Anteil eine Prophylaxe der erneuten Ptose. Sekundäre Mamillenretraktionen, welche entstehen können, wenn die Mamille mit Spannung eingenäht wird, sind bei kranio-kaudaler Stielung ebenfalls selten. Die nachfolgend dargestellte Technik eignet sich in allen Fällen, ist komplikationsarm und führt zu einem guten kosmetischen Ergebnis.

Lagerung

Halb sitzend. Die Arme sind am Körper angelegt.

Aufklärungspflichtige Risiken

Zu den aufklärungspflichtigen Risiken gehören:

- Infektion.
- Wundheilungsstörung.
- Hämatome.
- Ungünstige Narbenbildung (hypertroph, breit hypotroph).
- Mamillennekrose (partiell, komplett).
- Hautnekrosen.
- Fettgewebenekrosen.
- Störung der Mamillensensibilität.
- Störungen der Laktation bzw. Stillfähigkeit.
- Langzeitveränderung der Form und Größe der Brust.

Es ist unabdingbar, daß neben den akuten Komplikationen auch auf die Problematik der Spätergebnisse nach Mammareduktionsplastik eingegangen wird. Um den hohen Anforderungen der Aufklärung bei Wahleingriffen gerecht zu werden, führen wir die präoperative Aufklärung mit entsprechenden Bildern durch, welche der Patientin die möglichen Komplikationen eindrücklich vor Augen führt. Diese anhand von Fotografien durchgeführte Aufklärung hat sich sehr bewährt. Es ist auch sinnvoll, zwischen dieser Aufklärung und dem Operationstermin einen gewissen Zeitraum verstreichen zu lassen, damit die Patientin eine ausreichende Bedenkzeit hat.

Operative Technik

1. Die Patientin sollte, falls möglich, halb sitzend gelagert werden. Dann wird nach Desinfektion der Haut mit dem Skalpell die präoperativ angezeichnete Umschneidungsfigur angeritzt, und zwar in der Form, daß die oberflächlichen Anteile der Epidermis durchtrennt werden (Abb. 1.196).

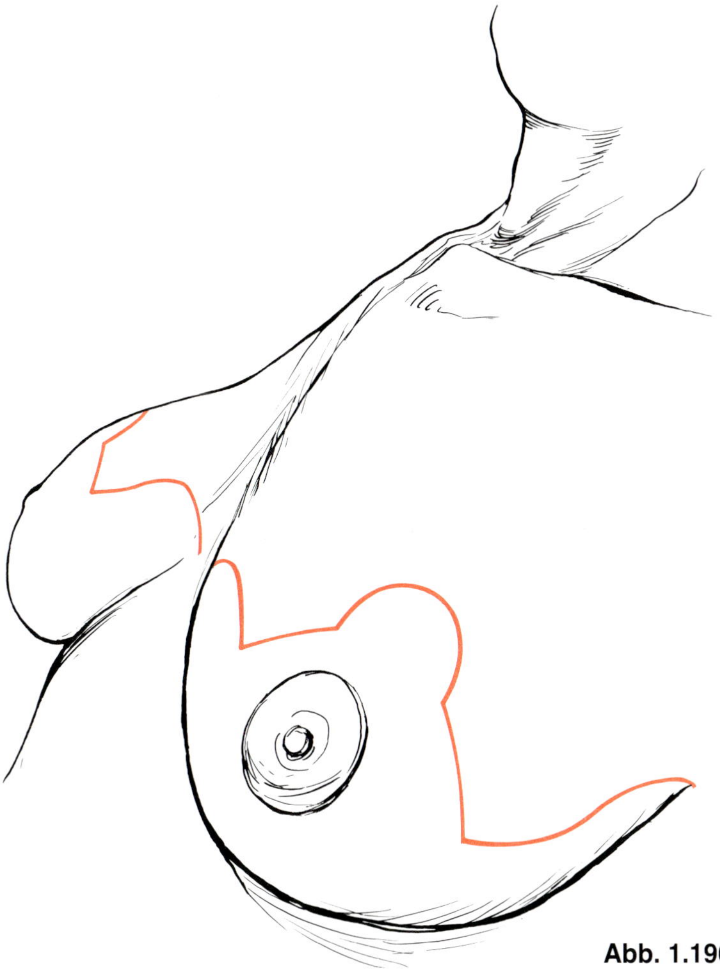

Abb. 1.196

2. Die Brust wird an ihrer Basis mit einem Tamponadenstreifen straff abgebunden, um die nachfolgende Deepithelisierung zu erleichtern. Die Größe des Warzenhofes wird mit einer Stanzschablone in Abhängigkeit von der angestrebten Reduktion festgelegt (ca. 4 cm Durchmesser) (Abb. 1.197).

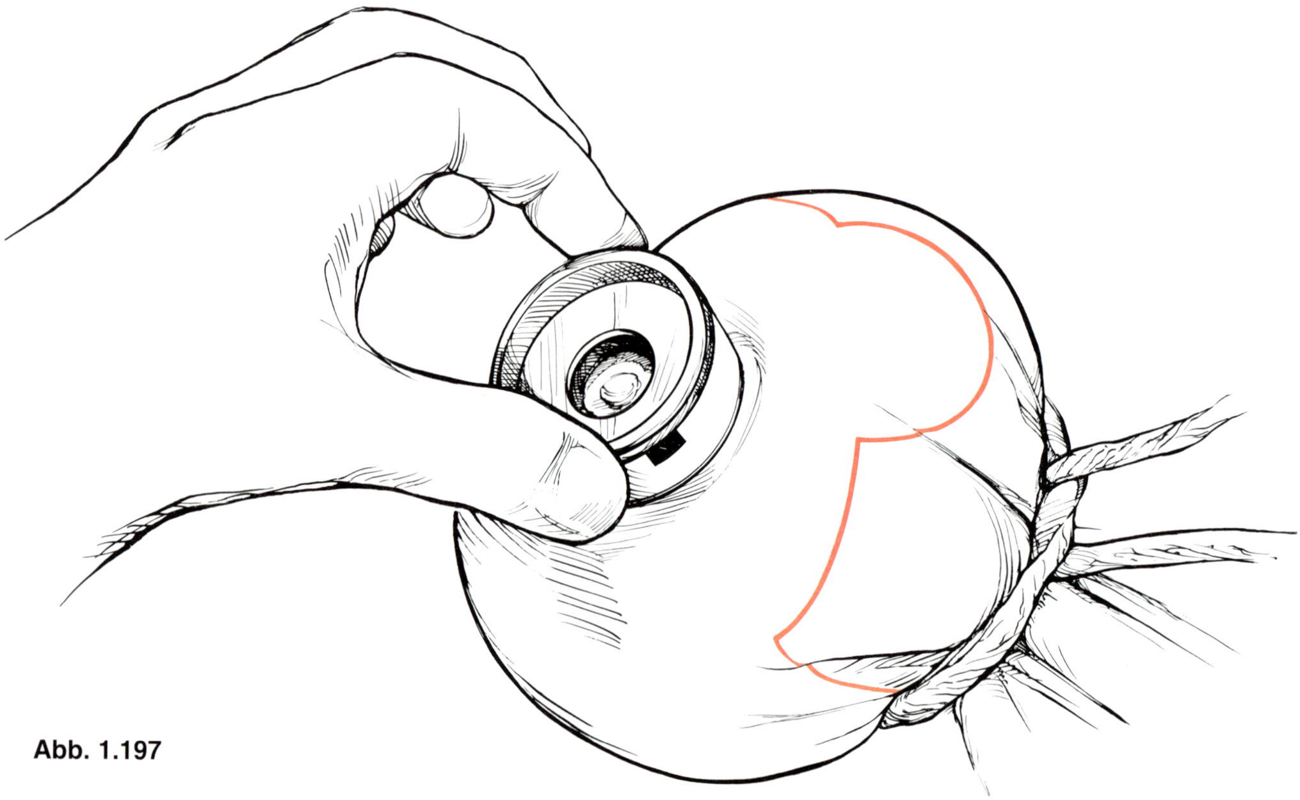

Abb. 1.197

3. Um die Deepithelisierung zu erleichtern, wird die Haut oberflächlich im Abstand von etwa 1,5 cm inzidiert und somit mehrere Hautstreifen angelegt (Abb. 1.198).

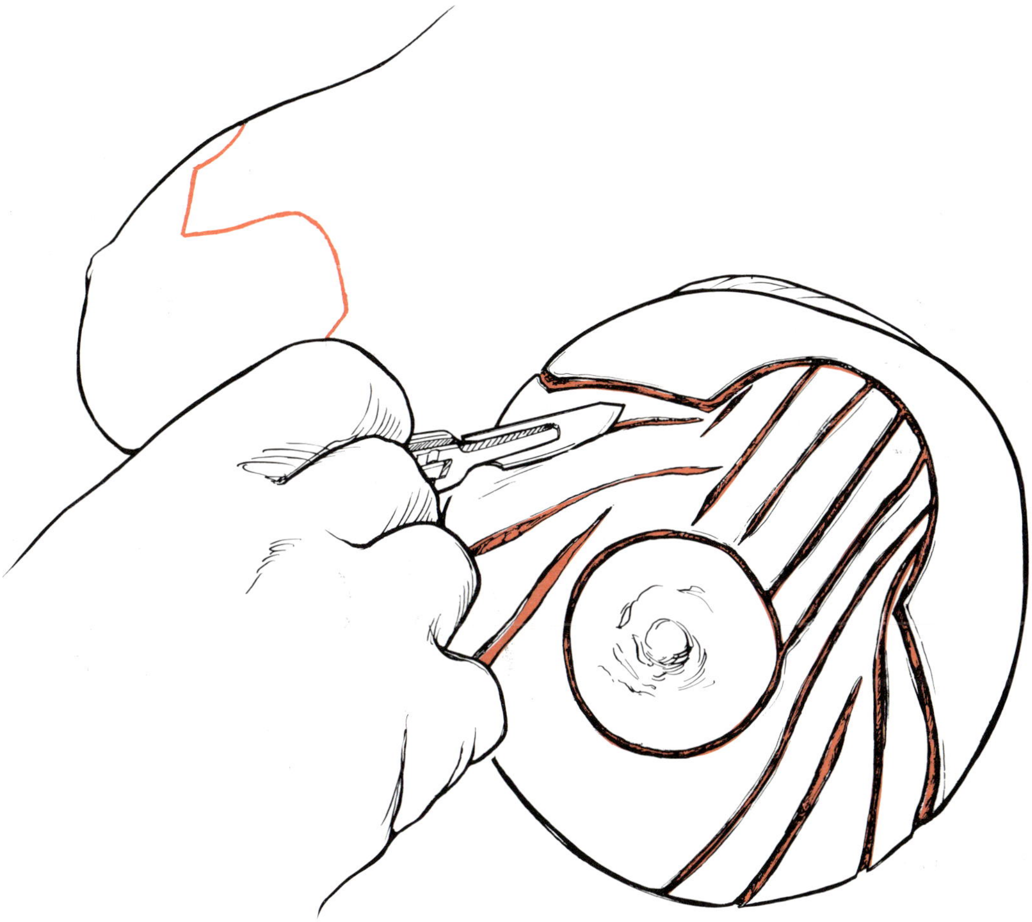

Abb. 1.198

4. Danach können diese Streifen bei sanftem Gegendruck durch die Hand des Assistenten mühelos entfernt werden, ohne die darunter liegenden Gefäße, welche die Versorgung der Areola garantieren, zu verletzen (Abb. 1.199).

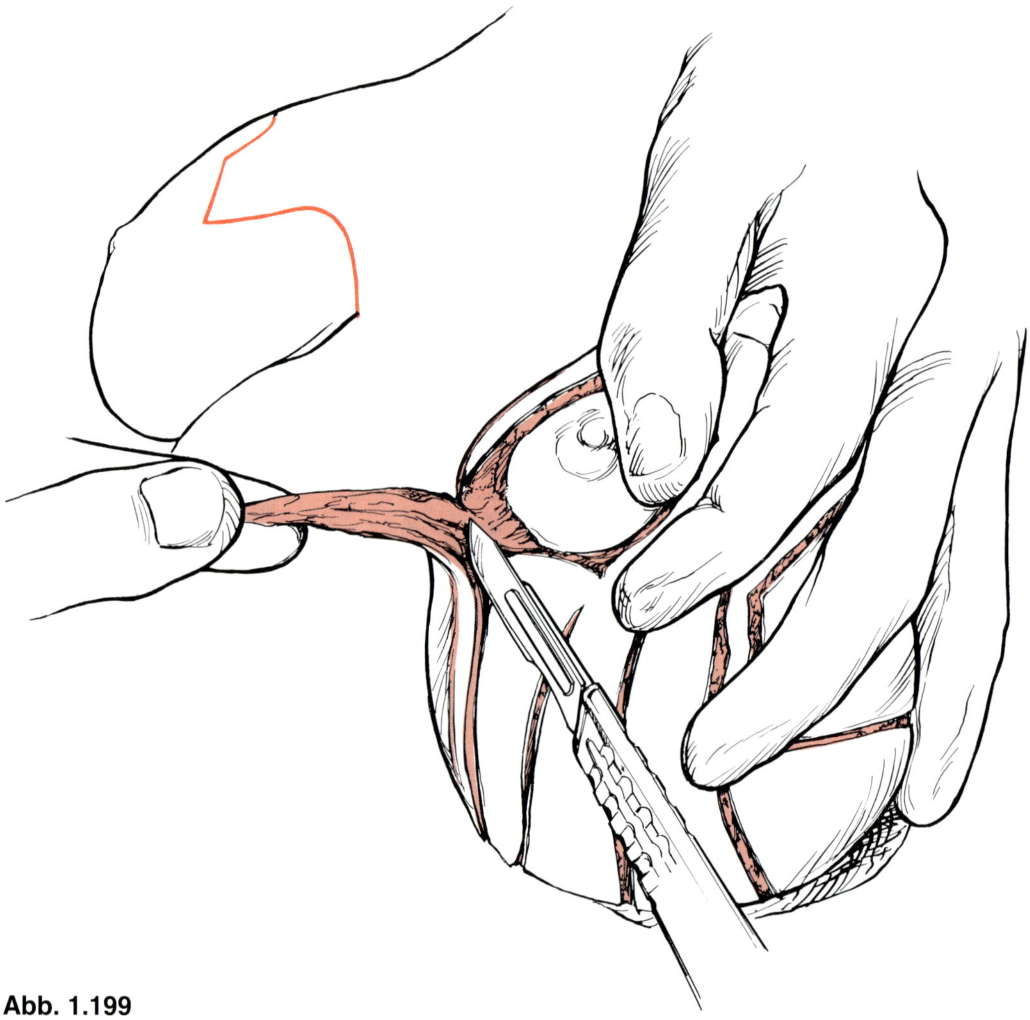

Abb. 1.199

5. Nach abgeschlossener Deepithelisierung wird der Zügel an der Brustbasis entfernt und die Haut medial und lateral inzidiert, so daß Zugang zum Brustdrüsengewebe gefunden wird (Abb. 1.200).

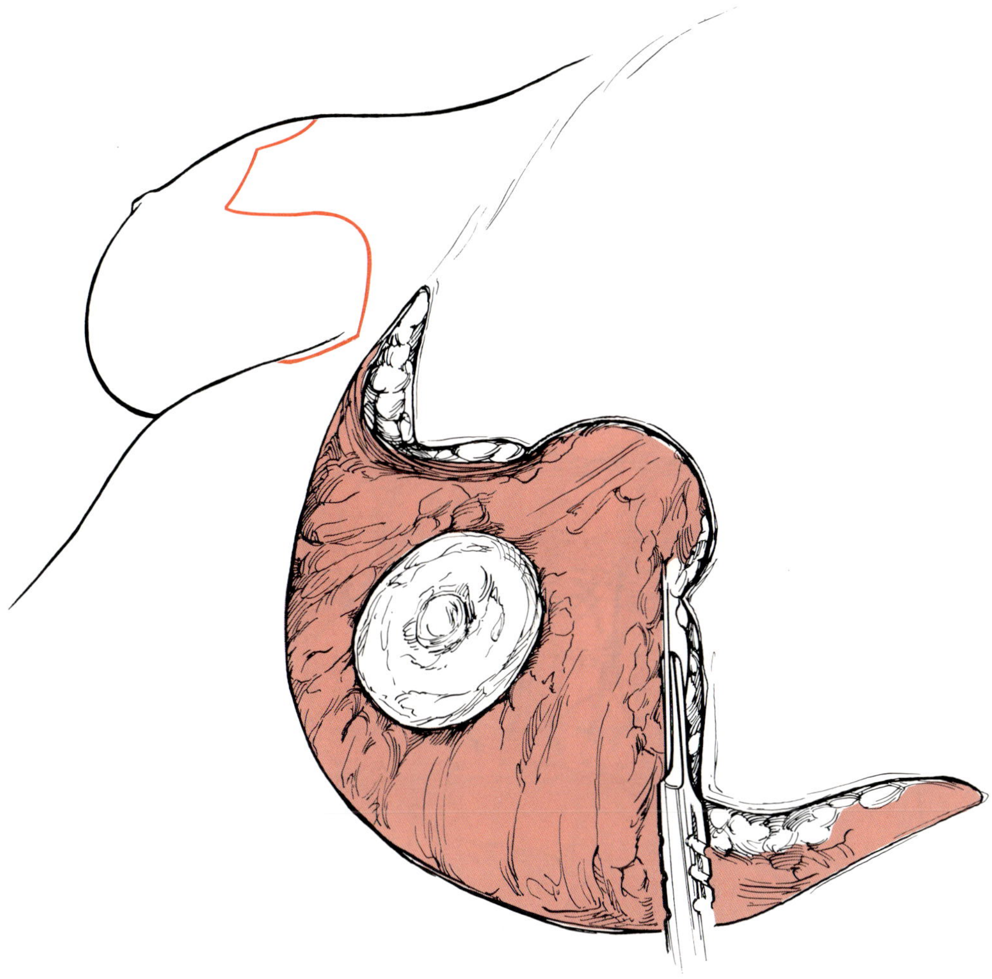

Abb. 1.200

6. Die Inzision wird soweit fortgeführt, daß die Faszie des Musculus pectoralis dargestellt und mit der linken Hand der gestielte Mamillenhautlappen vollkommen umfaßt werden kann. Zu diesem Zwecke muß retroareolär sowie lateral und medial entsprechend viel Drüsengewebe entfernt werden, um eine Rekonstruktion der Brust mit dem zuvor angezeichneten Hautlappen zu ermöglichen. Es empfiehlt sich, bei der Reduktion zunächst den Hautsteg mit der Areola auf zirka 1,5 cm auszudünnen und dann seitlich sehr vorsichtig Brustdrüsengewebe zu resezieren, damit ausreichend Material vorhanden ist, um eine entsprechende Projektion der Brust zu erreichen (Abb. 1.201).

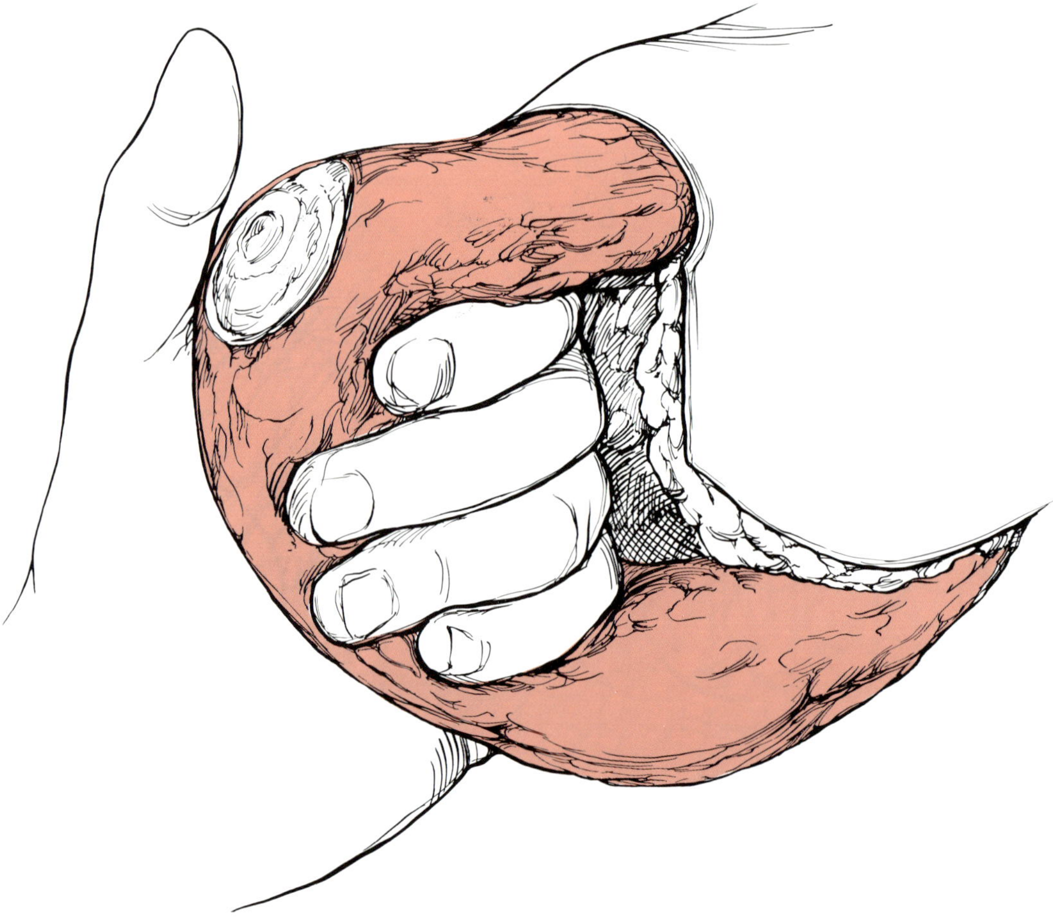

Abb. 1.201

7. Nach ausreichender Gewebsresektion wird das entfernte Gewebe **gewogen,** um eine weitgehende Symmetrie zu erreichen (**cave:** präoperative Volumendifferenz) und die spannungsfreie Positionierung der Mamille nach Legen einzelner Situationsnähte geprüft (Abb. 1.202).

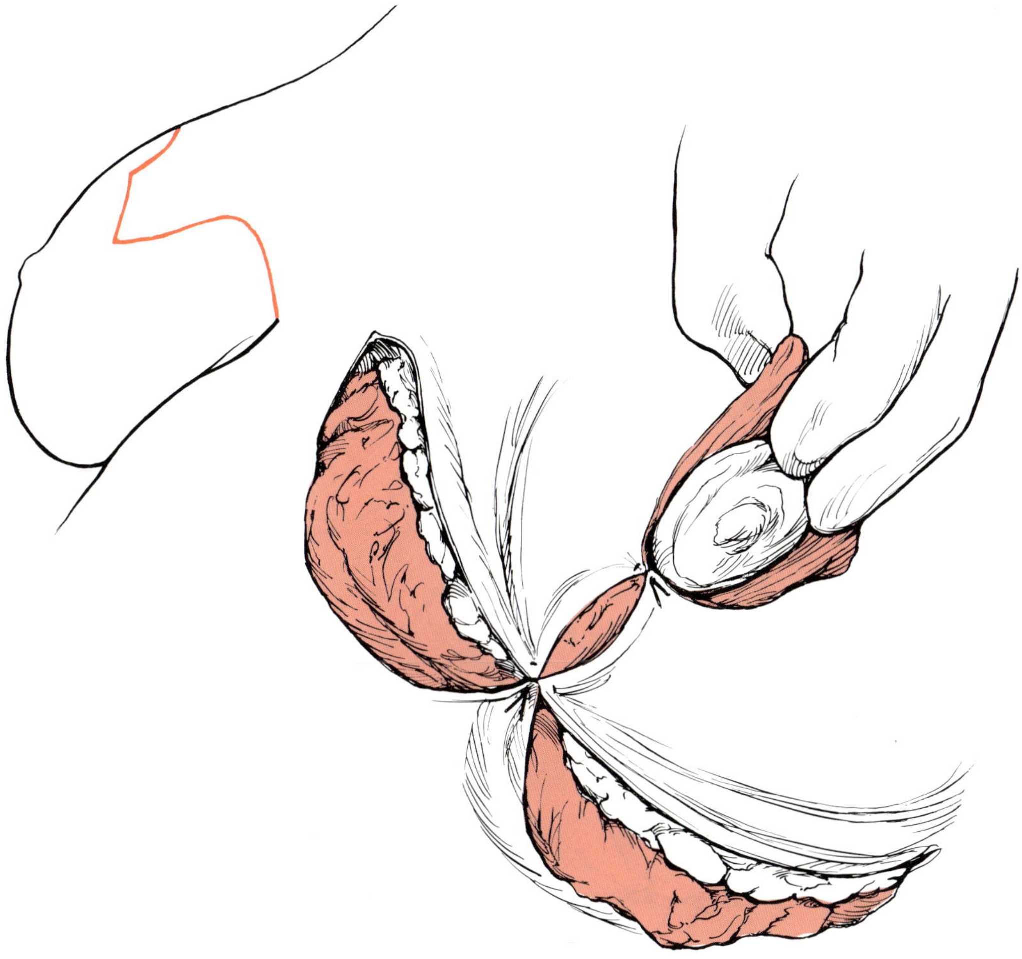

Abb. 1.202

8. Ist die Resektion ausreichend, läßt sich durch die Vereinigung der verbliebenen Hautlappen eine gute Brustprojektion erzielen. Ist die Brust überall ausreichend „gefüllt", kann nun die **Einnaht des Warzenhofes** mit der Mamille sowie auch die **Vereinigung der Hautränder** erfolgen. Wir gehen dabei so vor, daß die Mamille zunächst mit vier Einzelknopfnähten bei 3, 6, 9, 12 Uhr fixiert wird. Diese Nähte müssen im Einzelfall sehr sorgfältig positioniert werden, um eine gleichmäßig ausgespannte runde Mamille zu erreichen. Auch im Bereiche der kaudalen Wundränder lassen sich häufig nicht exakt gleiche Hautlängen erzielen, so daß man gut beraten ist, mit mehreren Einzelknopfnähten die angestrebte Hautnaht zunächst zu markieren und danach jeweils die Strecke zwischen diesen Einzelknopfnähten zu halbieren und an dieser Stelle mit der Naht fortzufahren.

Vor dem kompletten Verschluß der Haut sollte unbedingt eine **Drainage** in das Wundgebiet eingelegt werden. Der **Verschluß der Haut** erfolgt durch intrakutane fortlaufende Naht. Ob man die Einzelknopfnähte beläßt oder sie nach Legen der Intrakutannaht entfernt, sollte im Einzelfall von der Spannung auf der Hautnaht abhängig gemacht werden. Die Einnaht der Mamille wird in der Regel mit Einzelknopfnähten (monofil, nicht resorbierbares Nahtmaterial Stärke 4 × 0/5 × 0) erfolgen (Abb. 1.203).

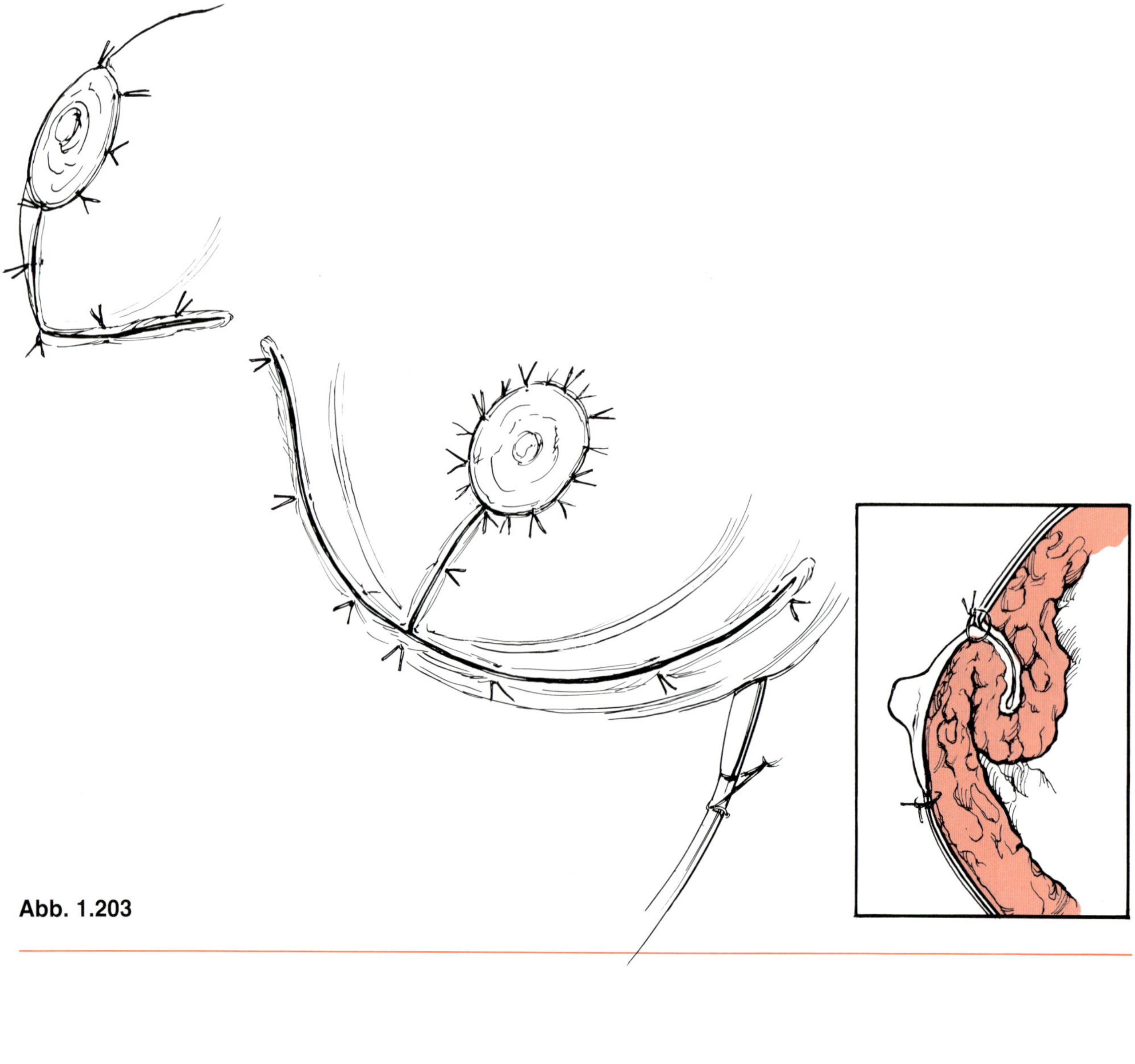

Abb. 1.203

Besonderheiten

Die Reduktionsplastik der Brust gehört zu den Operationen, die sich aus einem operativen Lehrbuch allein nicht erlernen lassen. Die Darstellung der operativen Technik ist lediglich die Grundlage eines individualisierten, auf den jeweiligen Einzelfall abgestimmten Vorgehens, welches von dem erfahrenen Operateur nicht selten prä- bzw. auch intraoperativ modifiziert werden muß.

Bei sorgfältiger präoperativer Planung können viele der möglicherweise intraoperativ auftretenden Probleme bereits durch die Modifikation der Anzeichnungsfigur vermieden werden. Auf zwei häufige Probleme und Vorschläge zu ihrer Lösung soll hier eingegangen werden.

Ungleiche laterale Wundränder

Vor allem bei ausgedehnten Reduktionen, z.B. der subkutanen Reduktionsmastektomie, kommt es häufig im lateralen Wundwinkel zur Bildung von überschüssiger Haut, welche dann nur mit Verlängerung des Schnittes oder aber atypischer Schnittführung beseitigt werden kann. Läßt sich dieser Umstand bereits präoperativ voraussehen, so empfehlen wir die Schnittführung dahingehend zu modifizieren, daß beim Anzeichnen der laterale Wundwinkel wie in Abb. 1.204 modifiziert werden sollte. Durch diese Modifikation entspricht die Länge der Strecke ED in etwa der Strecke BCD, so daß hier eine spannungsfreie Vereinigung der Hautränder ohne überschüssige Haut im lateralen Wundwinkel erzielt werden kann.

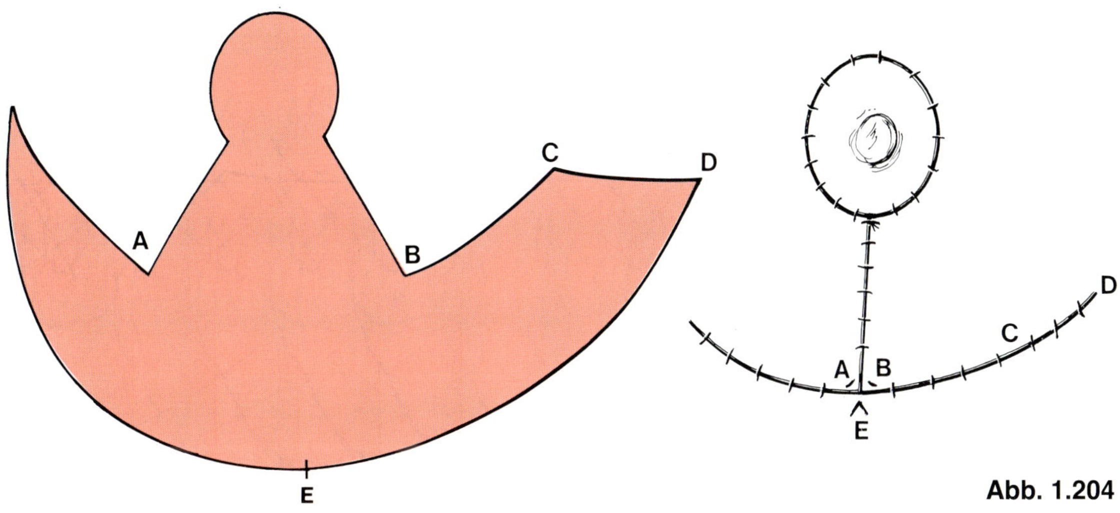

Abb. 1.204

Spannung auf der Vereinigungsnaht

Ein weiteres Problem ist häufig die Spannung auf der Vereinigungsnaht zwischen den seitlichen Hautarealen und dem kaudalen Hautabschnitt. Es kann durch eine Modifikation der Umschneidungsfigur, wie in Abb. 1.205 dargestellt, vermieden werden. Diese Modifikation trägt auch zu einer verbesserten Wundheilung in diesem Bereiche bei, da sie die Spannung entsprechend auf mehrere Nähte verteilt.

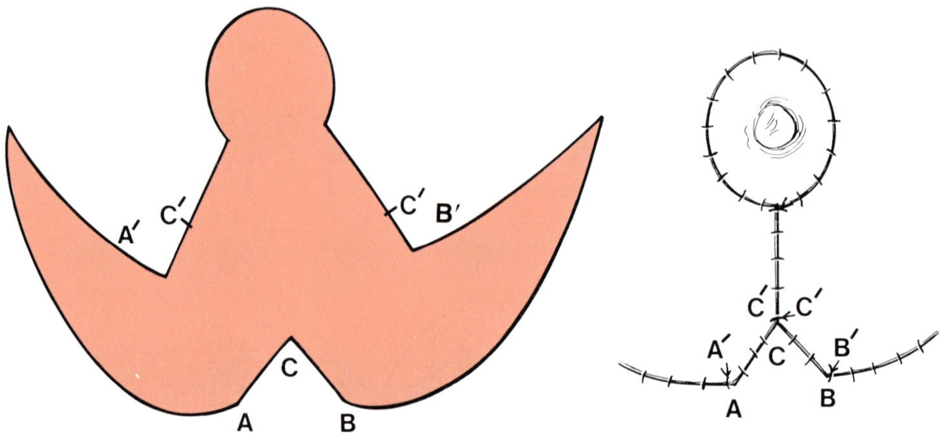

Abb. 1.205

Anatomische Rekonstruktion

1. Die Wundränder der Episiotomie entsprechen einem **rautenförmigen Sechseck.** Der obere und der untere Wundwinkel bilden die Spitzen der Raute. Wichtige Orientierungspunkte sind der Hymenalsaum sowie die hintere Kommissur. Wenn man darauf achtet, daß am Ende der fortlaufenden Scheidennaht der Hymenalsaum Stoß auf Stoß adaptiert ist, so sind grobe Verziehungen nicht zu befürchten. Das Aneinanderliegen von rosigem Scheidenepithel und mehr bräunlich gefärbter Dammhaut ist häufig ein Zeichen dafür, daß die hintere Kommissur nicht korrekt adaptiert wurde.

Zuerst wird der **vaginale Anteil** der Episiotomie zwischen Zeige- und Mittelfinger der linken Hand weit gespreizt, damit der obere Winkel eindeutig zu identifizieren ist. Bei stärkerer blutiger Sekretion aus dem Uterus ist eine kranial davon eingelegte Tamponade hilfreich. Sie sollte immer nach außen armiert sein, damit sie nicht in der Vagina vergessen werden kann. Ein- und Ausstich werden etwas kranial des oberen Wundwinkels gelegt, damit die gefäßführende Schicht sicher miterfaßt ist (Abb. 1.206).

Persistiert eine Blutung aus dem kranialen Wundwinkel nach dem Legen des Knotens, so ist eine Revision notwendig. In Einzelfällen findet man als Ursache einen Abriß der Arteria vaginalis. Diese muß unbedingt versorgt werden.

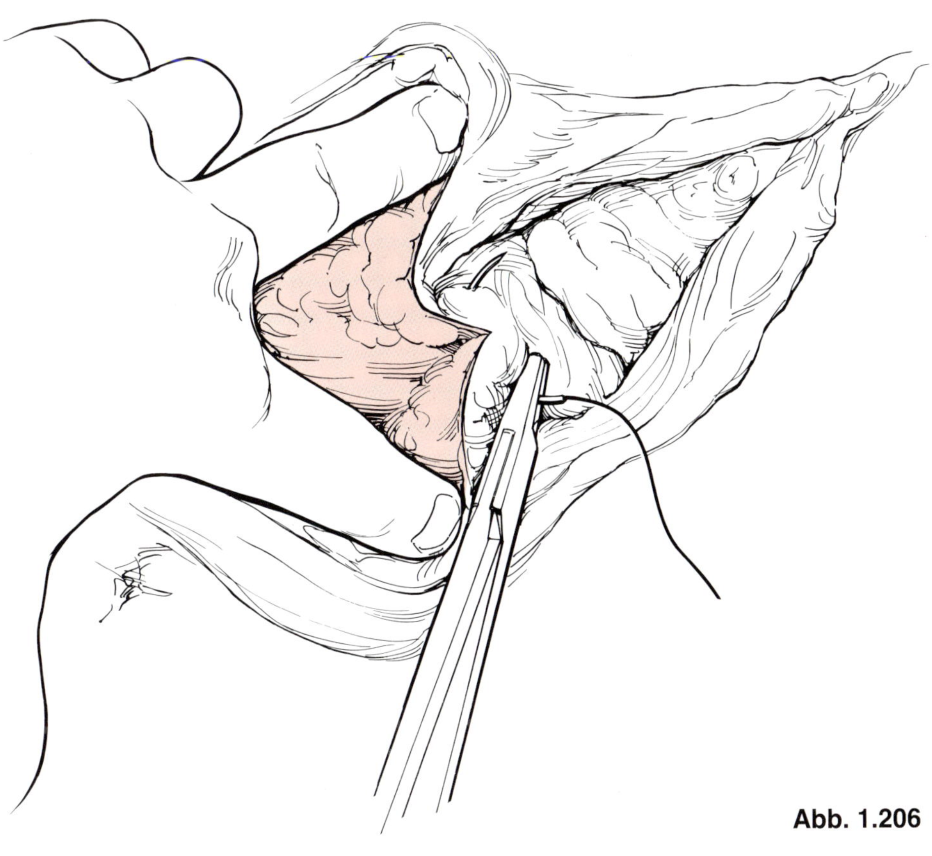

Abb. 1.206

2. Mit fortlaufender Naht wird nun die Scheidenhaut bis zum Hymenalsaum adaptiert. Ein anatomisch gutes Ergebnis bei einer **mediolateralen Episiotomie** ist nur dann zu erzielen, wenn von vornherein berücksichtigt wird, daß der laterale Scheidenwundrand immer deutlich kürzer ist als der mediale. Ursache ist ein unterschiedlicher Zug der durchtrennten Muskulatur. Bei jedem Stich muß also medial ein scheinbar längerer Anteil an den lateralen Wundrand adaptiert werden (Abb. 1.207).

Ist der Hymenalsaum rekonstruiert, so kommt, ebenfalls nur bei der **mediolateralen Episiotomie,** jetzt erstmals das **Spatium pararectale** zur Darstellung, in welches bequem 1 Finger eingelegt werden kann. Dieser anatomisch vorgegebene Raum ist chirurgisch nicht zu verschließen. Als gefäßfreier Raum sind aus seiner Tiefe keinerlei Blutungen zu erwarten. Jede stärkere Blutung weist deshalb auf eine insuffiziente Blutstillung im Bereich der Vagina oder der Beckenbodenmuskulatur hin und bedarf einer Revision.

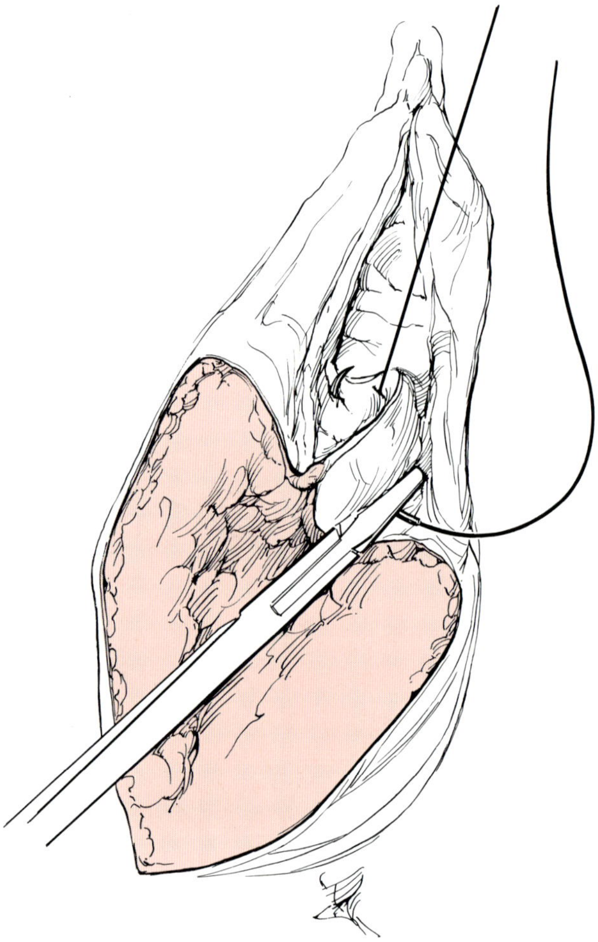

Abb. 1.207

3. Der fortlaufende Faden wird nach der Adaptation des Hymenalsaumes zur **Versorgung des muskulären Dammes** an einer Seite, meist medial, subepithelial in die Tiefe geführt. Die Muskulatur des M. bulbocavernosus wird dazu kräftig gefaßt, so daß auch evtl. blutende Gefäße mit in die Naht hineingenommen werden. Durch Zug am Faden läßt sich fast immer eine gute Hämostase erzielen. Ein- und Ausstichstelle müssen bei der Naht der tiefen Dammschicht jeweils gut aufeinander abgestimmt sein, um die Wundränder nicht zu verziehen (Abb. 1.208).

Am kaudalen Ende dominiert **Fettgewebe,** in dem häufig Blutungen auch aus hämorrhoidalen Gefäßen zu finden sind. Diese werden ebenfalls mit in die Naht hineingenommen. Die gesamte tiefe Nahtreihe des Dammes verschließt das Spatium pararectale nach außen. Oberstes Ziel muß es sein, diesen Raum bluttrocken und damit hämatomfrei nach außen zu verschließen.

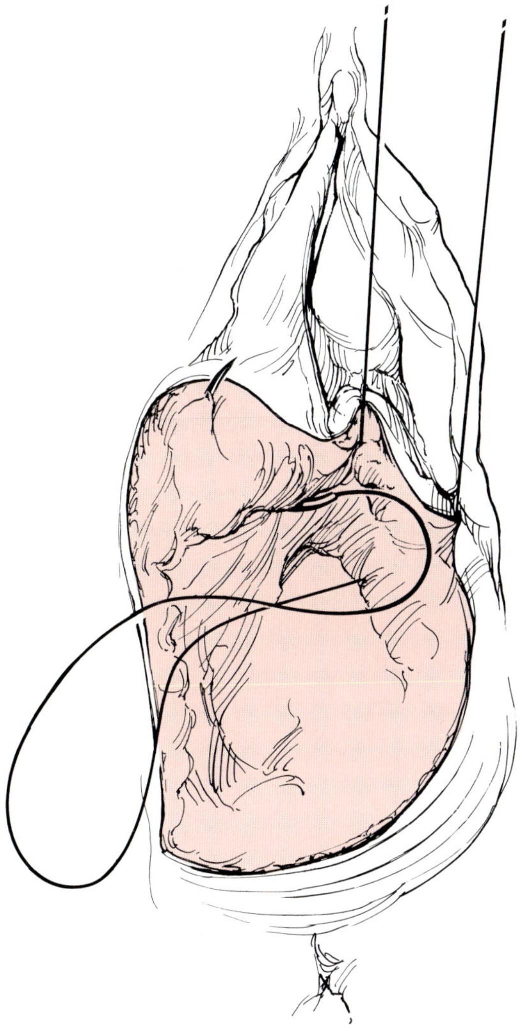

Abb. 1.208

4. Die subkutane/intrakutane Naht des Dammes beginnt mit dem Herausführen der Nadel im unteren Wundpol (Abb. 1.209a). Danach wird die Subkutis medial in kranio-kaudaler Stichrichtung erfaßt (Abb. 1.209b) und an den lateralen Wundrand von kaudal nach kranial adaptiert (Abb. 1.209c).

Es entsteht eine u-förmige Naht, über die der vom unteren Wundpol kommende fortlaufende Faden hinwegläuft.

Die weitere Naht erfolgt in gleicher Technik, wobei je nach der Tiefe der noch bestehenden Wunde die Naht entweder u-förmig parallel zum Wundrand oder aber im Winkel von 45° bis 90° senkrecht zum Wundrand geführt werden kann. Sind Ein- und Ausstich jedes Einzelschrittes spiegelsymmetrisch, so ist die Adaption der Haut immer exakt möglich.

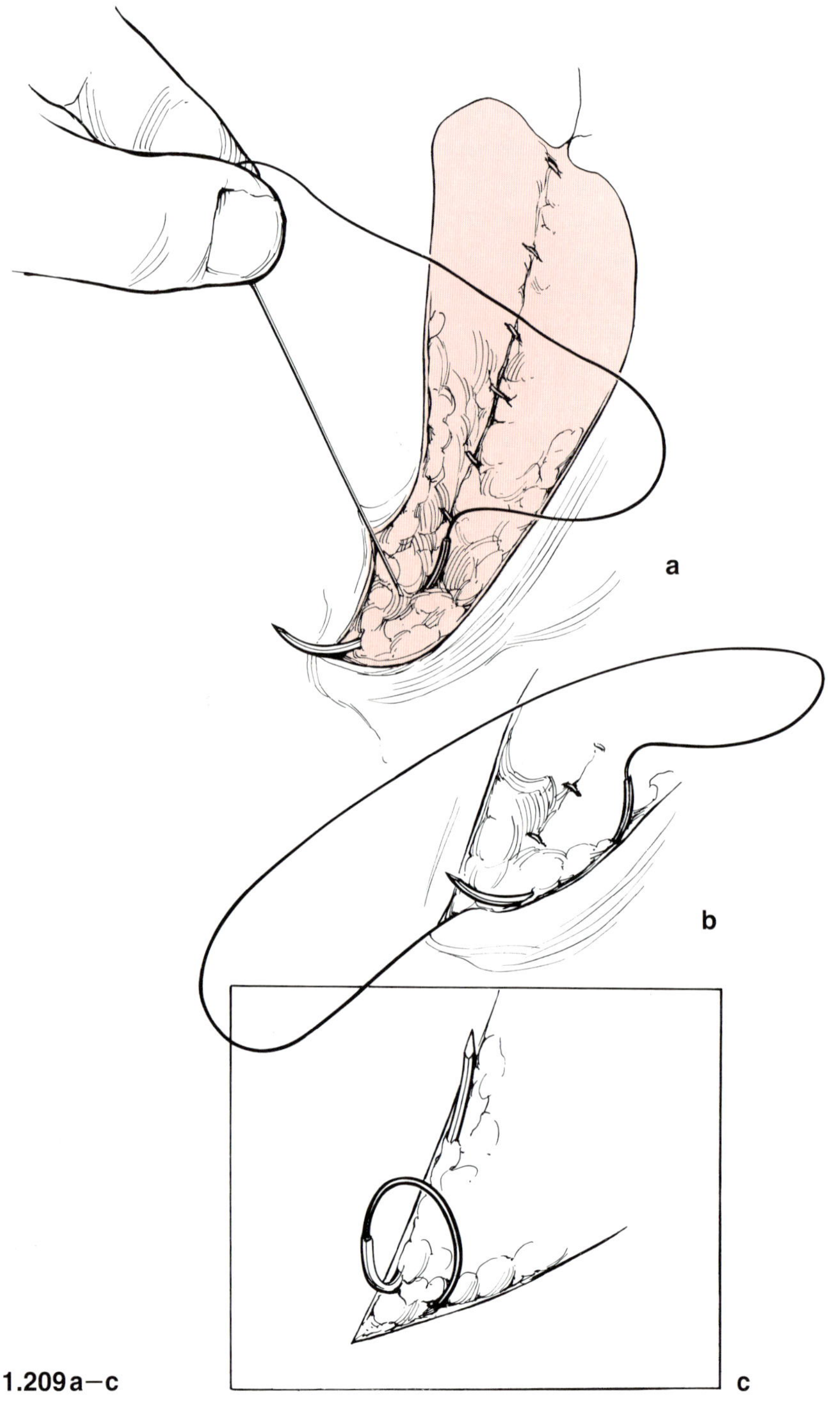

Abb. 1.209a–c

5. Am Hymenalsaum endet die Naht z. B. mit einem versenkten Knoten (Abb. 1.210). Die sorgfältige **rektale Kontrolle** auf Hämatombildung bzw. Durchgreifen der Nähte durch das Darmlumen bildet den Abschluß der Episiotomie. Die Tamponade wird entfernt.

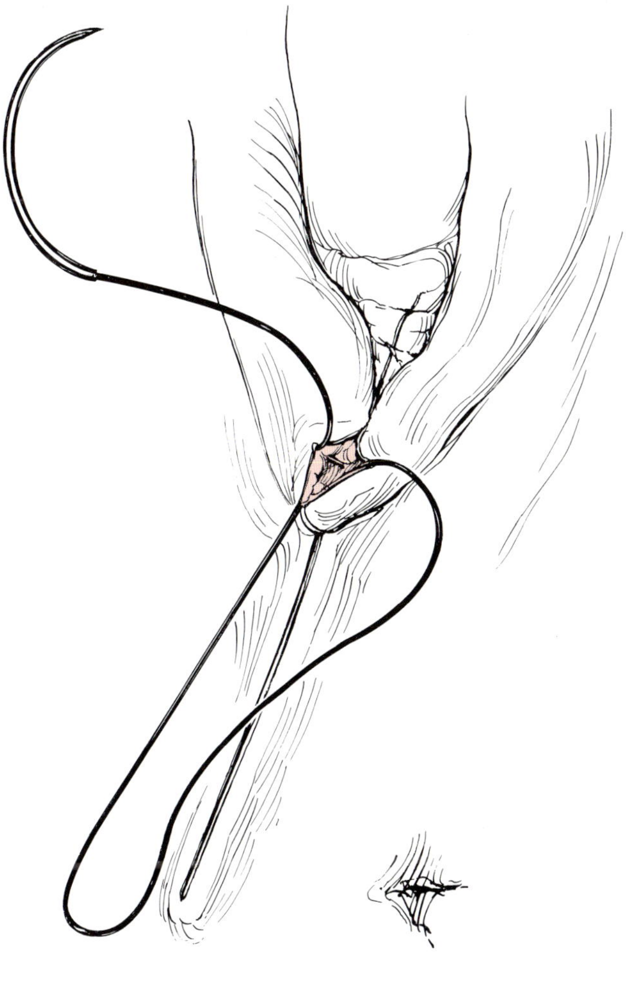

Abb. 1.210

Besonderheiten

Einlage einer Redon-Drainage

Eine sorgfältige Blutstillung macht die Einlage einer Saugdrainage üblicherweise entbehrlich. In Einzelfällen (Gerinnungsstörung, Revision einer Episiotomie bei Nachblutung etc.) kann sie gelegentlich sinnvoll sein. Herausgeleitet wird die Drainage nach ventral, lateral der großen Labie, da sie dort bei Bewegungen und beim Sitzen am wenigsten hinderlich ist. (**Cave:** Varicosis der Vulva!)

Miterfassen des Darms

Bei der Naht der Vagina, insbesondere bei der Adaptation der obersten Bulbo-cavernosus-Anteile, kann in seltenen Fällen zum versehentlichen Miterfassen der Darmschleimhaut kommen. Die Revision der gesamten Episiotomie läßt sich unter Umständen dadurch umgehen, daß der Faden transrektal durchtrennt wird. Da die Fadenenden unter Spannung stehen, ziehen sie sich unmittelbar aus dem Darm wieder zurück. Um eine Infektion in der Episiotomie möglichst zu vermeiden, sollte eine peri-operative Antibiotikagabe in diesen Fällen durchgeführt werden.

Postoperative Betreuung

Tägliche Inspektion der Episiotomie hilft, Infektionen bzw. Hämatome frühzeitig zu erkennen und durch geeignete Maßnahmen einer Sekundärheilung mit langwierigem Verlauf vorzubeugen.

Dammriß III. und IV. Grades

Definition

Eine geburtsbedingte Verletzung des M. sphincter ani externus wird als Dammriß III. Grades, eine Einbeziehung des Rektums in den Dammriß als Dammriß IV. Grades bezeichnet.

Während eine Verletzung von Sphinkter **und** Darmwand praktisch nicht zu übersehen ist, bereitet die Diagnose eines DR III° gelegentlich Schwierigkeiten. Die exakte Erkennung und daraus abgeleitet die korrekte operative Versorgung sind aber die Voraussetzungen für die Erhaltung der Funktion des anorektalen Kontinenzorgans. Hinweise auf einen DR III° ergeben sich bereits aus der Inspektion. Ein Einriß der Analhaut deutet ebenso auf eine Verletzung des M. sphincter externus hin, wie eine Entrundung des Anus mit partieller Aufhebung der Analfältelung. Eine weitere diagnostische Maßnahme, die Überprüfung der Willkürkontraktion durch einen rektal eingelegten Finger, ist bei einer gut sitzenden Pudendusblockade oder Periduralanästhesie nicht möglich, ein ventral gelegener Defekt des Muskels läßt sich aber zwischen Zeigefinger und Daumen palpatorisch erfassen.

Vorbereitung der Patientin

Je nachdem wie ausgedehnt die Wundverhältnisse sind, muß über eine adäquate Analgesie nachgedacht werden. Im Gegensatz zur Lokalanästhesie reicht in der Regel ein gut sitzender Pudendusblock auch zur Versorgung eines DR IV° aus. Im Zweifelsfall sollte einer Regional- bzw. Leitungsanästhesie der Vorzug gegeben werden.

Lagerung

Steinschnittlage steil.

Operative Technik

Dammriß III. Grades

1. Zu Beginn der Operation müssen zunächst die Enden des **M. sphincter ani externus** dargestellt werden. Diese haben sich entsprechend ihrer Vorspannung beidseits innerhalb des umgebenden Faszienkanals zurückgezogen. Die Luxation des Sphinktergewebes erfolgt mit feinen Klemmchen (Abb. 1.211).

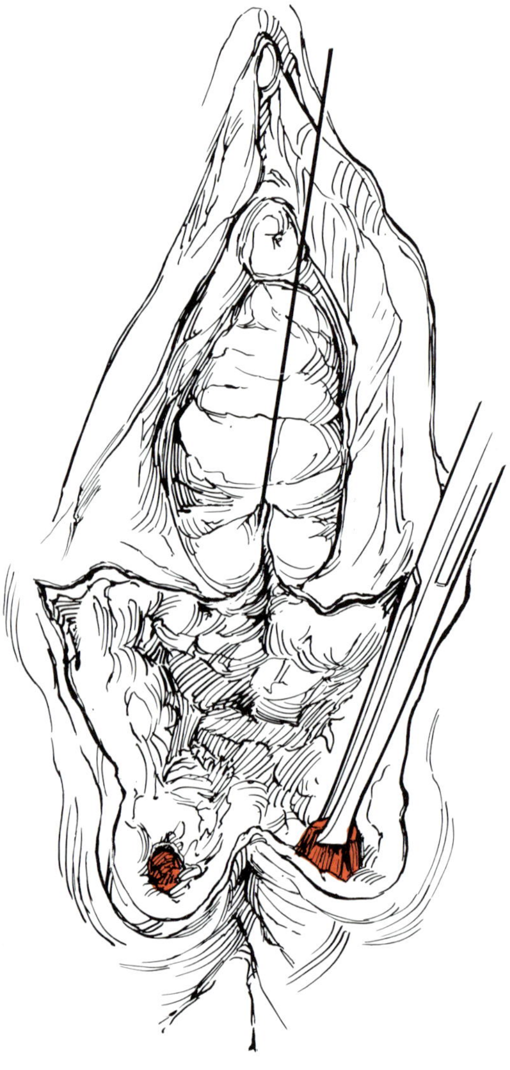

Abb. 1.211

2. Die Enden werden mit zwei bis vier Einzelknopfnähten der Stärke 3 × 0 adaptiert, wobei das umgebende Perimysium mitgefaßt wird (Abb. 1.212).

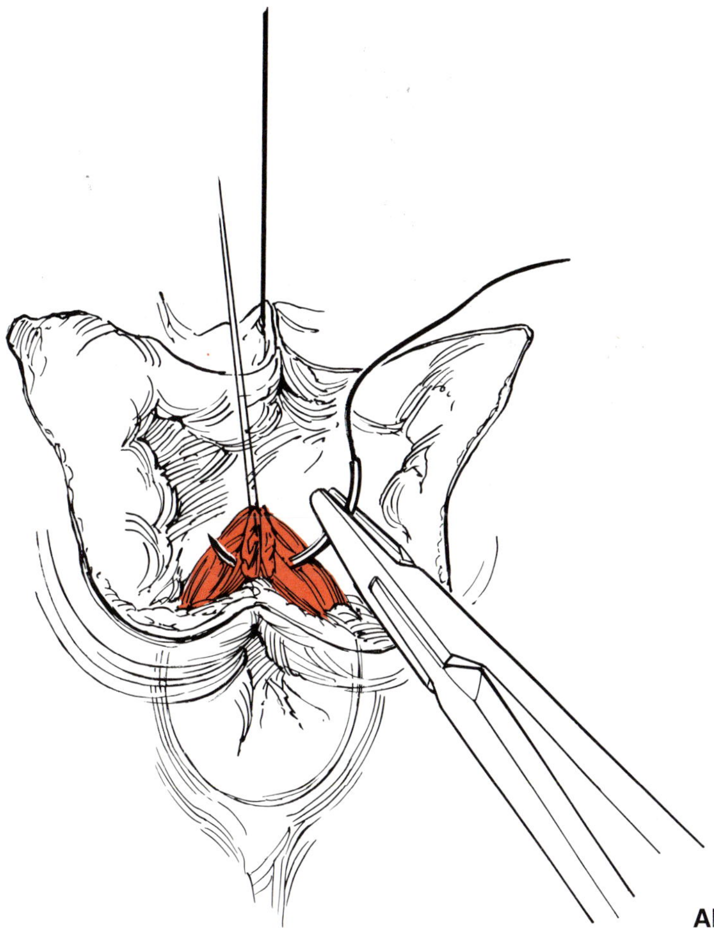

Abb. 1.212

Dammriß IV. Grades

1. Erster Schritt ist die **Adaptation der Submukosa** durch Einzelknopfnähte der Stärke 3 × 0 von proximal nach distal. Die Nähte dürfen dabei nicht durch die Schleimhaut gelegt werden. Die zweite Nahtreihe adaptiert die **Muskularis** des Darmes ebenfalls durch Einzelknopfnähte (Abb. 1.213).

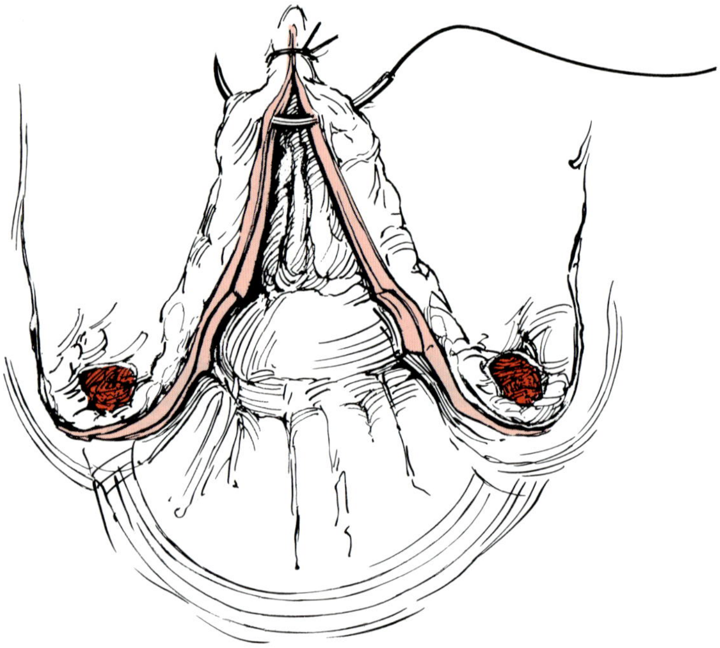

Abb. 1.213

2. Danach erfolgt die Naht des **Sphincter ani externus** sowie die Versorgung der Scheide und des Dammes (s. S. 312). Es empfiehlt sich, zuvor die Haut des Analkanals mit Einzelknopfnähten zu adaptieren, da dieser Teil nach der Rekonstruktion des Sphinkters schwer zugänglich ist (Abb. 1.214).

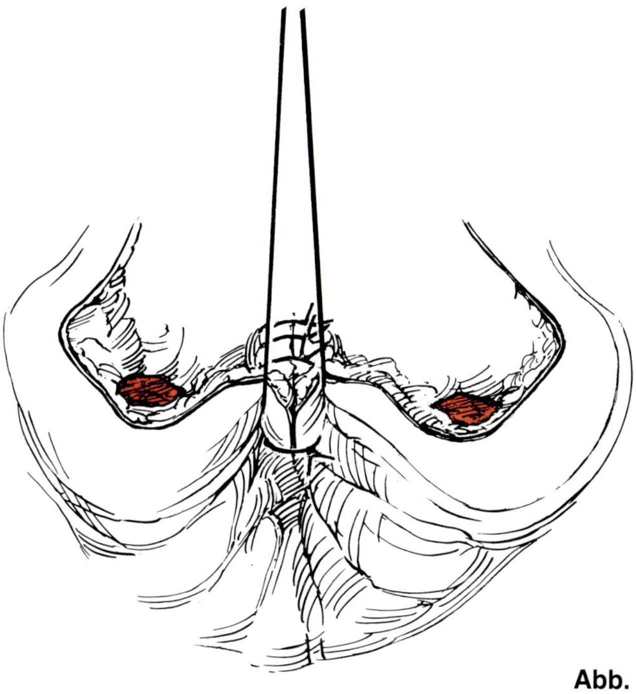

Abb. 1.214

Perioperative Maßnahmen

Bei einer korrekten operativen Versorgung sind die Heilungschancen sehr gut. Wegen der Kontamination des Wundgebietes mit Stuhl empfiehlt sich beim DR IV eine Kurzzeittherapie mit einem anaerobierwirksamen **Antibiotikum** (z. B. Cefoxitin, 3 × 2 g). Im übrigen reicht es aus, durch Laxantien den Stuhl weich zu halten. Weitere Zusatzmaßnahmen sind nicht erforderlich. Einlauf, Darmrohr und rektale Untersuchung sollten, wenn immer möglich, postoperativ vermieden werden.

Sectio caesarea

Definition

Die Indikation zu einem Kaiserschnitt ergibt sich aus dem Verlauf der Schwangerschaft bzw. der Geburt. Die operative Technik der Sectio caesarea verfolgt das Ziel einer geringen operativen Traumatisierung der Mutter bei gleichzeitig möglichst schonender Kindsentwicklung. Letzteres ist besonders bei der Entwicklung von kleinen und kleinsten Frühgeborenen von entscheidender Bedeutung.

Vorbereitung der Patientin

Die Sectio-Patientin wird wie für eine Laparotomie vorbereitet. Dazu gehört auch die perioperative Einlage eines Verweilkatheters zur Harnableitung.

In geburtshilflichen **Notfallsituationen** muß gelegentlich die Desinfektion der Haut und die Händedesinfektion des OP-Teams vernachlässigt werden. Das erhöhte Infektionsrisiko sollte dann durch doppelte Handschuhe und eine perioperative Antibiotikaprophylaxe so gering wie möglich gehalten werden.

Die präoperative sonographische Plazentalokalisierung erlaubt es die Uterotomie in Einzelfällen so zu variieren, daß eine transplazentare Kindsentwicklung vermieden werden kann. Dies kann bei frühgeborenen Mehrlingen von besonderer Bedeutung sein.

Lagerung
Steinschnittlage, flach.

Eine Seitenlagerung um 15° nach links verbessert die uterine Durchblutung und entlastet die Vena cava (Vena cava Kompressionssyndrom).

Aufklärungspflichtige Risiken

Zusätzlich zu den Risiken jeder Unterbauchlaparotomie muß die Patientin über die Notwendigkeit einer möglichen notfallmäßigen Hysterektomie, z.B. bei nicht stillbaren Blutungen, aufgeklärt werden. Dies gilt insbesondere dann, wenn eine Placenta praevia oder ein Uterus myomatosus bekannt ist.

Außerdem sollte die Patientin über eine mögliche Verletzung von Blase, Harnleiter und Darm aufgeklärt werden.

Transperitonealer isthmischer Querschnitt (Standardzugang)

Operative Technik

1. Standard-Zugang ist der **Aponeurosen-Querschnitt.**

Der mediane Unterbauchlängsschnitt kommt dann zur Anwendung, wenn bereits ein solcher vorhanden ist oder, wenn im Rahmen einer Notfallsectio eine schnellstmögliche Kindsentwicklung erforderlich wird. Beim Pfannenstielschnitt sollte die Ausdehnung des Hautschnitts und der Faszienpräparation so groß sein, daß die Entwicklung des kindlichen Köpfchens durch die Bauchdecke bequem möglich ist. Die Eröffnung des Peritoneums muß immer so weit kranial wie möglich erfolgen, da die Harnblasenumschlagsfalte durch den schwangeren Uterus weit nach kranial verlagert sein kann und damit die Gefahr einer Blasenverletzung besteht. Darauf ist besonders bei einer Re-Sectio zu achten.

Durch den Einsatz von zwei großen Fritsch-Haken, die vom zweiten Assistenten nach latero-kranial gezogen werden, stellt sich das eigentliche Operationsgebiet mit der Uterusvorderwand und der Plica vesicouterina dar. Ein Abstopfen des Darmes in den Oberbauch ist in aller Regel nicht notwendig.

Die nun folgende Hysterotomie muß ausreichenden Platz für die Entwicklung des Kindes bieten. Dies ist am besten durch hochangesetzten, bogenförmig nach laterokranial verlaufenden Querschnitt im isthmokorporalen Übergang zu erreichen, wodurch auch bei einem tiefstehenden vorangehenden Teil für die Kindsentwicklung kein Nachteil gegeben ist.

Vorteile des hohen Eingehens sind:

- Sichere Distanz zur Harnblase, ohne daß eine exzessive Blasenpräparation notwendig ist.
- Auch bei vollständiger Muttermundseröffnung kein versehentliches Eingehen in das vordere Scheidengewölbe.
- Der laterale Wundwinkel liegt kranial vom Abgang des Uterinagefäßbündels. Ein versehentliches Weiterreißen ist damit in bezug auf versorgungsbedingte Läsionen der Harnblase und des Ureters weniger komplikationsträchtig.

Der Zugang zum Spatium vesicouterinum mit seinem lockeren Bindegewebe (unmittelbar unterhalb des Übergangs der fest mit der Uterusvorderwand verwobenen Serosa in die locker abhebbare Plica vesicouterina) erfolgt durch eine mediane Inzision mit der Schere.

Diese Inzisionslinie liegt üblicherweise etwa 2 bis 4 cm oberhalb des Blasenwulstes, der sich deutlich gegenüber der Uterusvorderwand abzeichnet (Abb. 1.215).

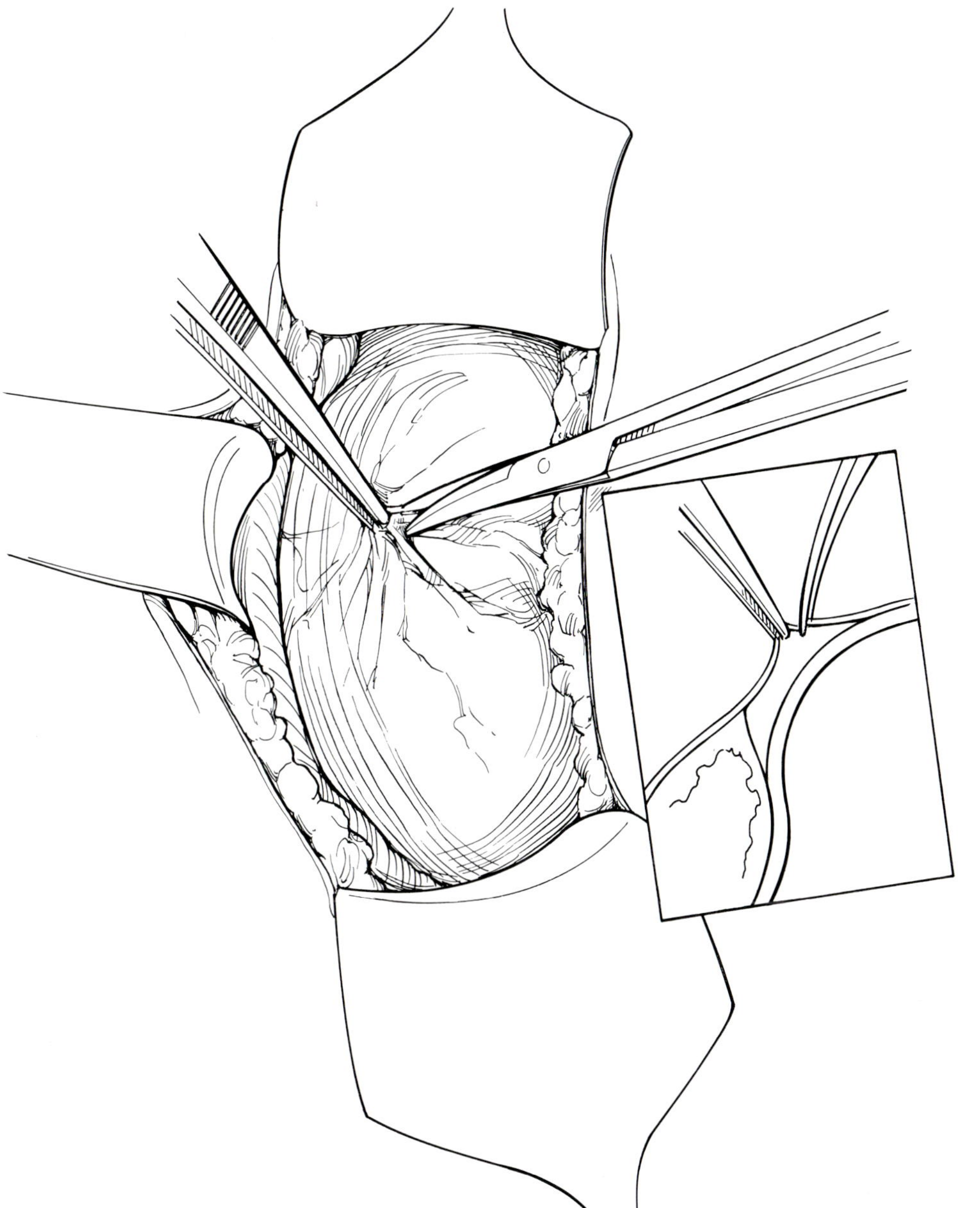

Abb. 1.215

2. Entlang der Fixationslinie der Plica vesicouterina wird das lockere Bindegewebe durch die stumpf eingeführte Schere beidseits von der Uterusvorderwand abgehoben. Beim Zurückziehen der jetzt leicht gespreizten Schere läßt sich dieser Raum durch eine gleichzeitige kaudale Bewegung des Scherenrückens mühelos erweitern.

Wird die **Plica vesicouterina** jetzt mit der Schere durchtrennt, so ist die **Uterusvorderwand,** erkennbar an der weißglänzenden sog. Uterusfaszie, meist ausreichend dargestellt. Gegebenenfalls läßt sich die Blasenhinterwand in ihrer lockeren Verschiebeschicht zur Uterusvorderwand nach Anspannen mit der Pinzette durch Präparation mit dem leicht geöffneten Scherenrücken weiter nach kaudal distanzieren. Eine stumpfe Präparation mit dem Tupferstiel ist unbedingt zu vermeiden, da hierdurch stärkere Blutungen aus venösen Geflechten der Uterusvorderwand entstehen können, oder die sehr dünne Blasenhinterwand aufgerieben werden kann (Abb. 1.216).

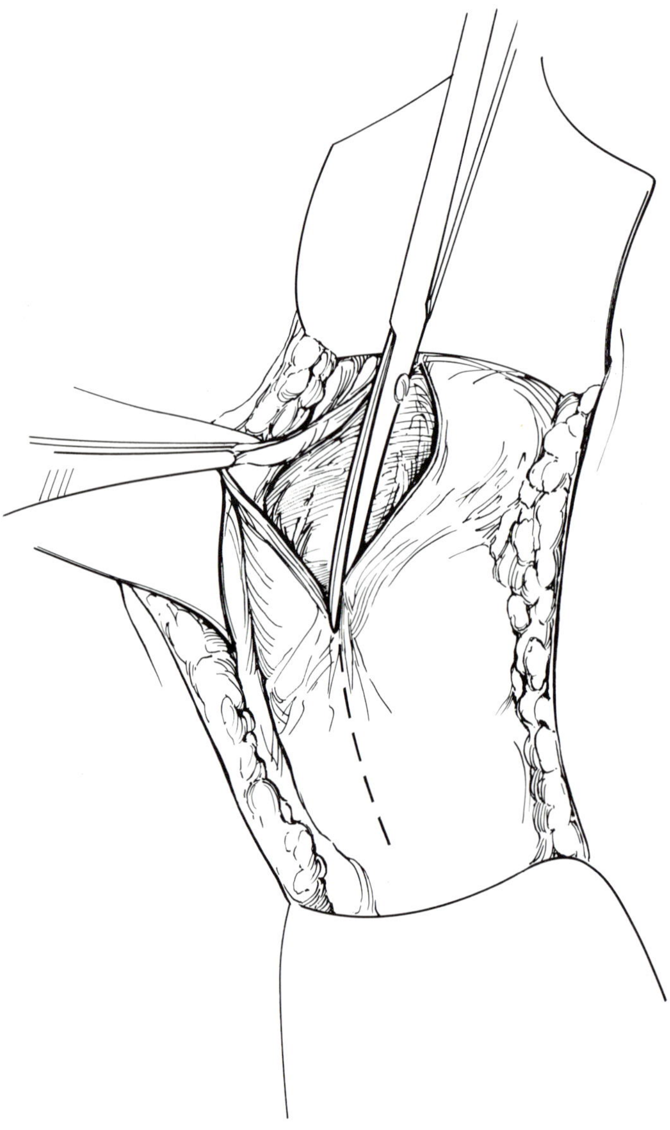

Abb. 1.216

3. Die **Hysterotomie** wird etwa 1–2 cm unterhalb des Serosawundrandes gelegt. Dazu inzidiert man das Myometrium mit dem Skalpell auf einer Strecke von 3–4 cm in der Medianlinie. Um eine versehentliche Verletzung des Kindes zu vermeiden (z. B. bei Sekundärer Sectio und dünnem unterem Uterinsegment; Oligo-Ahydramnie bei vorzeitigem Blasensprung, urogenitaler Fehlbildung etc.), ist zu diesem Zeitpunkt ein **permanentes Absaugen** der zum Teil erheblichen Blutungen aus Venenplexus der vorderen Uteruswand durch die Assistenz notwendig. Ist das weißlich glänzende **Amnion** erreicht, kann dieses eröffnet oder die weitere Hysterotomie zunächst extra-amnial durchgeführt werden.

Eine **tiefsitzende Vorderwandplazenta,** die den Zugang zum Kind versperrt, wird am besten stumpf durchbohrt.

Entsprechend werden nun Zeigefinger und Mittelfinger der linken Hand entweder extra- oder intraaminal zwischen Uterusvorderwand und kindliche Anteile so eingeführt, daß sich die Uterusvorderwand mit einer stumpfen, abgewinkelten Schere parallel zur Inzisionslinie der Plica vesicouterina, nach beiden Seiten durchtrennen läßt (Abb. 1.217).

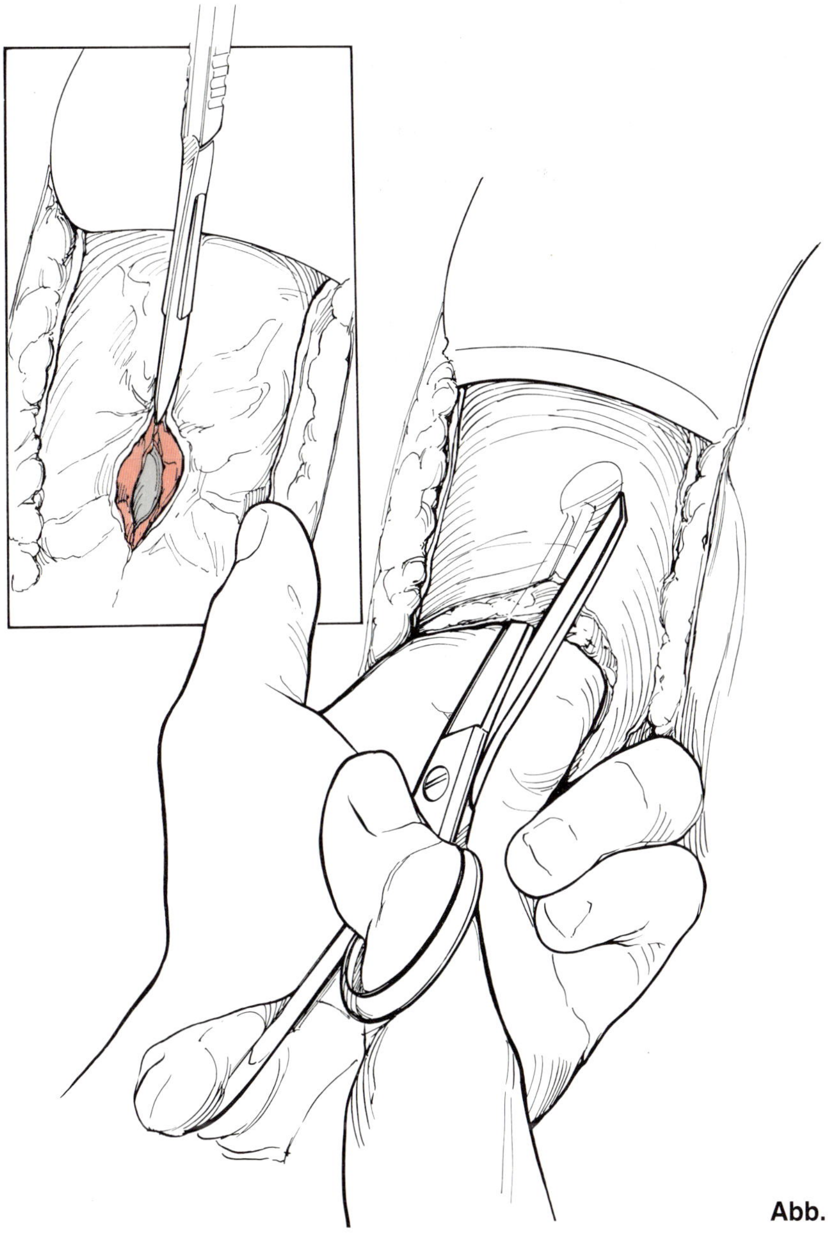

Abb. 1.217

4. Mit der linken Hand geht man nun zwischen dem kaudalen Abschnitt der Uterusvorderwand und dem **vorangehenden Kindsteil** ein und umfährt diesen dorsal. Durch eine Beugung und evtl. gleichzeitige Rotation läßt sich bei einer Schädellage das kleinstmögliche Durchtrittsplanum herstellen und damit das Hinterhaupt schonend aus der Hysterotomie herausluxieren. Erst jetzt wird die Kindsentwicklung durch leichten Druck von außen auf den Fundus uteri entweder durch die rechte Hand des Operateurs oder durch den Assistenten erleichtert.

Zeigt sich bei einem sehr tiefstehenden und fest im kleinen Becken verkeilten vorangehenden Teil im Bereich der Hysterotomie die vordere Schulter, so kann die Entwicklung des Köpfchens durch gleichzeitiges Hochdrücken der Schulter mit der rechten Hand erleichtert werden. Dadurch läßt sich das Hochschieben des Köpfchens von vaginal umgehen.

Auf einen leichten Zug am Köpfchen mit den beiden flach auf die seitlichen Partien des Köpfchens gelegten Händen folgt die Schulter meist problemlos. Der Assistent kann diesen Vorgang unterstützen, indem er mit einer Hand den oberen Anteil der Hysterotomie über die kindliche Schulter nach kranial zieht.

Bei **grünem Fruchtwasser** ist das frühestmögliche Absaugen der Atemwege – noch vor dem ersten spontanen Atemzug – wegen der Gefahr der Fruchtwasser- bzw. Mekoniumaspiration obligat.

Zur anschließenden **manuellen Plazentalösung** sucht man die Schicht zwischen Decidua und Chorion auf, wo sich die Plazenta leicht von der Uteruswand lösen läßt. Die gleichzeitige Gabe von 3 IE Oxytocin zur Kontraktion des Uterus unterstützt dieses Manöver. Die manuelle Plazentalösung dient gleichzeitig auch zur sorgfältigen Austastung des Cavums. Eihautreste, besonders häufig im kaudal der Hysterotomie gelegenen Uterusabschnitt, sollten sorgfältigst mit einer Fensterklemme entfernt werden, da sie einer postoperativen Endomyometritis Vorschub leisten.

Auch bei einer primären Sectio besteht keine Notwendigkeit, den CK von abdominal manuell oder mit Hegarstiften zum besseren Lochialabfluß zu dilatieren (Abb. 1.218).

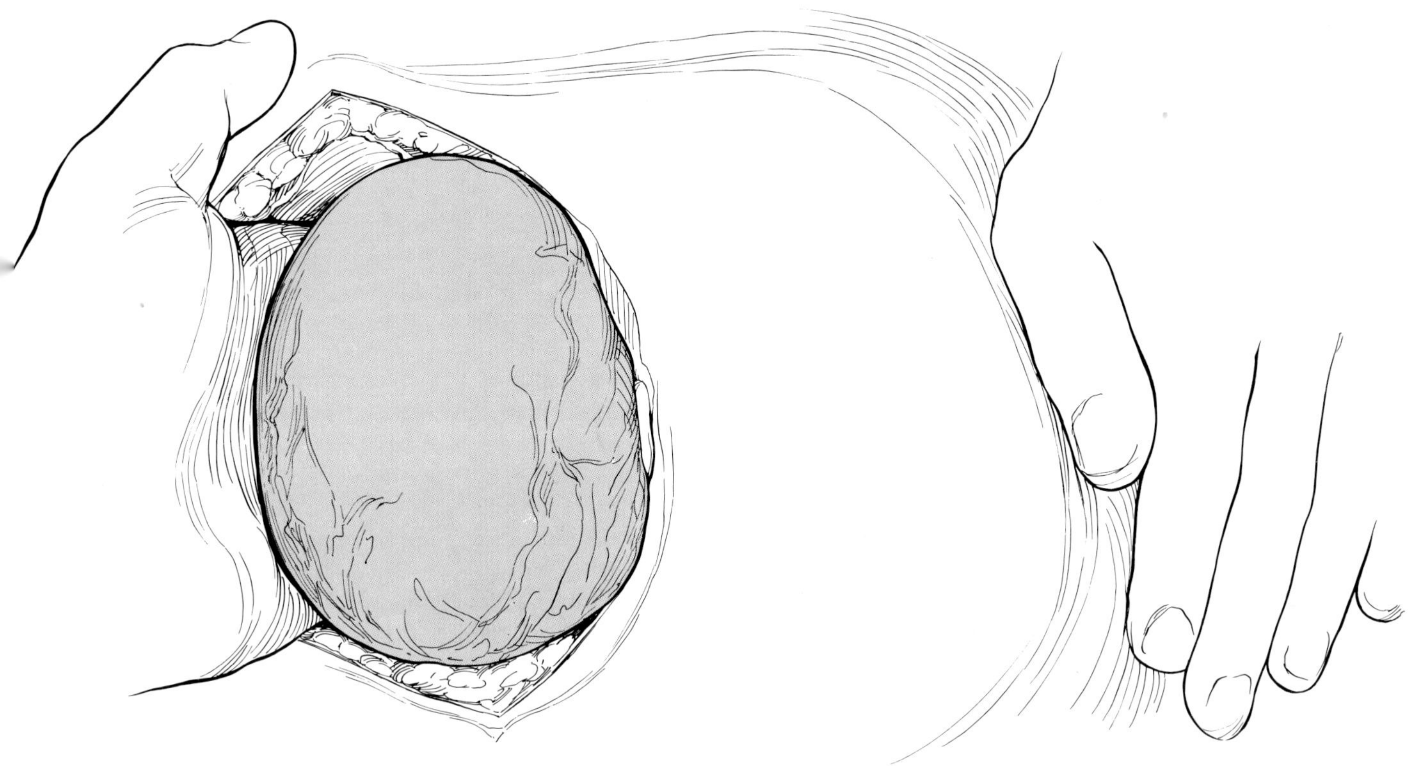

Abb. 1.218

5. Der **Verschluß der Hysterotomie** beginnt mit einer Reihe von Einzelknopfnähten der Stärke 2 × 0, zuerst beidseits als Ecknaht. Gefaßt wird auf beiden Seiten die „Uterusfaszie“ und die gesamte Dicke des Myometriums. Die Decidua sollte möglichst nicht durchstochen werden, um eine direkte Verbindung zwischen dem postpartal immer bakteriell kontaminierten Uterus und dem Spatium vesicouterinum sowie dem lockeren Parametrium zu verhindern. Der Abstand der Einzelknopfnähte richtet sich nach den vorhandenen Blutungen aus der Uteruswand und sollte eher großzügig bemessen werden (1–2 cm). Dies verhindert ebenso wie das gefühlvolle Anziehen der Knoten Durchblutungsstörungen im Wundbereich und begünstigt dadurch die Wundheilung (Abb. 1.219).

Während dieser Phase der Operation muß durch permanentes Absaugen und die Verwendung von Bauchtüchern für eine ausreichende Übersicht gesorgt werden. Das Fassen des Wundrandes mit Klemmen sollte, wenn möglich, vermieden werden. Es führt zu einer unnötigen Quetschung der Wundränder. In Ausnahmefällen, z. B. bei einem nach latero-kaudal verlaufenden Einriß des unteren Wundrandes, ist dies allerdings zur besseren Übersicht notwendig. Wegen der geringen Traumatisierung des Gewebes sind dazu Kugelzangen am besten geeignet.

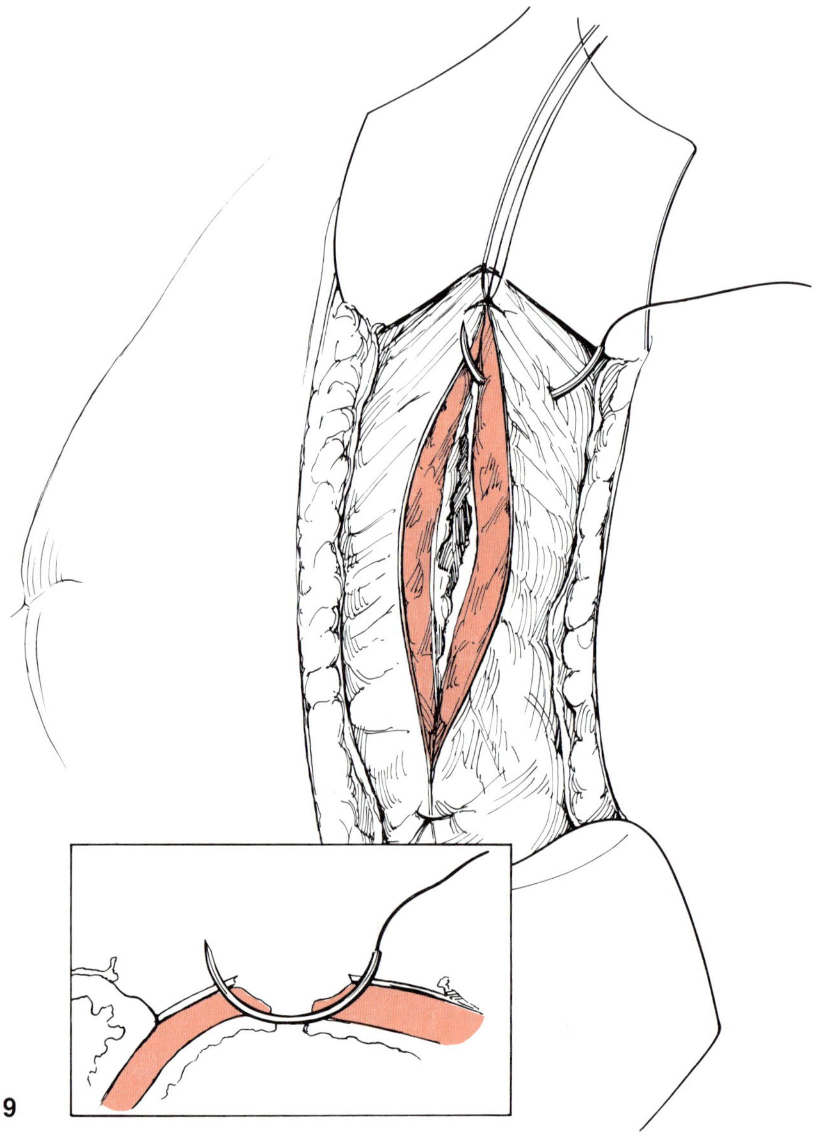

Abb. 1.219

6. Die zweite Nahtreihe dient zur Deckung der Hysterotomie. Dazu wird beidseits die Uterusfaszie benutzt. Mit u-förmigen Nähten, die etwas lateral der Ecknähte beginnen, werden die Uterusfaszie und das unmittelbar darunter liegende Myometrium flach über eine Strecke von 2 bis 3 cm aufgenadelt und so adaptiert, daß die Hysterotomie gedeckt ist. Die Ecknähte schlägt man dabei nach median ein.

Ein einschichtig fortlaufender Verschluß der Hysterotomie weist prinzipiell keinerlei Nachteile auf (Abb. 1.220).

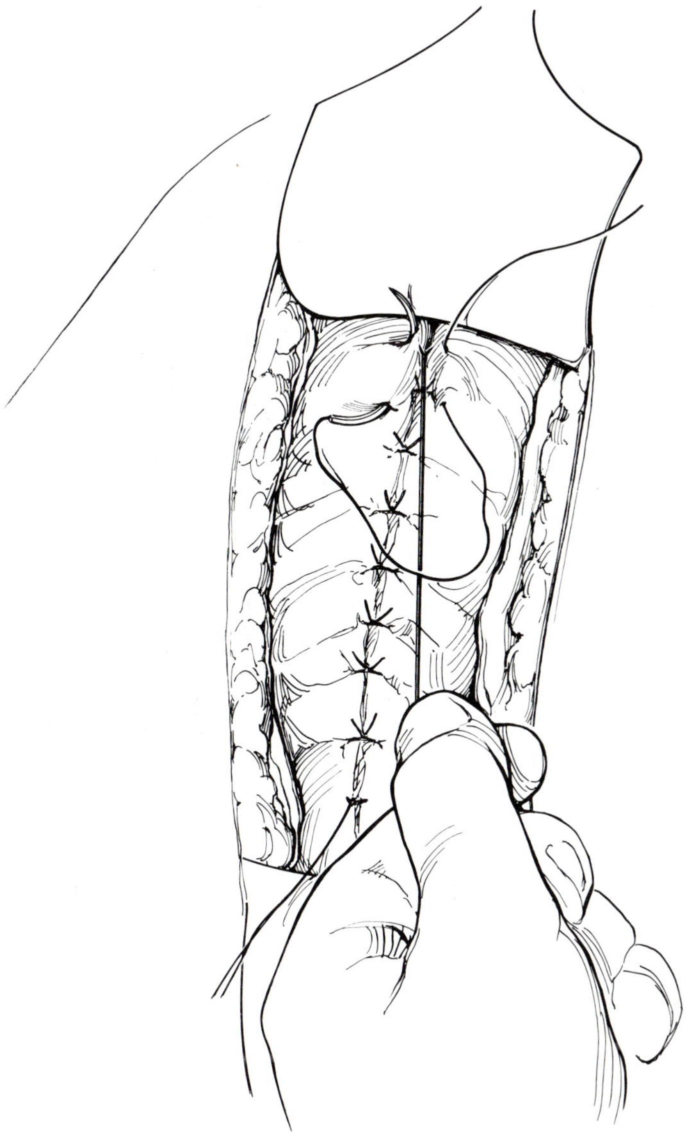

Abb. 1.220

7. Bevor nun das Wundgebiet mit einer fortlaufenden Naht der durchtrennten Plica vesicouterina extraperitonealisiert wird (Fadenstärke 3 × 0), muß man darauf achten, daß das Gesamtgebiet absolut bluttrocken ist. Übersehene Blutungen können sich leicht über das extrem aufgelokkerte Bindegewebe in das Parametrium und den retroperitonealen Raum nach lateral und kranial ausbreiten. Sie leisten einer Infektion Vorschub (Abb. 1.221).

Die **Inspektion der Adnexe** und einer evtl. noch vorhandenen Appendix vermiformis sowie eine sorgfältige Austastung des Abdomens beenden den intraabdominalen Eingriff.

Der **Bauchdeckenverschluß** orientiert sich am Zugang.

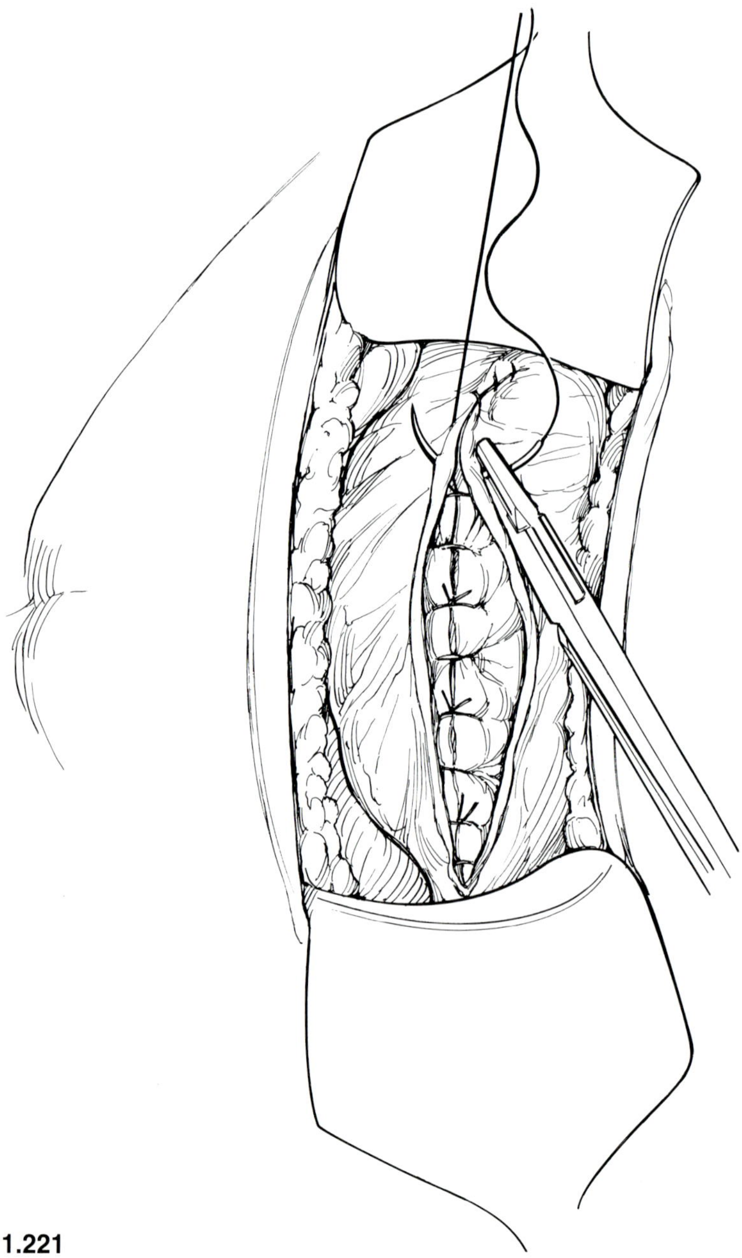

Abb. 1.221

Besonderheiten

• Problematische Situationen entstehen immer dann, wenn es zum **Weiterreißen der Hysterotomie** nach lateral und/oder kaudal kommt. Im Vordergrund stehen dann zunächst massive Blutungen aus dem Uterinagefäßbereich. Um ein versehentliches Erfassen von Nachbarstrukturen, wie Harnblase und Ureter durch blind gesetzte Umstechungen zu vermeiden, sollte man immer zunächst versuchen, ein anatomisch übersichtliches Op-Gebiet herzustellen. Dazu ist es häufig nötig, die Harnblase zu distanzieren. In Einzelfällen muß auch der Ureter dargestellt werden. Wenn sich allerdings die Uteruskante noch lateral des Einrisses tasten läßt und die Harnblase nach ventral distanziert ist, so ist der Ureter bei der Versorgung des Einrisses sicher nicht gefährdet.

Ist man gezwungen, die Blutung zunächst blind über Umstechungen zu stillen, sollte die anatomische Situation unbedingt hinsichtlich der o. g. Strukturen überprüft werden.

• Immer wieder wird man bei der Sectio caesarea mit einem **Uterus myomatosus** konfrontiert. War eine gleichzeitige Hysterektomie im Zusammenhang mit der Sectio caesarea mit der Patientin nicht präoperativ abgesprochen, so sollte auf eine Myomenukleation unbedingt verzichtet werden. Weiche Gewebsverhältnisse und die extreme Durchblutung erschweren eine organerhaltende Operation erheblich.

Gleiches gilt für organerhaltene Operationen am **Ovar.** Solche Operationen sollten, wenn immer möglich, erst nach Abschluß der Uterusrückbildung durchgeführt werden.

Perioperative Maßnahmen

Auch bei einer sekundären Sectio ist eine **Thromboseprophylaxe** erforderlich. Sie kann auch mit 6%iger Dextran-60-Lösung durchgeführt werden. Intraoperativ beginnen wir mit 100 ml, postoperativ werden weitere 400 ml infundiert. Nach weiteren Gaben von jeweils 500 ml am 1. und 2. postoperativen Tag ist die Thromboseprophylaxe beendet, wenn die Patientin zu diesem Zeitpunkt voll mobilisiert ist. Ansonsten erfolgt die weitere Prophylaxe mit Heparin.

Bei einer sekundär durchgeführten Sectio caesarea wird unmittelbar nach der Abnabelung des Kindes mit einer **Antibiotikaprophylaxe** begonnen, welche z. B. aus drei Applikationen im Abstand von 8 Stunden besteht.

Isthmokorporaler Längsschnitt

Definition

Der isthmokorporale Längsschnitt sollte immer dann gewählt werden, wenn Schwierigkeiten bei der Kindsentwicklung über einen uterinen Querschnitt voraussehbar sind. Auf diese Weise läßt sich eine T-förmige Erweiterung des Querschnitts umgehen. Hauptindikation ist der Kaiserschnitt bei Frühgeburten unterhalb der 30. SSW insbesondere dann, wenn es sich um eine Beckenendlage handelt, evtl. auch in Kombination mit einem vorzeitigen Blasensprung.

Operative Technik

1. Beim isthmokorporalen Längsschnitt wird die **Plica vesicouterina** wie beim Querschnitt median inzidiert und auf einer Strecke von 4–5 cm nach lateral durchtrennt. Die Harnblase wird allerdings weiter nach kaudal präpariert, um einen möglichst tief im Zervixbereich gelegenen Zugang zu erhalten.

Die **Hysterotomie** mit dem Skalpell erfolgt auch hier, wenn möglich, nur bis auf das Amnion. Unter Einlage des Zeigefingers und Mittelfingers der linken Hand erweitert man die Hysterotomie zunächst nach kaudal und im Anschluß daran so weit wie notwendig nach kranial. Wegen der Dicke des Myometriums ist dieses Vorgehen meist nur mit dem Skalpell möglich (Abb. 1.222).

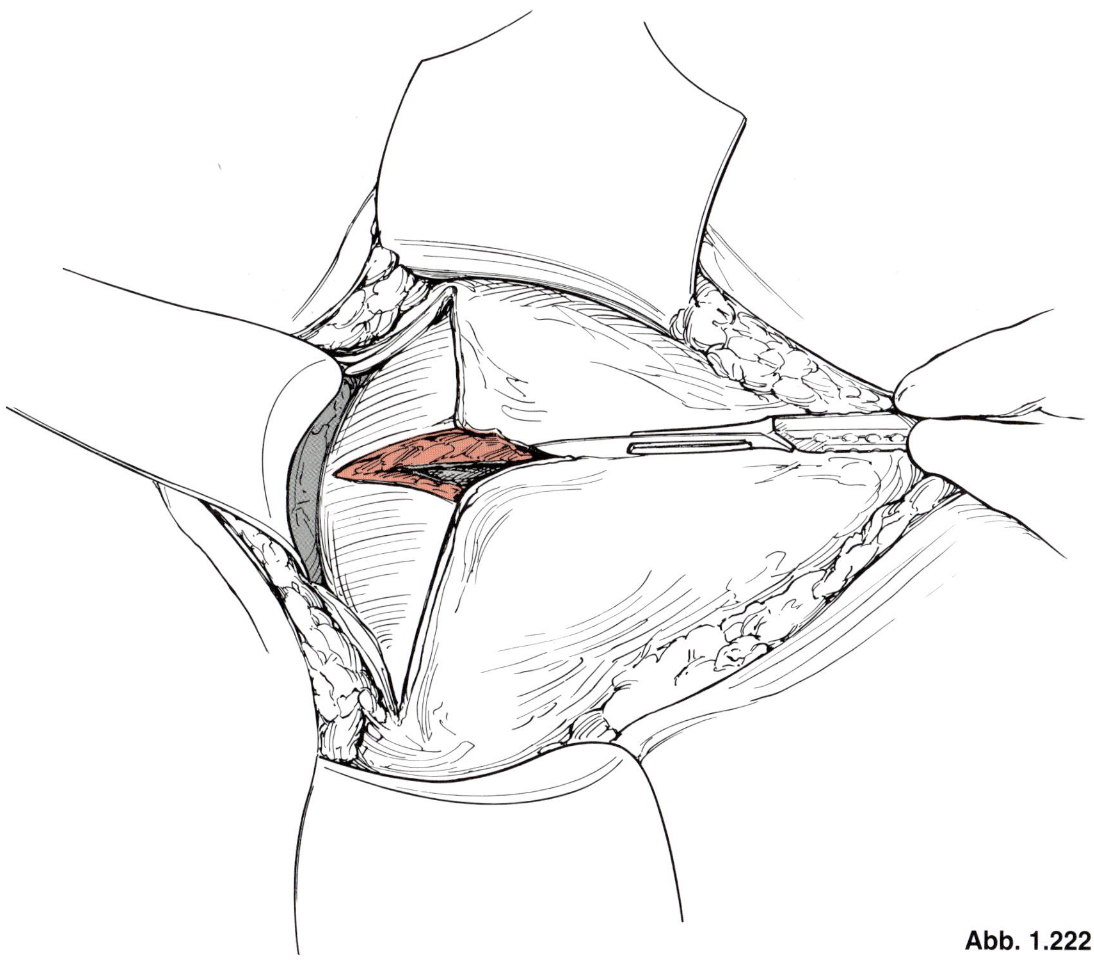

Abb. 1.222

2. Bedingt durch die Dicke des Myometriums und die Spannung der Wundränder gelingt der **Verschluß der Hysterotomie** nur mit einer doppelten Nahtreihe. Da sich die beiden Wundränder entsprechend der Zugrichtung des Myometriums nach lateral evertieren, ist es sinnvoll, durch abwechselnde Nähte von kranial und kaudal die Spannung zu verteilen. Über seromuskuläre Rückstichnähte als 2. Nahtreihe lassen sich Myometrium und Serosa problemlos adaptieren (Abb. 1.223).

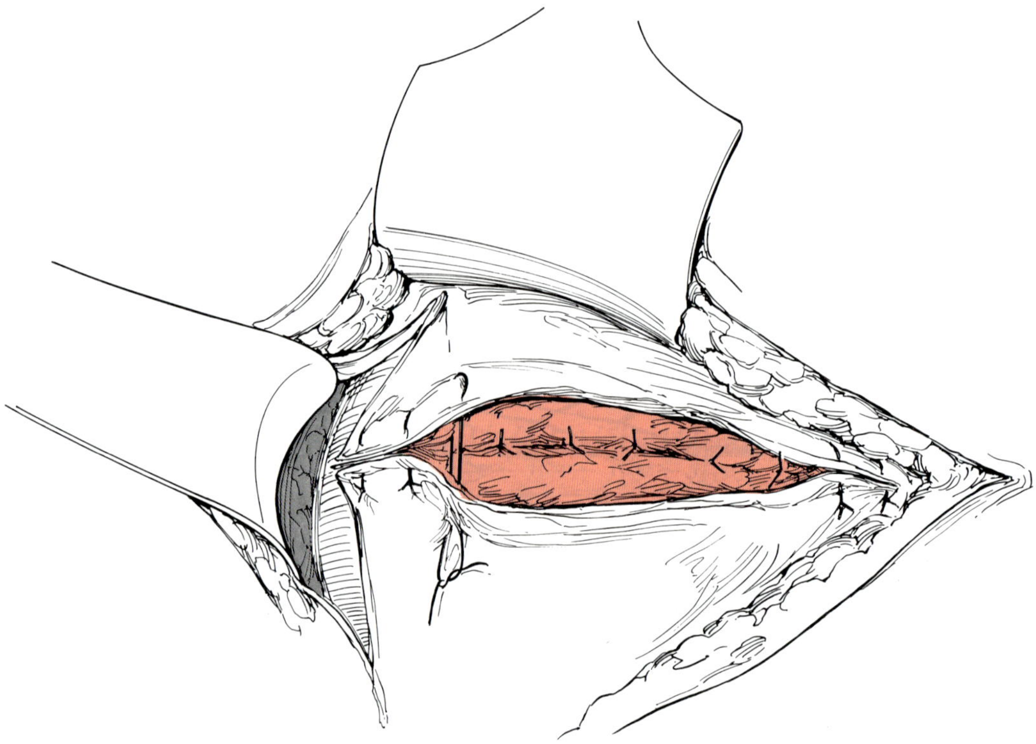

Abb. 1.223

3. Häufig gelingt es, das gesamte Wundgebiet durch die Mobilisation der Plica vesicouterina vollständig oder zumindest partiell zu decken (Abb. 1.224).

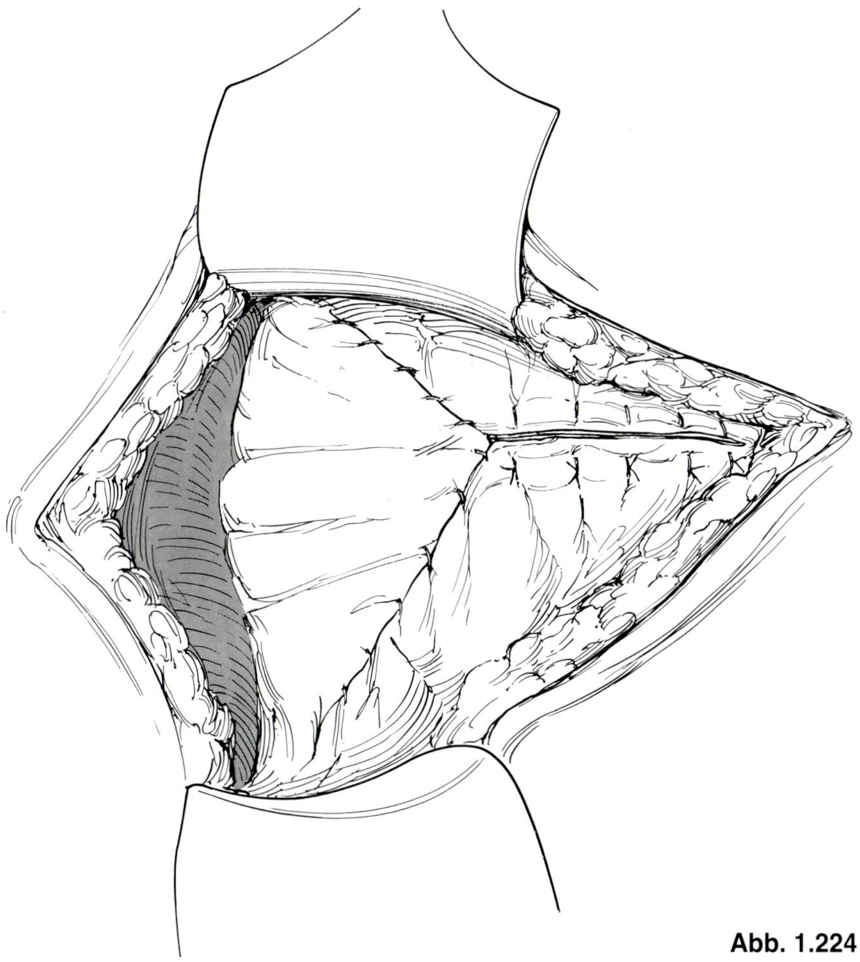

Abb. 1.224

Cerclage nach McDonald

Definition

Das Ziel der Zervix-Cerclage ist die Prophylaxe oder Therapie einer Zervixinsuffizienz. Damit soll ein Spätabort bzw. eine Frühgeburt verhindert werden.

Voraussetzung für die **prophylaktische Cerclage** ist eine typische Anamnese von Spätaborten bzw. Frühgeburten zwischen der 14. und 26. SSW nach stiller Muttermundseröffnung ohne Wehentätigkeit. Sie wird nach Abschluß des Frühabortrisikos, also nach der 12. SSW, beim noch unveränderten Portio- und Muttermundsverhältnissen durchgeführt. Wegen der operationsbedingten Risiken (s. u.) ist die Indikation zur prophylaktischen Cerclage so zurückhaltend wie möglich zu stellen.

Für die **therapeutische Cerclage** muß ein trotz konservativer Maßnahmen progredienter Befund der Zervix mit Eröffnung des inneren Muttermundes vor der 28. SSW ohne Wehentätigkeit nachweisbar sein. Notfallmäßig wird diese Operation durchgeführt, wenn sich die Fruchtblase nach stiller Muttermundseröffnung hernienartig durch den Zervikalkanal nach außen vorwölbt.

Lagerung

Steinschnittlage steil.

Aufklärungspflichtige Risiken

Insbesondere bei der prophylaktischen Cerclage muß die Patientin darauf hingewiesen werden, daß diese Operation einen Spätabort bzw. eine Frühgeburt nicht mit Sicherheit verhindern kann.

Darüber hinaus muß auf die operationsspezifischen Folgen wie Amnioninfektionssyndrom und vorzeitigen Blasensprung hingewiesen werden.

Operative Technik

1. Ebenso sorgfältig wie bei der vaginalen Hysterektomie wird die Scheide entfaltet und die Zervix zur Darstellung gebracht. Die vordere und hintere Muttermundslippe werden mit Fensterklemmen angehakt.

Unterhalb der Blasenumschlagsfalte bei 12 Uhr sowie in gleicher Höhe bei 6 Uhr inzidiert man die **Vaginalhaut** auf einer Strecke von etwa 1 cm in Längsrichtung (Abb. 1.225).

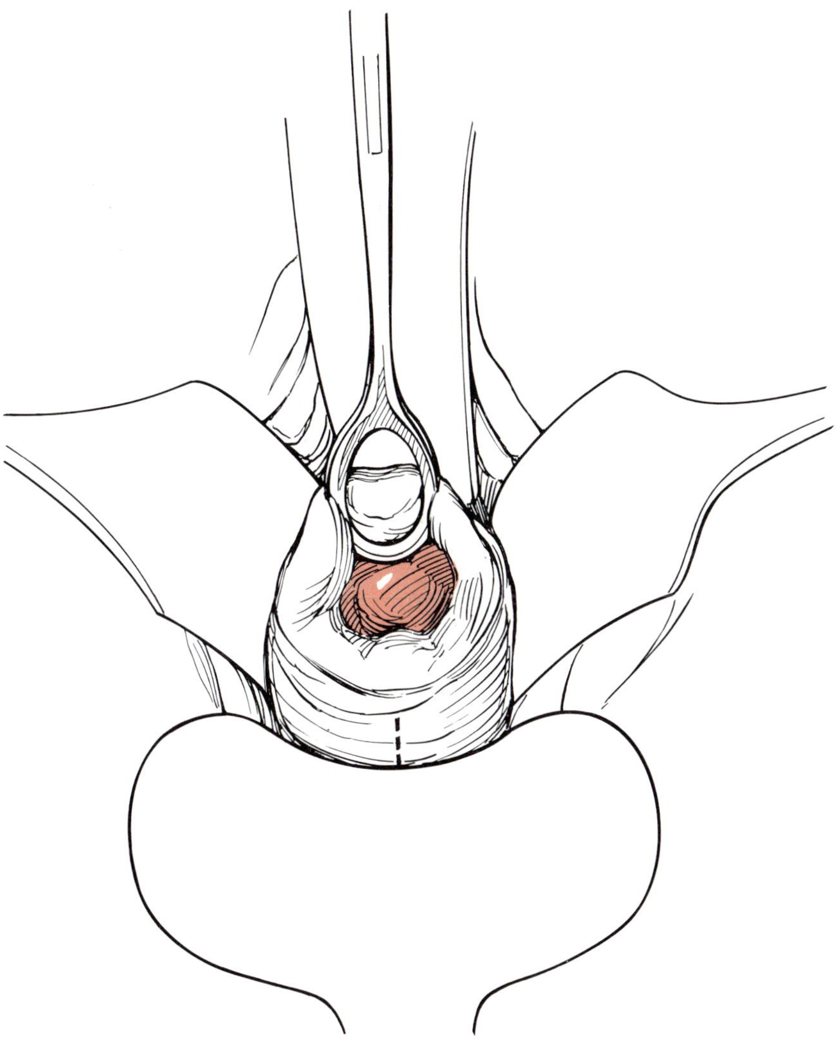

Abb. 1.225

2. Von dorsal nach ventral wird beidseits mit einer stumpfen runden Nadel ein atraumatisches 0,5 cm breites geflochtenes **Polyesterband** unter dem Vaginalepithel so durchgeführt, daß es auf beiden Seiten die ventral gelegte Inzision erreicht (Abb. 1.226).

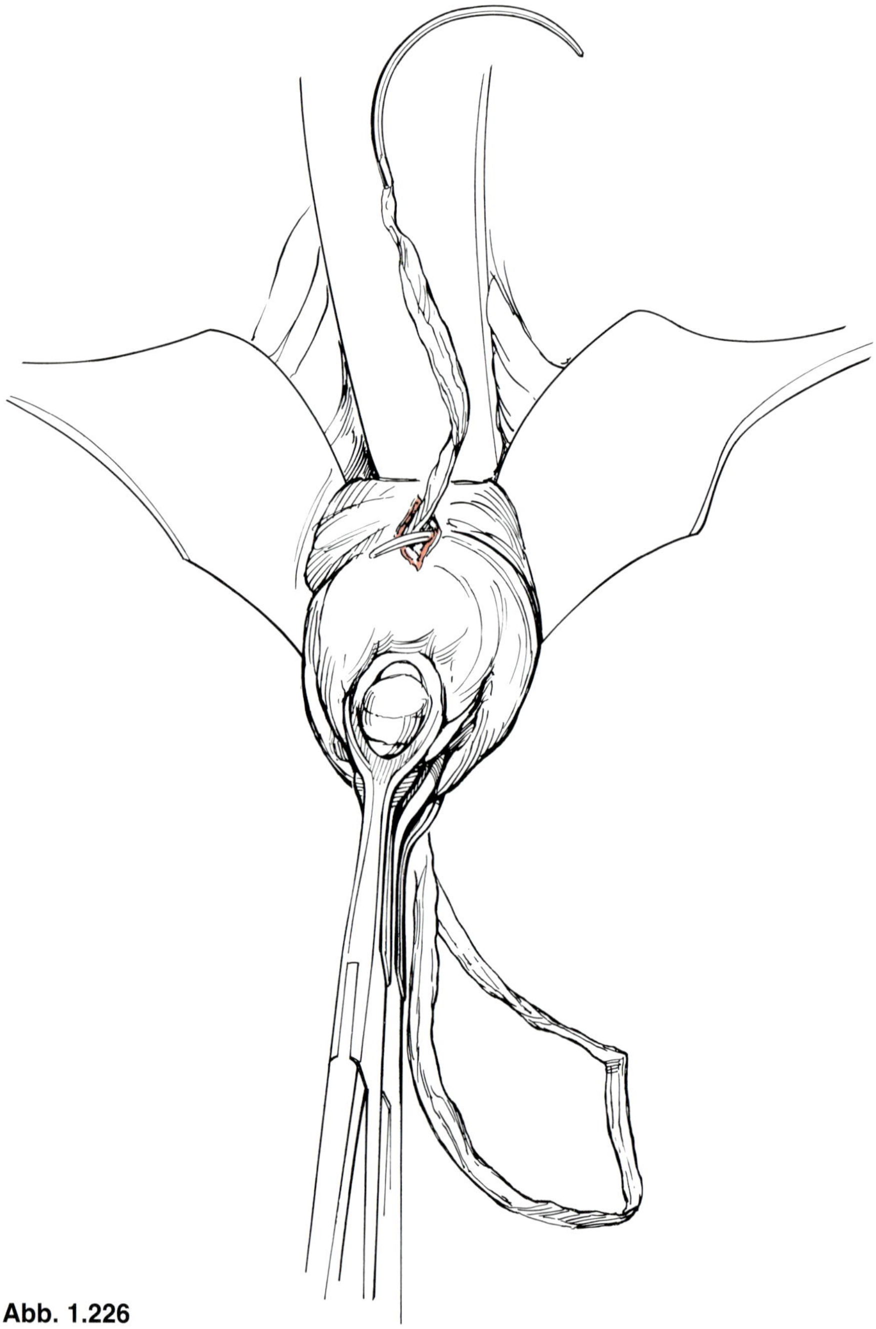

Abb. 1.226

3. Dort werden die Fadenenden verknotet. Einen vollständigen Verschluß des Zervikalkanals sollte man vermeiden. Der Zug muß so gewählt werden, daß der CK für **Hegar 4** passierbar bleibt (Abb. 1.227).

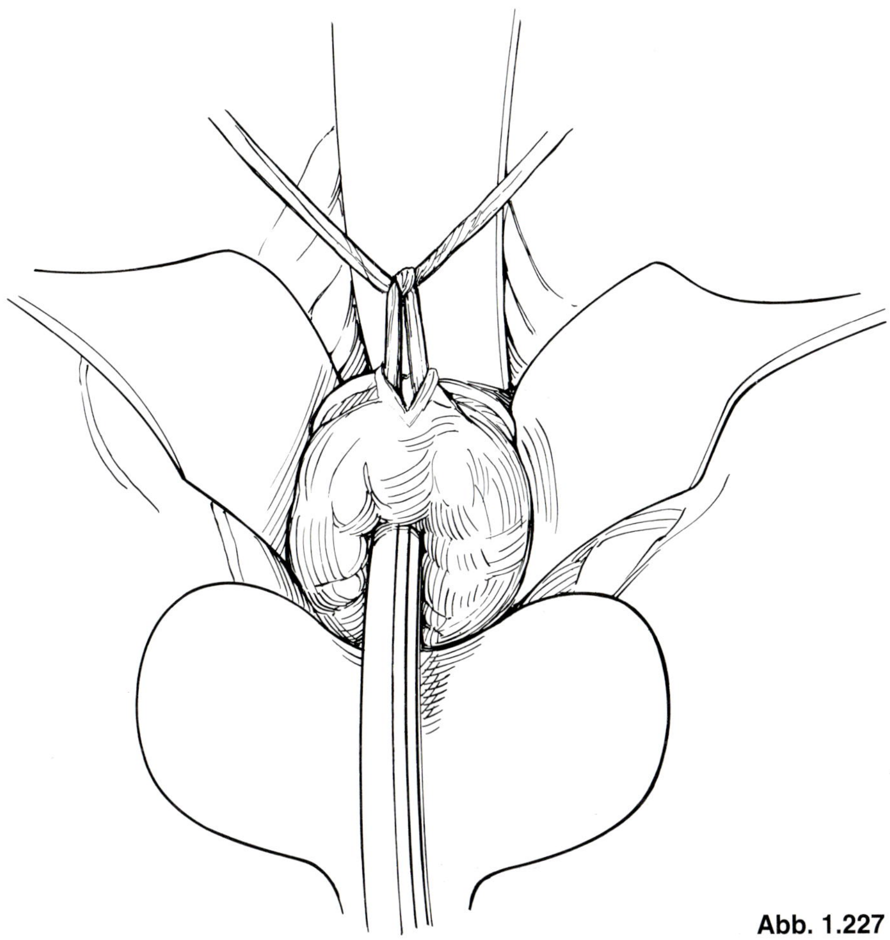

Abb. 1.227

Besonderheiten

- Wölbt sich die Fruchtblase bereits in den CK vor, so wird diese während des Knotens mit einem kleinen Tupfer vorsichtig nach kranial geschoben.

- Läßt sich die in die Scheide prolabierte Fruchtblase nicht mehr nach kranial jenseits des inneren Muttermundes zurückschieben, so kann man versuchen, während der Operation durch eine transabdominale Amniozentese gleichzeitig Fruchtwasser abzulassen. Dadurch wird der Druck in der Vorblase reduziert und eine Reposition evtl. möglich.

Perioperative Maßnahmen

- Wegen des hohen Risikos einer Amnioninfektion ist eine perioperative Antibiotikaprophylaxe zwingend. Vor Beginn sollte ein Abstrich aus dem CK bzw. vom unteren Eicol entnommen werden.

- Ebenso ist eine perioperative prophylaktische Tokolyse notwendig.

- Darüber hinaus genügen in prophylaktischen Fällen zwei bis drei Tage Bettruhe.

Postoperative Betreuung

Nach unkompliziertem Schwangerschaftsverlauf wird die Cerclage nach Abschluß der kindlichen Reife mit Beginn der 38. SSW entfernt.

Arbeitsunfähigkeit

Bei prophylaktischer Cerclage und unkompliziertem postoperativen Verlauf ist eine uneingeschränkte Arbeitsfähigkeit 14 Tage nach dem Eingriff möglich. Je nach vorausgegangener Fehlgeburtsanamnese und der Schwere der körperlichen Arbeit muß individualisiert werden. Dies gilt selbstverständlich bei notfallmäßig durchgeführter Cerclage.

Perioperatives Manual

Präoperative Patientenvorbereitung

Anästhesie in der Gynäkologie und der operativen Geburtshilfe

Allgemein wurde die Indikation zur Operation in der operativen Gynäkologie, wie übrigens auch in anderen Bereichen, in den letzten beiden Jahrzehnten erheblich erweitert. Sowohl Verbesserungen der Operationstechnik als auch der Anästhesieverfahren haben dies ermöglicht. Diese Entwicklung hatte zur Folge, daß sich die Anzahl von Risikopatienten, die sich einem operativen Eingriff unterziehen, erhöhte. Deshalb ist die sorgfältige Vorbereitung einer Patientin auf Anästhesie und Operation von ausschlaggebender Bedeutung.

Aufgabe des Anästhesisten ist es, die im Hinblick auf den Eingriff relevanten Risikofaktoren der Patientin zu erfassen, gegebenenfalls risikomindernde Maßnahmen einzuleiten und die Narkose mit anschließender postoperativer Betreuung darauf abzustimmen.

Prämedikationsvisite

Die Patientin wird vor jeder Narkose vom Anästhesisten gesehen. Im Idealfall handelt es sich dabei um denjenigen Narkosearzt, der die Narkose bei dieser Patientin auch durchführen wird.

Die **Prämedikationsvisite** hat das Ziel, den Allgemeinzustand der Patientin zu beurteilen. Hierzu gehört die Einschätzung des körperlichen Zustandes und die Beurteilung physikalischer Untersuchungsbefunde. Der Anästhesist schätzt dann das Narkoserisiko der betreffenden Patientin ein. In Abhängigkeit davon wird zusammen mit dem Operateur entschieden, ob weiterführende Untersuchungen oder zusätzliche therapeutische Maßnahmen notwendig sind. Schließlich wird das für die Patientin am besten geeignete Narkoseverfahren und die Art der postoperativen Überwachung ausgewählt. Darüber führt der Anästhesist mit der Patientin ein Aufklärungsgespräch. Er verordnet außerdem die Medikamente zur Prämedikation.

Flußdiagramm zur Patientenvorbereitung

Prämedikationsvisite	
Patienten mit niedrigem Risiko	Patienten mit hohem Risiko
Präoperative Routineuntersuchung	Präoperative Minderung des Risikos (Verbesserung des Allgemeinzustandes durch gezielte Therapie von Risikofaktoren) Auswahl des geeignetsten Anästhesie- und Operationsverfahrens
Operation	
Postoperative Intensivüberwachung von kurzer Dauer in einer Überwachungseinheit („Aufwachraum")	Postoperative Intensivüberwachung und -therapie auf einer Intensivbehandlungseinheit

Die **Prämedikation** dient der psychischen Vorbereitung der Patientin auf die Operation. Sie bewirkt eine Herabsetzung der zur Narkoseeinleitung notwendigen Anästhetikadosis und soll zu einer Anxiolyse in Verbindung mit Sedierung führen. Daneben wird eine Herabsetzung der Vagusaktivität (Verminderung der Speichelsekretion, Dämpfung kardialer Reflexe) angestrebt. Bei Schmerzen ist eine analgetische Wirkung erwünscht. In manchen Fällen soll die Prämedikation auch eine Antihistaminwirkung entfalten (z. B. bei bekannter Allergie).

Die Auswahl der geeigneten Medikamente richtet sich nach der angestrebten Wirkung. Einen Überblick gibt die Tabelle 2.1.

Tabelle 2.1 Wirkung der zur Prämedikation verordneten Medikamente.

	Benzodiazepine	Phenothiazin	DHB	Opiate	Atropin	Barbiturate	Cimetidine
Anxiolyse	++	∅	±	∅	∅	∅	∅
Sedierung	+++	++	++	+	∅	+++	+
Amnesie	++	∅	∅	∅	∅	∅	∅
Analgesie	∅	∅	∅	+++	∅	–	∅
Parasympathikolyse	∅	+	∅	∅	+++	∅	∅
Antiemetische Wirkung	∅	++	++	–	–	∅	∅
Antihistamin-Wirkung	∅	++	∅	∅	∅	∅	+++

Auf eine Prämedikation wird verzichtet:

- bei älteren Patienten mit eingeschränkter zerebraler Leistungsfähigkeit,
- bei Patienten im Schock,
- bei Patienten mit Atemantriebsstörungen,
- bei ambulanten Patienten,
- bei nicht nüchternen Patienten,
- bei Schwangeren vor geburtshilflichen Eingriffen.

Der Eintritt der gewünschten Wirkung hängt von Zeitpunkt und Applikationsform der Prämedikation ab. Prinzipiell kann intravenös, intramuskulär oder per os prämediziert werden. Die intravenöse Form hat ihre Bedeutung mehr bei der Vorbereitung von Intensivpatienten. Eine intramuskulär applizierte Prämedikation hat den Vorteil einer gleichmäßig anhaltenden Wirkung, setzt allerdings eine konstante Resorption aus dem Depot voraus. Bei elektiven Eingriffen hat sich die perorale Prämedikation mit Benzodiazepinen bewährt. Dabei ist ein kleines Flüssigkeitsvolumen (ca. 30–50 ml Wasser) zur Einnahme erlaubt.

In **einem unkomplizierten Fall** könnte die Prämedikation so aussehen:

- Verordnung am Vorabend: Flurazepam 30 mg p.o.
- Verordnung am Op-Tag: Clorazepat 20 mg p.o.

Verordnung und Durchführung der Prämedikation müssen dokumentiert werden. Danach muß der in seiner Vigilanz eingeschränkte Patient auf Station und beim Transport in den Op-Saal bis zur Narkoseeinleitung gut überwacht werden.

Anästhesiebedingtes Risiko

Die anästhesiebedingte Mortalität hat in den letzten Jahren nur wenig abgenommen. Die Ursache dafür liegt darin, daß der Anteil der Risikopatienten an der Gesamtzahl der Operationen zugenommen hat. Insgesamt gesehen konnten aber wesentliche Fortschritte im Hinblick auf die perioperative Sicherheit der Patientin durch verbesserte Anästhesie- und Überwachungstechniken erzielt werden.

Die primär anästhesiebedingte Mortalität liegt bei ca. 0,009% aller operierten Patienten. Eine Mitbeteiligung der Anästhesie ist in etwa 0,02% der Fälle anzunehmen. Die 6-Tage Gesamtmortalität nach operativen Eingriffen beträgt etwa 0,6%.

Als **Hauptrisikofaktoren** sind anzusehen: Herzkreislauferkrankungen, Erkrankungen der Atmungsorgane, Stoffwechselerkrankungen und das Alter der Patienten. Hinzu kommt in der operativen Gynäkologie die Schwangerschaft.

Perioperative Hauptrisikofaktoren:

• Herzkreislauferkrankungen:	Koronare Herzerkrankung, Hypertonie
• Erkrankungen der Atmungsorgane:	Chronisch obstruktive Bronchopathie, Emphysem
• Stoffwechselerkrankungen:	Diabetes mellitus
• Alter:	Multimorbidität

Risikoeinschätzung

Am Beispiel des Alters einer Patientin soll die Einschätzung des perioperativen Risikos deutlich gemacht werden.

Die Gruppe der geriatrischen Patienten wächst innerhalb der Gesamtheit chirurgischer Patienten an. Die Ursache dafür liegt in der Wandlung der Bevölkerungsstruktur. Im ehemaligen Bundesgebiet waren 1989 etwa 20% der Bevölkerung älter als 60 Jahre.

Bei geriatrischen Patienten liegt oft eine Reihe von chronischen Erkrankungen wichtiger Organsysteme vor. Dabei finden sich nicht selten mehrere Erkrankungen gleichzeitig.

Die Häufigkeit perioperativer Komplikationen ist bei dieser Patientengruppe ebenfalls erhöht. Die Krankenhausmorbidität nimmt mit steigendem Alter zu. So beläuft sich die Mortalität 20–29jähriger Patienten auf etwa 0,7%, die der 60–69jährigen hingegen auf 6%.

Häufigkeit chronischer Erkrankungen bei geriatrischen Patienten:

- Herzkreislauferkrankungen 70%
- Atemwegserkrankungen 17%
- Gefäßerkrankungen 12%
- Diabetes mellitus 12%

Neben den im Alter häufigen Begleiterscheinungen bedingen alterstypische Veränderungen der Physiologie wichtiger Organsysteme eine erhöhte perioperative Mortalität. Zudem ist die Pharmakokinetik vieler Medikamente verändert. Von altersphysiologischen Veränderungen besonders betroffen sind das Herzkreislaufsystem, die Atmungsorgane und die Nierenfunktion.

Herzkreislaufsystem: Einschränkungen bestehen hinsichtlich der Reaktionsfähigkeit der Herzfrequenz auf Belastungen. Das Gefäßsystem wird unabhängig von einer Arteriosklerose zunehmend unelastischer. Insgesamt kommt es zu einer Einschränkung der kardiovaskulären Reserve.

Atmungsorgane: Die Alveolendichte und damit die Gasaustauschfläche nimmt ab. Die Lungenfunktionsparameter nehmen ebenfalls ab. Der Sauerstoffpartialdruck sinkt. Respiratorische Reserven sind geschwächt.

Nierenfunktion: Man beobachtet eine Abnahme der Nierenperfusion und der glomerulären Filtration. Verdünnungs- und Konzentrationsvermögen sind beeinträchtigt. Das Gesamtkörperwasser ist reduziert.

Pharmakologie: Abnahme des Gesamtkörperwassers und eine Zunahme des Fettanteils an der Körpermasse verändern den Verteilungsraum vieler Medikamente. Veränderungen der Empfindlichkeit bestimmter Rezeptoren, z. B. der Benzodiazepine, verändern die Medikamentenwirkung. Darüber hinaus nehmen sehr viele Patienten dieser Altersgruppe regelmäßig Medikamente ein, die mit Anästhetika interferieren können.

Diese altersbedingten Veränderungen der Physiologie wichtiger Organsysteme können bis zu einem gewissen Grad durch ein angepaßtes Anästhesieverfahren kompensiert werden. Die erhöhte perioperative Mortalität älterer Patienten ist dann in der Hauptsache den verschiedenen Begleiterkrankungen, die die verschmälerte Kompensationsbreite aufzehren, zuzuschreiben.

Risikoeinteilung

Es existieren verschiedene Klassifikationssysteme zur Einstufung des Narkoserisikos.

Am Institut für Anästhesiologie der LMU München kommt eine Risikocheckliste zur Anwendung, die eine Reihe patientenbezogener Risiken erfaßt und darüber hinaus auch operative Umstände berücksichtigt. So werden u. a. die Dringlichkeit und die Lokalisation des Eingriffs und die Anästhesiedauer mit einem Punktsystem bewertet. Drei Risikogruppen wurden unterschieden: Patienten mit geringem, mittlerem und hohem Risiko (Tab. 2.2).

Tabelle 2.2 Präoperative Risikocheckliste Großhadern.

0	1	2	3	4	Punkte
geplante Operation □ ambulant □ stationär		□ dringliche Operation		□ Notoperation	
OP-Gebiet		□ thorakale OP □ abdominelle OP	□ OP-Aorta		
Anästhesiedauer □ < 120 min	Anästhesiedauer □ 120–180 min	Anästhesiedauer □ > 180 min			
Alter □ 1–39 Jahre	Alter □ 40–59 Jahre	Alter □ > 59 Jahre			
Allgemeinzustand □ gut	□ chron. konsum. Erkrankung	□ Immobilisierung		□ ak. Vitalbedrohung □ z. B. Schock, □ Lungenversagen	
□ Bewußtsein ungetrübt				□ Bewußtlosigkeit	
Herzleistung □ normal □ keine koronare Herzerkrankung	□ Belastungsinsuffizienz □ Akrozyanose □ Digitalismedikation □ Herzvitium	□ Herzvergrößerung □ Beinödeme □ Jugularvenenstauung □ Angina pectoris □ Innenschichtschaden i. EKG □ Infarkt vor > 6 Mo.	□ Lungenstauung □ Infarkt vor < 6 Mo. □ > 1 abgelauf. Infarkt		
Herzrhythmus □ normal	□ kein Sinusrhythmus □ AV-Block I, II □ kompl. Rechtsschenkelblock	□ Tachykardie □ supraventrikuläre ES □ ventrikuläre ES □ Linksschenkelblock			
Kreislauf u. Gefäßsyst. □ unauffällig	□ Hypertonie (RR > 145/95)	□ arterielles Verschlußleiden			
Atmungsorgane □ unauffällig	□ akute Bronchialerkrankung □ chron. Bronchialerkrankung □ Emphysem		□ Pneumonie □ pulmonale Dyspnoe		
Stoffwechsel □ normal	□ Übergewicht > 30 %	□ Diabetes mellitus			
Serumkalium □ normal		Serumkalium □ < 3 mmol/l □ > 5 mmol/l			
Hämoglobingehalt □ normal		Hb □ < 12,5 g%			
Leberfunktion □ normal		□ Transaminasen erhöht □ Gamma-GT erhöht □ Quick erniedrigt □ Lebercirrhose			
Nierenfunktion □ normal		Retentionswerte □ erhöht			

Anzahl Punkte	

Risikogruppe	I geringes Risiko	II mittleres Risiko	III hohes Risiko
Punkte	0–6	7–10	> 10

In der Tabelle 2.3 ist das Risiko potentiell lebensbedrohlicher Komplikationen der Gruppe I–III aufgelistet. Das Risiko, an einer lebensbedrohlichen Komplikation zu sterben, beträgt etwa 44%.

Tabelle 2.3 Risiko potentiell lebensbedrohlicher Komplikationen.

Risikogruppe	Häufigkeit
I	0,1%
II	6,3%
III	43,3%

Risikominderung

Durch eine gezielte Vorbereitung der Patientin wird eine Minderung des perioperativen Risikos angestrebt. Die dazu notwendigen Schritte sind:

- Voruntersuchung einschließlich konsiliarischer Untersuchungen (z. B. Kardiologie, Pulmonologie).

- Eine entsprechende Vorbehandlung mit dem Ziel der Verbesserung des Allgemeinzustands der Patientin.

Dem dann verbleibenden Risiko wird durch die Auswahl des Anästhesieverfahrens und der Art der postoperativen Überwachung Rechnung getragen.

Herzkreislauferkrankungen

Liegt eine **koronare Herzerkrankung** (KHK) vor, so ist die Letalität im Vergleich zum Herzgesunden um den Faktor 2–3 erhöht, sofern es sich um nichtkardiochirurgische Eingriffe handelt. Liegt anamnestisch ein **Z.n. Myokardinfarkt** vor, so ist das Risiko des Auftretens eines Reinfarktes sehr hoch, wobei der Zeitpunkt des stattgehabten Infarktes eine wichtige Rolle spielt. Liegt dieser weniger als 3 Monate zurück, so liegt das Risiko bei etwa 40% mit einer Mortalität von ca. 50%. 6 Monate nach einem Infarkt beläuft es sich auf etwa 5%. Elektive Eingriffe sind demnach frühestens 6 Monate nach Myokardinfarkt indiziert.

Die Voruntersuchung umfaßt das EKG und, bei pektanginösen Beschwerden, die Belastungsergometrie. Gegebenfalls wird eine Einstellung des Blutdrucks und der Herzfrequenz durchgeführt. Besteht zudem eine Herzinsuffizienz, so kann eine Echokardiographie sinnvoll sein. Die notwendigen Untersuchungen werden mit einem Kardiologen abgesprochen.

Eine **unbehandelte Hypertonie** stellt einen erheblichen Risikofaktor dar, so daß eine Blutdruckeinstellung präoperativ, selbst wenn nur ein kleinerer Eingriff geplant ist, unumgänglich ist. Bei diesen Patienten kommt es im Vergleich zu Normotonikern gehäuft zum perioperativen Myokardinfarkt.

Steht die Patientin unter einer wirksamen Dauermedikation mit Antihypertensiva, Antiarrhythmika oder Koronartherapeutika, so wird diese Medikation bis zum Vorabend der Operation beibehalten. Eine Ausnahme stellen Betarezeptorenantagonisten dar, die auch am Morgen des Op-Tages gegeben werden, da ein abruptes Absetzen zu schweren Herzrhythmusstörungen führen kann.

Respiratorische Erkrankungen

Nach abdominellen Eingriffen kann es zu respiratorischen Komplikationen kommen. Gefährdet sind Patientinnen mit vorbestehenden Lungenerkrankungen, Infektionen der Luftwege, Adipositas und Nikotinabusus.

Die Voruntersuchungen bestehen in der Röntgenaufnahme des Thorax in 2 Ebenen und gegebenenfalls der Analyse der arteriellen Blutgase sowie der Lungenfunktionsprüfung. Bei eingeschränkter Lungenfunktion sollte bereits präoperativ eine Physiotherapie eingeleitet werden.

Diabetes mellitus

Diabetiker weisen eine Reihe von Sekundärerkrankungen auf, die vor allem Gefäße einschließlich der Koronararterien betreffen.

Patientinnen mit einem diätetisch eingestellten Diabetes mellitus müssen nicht speziell vorbereitet werden. Lang wirksame orale Antidiabetika müssen wegen der Gefahr einer Hypoglykämie bei Nahrungskarenz frühzeitig abgesetzt werden.

Liegt ein **insulinpflichtiger** Diabetes mellitus vor, so sollten die Patientinnen an vorderster Stelle des Op-Programms stehen, um lange Nahrungskarenz zu vermeiden. Unmittelbar präoperativ wird eine Blutzuckerkontrolle durchgeführt. Die präoperative Insulindosis wird individuell bemessen.

Präoperative Routineuntersuchungen

- Anamnese
- Physikalische Untersuchung
- EKG
- Röntgenaufnahme des Thorax (bei Patienten über 40 Jahre)
- Laboruntersuchungen (Hämoglobin, Serumelektrolyte, Serumkreatinin und -harnstoff, GPT, Plasmatische Gerinnung, Blutgruppe)

Bei Untersuchungen, die eine Belastung für die Patientin mit sich bringen, wie z. B. Röntgenaufnahmen des Thorax, ist die Indikation individuell zu stellen. Aufwand und klinische Wertigkeit müssen gegeneinander abgewogen werden.

Die Röntgenthoraxaufnahme zeigt bei etwa 5% der Patienten über 40 Jahre einen auffälligen Befund. In jüngerem Alter ist sie nur bei vorbestehenden Lungenerkrankungen angezeigt. Bei Patienten mit kardialen oder pulmonalen Risikofaktoren ist sie immer anzufertigen.

Die Begleiterkrankungen bestimmen den Umfang der über das Routineprogramm hinausgehenden Laboruntersuchungen.

Standardanästhesieverfahren

Die Wahl des Anästhesieverfahrens hängt von der Art des Eingriffs und vom Allgemeinzustand der Patientin ab. Außerdem sind Wünsche der Patientin, die Art der Lagerung und die voraussichtliche Dauer des Eingriffs zu berücksichtigen. Die Narkosemethode muß die größtmögliche Sicherheit bieten.

Es stehen die Allgemeinanästhesie mit der Beatmung über eine Maske („Maskennarkose“, MN) oder mit endotrachealer Intubation („Intubationsnarkose“, ITN) sowie die Regionalanästhesieverfahren Periduralanästhesie (PDA) und Spinalanästhesie (SPA) zur Verfügung. In bestimmten Fällen wird die PDA mit einer ITN kombiniert.

Allgemeinanästhesie

Die Allgemeinanästhesie schaltet das Bewußtsein, die Schutzreflexe und die Spontanatmung der Patientin aus und erfordert das Freihalten der Luftwege und eine Beatmung. Die Beatmung kann entweder über eine Beatmungsmaske, die über Mund und Nase der Patientin abgedichtet gehalten wird, oder einen Endotrachealtubus erfolgen.

Die Narkoseeinleitung erfolgt i. d. R. intravenös. Bei Kindern kann auch rektal oder per inhalationem eingeleitet werden.

Maskennarkose

Die MN ist auf kurzdauernde Eingriffe beschränkt. Ist der voraussichtliche Zeitbedarf größer als 30 min, so kommt eine ITN zur Anwendung. Eine MN kommt grundsätzlich nur bei nüchternen Patienten in Frage. Die letzte Nahrungs- oder Flüssigkeitsaufnahme oder die letzte Zigarette müssen mindestens 6 Stunden zurückliegen. Bei schwangeren Patientinnen darf eine MN nicht durchgeführt werden.

Die Luftwege werden mittels des Esmarchschen Handgriffs und/oder eines Guedeltubus freigehalten. Die Beatmung erfolgt über einen Respirator, der eine Kontrolle der Beatmungsparameter ermöglicht. Bei noch vorhandener, schwacher Spontanatmung muß assistiert beatmet werden. Ist die Eigenatmung ausgeschaltet, so wird manuell, dem Bedarf entsprechend beatmet.

Die Maskenbeatmung wird auch in der Einleitungsphase einer ITN bei nüchternen Patienten durchgeführt.

Die MN ist für adipöse Patienten **nicht** geeignet, da bei kurzem, dickem Hals die Gefahr der Atemwegsverlegung besteht. Abdominelle Eingriffe eignen sich ebenfalls nicht für eine MN. Ausgeschlossen ist sie auch bei bestimmten Lagerungsformen, z. B. in Seiten- oder Bauchlage.

In der operativen Gynäkologie kann die MN gut bei kleineren vaginalen Eingriffen oder bei kurzdauernden Probeexzisionen der Mammae gegeben werden.

Intubationsnarkose

Die Intubation bietet gegenüber einer Maskenbeatmung wesentliche **Vorteile:**

- Die Atemwege werden zuverlässig, unabhängig von der Lagerung der Patientin, freigehalten. Jederzeit ist ein Zugang zu den Luftwegen möglich, um z. B. Sekret abzusaugen.

- Die ITN bietet einen sicheren Schutz vor Aspiration während eines Eingriffs. Damit ist eine Allgemeinnarkose auch bei einer nicht nüchternen Patientin möglich, wobei allerdings die Aspirationsgefahr durch eine besondere Intubationstechnik verringert, aber nicht beseitigt werden kann.

- Die ITN ermöglicht eine kontrollierte Beatmung über einen Respirator. Durch eine individuelle, differenzierte Respiratoreinstellung kann der Gasaustausch der Patientin optimiert werden. Eine Anpassung an respiratorische Erkrankungen ist so möglich.

- Die ITN mit maschineller Beatmung erlaubt dem Anästhesisten, sich besser auf den Eingriff und die Patientin zu konzentrieren.

Die Intubation weist aber auch einige **Nachteile** auf:

- Es kann zu einer Verletzung der Lippen oder zur Zahnbeschädigung kommen. Selten tritt ein Stimmbandschaden auf.

- Postoperativ klagen die Patientinnen häufig über Heiserkeit und Schluckbeschwerden, die jedoch nach wenigen Stunden, selten erst nach Tagen, abklingen.

- Der Tubus und das mit dem Respirator verbindende Schlauchsystem können diskonnektieren und verlangen besondere Aufmerksamkeit.

Die ITN kann bei jedem Eingriff der operativen Gynäkologie angewendet werden. Bei abdominellen Notoperationen ist sie das Verfahren der Wahl. Sie sichert Luftwege und Gasaustausch und bietet bei kritisch kranken Patientinnen deshalb Vorteile. Die Dauer des Eingriffs ist nicht limitiert.

Narkoseführung bei Allgemeinanästhesie

Die Allgemeinanästhesie hat zur Aufgabe, neben der Sicherung des Gasaustausches und der Aufhebung des Bewußtseins, Schmerzen auszuschalten und die Muskelrelaxation herbeizuführen, um so für Patient und Operateur optimale Bedingungen zu schaffen. Darüber hinaus soll sie gut steuerbar und rasch zu beenden sein.

Die Narkoseeinleitung erfolgt i. d. R. i. v. mit einem kurzwirksamen Barbiturat (z.B. Thiopental) und Opioiden. Die Intubation wird durch Succinylcholin, ein depolarisierendes Muskelrelaxans, erleichtert.

Es gibt verschiedene Techniken der Fortführung einer Allgemeinanästhesie:

- Inhalationsanästhesie mit volatilen Anästhetika, die einem Sauerstoff/Lachgasgemisch zugemischt werden.

- Intravenöse Anästhesie, z.B. als totale i.v. Anästhesie mit Propofol und Opioiden oder Benzodiazepinen und Opioiden zusammen mit Muskelrelaxantien.

- Neuroleptanästhesie mit Dehydrobenzperidol und Fentanyl unter Sauerstoff/Lachgasbeatmung.

- Balancierte Anästhesie mit einem bedarfsorientierten Einsatz von Sauerstoff/Lachgasbeatmung unter Zumischung niedrig konzentrierter volatiler Anästhetika, und der i.v. Gabe von Opioiden und Muskelrelaxantien.

Insgesamt gesehen erscheint die **balancierte Anästhesie** vorteilhaft. Sie erlaubt bei guter Steuerbarkeit eine gezielte, wirkungsorientierte Anästhetikagabe und reduziert deren spezifische Nebenwirkungen.

Regionalanästhesie

Im Bereich der operativen Gynäkologie kommen die Leitungsanästhesieverfahren (RV) Periduralanästhesie (PDA) und Spinalanästhesie (SPA) zur Anwendung. Sie können vor allem bei vaginalen Operationen sinnvoll eingesetzt werden.

PDA und SPA unterscheiden sich im Hinblick auf den Wirkort des Lokalanästhetikums (Abb. 2.1), die Anlagetechnik, die Wirkdauer und die Wirkungsqualität. Daraus ergibt sich die Indikation für das jeweilige Verfahren.

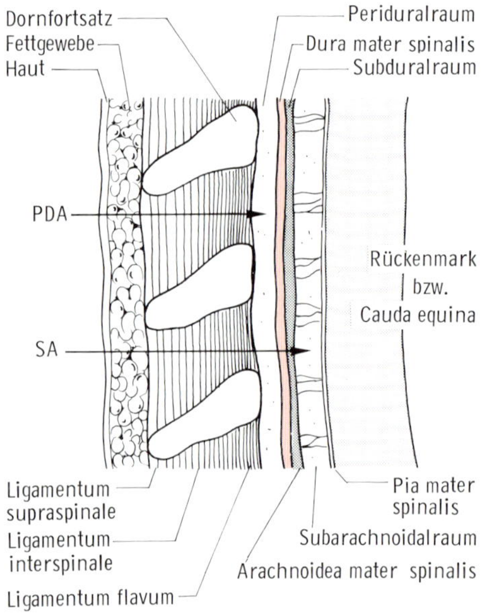

Abb. 2.1 Schematische Darstellung des Wirkortes vom PDA bzw. SPA.

Periduralanästhesie

Der Wirkort des Lokalanästhetikums (LA) bei PDA liegt außerhalb der Dura mater spinalis. Ein kleiner Anteil diffundiert in den Liquorraum, ein weiterer fließt nach paravertebral durch die Foramina intervertebralia und blockiert die Segmentnerven und ein nicht unerheblicher Teil wird über den Plexus venosus vertebralis oder das peridurale Fettgewebe aufgenommen. Entsprechend der Ausbreitung des LA ergibt sich eine segmentale Wirkung.

Die Anlagetechnik ist im Vergleich zur SPA schwierig. Der Periduralraum wird mit einer Tuohy-Nadel durch die Widerstandsverlustmethode identifiziert und punktiert. Diese Technik besagt, daß die Punktionsnadel durch den Druck auf den Kolben einer mit Kochsalzlösung gefüllten Spritze in den Intervertebralraum vorgeschoben wird und bei Erreichen des Periduralraumes der Stempeldruck plötzlich nachläßt.

Durch die Anlage eine Katheters über die Punktionskanüle (KPDA) ist eine beliebige Wirkungsverlängerung möglich. Zudem kann die Wirkungsqualität und -ausbreitungsgeschwindigkeit durch die Auswahl des LA variiert werden. Die KPDA eröffnet die Möglichkeit der nichtsystemischen, postoperativen Analgesie.

Die Ausbreitung der Anästhesie hängt von der Höhe des Punktionsortes, der Größe des Periduralraumes und dem applizierten Volumen des LA ab. Die Größe des Periduralraumes nimmt mit zunehmenden Lebensalter ab. Entsprechend verringert sich das für die Anästhesie eines bestimmten Bereiches notwendige Volumen des LA. Die Wirkungsqualität wird durch die Konzentration des LA bestimmt. Die PDA wirkt im Hinblick auf die Muskelrelaxation schwächer als die SPA. Die Ausbreitung der PDA kann gelegentlich unbefriedigend sein. Es finden sich dann ungenügend anästhesierte Segmente. Die Ursache liegt in der Variabilität der Katheterlage im Periduralraum.

Spinalanästhesie

Der Wirkort des LA bei Spinalanästhesie liegt subarachnoidal. Es wird in den Liquor cerebrospinalis injiziert. Dadurch kommt es zur Blockade von Nervenwurzeln nahe des Injektionsortes und in der Folge auch von entfernteren Leitungsbahnen. Die Anästhesie bereitet sich segmental aus.

Die Punktionstechnik ist relativ einfach. Die Punktionsstelle liegt im Bereich der Lendenwirbelsäule bzw. am lumbosacralen Übergang. Die korrekte Punktion wird durch Liquorabfluß aus der Punktionskanüle angezeigt.

Die Ausbreitung der Anästhesie kann beeinflußt werden durch: Höhe der Punktionsstelle, Lagerung der Patientin, spezielle Injektionstechnik (Barbotage) und das spezifische Gewicht des LA.

Unter Barbotage versteht man die Zumischung von aspiriertem Liquor zum LA mit anschließender Rückinjektion. LA mit einem höheren spezifischen Gewicht als der Liquor cerebrospinalis (Hyperbare Lösung) verteilen sich entsprechend der Schwerkraft im Spinalraum. Zusammen mit entsprechender Lagerung der Patientin kann so das Ausbreitungsgebiet nach kranial oder kaudal verlagert werden.

Die SPA wirkt gut muskelrelaxierend. Die Wirkdauer hängt im wesentlichen von der Art des verwendeten LA ab (Tab. 2.4).

Tabelle 2.4 Vergleich der rückenmarknahen Leitungsanästhesie.

	PDA	SPA
Punktionstechnik	schwierig	einfach
Zeitbedarf	hoch (ca. 45 min)	niedrig (ca. 10 min.)
Wirkort	Periduralraum	Subarachnoidalraum
Wirkungseintritt	langsam	rasch
Wirkdauer	beliebig	begrenzt
LA-Dosis	hoch	niedrig
LA-Blutspiegel	hoch	niedrig
Motorblock	schwach	stark
Versagerquote	höher	niedriger

Mögliche Komplikationen der Regionalanästhesieverfahren PDA und SPA

• Frühkomplikationen	Totale Spinalanästhesie Blutdruckabfall Hypothermie
• Spätkomplikationen	Spinales Trauma Spinalis anterior Syndrom Nervenwurzelläsion Meningitis

Frühkomplikationen

Bei unerwünscht hoher Ausdehnung der RV nach kranial kann eine totale Spinalanästhesie bzw. eine zu hohe Periduralanästhesie eintreten. Dabei kommt es zur vollständigen Sympathikusblockade mit starkem Blutdruckabfall, Bradykardie und Atemstillstand, die eine unverzügliche Reanimation erfordert.

Der durch die partielle Sympathikolyse verursachte Blutdruckabfall wird mit der raschen Infusion von kolloidalen Volumenersatzmitteln und gegebenenfalls durch die i. v. Gabe von Vasopressoren behandelt.

Die Dilatation der peripheren Gefäße kann zu einem Abfall der Körpertemperatur führen. Dadurch kann z. B. in der Geburtshilfe das Neugeborene beeinträchtigt werden. Vorbeugend ist die Patientin mit warmen Decken und eventuell mit angewärmten Infusionslösungen vor Auskühlung zu schützen.

Spätkomplikationen

Neurologische Komplikationen nach RV treten selten auf (Häufigkeit $< 0{,}16\%$). Dabei kann es sich um direkte, traumatische Schädigung des Rückenmarks, spinale Durchblutungsstörungen, Nervenwurzelschäden, Hämatome im Spinalkanal oder bakterielle Infektionen handeln. Bei erstmaligem Auftreten von neurologischen Defiziten oder bei einer Meningitis nach RV ist ein Neurologe hinzuzuziehen.

Nach versehentlicher Durapunktion bei PDA oder nach SPA (hier in Abhängigkeit vom Durchmesser der verwendeten Kanüle: 25G-Kanülen 4%, 29G-Kanülen 2% Häufigkeit) kann es zu einem postpunktionellen Kopfschmerzsyndrom kommen. Die Kopfschmerzen treten etwa 24–48 Stunden nach der Punktion auf. Sie strahlen von Nacken in den Hinterkopf aus und sind auch bifrontal lokalisiert. Aufstehen und Pressen verstärken die Beschwerden. Die Behandlung besteht zunächst in Bettruhe und der Verordnung von reichlicher Flüssigkeitszufuhr. Bei anhaltenden Beschwerden kann ein autologer, epiduraler Blutpatch über der Punktionsstelle angelegt werden.

Kombination einer PDA mit einer ITN (PDA/ITN)

Bei diesem speziellen Anästhesieverfahren wird zunächst die PDA angelegt und nach erfolgtem Wirkungseintritt eine ITN eingeleitet. Die PDA/ITN läßt eine Reihe von Vorteilen erwarten, die vor allem für Patienten, die höheren Risikogruppen angehören, günstig sind.

Die ITN stellt Bewußtseinsausschaltung, Beatmung und freie Luftwege sicher. Die PDA gewährleistet die Analgesie und bis zu einem gewissen Grad die Muskelrelaxation. Dabei kann, außer zur Intubation, auf die i.v. Gabe von Opioiden verzichtet werden. Zudem ist eine postoperative, nichtsystemische Analgesie durchführbar.

Der Verzicht auf die Opioidgabe und ein insgesamt deutlich erniedrigter Bedarf an Anästhetika für die ITN wirken sich positiv auf den postoperativen Verlauf aus. Die Vigilanz der Patienten ist wenig beeinträchtigt, es treten im Vergleich zur alleinigen ITN weniger häufig kardiozirkulatorische Komplikationen auf, und die Hospitalisierungsdauer läßt sich verkürzen. Im Einzelfall kann u. U. eine postoperative Betreuung auf einer Intensivstation vermieden werden (Tab. 2.5).

Tabelle 2.5 Auswahl des Anästhesieverfahrens.

Eingriff	Allgem.		RV		PDA/ITN
	MN	ITN	SPA	PDA	
Mamma-PE	+	+	–	–	–
Mamma-Op.	–	+	–	–	–
LSK	–	+	–	–	–
L-Tomie	–	+	–	–	+
Abrasio	(+)	+	(+)	–	–
Vag. Op.	–	+	+	+	(+)

+ geeignet; – ungeeignet; (+) bedingt geeignet (abh. von z. B. Nüchternheit, Risiko, Op-Umfang etc.)

Intraoperative Überwachung

Das intraoperative Monitoring richtet sich nach dem Allgemeinzustand der Patientin und den operativen Besonderheiten.

Basismonitoring während der Narkose:

- Blutdruckmessung nach Riva-Rocci
- EKG-Monitor
- Pulsoximetrie

Erweitertes Monitoring während der Narkose:

- Zentraler Venendruck
- Stundenurin
- Arterielle Blutdruckmessung
- Blutgasanalyse
- Pulmonalarterieller Druck
- Pulmonalkapillärer Verschlußdruck
- Herzzeitvolumen

Narkose bei ambulant durchgeführten Eingriffen

Fortschritte operativer und diagnostischer Techniken erlauben es, zusammen mit neuen Anästhesieverfahren bestimmte Eingriffe im Rahmen einer Tagesklinik durchzuführen.

Auswahl der in der operativen Gynäkologie ambulant durchführbaren Eingriffe

Ambulant können durchgeführt werden: Laparoskopie, Abrasio fracta, Konisation, Hysteroskopie und Probeexcisionen der Mammae.

Auswahl der Patienten

Patienten, die sich einer Narkose für einen ambulant durchzuführenden Eingriff (AN) unterziehen, müssen bestimmte Voraussetzungen erfüllen:

- Die Patienten müssen in der Lage sein, die Anweisungen, die ihr perioperatives Verhalten betreffen, zu verstehen.
- Sie müssen den niedrigsten Risikogruppen angehören, z. B. Gruppen 1 nach PETER.
- Eine Begleitperson muß zur Aufnahme, Entlassung und Betreuung nach dem Eingriff zu Hause zur Verfügung stehen.

Mit einem gesonderten Formblatt werden die Patienten mit den **Verhaltensregeln** für AN vertraut gemacht:

- Sie werden auf das Nüchternheitsgebot hingewiesen (Letzte Nahrungs- oder Flüssigkeitsaufnahme und letzte Zigarette mindestens 6 Stunden vor Narkose). Für Kinder gilt eine Grenze von 4 Stunden für die Aufnahme von Getränken und von 6 Stunden für Flüssignahrung oder Brei.
- Sie müssen mindestens 4 Stunden nach Narkose im Aufwachraum überwacht werden.
- Die Patienten sind für 24 Stunden nach Beendigung der Behandlung nicht verkehrstüchtig und dürfen kein Fahrzeug führen. Sie dürfen nicht alleine ein öffentliches Verkehrsmittel benutzen oder alleine auf die Straße gehen.
- Es besteht für 24 Stunden nach Beendigung der Behandlung Alkoholverbot.
- Schlaf-, Beruhigungs- oder Schmerzmittel dürfen nur nach ausdrücklicher ärztlicher Verordnung eingenommen werden.

Die Patienten müssen die Kenntnis dieser Verhaltensregeln schriftlich bestätigen.

Vorbereitung für AN

Voruntersuchungen können entweder vom einweisenden Hausarzt oder durch die behandelnde Klinik erfolgen. Im Idealfall stellt sich die Patientin vorab in der Klinik vor. Dabei kann über Art und Umfang der notwendigen Voruntersuchungen bestimmt werden. Das Ergebnis muß rechtzeitig schriftlich vorliegen. Über die Narkosefähigkeit entscheidet grundsätzlich der Anästhesist der behandelnden Klinik.

Über Art und Umfang der Voruntersuchungen gelten analog die allgemeinen o. g. Grundsätze. Bei AN sollten die Ergebnisse von Laboruntersuchungen nicht älter als 14 Tage sein. Die Indikation zur aktuellen Röntgenthoraxaufnahme besteht nur bei begründetem Verdacht auf eine bronchopulmonale Erkrankung.

Prämedikation

Zur Prämedikation bei AN eignen sich nur kurzwirksame Medikamente, die die postoperative Vigilanz nicht wesentlich beeinträchtigen. Auch Benzodiazepine wie Midazolam erfüllen diese Forderung nicht. Zudem führt die Interaktion mit Anästhetika zur Wirkungsverlängerung von Benzodiazepinen. Deshalb sollte die Prämedikation auf bestimmte Patientengruppen, wie z.B. agitierte Patienten, beschränkt bleiben. Abweichend davon müssen Kinder i. d. R. prämediziert werden. Dies kann schonend oral oder rektal geschehen.

Narkoseverfahren

Allgemein gilt: Art und Dauer des Eingriffs sowie patientenbedingte Faktoren bestimmen die Auswahl des Narkoseverfahrens.

PDA und **SPA** können nicht generell als Standardanästhesieverfahren bei ambulanten gynäkologischen Patientinnen mit abdominellen bzw. vaginalen Eingriffen empfohlen werden.

Sie kommen u. E. nicht bei einer Laparoskopie in Frage. Dabei wird die Lungenfunktion erheblich beeinträchtigt. Eine ITN vermag die Lungenfunktion weitaus besser zu kontrollieren als es die Patientin unter Spontanatmung kann.

Bei **vaginalen Eingriffen** ist die Wirkdauer der in der RV verwendeten Lokalanästhetika gegenüber der Länge des Eingriffs abzuwägen. Die genannten Eingriffe sind oftmals von kurzer Dauer, so daß ein RV eventuell eine unverhältnismäßig lange Wirkdauer mit entsprechend verlängertem Aufenthalt in der Klinik aufweist.

Die Indikation für ein RV ist in jedem Einzelfall zu prüfen. Große Bedeutung besitzen RV jedoch bei vaginalen Eingriffen an schwangeren Patientinnen.

Allgemeinnarkosen können in MN oder ITN ausgeführt werden. Bei Laparoskopie ist die ITN indiziert. Eine Maskennarkose kann bei Eingriffen bis zu 30 min Dauer gegeben werden. Längerdauernde Operationen erfordern im allgemeinen eine ITN. Die Tatsache einer ambulant durchgeführten Operation steht der ITN nicht entgegen.

Für Allgemeinnarkosen werden kurzwirksame Anästhetika gewählt. Zur Einleitung verwendet man häufig Methohexital. Die Aufrechterhaltung der Narkose wird bevorzugt mit volatilen Anästhetika durchgeführt. Opioide sollten nur zurückhaltend gegeben werden. In Frage kommt hier das relativ kurzwirksame Alfentanil. Das neue, intravenöse Anästhetikum Propofol weist eine gute Steuerbarkeit und kurze Wirkdauer auf, so daß es für AN empfohlen wird. Als kurzwirksame, nichtdepolarisierende Muskelrelaxantien kommen Vecuronium oder Atracurium in Frage.

Postoperative Überwachung

Die Überwachung während und nach dem Eingriff umfaßt das o. g. Basismonitoring. Postoperativ wird sie in einem Aufwachraum durchgeführt. Insbesondere nach der Verwendung von nichtdepolarisierenden Muskelrelaxantien sollte ein entsprechendes Monitoring mit Nervenstimulatoren erfolgen. Wurden Opioide gegeben, so sind die Patienten so lange zu überwachen, bis eine Störung der Vitalfunktionen nicht mehr zu erwarten ist. Die Patienten sind frühzeitig zu mobilisieren. Bei Entlassung müssen sie sicher gehen und stehen können.

Darüber hinaus ist auch die Begleitperson über die besonderen Verhaltensregeln zu informieren. Die Patientin sollte die Telefonnummer der diensthabenden Ärzte der behandelnden Klinik für Rückfragen mitgeteilt bekommen.

Anästhesie zur Sectio caesarea

Grundsätzlich stehen zur Narkose bei einer Sectio caesarea (SC) die Allgemeinanästhesie mit Intubation (ITN) und Regionalanästhesieverfahren – Periduralanästhesie (PDA) und Spinalanästhesie (SPA) – zur Diskussion.

Die Indikation zum jeweiligen Anästhesieverfahren richtet sich nach mütterlichen und kindlichen Gegebenheiten.

Die Narkose bei SC erfordert die Berücksichtigung einiger mütterlicher, physiologischer, schwangerschaftsbedingter **Besonderheiten.**

- Hervorzuheben ist das im Vergleich zu nichtschwangeren Patientinnen erheblich erhöhte Risiko der **Aspiration sauren Mageninhalts,** die zum Mendelsonsyndrom führen kann. Folgende Veränderungen der Funktion des Gastrointestinaltraktes sind hierfür verantwortlich: Die normale Magenentleerung ist verzögert und der Tonus des unteren Ösophagussphinkters erniedrigt, wobei anatomische und hormonale Einflüsse wirken. Im letzten Schwangerschaftsdrittel ist die Produktion von Magensaft erhöht. Enthält der Magen noch ca. 25 ml eines Magensaftes mit einem pH von weniger als 2,5, so ist das Aspirationsrisiko am größten. Etwa 25% der Schwangeren am Termin fallen in diese Gruppe. Man geht davon aus, daß etwa 1 Todesfall infolge Aspiration auf 5000 Patientinnen bei SC kommt.

Todesursache ist dabei meist das ARDS, das Atemnotsyndrom des Erwachsenen. Dies ist eine Form des Lungenversagens, die zur Rechtsherzinsuffizienz führt. Die Mortalität des ARDS wird mit 50–60% angegeben.

Es gibt verschiedene Empfehlungen zur **Prophylaxe** einer Aspiration sauren Mageninhalts.

Pharmakologisch können zwei Wege beschritten werden: Verminderung der Säuresekretion und Neutralisation des Magensaftes.

Das erste Ziel kann durch die zeitgerechte Gabe von **H2-Rezeptorenantagonisten,** z.B. Ranitidin, erreicht werden. Insbesondere bei einer geplanten SC können diese empfohlen werden, da zur Entfaltung der maximalen Wirkung die Gabe am Vorabend und ca. 3–4 Stunden vor Operationsbeginn erfolgen soll.

Das letzte Ziel wird mit einer ebenso einfachen wie effektiven Maßnahme, der Gabe von 20–30 ml **Natrium citricum** (0,3 m) per os etwa 15 Minuten vor Operationsbeginn, erreicht. Bei etwa 97% der Patientinnen läßt sich der pH des Magensaftes auf Werte über 2,5 anheben.

Metoclopramid wirkt antiemetisch und beschleunigt die Magenentleerung. Zudem nimmt der Tonus des unteren Ösophagussphinkters zu. Das wurde bei Schwangeren im mittleren Schwangerschaftsdrittel nachgewiesen. Diese Effekte sind jedoch noch nicht am Termin untersucht worden.

- Auch die **Veränderungen der Lungenfunktion** am Termin, müssen bei einer Allgemeinnarkose berücksichtigt werden.

Atemminutenvolumen	+20%
Atemzugvolumen	+40%

Atemfrequenz	+15%
Alveoläre Ventilation	+70%
Sauerstoffverbrauch	+20%
Arterieller Sauerstoffpartialdruck PaO_2	+10 mmHg
Arterieller Kohlendioxidpartialdruck FRC	−10 mmHg
Funktionelle Residualkapazität	−20%

FRC-Abnahme, PaO_2-Abnahme und die Zunahme des Sauerstoffverbrauchs können bei einem kurzfristigen Atemstillstand im Rahmen der Narkoseeinleitung zur Hypoxämie führen. Deshalb ist eine ausreichende Vorbehandlung mit Sauerstoff notwendig. Die Zunahme der alveolären Ventilation wird bei der Einstellung des Narkoserespirators berücksichtigt. Im Vergleich zu nicht-schwangeren Patientinnen ist der Bedarf an volatilen Anästhetika niedriger.

Auch bei einer Regionalanästhesie ist die Sauerstoffgabe angezeigt, da die schwangerschaftsbedingt verminderte FRC im Liegen weiter abnimmt, und es zur Hypoxämie kommen kann.

Die Schleimhäute in den Atemwegen sind am Termin gut durchblutet und imponieren als erheblich geschwollen. Daraus können sich Intubationsprobleme mit der Gefahr der mütterlichen und kindlichen Hypoxie sowie der Aspiration ergeben.

- Bis zum Termin verändert sich die Funktion des **Herzkreislaufsystems** gegenüber Nichtschwangeren teilweise erheblich:

Blutvolumen	+35%
Plasmavolumen	+45%
Erythrozytenvolumen	+20%
Herzzeitvolumen	+40%
Herzfrequenz	+15%
Arterieller Mitteldruck	−15 mmHg

Durch die Schwangerschaft sind die Reserven des Herzkreislaufsystems beansprucht. Im Normalfall ergeben sich im Hinblick auf die Auswahl des Narkoseverfahrens keine Folgen. Liegen jedoch beispielsweise eine Herzerkrankung oder eine Gestose vor, so muß eine individuelle Anpassung der Narkose vorgenommen werden.

In Rückenlage der Patientin kann es zu einer **Kompression von Aorta und unterer Hohlvene** kommen. Dadurch nimmt der venöse Rückstrom zum Herzen ab, so daß das Herzzeitvolumen und der arterielle Druck sinken. Hypotension und Aortenkompression drosseln die Perfusion der Aa. uterinae, so daß es zur kindlichen Hypoxämie kommt, die sich in fetaler Bradykardie im CTG äußert. Die Prophylaxe besteht darin, das Abdomen der Schwangeren durch Unterlegen der rechten Hüfte nach links zu kippen, um Aorta und V. cava frei zu halten. Kommt es dennoch zur aortacavalen Kompression, so wird die Schwangere in die Linksseitenlage verbracht, Sauerstoff der Inspirationsluft zugemischt und gegebenenfalls rasch Flüssigkeit infundiert und der Vasopressor Ephedrin i.v. gegeben.

Allgemeinanästhesie

Die Allgemeinanästhesie wird mit Intubation durchgeführt. Sie ist vor allem dann indiziert, wenn eine dringliche SC notwendig wird. Die Vorbereitungszeit ist kurz. Sie kann bei einer entsprechenden Organisationsstruktur des Kreißsaals innerhalb weniger Minuten eingeleitet werden.

Als **Indikationen** für eine ITN kommen die drohende kindliche Asphyxie oder ein akut auftretender mütterlicher Volumenmangelschock in Frage. Bei einer Blutgerinnungsstörung der Mutter wird ebenfalls eine ITN notwendig. Erweist sich ein Regionalanästhesieverfahren als ineffizient, so muß auf die ITN übergegangen werden. Ein weiterer Grund für eine ITN ist die Ablehnung eines Regionalverfahrens durch die Mutter.

Darüber hinaus kann ein ITN bei bestimmten mütterlichen Risikofaktoren angezeigt sein. Hierzu zählen neurologische Erkrankungen wie die multiple Sklerose oder medizinische Erkrankungen, z. B. Herzklappenfehler, Herzinsuffizienz oder Lungenfunktionsstörungen.

Das **Hauptrisiko** der ITN ist die Gefahr der Aspiration. Neben den o. g. pharmakologischen Prophylaxemöglichkeiten muß bei Narkoseeinleitung durch eine modifizierte Intubation dieses Risiko so klein wie möglich gehalten werden. Die Intubation wird ohne vorangehende Maskenbeatmung und unter kontinuierlichem Cricoiddruck (Sellickmanöver) vorgenommen. Eine Sauerstoffanreicherung der Inspirationsluft ist deshalb vor der Narkoseeinleitung sinnvoll. Die Extubation darf erst dann erfolgen, wenn die Patientin wach ist, und die Schutzreflexe der Atemwege zurückgekehrt sind.

Bei der **Auswahl der Anästhetika** ist deren Wirkung auf die Vitalfunktionen des Kindes sowie auf den Uterus zu berücksichtigen. Die Narkoseeinleitung erfolgt ohne Opioide. Bis zur Geburt des Kindes wird die Narkose mit Thiopental, Ketamin und niedrig dosierten volatilen Anästhetika ohne Lachgas geführt. Danach erfolgt der Übergang zu einer balancierten Anästhesie mit Opioiden und sehr niedrig dosierten volatilen Anästhetika, wie z. B. Isofluran, und der Zumischung von Lachgas.

Postoperativ bedarf die Patientin einer intensiven Überwachung, die in einem Aufwachraum erfolgen soll.

Regionalanästhesie

Regionalanästhesieverfahren (RV) kommen bei nahezu der Hälfte der SC zur Anwendung. Als **Vorteile** gelten: Das Mortalitätsrisiko ist im Vergleich zur ITN um den Faktor 10 niedriger. Die Gefahr der Aspiration ist wesentlich geringer. Die Vigilanz der Mutter und die Vitalfunktionen des Kindes werden nicht beeinträchtigt. Die Mutter kann die Geburt ihres Kindes miterleben. Nach der Untersuchung und Versorgung des Kindes durch den Neonatologen kann sie es bei sich haben. Aus der Sicht des Operateurs steht mehr Zeit für die Freilegung des Uterus zur Verfügung. Bei bestimmten Erkrankungen, z. B. bei Präeklampsie, können RV zur Kreislaufstabilisierung beitragen.

RV sind **nicht indiziert,** wenn eine Blutgerinnungsstörung der Mutter vorliegt, eine Infektion an der geplanten Punktionsstelle besteht, ein hypovolämischer Schock eingetreten ist oder die Mutter diese nicht wünscht. Die Anwendung von RV in Fällen einer schweren Eklampsie ist umstritten.

Zudem kommen sie nicht bei einer dringlichen SC, die unverzüglich begonnen werden muß, in Frage.

Spinalanästhesie und Periduralanästhesie müssen bis zum vierten thorakalen Segment reichen, um eine befriedigende Analgesie für eine SC zu gewährleisten.

Die **Indikation des Anästhesieverfahrens** zur SC kann nach folgenden Aspekten gestellt werden:

1. Allgemeinnarkose ITN: Notsectio aus mütterlicher oder kindlicher Indikation, Undurchführbarkeit eines RV (Blutgerinnungsstörung, Infektion am Punktionsort), Volumenmangelschock, neurologische Vorerkrankungen und Ablehnung eines RV durch die Patientin. Eine relative Indikation besteht bei Mehrlingsschwangerschaft.

2. Regionalanästhesie:

- **SPA:** SC mit aufgeschobener Dringlichkeit, technisch nicht durchführbare PDA, technisch nicht durchführbare Intubation, Wunsch der Patientin.

- **PDA:** SC mit genügender Vorbereitungszeit, Wunsch der Patientin, Resectio (Verwachsungsbauch), autonome Hyperreflexie (z.B. bei Paraplegie), nichtsystemische postoperative Analgesie (z.B. bei Drogenabhängigkeit).

Nach dem Abwägen aller Risiken kann im Normalfall die PDA als sehr gut geeignetes Anästhesieverfahren zur SC empfohlen werden, sofern die Mutter dem zustimmt. Die SPA stellt das RV der zweiten Wahl dar. Eine ITN ist mit einem hohen Aspirationsrisiko verbunden und muß daher sorgfältig erwogen werden. Für die Notsectio ist sie hingegen das Verfahren der Wahl.

Überwachung

Während einer SC sind zur Überwachung der Patientin sinnvoll: Pulsoximeter, automatisierte Blutdruckmessung, Kapnometrie (bei ITN), EKG-Monitor und eine präkordiale Ultraschalldopplersonde (Diagnose einer – seltenen – venösen Luftembolie). In der Regel wird ein Blasendauerkatheter gelegt.

Bei Risikopatientinnen, z.B. mit EPH-Gestose, wird das Monitoring um einen zentralen Venenkatheter und eine arterielle Blutdruckmessung ergänzt.

Postoperativ ist eine intensive Überwachung in einem Aufwachraum angezeigt. Die Verlegung auf die Wöchnerinnenstation kann dann erfolgen, wenn die Patientin wach ist, und wenn keine Gefährdung ihrer Vitalfunktionen zu erwarten ist. Nach einer Regionalanästhesie kann eine Patientin aus dem Aufwachraum verlegt werden, wenn sich die Anästhesieausbreitung um mindestens zwei Segmente zurückgebildet hat, und die Vitalfunktionen nicht beeinträchtigt sind.

Handelt es sich jedoch um Patientinnen mit erheblichen Risikofaktoren, wie z.B. einer EPH-Gestose oder einem HELLP-Syndrom, so ist nach unseren Erfahrungen eine postpartale Überwachung auf einer Intensivstation notwendig.

Tokolyse

Die als Tokolytika verwendeten β-mimetischen Substanzen machen eine erweiterte Überwachung der Patientin notwendig. β-adrenerge Medikamente vermögen nicht nur die vorzeitige oder unerwünschte Wehentätigkeit zu unterdrücken, sondern haben erhebliche Nebenwirkungen auf die Herz-Kreislauf-Funktion, den Stoffwechsel und den Elektrolyt- und Wasserhaushalt.

Es treten in unterschiedlichem Ausmaß auf: Tachykardie, Hypotension, Myokardischämie, Hypokaliämie und Wasserretention mit der Gefahr eines Lungenödems. Letztere wird durch die Gabe von Corticosteroiden zur kindlichen Lungenreifung verstärkt.

Empfehlenswert sind präoperativ EKG- und Elektrolytkontrollen. Intraoperativ ist ein zentraler Venenkatheter angezeigt. Postoperativ muß eine engmaschige Überwachung erfolgen, da in den ersten 48 Stunden eine negative Flüssigkeitsbilanz angestrebt wird. Daher ist unmittelbar nach dem Eingriff die Verlegung auf eine Intensivüberwachungseinheit sinnvoll.

Perioperativer Flüssigkeitsersatz

Die Aufteilung des Flüssigkeitsbestandes des menschlichen Körpers geht aus der Tabelle 13 hervor. Der tägliche Umsatz an Wasser beträgt für den Erwachsenen etwa 3–4% des Körpergewichtes, also ca. 2400 ml bei einem Körpergewicht von 75 kg. Flüssigkeitsverluste ergeben sich aus:

- Der Urinproduktion (ca. 1400 ml).
- Der enteralen Ausscheidung (ca. 100 ml).
- Der Wasserabgabe über Haut und Lunge (ca. 900 ml).

Die Urinproduktion sollte 1 ml/kg Körpergewicht/Stunde nicht unterschreiten. Die Wasserabgabe über Haut und Lunge, Perspiratio insensibilis, hängt von klimatischen Gegebenheiten und körperlicher Belastung ab.

Verteilung des Körperwassers auf die verschiedenen Flüssigkeitsräume in % des Körpergewichts bei Erwachsenen:

Gesamtkörperwasser	55%
Intrazellulärvolumen	35%
Extrazellulärvolumen	20%
Gesamtblutvolumen	7%
Plasmavolumen	4%

Um eine perioperative Flüssigkeitsbilanz erstellen zu können, muß man sich an folgenden Punkten orientieren:

1. Präoperativ bestehendes Flüssigkeitsdefizit infolge der Grunderkrankung und/oder der Flüssigkeitskarenz (Gebot der Nüchternheit).

2. Intra- und postoperativer Flüssigkeitsbedarf.

3. Intra- und postoperativ auftretende Flüssigkeitsverluste.

Demnach richtet sich bei einem Basisbedarf von 2 ml/kg KG/h die Flüssigkeitszufuhr nach:

ad 1: Der Dauer der Flüssigkeitskarenz.

ad 2: Dem meßbaren Flüssigkeitsverlust und den nicht meßbaren Verlusten. Letzterer hängt von der Art und dem Umfang des Eingriffs ab und wird dem o. g. Basisbedarf hinzugerechnet. Er wird mit etwa 4–8 ml/kg KG/h angesetzt.

ad 3: Der Höhe der genannten Verluste, wobei postoperativ ein Flüssigkeitsersatz von etwa 30–50 ml/kg KG/Tag angesetzt werden kann.

Die **Überwachung** der Flüssigkeitstherapie erfolgt mit Hilfe einer Volumenbilanz über 24 Stunden (Blasendauerkatheter), der Messung des zentralen Venendruckes (2–5 cm H_2O bei Spontanatmung) der Messung der Serumosmolarität und einer Elektrolytbilanz.

Transfusion von Blut oder von Blutbestandteilen

Das Blutvolumen eines Erwachsenen beläuft sich auf etwa 65–70 ml/kg KG. Blutverluste von mehr als 30% sind unbehandelt nicht kompensierbar. Allerdings kann ein Blutverlust von bis zu 40–50% kompensiert werden, wenn das intravasale Volumen ausreichend groß ist.

In der Praxis bedeutet dies, daß bei sonst gesunden Patienten akute Blutverluste bis zu einem Hb-Wert von etwa 8 g/dl bzw. einem Hämatokritwert von ca. 24% mittels kolloidaler Volumenersatzmittel und bilanzierter Elektrolytlösungen ausgeglichen werden können. Davon ausgenommen sind Patienten mit einer koronaren Herzerkrankung, bei denen in der Regel Hb-Werte größer als 12 g/dl angestrebt werden.

Allgemein besteht eine **Indikation zur Transfusion von Blut oder Blutbestandteilen,** wenn:

- Das intravasale Volumen kritisch abgesunken ist,
- Die Sauerstofftransportkapazität zu niedrig ist und/oder
- Gerinnungsfaktoren ersetzt werden müssen.

Die Risiken der Transfusion sind sorgfältig gegenüber ihrem Nutzen abzuwägen. Eine Möglichkeit, homologe Blutkonserven einzusparen, ist die autologe Bluttransfusion. Vor allem dann, wenn ein Eingriff planbar ist, sollte frühzeitig präoperativ mit der Eigenblutspende begonnen werden.

Präoperative Darmvorbereitung

Kost und Abführmaßnahmen am Vortag der Operation

Vor gynäkologischen Eingriffen am inneren Genitale ist bis zum Mittag des Vortages Normalkost möglich, abends sollte die Patientin nur noch Tee zu sich nehmen. Am Abend erhält die Patientin zusätzlich zwei Klistiere zum Abführen.

Ist eine Darmchirurgie vorgesehen bzw. nicht auszuschließen, muß der Darm vorbereitet werden. Morgens wird ein orales Abführmittel gegeben. Tagsüber ist nur noch flüssige Kost erlaubt. Am späten Nachmittag wird mit der orthograden Darmspülung begonnen.

Durchführung der orthograden Darmspülung

Lösung: Koloskopielösung (eigene Herstellung)

Zusammensetzung der Spüllösung (in 1000 ml sind KCl 0,74 g, NaCl 1,45 g, $NaHCO_3$ 11,66 g, Na_2SO_4, Polyäthylenglykol 4000 63,4 g, Aqua dest. ad 100 g enthalten).

Spülvolumen: 4 bis 8 Liter (in Einzelfällen mehr)

Die Koloskopiespülung kann getrunken werden. Sind höhere Volumina notwendig, so ist vor allem bei älteren Patienten die Applikation über eine Magen- bzw. Duodenalsonde möglich.

Der Darm muß soweit gesäubert sein, daß sich aus dem Rektum nur noch klare oder allenfalls leicht getrübte Flüssigkeit entleert.

Kontraindikationen für eine orthograde Darmspülung

- Komplette Darmobstruktion (Ileus)
- Z.n. Darmanastomose vor kurzer Zeit
- Akute Divertikulitis/Kolitis
- Toxisches Megakolon
- Dekompensierte Leber-, Nieren- oder Herzinsuffizienz
- Ablehnung der Patientin

Beim Verdacht auf eine **partielle Darmobstruktion** ist Vorsicht geboten; die Spüllösung darf nur langsam unter sorgfältiger klinischer Kontrolle appliziert werden. Bei einer **kompletten Obstruktion** kann gelegentlich nur retrograd gespült werden. In Einzelfällen kann die Spülung intraoperativ erfolgen.

Am Morgen des OP-Tages wird kurzzeitig ein Darmrohr zur vollständigen Entleerung des Sigma-Rektums gelegt. Auf eine präoperative Kaliumkontrolle muß geachtet werden.

Vorbereitung der Vagina

Vorbestehende Entzündungen der Vagina sind vor elektiven Eingriffen je nach Erreger(spektrum) zu behandeln. Vor nicht verschiebbaren Eingriffen muß das noch bleibende Zeitintervall zur lokalen Therapie genutzt werden.

Candida albicans-Kolpitis:

Clotrimazol Kombinations-Therapie (1 Vaginalsuppositorium abends einführen, äußerliche Applikation von Creme). Therapiedauer: 3 Tage.

Trichomonaden-Kolpitis:

Metronidazol-Kombinationstherapie:

- Kurzzeittherapie: am 1. Tag 2× im Abstand von 6 Stunden je 4 Tabletten à 250 mg, am nächsten Morgen die restlichen 4 Tabletten, zusätzlich am Abend 1 Vaginaltablette.

- Langzeittherapie: 2× täglich 1 Tablette für 6 Tage, zusätzlich jeden Abend 1 Vaginaltablette.

Gardnerella-Kolpitis:

Siehe Trichomonaden-Kolpitis

Kolpitis durch E-coli, Enterokokken, Staphylokokken, oder Streptokokken:

Lokale oder systemische Antibiotikatherapie (z. B. Mysteclin Vag.-Tbl.).

Antiseptika (z. B. Betaisadonna Vag.-Supp.) führen nur zu einer kurzfristigen Verringerung der Keimzahl.

Mykoplasmen-Kolpitis:

Tetrazykline.

Herpes simplex:

Acyclovir lokal und systemisch.

Grundregeln der Patientenaufklärung

Empfehlungen zur Patientenaufklärung[1]

(Empfehlungen zu § 1 a der Berufsordnung für die deutschen Ärzte)[2]

Der Vorstand der Bundesärztekammer hat anläßlich seiner Sitzung am 9. März 1990 in Köln Empfehlungen zur Patientenaufklärung beschlossen. Die Empfehlungen sollen Hinweise zur praktischen Anwendung des § 1 a der Berufsordnung für die deutschen Ärzte geben. § 1 a Satz 3 regelt die Verpflichtung des Arztes zur Aufklärung des Patienten. Rechtlich sind die Empfehlungen nicht Bestandteil der Berufsordnung; sie beschreiben aber den Rechtsrahmen der Aufklärungspflicht auf dem Hintergrund der Rechtsprechung des Bundesgerichtshofes.

1. Selbstbestimmungsrecht des Patienten und Einwilligung

Auch der ärztlich indizierte Heileingriff in die körperliche Integrität des Patienten bedarf der Einwilligung des Patienten. Dies folgt aus dem Persönlichkeits- und Selbstbestimmungsrecht des Patienten. Der Arzt hat deshalb das Selbstbestimmungsrecht des Patienten zu achten. Wenn der Heileingriff nicht von einer wirksamen Einwilligung gedeckt ist, ist er rechtswidrig.

2. Aufklärung des Patienten als Voraussetzung der Einwilligung

Neben der Fähigkeit des Patienten zur Einwilligung (vgl. Nrn. 10 und 11) ist es für die Wirksamkeit der Einwilligung grundsätzlich erforderlich, daß der Patient darüber, worin er einwilligt, **aufgeklärt** ist. Denn nur dann kann der Patient wirksam einwilligen, wenn er die ärztliche Maßnahme kennt und gegebenenfalls Gefahren, die sich mit ihr verbinden.

Die Einwilligung ist zu jedem diagnostischen oder therapeutischen Eingriff in die körperliche Integrität notwendig, also nicht nur zu Operationen, sondern zum Beispiel auch zu Injektionen, Transfusionen, Blut- und Gewebeentnahmen, Bestrahlungen, Spiegelungen, Einnahme von Medikamenten. Allerdings erfordert nicht jede ärztliche Behandlungsmaßnahme eine **ausdrückliche** Aufklärung und Einwilligung. Die Einwilligung wird (bei einfachen Behandlungsmaßnahen der täglichen Praxis, zum Beispiel Verabreichung von Medikamenten ohne gravierende Nebenwirkungen) stillschweigend erteilt, wenn der Patient erkennt und widerspruchslos hinnimmt, was mit ihm geschieht.

[1] § 1 a: „Der Arzt hat das Selbstbestimmungsrecht des Patienten zu achten. Zur Behandlung bedarf er der Einwilligung des Patienten. Der Einwilligung hat grundsätzlich eine Aufklärung im persönlichen Gespräch vorauszugehen."

[2] veröffentlicht im Deutschen Ärzteblatt, Heft 16/90.

Die Aufklärung ist nicht geboten, wenn Art und Risiken der beabsichtigten Behandlung allgemein bekannt sind oder wenn der Patient bereits genügend aufgeklärt ist, sei es, daß er beispielsweise beruflich über eigene Fachkunde verfügt oder von einem anderen Arzt über Art und Risiko der Behandlung aufgeklärt worden ist. Gleiches gilt, wenn der Patient ausdrücklich verzichtet. Das Beweisrisiko, daß der Patient durch einen vorbehandelnden Arzt ausreichend aufgeklärt worden ist, trägt allerdings der aufklärungspflichtige Arzt, der den einwilligungsbedürftigen Eingriff vornimmt.

3. Abgrenzung zu weiteren Aufklärungspflichten

Von dieser – aus der Notwendigkeit der Einwilligung „im Wissen" um den Heileingriff im Selbstbestimmungsrecht des Patienten rechtlich begründeten – Aufklärungspflicht, der sogenannten

- Eingriffsaufklärung

rechtlich zu unterscheiden sind

- das Recht des Patienten, über Befunde und Prognosen aufgeklärt zu werden; die entsprechende Pflicht für den Arzt ergibt sich als Pflicht aus dem Behandlungsvertrag.

Rechtlich wesensverschieden von der Eingriffsaufklärung ist

- Die „Sicherungsaufklärung", das heißt die therapeutisch gebotene Aufklärung (zur Gefahrenabwehr für den Gesundheitszustand des Patienten); ihre Versäumnis ist ein Behandlungsfehler. Die therapeutische Aufklärung ist eine Verhaltensinstruktion, um den Patienten zu einer seinem Gesundheitszustand angepaßten Lebensweise zu veranlassen, für die richtige Einnahme verordneter Medikamente zu sorgen, den Patienten über Folgen und Nebenwirkungen einer Behandlung zu unterrichten und ihn zu deren rechtzeitiger Mitteilung aufzufordern oder ihm durch entsprechende Information die Dringlichkeit einer gebotenen Behandlung klarzumachen.

4. Ziel der Aufklärung

Die Aufklärung soll den Patienten in die Lage versetzen, in Kenntnis der Notwendigkeit, des Grades der Dringlichkeit sowie die Tragweite der ärztlichen Behandlungsmaßnahme eine auch aus ärztlicher Sicht vernünftige Entscheidung zu treffen. Die Entscheidung wird in der Regel in der Einwilligung in den ärztlichen Heileingriff liegen, sie kann aber auch in der Ablehnung der Behandlung bestehen. Auch wenn dies aus ärztlicher Sicht unvernünftig oder sogar unvertretbar ist, ist der Arzt hieran grundsätzlich gebunden.

5. Allgemeiner Aufklärungsinhalt der Eingriffsaufklärung

Aufzuklären ist über Anlaß, Dringlichkeit, Umfang, schwere typische Risiken, Art, Folgen und mögliche Nebenwirkungen des geplanten Eingriffs, seine Heilungs- und Besserungschancen, Folgen einer Nichtbehandlung und über Behandlungsalternativen. Insoweit kommen eine Diagnoseaufklärung, eine Verlaufsaufklärung und eine Risikoaufklärung in Betracht.

6. Inhalt und Umfang der Aufklärung im einzelnen

Die Aufklärung über die **Diagnose** hat insoweit zu erfolgen, als sie die Aufklärung der Behandlung vorbereitet. Es genügt die Information des Patienten über den ärztlichen Befund im groben. Aus therapeutischen Gründen kann die Aufklärung über die Diagnose eingeschränkt oder sogar kontraindiziert sein. Wenn die Einwilligung des Patienten in eine mit Gefahren verbundene Untersuchungs- und Behandlungsmaßnahme nur dadurch zu erreichen ist, daß ihn der Arzt auf die Art und Bedeutung seiner Erkrankung hinweist, so darf der Arzt auch bei schweren Erkrankungen davor grundsätzlich nicht zurückschrecken. Im übrigen ist er jedoch nicht zu einer restlosen und schonungslosen Aufklärung über die Natur des Leidens verpflichtet, sondern muß die Gebote der Menschlichkeit beachten und das körperliche und seelische Befinden seines Patienten bei der Erteilung seiner Auskünfte berücksichtigen.

Eine **Verlaufsaufklärung** soll den Patienten in groben Zügen über die Entwicklung seines Zustandes sowohl bei Ausbleiben der Behandlung als auch hinsichtlich der Aussicht, wie sich die Folgen und Erfolgschancen der Therapie entwickeln, sowie über Art, Umfang, Risiken und Schmerzen der Therapie informieren. Hierzu gehört unter Umständen auch die Aufklärung über verschiedene Alternativen der Behandlung. Die Wahl der Behandlungsmethode ist allerdings primär Sache des Arztes. Gibt es indessen mehrere medizinisch gleichermaßen indizierte und übliche Behandlungsmethoden, die unterschiedliche Risiken und Erfolgschancen haben, besteht mithin eine echte Wahlmöglichkeit für den Patienten, dann muß diesem durch entsprechende vollständige ärztliche Belehrung die Entscheidung darüber überlassen bleiben, auf welchem Weg die Behandlung erfolgen soll und auf welches Risiko er sich einlassen will. Ein Beispiel wäre, daß eine konservative Behandlungsmethode als echte Alternative zu einer sofortigen Operation medizinisch durchaus zur Wahl steht. Die Verpflichtung zur Aufklärung über Behandlungsalternativen hat aber Grenzen. Sie kann nur da verlangt werden, wo der Patient eine echte Wahlmöglichkeit hat. So ist er ungefragt nicht über neue diagnostische und therapeutische Verfahren, die sich erst in der Erprobung befinden, zu unterrichten.

Im Vordergrund der Aufklärungspflicht des Arztes steht bei ärztlichen Heileingriffen die **Risikoaufklärung** über die sicheren oder möglichen Folgen der geplanten diagnostischen oder therapeutischen Maßnahmen:

Der Patient ist über die **Risiken** aufzuklären, die normalerweise einem Patienten wesentlich erscheinen oder die diesem besonderen Patienten offenbar erheblich (patientenbezogene Aufklärung) sind. Die Notwendigkeit der Aufklärung stellt nicht auf einen starren Prozentsatz der bisher beobachteten Zwischenfälle ab (sogenannte Komplikationsdichte). Nicht allein der Grad der Häufigkeit oder Seltenheit eines mit der Therapie verbundenen typischen Risikos entscheidet über die Aufklärungsbedürftigkeit, sondern seine Bedeutung, die es für die Entschließung des Patienten haben kann. Allerdings soll der Patient in die Lage versetzt werden, den Stellenwert des Risikos zutreffend einzuschätzen. Dem Patienten muß – wenn auch nur im großen und ganzen – eine allgemeine Vorstellung von der Schwere des Eingriffs und den spezifisch mit ihm verbundenen Risiken vermittelt werden. Über solche **spezifischen** und **typischen** Risiken eines Eingriffs ist in jedem Falle zu informieren, auch wenn sie unter Umständen extrem selten sind. Je nachteiliger und dauerhafter sich ein Mißerfolg oder eine unerwünschte oder unerwartete Nebenfolge bei dem Patienten auswirken kann, um so notwendiger ist es, auch über fernerliegende Risiken zu informieren.

Daneben bestimmt die **sachliche** und **zeitliche Notwendigkeit** des Eingriffs den Umfang der Aufklärung. In Fällen, in denen der Eingriff nicht zur Abwendung einer akuten oder auch nur einer schwerwiegenden Gefahr erforderlich und auch sonst nicht dringlich ist, sind besonders strenge Anforderungen an die Aufklärungspflicht des Arztes zu stellen. Hier kann es auch geboten sein, über Risiken aufzuklären, bei denen es sich nicht um eingriffsspezifische Gefahren handelt, sondern um Risiken, die generell z. B. mit einer Operation verbunden sein können. So muß dann, wenn bei einer nicht absolut indizierten Operation das gegenüber anderen Eingriffen erhöhte Risiko besteht, daß sich die Beschwerden, die die Operation beheben soll, für den Patienten nachhaltig verschlechtern können und sich diese Gefahr für ihn nicht schon aus der Natur des Eingriffs und seinem allgemeinen Schweregrad ergibt, auch über dieses Risiko aufgeklärt werden.

7. Zeitpunkt der Aufklärung

Die Aufklärung muß zu einem Zeitpunkt erfolgen, in dem der Patient noch in vollem Besitz seiner Erkenntnis- und Entscheidungsfähigkeit ist; ihm muß eine Überlegungsfrist verbleiben, sofern die Dringlichkeit der Maßnahmen dies zuläßt. Der Patient soll nicht unter Entscheidungsdruck stehen und daher grundsätzlich nicht später als am Tage vor dem Eingriff aufgeklärt werden.

8. Ärztliches Aufklärungsgespräch

Die Aufklärung muß individuell in einem Gespräch mit dem Patienten erfolgen. Das Aufklärungsgespräch kann nicht durch Formulare ersetzt werden. Formulare bereiten nur das Aufklärungsgespräch vor; sie können der Dokumentation des erfolgten Gesprächs dienen.

Das Aufklärungsgespräch muß durch einen **Arzt** erfolgen; es darf nicht an nichtärztliches Personal delegiert werden.

Die Aufklärung muß in einer für den Patienten behutsamen und verständlichen Weise erfolgen. Im persönlichen Gespräch soll der Arzt sich bemühen, die Information dem individuellen Auffassungsvermögen sowie dem Wissensstand des Patienten anzupassen und sich zugleich davon überzeugen, daß dieser sie versteht.

9. Reichweite der Aufklärung

Die von einem Patienten aufgrund der Aufklärung gegebene Einwilligung deckt nur solche Eingriffe ab, die Gegenstand des Aufklärungsgesprächs gewesen sind.

Ist für den Arzt unvorhersehbar, ob möglicherweise ein operativer Eingriff auf weitere Bereiche ausgedehnt werden muß, so ist der Patient hierüber **vor** dem Eingriff aufzuklären. Stellt sich erst während der Operation heraus, daß ein weitergehender Eingriff erforderlich ist, muß der Arzt die Risiken einer Unterbrechung der Operation gegenüber den Risiken der Durchführung des erweiterten Eingriffs abwägen und danach seine Entscheidung über eine Operationsunterbrechung zum Zwecke der Einholung der Einwilligung des Patienten treffen. Hierbei hat der Arzt den mutmaßlichen Willen des Patienten zu berücksichtigen. Von einer mutmaßlichen Einwilligung darf nicht nur ausgegangen werden, wenn der Eingriff zur Beseitigung einer gegenwärtigen Lebensgefahr vorgenommen wird (vitale Indikation). Der mutmaßliche Wille des Patienten ist vom Arzt auch dann zu berücksichtigen, wenn er vor der Frage steht, ob er eine mit Zustimmung des Patienten begonnene Operation erweitern oder sie abbrechen und den Patienten dem Risiko einer neuen, unter Umständen mit größeren Gefahren verbundenen, jedenfalls aber weitere körperliche und seelische Beeinträchtigungen mit sich bringenden Operation aussetzen soll.

10. Aufklärungsadressat

Aufklärungsadressat ist der einwilligungsfähige Patient. Bei einwilligungsunfähigen und minderjährigen Patienten vgl. Nr. 11. Die gebotene Aufklärung des Patienten kann nicht durch Aufklärung der Angehörigen ersetzt werden. Für eine **ergänzende** Aufklärung der Angehörigen sind die Regeln der Schweigepflicht zu beachten.

Diese Regeln gelten im übrigen auch grundsätzlich für die Aufklärung über ärztliche Prognosen oder für die therapeutische Aufklärung.

11. Aufklärung bei nichteinwilligungsfähigen und minderjährigen Patienten

Bei Patienten, die noch nicht die nötige Verstandesreife haben oder die wegen ihres Zustandes (Bewußtlosigkeit, Schock, Verwirrtheit, Geistesschwäche) nicht in der Lage sind, sich aufklären zu lassen und eine rechtswirksame Einwilligung zu erteilen, tritt an ihre Stelle der gesetzliche Vertreter.

Bei Minderjährigen ist die Einwilligung zum Eingriff im Regelfall von den Eltern oder sonstigen Sorgeberechtigten oder von deren Beauftragten einzuholen. Grundsätzlich müssen dem Eingriff beide Eltern zustimmen. Jeder Elternteil kann allerdings den anderen ermächtigen, für ihn mitzuhandeln; nur dieser Elternteil bedarf daher der Aufklärung. Bei „Routinefällen“ darf sich der Arzt im allgemeinen ungefragt auf die Ermächtigung des erschienenen Elternteils zum Handeln für den anderen verlassen. Bei ärztlichen Eingriffen schwererer Art mit nicht unbedeutenden Risiken hat der Arzt sich über die Ermächtigung des erschienenen Elternteils zu vergewissern, darf aber insoweit grundsätzlich von dessen wahrheitsgemäßer Auskunft ausgehen. Bei schwierigen und weitreichenden Entscheidungen mit erheblichen Risiken muß sich der Arzt die Gewißheit verschaffen, daß der nicht erschienene Elternteil mit der vorgesehenen Behandlung einverstanden ist.

Jugendliche unter 18 Jahren haben jedoch ausnahmsweise die Befugnis zur Einwilligung, wenn sie hinreichend reif sind, die Bedeutung und Tragweite des Eingriffs und seiner Gestattung zu ermessen (Einwilligungsfähigkeit ist nicht gleichzusetzen mit Geschäftsfähigkeit im Sinne des Bürgerlichen Gesetzbuches).

In jedem Fall sind aber auch Kinder und Jugendliche in groben Zügen über den vorgesehenen Eingriff und dessen Verlauf zu informieren, wenn und soweit sie in der Lage sind, die ärztlichen Maßnahmen zu verstehen.

Entsprechendes gilt für die Aufklärung bei geschäftsunfähigen oder beschränkt geschäftsfähigen volljährigen Patienten.

Bei bewußtlosen Patienten hat der Arzt diejenigen medizinischen Maßnahmen durchzuführen, die im Interesse des Patienten zur Herstellung seiner Gesundheit erforderlich sind (mutmaßliche Einwilligung). Zur Erforschung des wirklichen oder mutmaßlichen Willens des Patienten kann sich ein Gespräch mit den ihm besonders nahestehenden Personen empfehlen; auch schriftlich vom Patienten abgegebene Erklärungen können ein Indiz für seinen mutmaßlichen Willen sein. Liegen keine gegenteiligen Anhaltspunkte vor, kann der Arzt davon ausgehen, daß der mutmaßliche Wille des Patienten mit dem übereinstimmt, was gemeinhin als normal und vernünftig angesehen wird.

Sobald und soweit die Einwilligungsfähigkeit des Patienten wieder vorliegt, ist zur Fortsetzung der Behandlung seine Einwilligung einzuholen.

12. Dokumentation der Aufklärung

Bei bedeutenderen Eingriffen empfiehlt es sich, die Tatsache der Aufklärung, ihren Zeitpunkt sowie den wesentlichen Inhalt des Aufklärungsgesprächs oder die besonderen Gründe, aus denen von einer Aufklärung abgesehen worden ist, in den Krankenpapieren zu dokumentieren. Gleiches gilt, wenn der Patient ausdrücklich auf eine Aufklärung verzichtet hat.

Anmerkung

Zur Aufklärung von Krankenhauspatienten wird ergänzend auf die vom Vorstand der Deutschen Krankenhausgesellschaft und vom Vorstand der Bundesärztekammer gemeinsam verabschiedeten „Richtlinien zur Aufklärung der Krankenhauspatienten über vorgesehene ärztliche Maßnahmen" (in der jeweiligen Fassung) hingewiesen.

Aufklärungsprobleme bei nicht vorgesehener Operationserweiterung

• Unter **Erweiterungsoperation** versteht man operative Eingriffe, die „ohne vorher genau festzulegenden Operationsplan begonnen werden müssen" und bei denen „die spezielle Indikation über das weitere Vorgehen", den Umfang des Eingriffs, zusätzliche Maßnahmen und damit verbunden die Fehleinschätzung des Risikos erst **intraoperativ** aufgrund des jeweiligen Befundes bestimmbar ist (vgl. Wachsmuth, Festschrift für Bockelmann 1979, Seite 476, 477).

- **Vorhersehbare** und (oder) lediglich zweckmäßige, medizinisch aber nicht zwingend gebotene Änderungen des Operationsplans, z.B. die Herausnahme des Blinddarms anläßlich einer Sterilisation oder Uterusoperation, dürfen ohne Rücksprache und Einwilligung des Patienten **nicht** vorgenommen werden.

- Dagegen ist die Frage umstritten, ob bzw. unter welchen Umständen der Arzt bei **unvorhersehbaren** Befunden vom ursprünglichen Operationsplan bei gegebener medizinischer Indikation abweichen darf, obwohl darüber mit der Patientin vor Beginn des Eingriffs nicht gesprochen worden war.

Entscheidungsgrundsätze für den Operateur:

- Der Arzt ist bei akuter vitaler Indikation (Lebensbedrohung der Patientin) **und** bei fehlenden Anhaltspunkten für einen entgegenstehenden Willen der Patientin zur Operationsänderung (-erweiterung) nicht nur berechtigt, sondern sogar **verpflichtet** (OLG Frankfurt NJW 1981, 1312, 1323f).

- Der Arzt ist zur Operations**unterbrechung** verpflichtet, um die Aufklärung vor dem Erweiterungseingriff vorzunehmen, wenn dies ohne jede Gefährdung der Patientin möglich und nicht sicher ist, daß sie ohne zusätzliche Aufklärung ihre weitergehende Einwilligung erteilt.

- Die Zulässigkeit ärztlichen Handelns auf der Grundlage einer **mutmaßlichen** Einwilligung des Patienten ist beim medizinisch indizierten ärztlichen Eingriff nicht auf die Fälle vitaler Indikation (Fallgruppe 1) beschränkt. Nach einer neueren Entscheidung des Bundesgerichtshofs (Med. Recht 1988, 248) dürfen ärztliche Eingriffe, in die der Patient nicht ausdrücklich oder konkludent eingewilligt hat, die aber seinem mutmaßlichen Willen entsprechen, nicht nur zur Beseitigung einer gegenwärtigen Lebensgefahr vorgenommen werden. Der (mutmaßliche) Wille des Patienten ist vielmehr auch dann zu berücksichtigen, wenn der Arzt vor der Frage steht, ob er eine mit Zustimmung des Patienten begonnene Operation erweitern oder sie abbrechen und den Patienten dem Risiko einer neuen (u.U. mit größeren Gefahren verbundenen, jedenfalls aber weitere körperliche und seelische Beeinträchtigungen mit sich bringenden) Operation aussetzen soll.

Besteht im Falle der Nichterweiterung einer Operation also **keine akute Gefahr für Leben und Gesundheit der Patientin,** die sofortiges Handeln unumgänglich machen würde, oder ist das Risiko der Erweiterungsoperation ebenso groß wie das aus dem Abbruch der Operation resultierende, so ist stets der mutmaßliche Wille der Patientin im Augenblick der Entscheidung des Arztes über Fortsetzung bzw. Abbruch der Operation maßgeblich.

- Die Voraussetzungen der mutmaßlichen Einwilligung sind primär **nicht** aus der Sicht des Arztes (was er in gleicher Situation tun würde) oder vom Standpunkt irgendeines „vernünftigen Dritten" festzustellen. Der hypothetische Patientenwille ist vielmehr „im Hinblick auf den Vorrang des Selbstbestimmungsrechts in erster Linie aus den persönlichen Umständen des Betroffenen, aus seinen individuellen Interessen, Wünschen, Bedürfnissen und Wertvorstellungen zu ermitteln. Liegen keine Anhaltspunkte dafür vor, daß sich der Patient anders entschieden hätte, wird allerdings davon auszugehen sein, daß sein (hypothetischer) Wille mit dem übereinstimmt, was gemeinhin als normal und vernünftig gesehen wird" (BGH MDR 1988, 248).

Verhaltenshinweise nach einem Zwischenfall

Dank des medizinischen Fortschritts und der Perfektionierung der Technik hat sich das **ärztliche Risiko** für den Patienten zunehmend **verringert,** gleichzeitig ist jedoch das **forensische Risiko** für die **Ärzteschaft** drastisch **gestiegen.** Seit 1980 hat sich die Zahl der Kunstfehlerprozesse verdoppelt. Jährlich werden ca. 15000 neue Arzthaftpflichtfälle den Versicherern gemeldet. Rund 2000 neue Schadensersatz- und Schmerzensgeldklagen gegen Ärzte pro Jahr zeigen die Prozeßfreudigkeit der Patienten. Es ist kaum zu hoch gegriffen, wenn man gegenwärtig jährlich von etwa 2500 staatsanwaltschaftlichen Ermittlungsverfahren gegen Ärzte wegen angeblicher Behandlungs-, Organisations- und Aufklärungsfehler ausgeht (Ulsenheimer Med. Recht 1987, 208).

Angesichts der Haftungsträchtigkeit gerade des gynäkologischen Fachgebiets, insbesondere der **Geburtshilfe,** ist jeder Frauenarzt, gleichgültig in welcher Funktion, ständig in Gefahr, sich vor Gericht oder (und) Staatsanwaltschaft verantworten bzw. verteidigen zu müssen. Vor diesem Hintergrund kommt deshalb der Frage, was **nach** einem Zwischenfall oder einer Komplikation aus **rechtlicher** Sicht zu tun ist, eine erhebliche praktische Bedeutung zu.

Empfehlungen

- Information der Haftpflichtversicherung, der Krankenhausverwaltung, gegebenenfalls des Vorgesetzten und einer Rechtsschutzversicherung.

Schriftliche Schilderung des Zwischenfalls – ohne alle Wertungen, d.h. Beschränkung auf den tatsächlichen Geschehensablauf, die objektive Chronologie der Ereignisse, ohne eigene Beurteilung, subjektive Meinungsäußerungen, Vermutungen, Spekulationen, ohne Schuldeingeständnis oder Schuldzuweisungen.

- Im Bedarfsfall Einschaltung eines Rechtsanwalts, um für das weitere Verhalten gegenüber dem Patienten, Versicherer oder Arbeitgeber Rechtsrat einzuholen.

- Handelt es sich um einen Zwischenfall mit tödlichem Ausgang, sollte, soweit irgend möglich, die Todesbescheinigung ein Arzt ausfüllen, der in das Geschehen **nicht** involviert ist. Wenn dieser ein fehlerhaftes Verhalten als Todesursache nicht von vornherein **sicher** ausschließen kann, sollte er im Zweifel die Todesursache als „ungeklärt" bezeichnen und unverzüglich die Polizei oder Staatsanwaltschaft benachrichtigen.

Auf keinen Fall darf auf dem Leichenschauschein ein „natürlicher" Tod bescheinigt werden, wenn gegenteilige Anhaltspunkte vorliegen.

- Verabredung eines Gesprächs mit der geschädigten Patientin oder (und) ihrer Angehörigen.

Die Aussprache sollte – nach einem **sofortigen** Gesprächsangebot – nicht unter dem psychischen Druck der Ereignisse und – aus Beweisgründen – niemals ohne Zeugen stattfinden.

- Keine Unterzeichnung von sogenannten „Gemeinschaftsprotokollen“, keine Einwirkung auf potentielle Zeugen, keine Änderung oder Unterdrückung vorliegender schriftlicher Krankenblattunterlagen bzw. Beweismittel.

Bei der Teilnahme an sogenannten „Zwischenfallkonferenzen“: der Betroffene sollte hier äußerste Zurückhaltung und Vorsicht üben, insbesondere kein Schuldeingeständnis abgeben.

- Anfertigung eines genauen Gedächtnisprotokolls über alle Details des Zwischenfalls (z.B. markante Zeitpunkte, die Länge bestimmter Zeitphasen, die beteiligten Personen, Besonderheiten in der Person des Patienten, Auffälligkeiten im Umfeld u.a.) ausschließlich für **persönliche** Zwecke. Daher Aufbewahrung dieser Aufzeichnungen an einem Ort, wo sie vor dem Zugriff Dritter (z.B. auch der Strafverfolgungsbehörden) sicher sind.

- Anfertigung von Fotokopien der Krankenblattunterlagen und gegebenenfalls der Röntgenaufnahmen, da die Originale im Falle eines Strafverfahrens an die Staatsanwaltschaft abgegeben werden müssen.

- Beantragung einer **Sektion** bei der Staatsanwaltschaft im Falle grundloser Vorwürfe nach einer tödlichen Komplikation.

- Vorsicht bei sogenannten „informatorischen Befragungen“ als Zeuge durch die Polizei! Denn als Zeuge besteht für die Aussage grundsätzlich **Wahrheitspflicht.** Nach §55 StPO kann jedoch jeder die Auskunft auf solche Fragen verweigern, deren Beantwortung ihn selbst oder einen seiner Angehörigen der Gefahr aussetzen würde, wegen einer Straftat (z.B. fahrlässige Tötung oder fahrlässige Körperverletzung) verfolgt zu werden.

Der „verdächtige“ Zeuge, also der möglicherweise von dem Fehlervorwurf betroffene Arzt, sollte den Bereich des **Auskunftsverweigerungsrechts** nach §55 StPO **weit** ziehen, unter Umständen die Aussage im Hinblick auf diese Bestimmung sogar **ganz** verweigern.

- Keine **mündlichen** Erklärungen zur Sache bei der Polizei oder Staatsanwaltschaft seitens des formal **„beschuldigten“** Arztes, sondern Ankündigung und Abgabe einer **schriftlichen** Stellungnahme – nach vorheriger rechtlicher Prüfung und Akteneinsicht.

Dieses Vorgehen ist mit Nachdruck zu empfehlen, da bei mündlichen Vernehmungen die Gefahr von Mißverständnissen, Irrtümern und Ungenauigkeiten gerade auf medizinischem Sektor außerordentlich groß ist. Dagegen kann mit einer substantiell fundierten, oftmals durch ein fachspezifisches Gutachten unterlegten Schutzschrift der weitere Gang des Verfahrens entscheidend in Richtung „Einstellung“ gefördert werden. Das Zurückhalten von Argumenten und Tatsachen oder die Aufbewahrung von vermeintlichen „Überraschungseffekten“ für die Hauptverhandlung ist in Arztstrafsachen eine verfehlte Prozeßtaktik. Denn es muß das Hauptziel jedes Verteidigers sein, mit allen zulässigen Mitteln die Erhebung der Anklage mit nachfolgender öffentlicher Hauptverhandlung zu verhindern (vergleiche zum Ganzen Ulsenheimer Arztstrafrecht in der Praxis, 1988, Seite 253ff).

- Wird dem Arzt im **Zivilprozeß,** in dem es ausschließlich um Schadensersatz- und Schmerzensgeldansprüche geht, eine Klage vom Gericht förmlich zugestellt, so **muß** er vor dem **Landgericht** einen Anwalt mit seiner Prozeßvertretung beauftragen, sollte dies jedoch auch in den – seltenen – Fällen einer Zuständigkeit des **Amtsgerichts** tun.

Insoweit empfiehlt sich stets die vorherige Rücksprache mit der **Haftpflichtversicherung.**

Diese Empfehlungen sind keine starren Regeln, sondern nur vielfach erprobte und in der Praxis bewährte allgemeine Hinweise. Sie müssen je nach Sachlage modifiziert und den Besonderheiten des jeweiligen Falles angepaßt werden. Ob und inwieweit der betroffene Arzt dies ohne rechtskundigen Rat alleine kann, muß jeder unter Abwägung des forensischen Risikos, des Zeitaufwands, der Kosten, der psychischen und physischen Belastung, der Schwere des Vorwurfs u.a. für sich selbst entscheiden.

Standardlagerungen

Anforderungen an die Lagerung bei gynäkologischen/ geburtshilflichen Operationen

- Optimaler Zugang zum Operationsgebiet für Operateur, Assistenten und Operationsschwester.
- Optimaler Zugang zu Kopf und Arm der Patientin für den Anästhesisten.
- Vermeidung von Lagerungsschäden.

Allgemeine Lagerungsgrundsätze

Zur Vermeidung von Lagerungsschäden ist neben einer sorgfältigen Anamnese bezüglich orthopädischer sowie neurologischer Vorerkrankungen die Lagerung der Patientin im **Wachzustand** erforderlich.

Bestehen Lagerungsrisiken (z. B. Coxarthrose, Wirbelsäulenerkrankungen etc.), so sollten diese auf dem Operationsprogramm vermerkt werden. Verantwortlich für die Lagerung und mögliche Folgeschäden ist grundsätzlich der Operateur. Eine Ausnahme bildet die Lagerung des Kopfes sowie des Infusionsarmes im Rahmen der anästhesiologischen Erfordernisse, für deren ordnungsgemäße Durchführung und Vermeidung von Lagerungsschäden der Anästhesist verantwortlich ist.

Gefährdete Nerven im Bereich des Armes sind der Plexus brachialis, der Nervus radialis sowie der Nervus ulnaris. Zu vermeiden sind Schäden dieser Nerven durch eine entspannte Lagerung des Armes ohne Überdehnung im Bereich der Schulter-Hals-Partie (Plexus brachialis) sowie durch eine Prophylaxe von Druckläsionen im Bereich des Humerus (N. radialis im Sulcus nervi radialis) sowie im Bereich des Epicondylus medialis humeri (N. ulnaris). Schäden durch Kompression des N. medianus sind aufgrund des überwiegend durch die Muskelbäuche des M. biceps und M. brachialis sowie des M. pronator teres geschützten Verlaufes die Ausnahme.

Im Bereich der unteren Extremität stellen Läsionen des N. femoralis sowie des N. peronaeus die häufigsten Schädigungen infolge fehlerhafter Lagerung dar. Der N. femoralis wird in der Regel nicht durch die Lagerung selbst, sondern typischerweise durch starken Zug bzw. Kompression der Bauchdeckenhalter irritiert. Die N. peronaeus-Läsion ist die Folge eines Drucks im Bereich des Fibulaköpfchens, wo dieser Nerv oberflächlich dem Knochen anliegt und durch Kompressionen geschädigt werden kann (häufigste lagerungsbedingte Nervenläsion).

Bei der Lagerung ist somit eine Polsterung dieser Region und eine korrekte Position und Spannung des Bauchdeckenhalters zur Vermeidung dieser Läsionen wichtig.

Im Bereich der Beine muß ganz besonders auf eine gleichmäßige Verteilung des Auflagedrucks geachtet werden, da die Entstehung tiefer Beinvenenthrombosen intraoperativ durch lokale Abflußstörungen im venösen System begünstigt wird.

Verhalten in der postoperativen Phase

Bei Klagen von Patientinnen über Sensibilitäts- oder motorische Störungen im Bereich der Extremitäten ist stets eine differenzierte neurologische Diagnostik und Dokumentation durchzuführen; obwohl Lagerungsschäden durch Nervenkompression häufig eine gute Prognose bezüglich der Restitutio ad integrum haben, sollten unterstützende Maßnahmen zur Rehabilitation frühestmöglich einsetzen. Wenn möglich, ist ein Neurologe zuzuziehen.

Steinschnitt/steil

Standardlagerung für vaginale gynäkologische und geburtshilfliche Eingriffe (Abb. 2.2a, b).

Durch eine Fixierung der Beine in Fußschlaufen kann bei Flexion und Abduktion sowie zusätzlicher Außenrotation der Beine im Hüftgelenk zusätzlicher Raum für Assistenten und Operateur gewonnen werden. Der Operateur sitzt vor der Patentin. Der Operationssitus kann den operationsbedingten Anforderungen durch Höhenverstellung und Kippen des Operationstisches angepaßt werden. Seitlich finden die beiden Assistenten bequem Platz. Die Operationsschwester instrumentiert von rechts hinter dem Operateur.

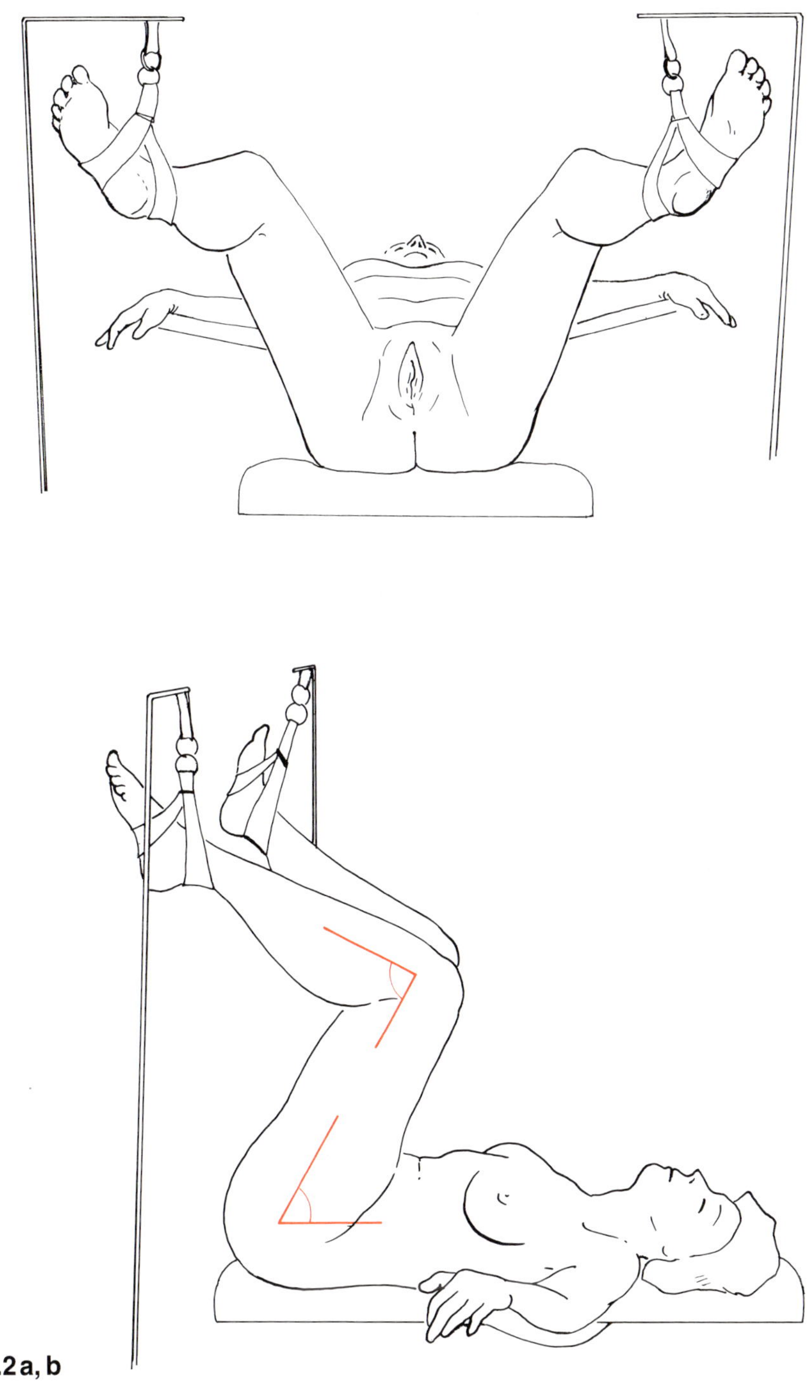

a

b

Abb. 2.2a, b

Steinschnitt/flach

Standardlagerung für gynäkologische und geburtshilfliche Laparotomien (Abb. 2.3).

Der Operateur steht links der Patientin, der erste Assistent rechts. Durch Abduktion der Beine im Hüftgelenk findet der zweite Assistent zwischen diesen Platz. Durch Beugung der Beine im Hüftgelenk über eine Änderung der Position der Beinhalter kann jederzeit eine intraoperativ erforderliche Zystoskopie oder vaginale Manipulation ohne Umlagerung durchgeführt werden. Andererseits läßt sich durch eine Lordosierung der Wirbelsäule ein besserer Zugang zum kleinen Becken bzw. zum Retroperitonealraum schaffen. Der Instrumententisch wird über dem Thorax positioniert, so daß die Operationsschwester, die erhöht steht, den Operationsablauf durch den guten Einblick in das Operationsgebiet verfolgen kann. Das Instrumentieren wird dadurch erleichtert.

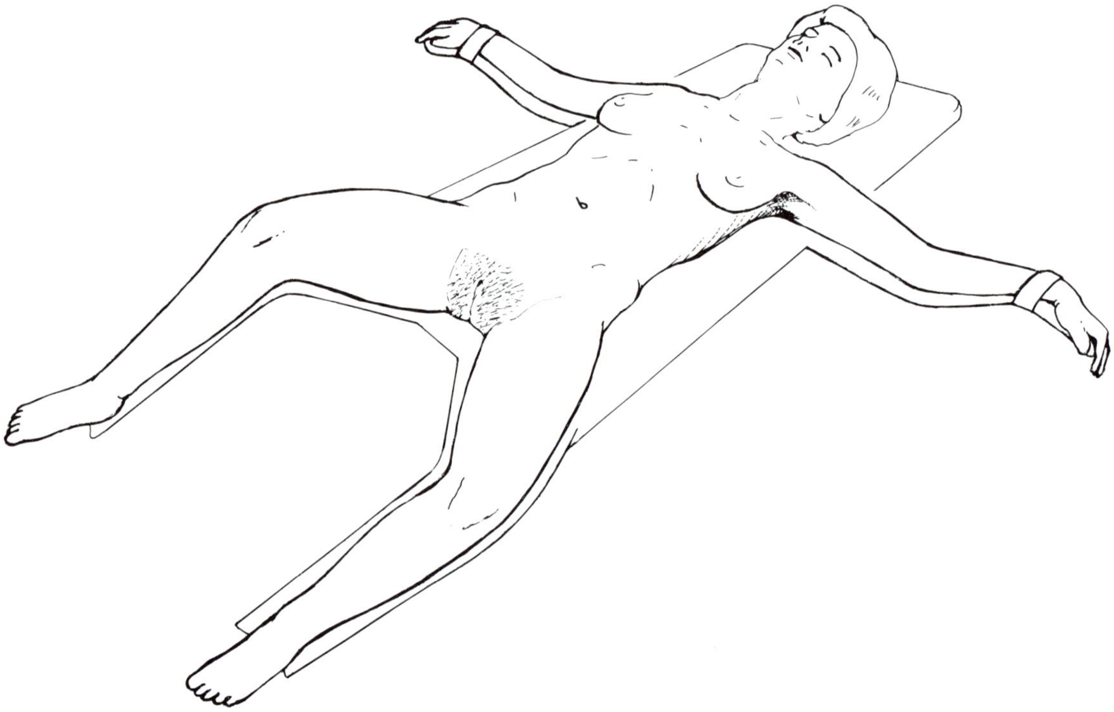

Abb. 2.3

Rücken/flach

Standardlagerung für Brustoperationen sowie Laparotomien unter Einsatz des Operationsmikroskops (Abb. 2.4).

Bei dieser Lagerung wird die Patientin flach auf dem Rücken gelagert. Die Arme werden bei **Mammaoperationen** beidseits etwa 80°–90° abduziert. Bei einer geplanten axillären Lymphonodektomie lagert man den jeweiligen Arm auf einer beweglichen Schiene, um durch eine Änderung der Armposition sowie ein Drehen des Körpers um die Längsachse einen besseren Zugang zur Axilla erreichen zu können.

Während der erste Assistent auf der kontralateralen Seite der Patientin steht, findet der zweite Assistent kranial des mobil gelagerten Armes Platz.

Bei **mikrochirurgischen abdominalen Operationen** unter Einsatz des Operationsmikroskops wird die Patientin ebenfalls flach auf dem Rükken mit adduzierten Beinen gelagert. Der nicht für die Infusion benötigte Arm wird dem Körper angelegt. So kann das Operationsmikroskop optimal plaziert werden. Erste Assistenz sowie Operationsschwester assistieren von rechts, wobei der Instrumententisch über den Beinen der Patientin positioniert ist.

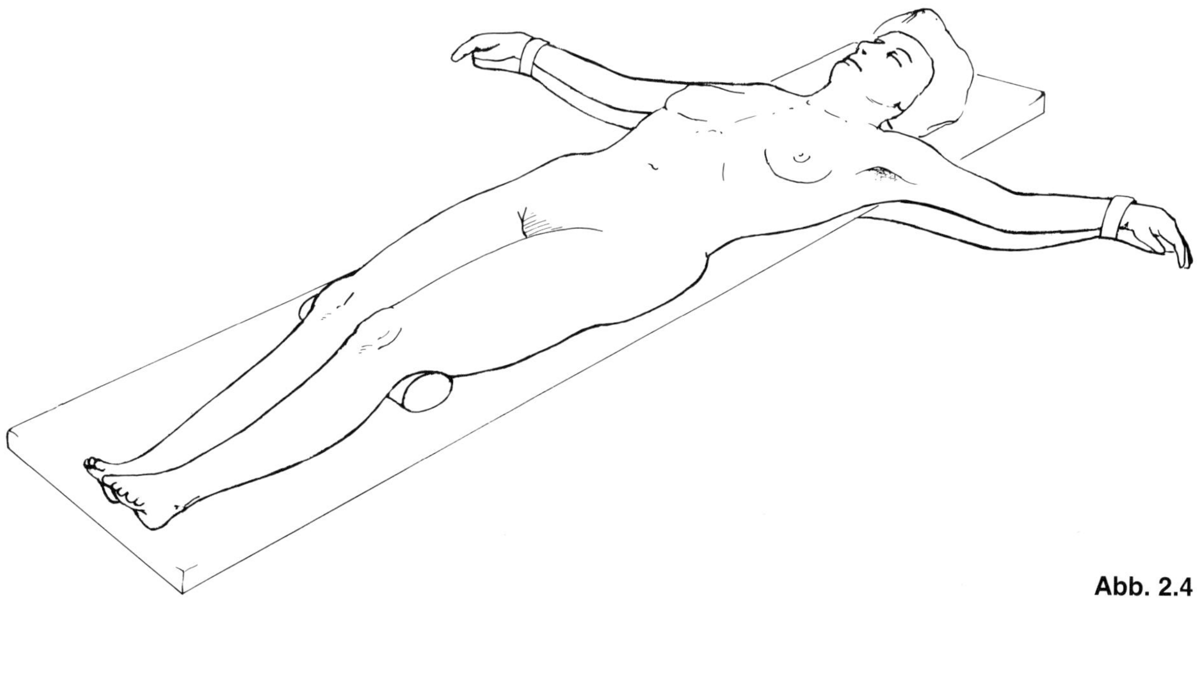

Abb. 2.4

Rücken/halbsitzend

Standardlagerung für kosmetische Mammaeingriffe (Abb. 2.5).

Die halbsitzend-Lagerung ermöglicht im Gegensatz zur Rücken/flach-Lagerung die Beurteilung von Symmetrie und Größe der Brust im Seitenvergleich. Die Arme werden in leichter Innenrotation bei Pronation der Hände und leicht flektiertem Ellenbogengelenk dem Körper der Patientin angelegt. Hierdurch können Lagerungsschäden durch Plexuszerrungen vermieden sowie ein freier Zugang zum Operationsgebiet für Operateur und Assistenz – auch bei Operationen á deux equipes – erreicht werden.

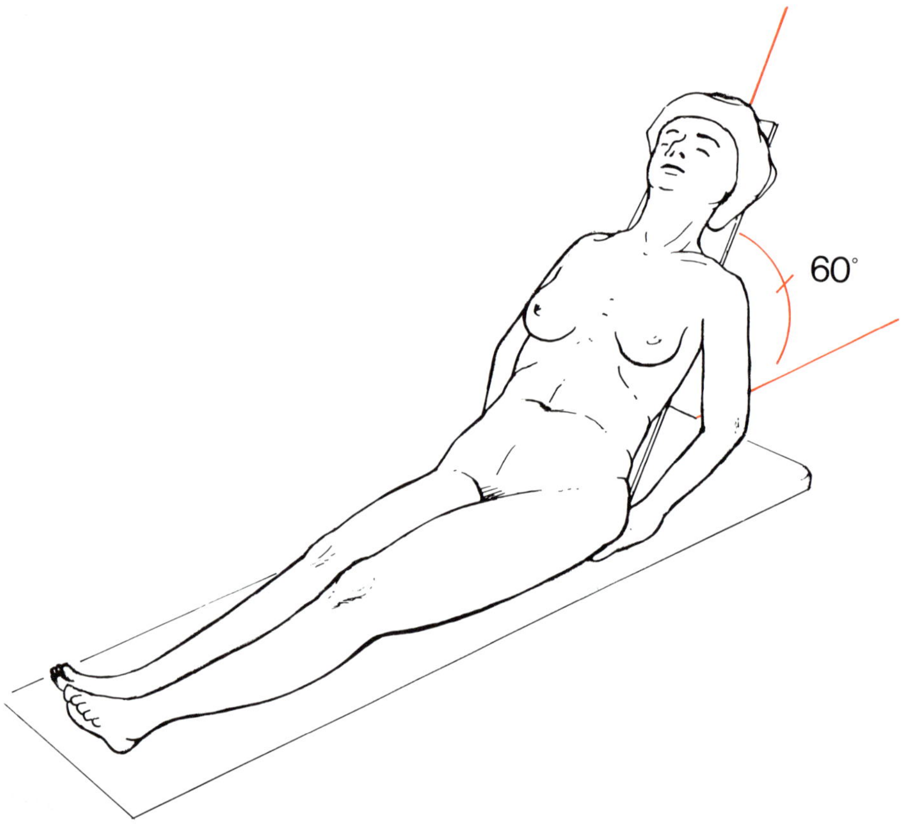

Abb. 2.5

Technologien im chirurgischen Einsatz

Elektrochirurgie

In sämtlichen chirurgischen Disziplinen wird Hochfrequenzstrom bei fast allen Eingriffen zur Blutstillung bzw. zum Schneiden eingesetzt. Grundprinzip ist dabei die Umwandlung von elektrischem Strom in Wärme beim Fließen durch das Gewebe. Das Ausmaß der Temperaturerhöhung, welches die biologische Wirkung bestimmt, ist neben dem elektrischen Widerstand des Materials vor allem von der Größe und der Einwirkungsdauer des Stromes abhängig.

Ab einer Temperatur von 50 °C werden Proteine denaturiert und das Gewebe **koaguliert.** Bei einer Wärmeentwicklung von über 100 °C führt das Verdampfen der Zellflüssigkeit zum Aufplatzen der Zellen und das Gewebe wird **durchtrennt.**

Technik

Monopolare Technik

Bei der Anwendung von Hochfrequenzstrom in den operativen Disziplinen ist die monopolare Technik am weitesten verbreitet. Hierbei wird durch eine **aktive Elektrode** (z.B. Pinzette) der Strom dem Gewebe zugeführt, was zu einer lokalen hohen Stromdichte führt. Der daraus resultierende Gewebseffekt hängt von der Zeitdauer der Einwirkung und dem Querschnitt der **aktiven Elektrode** ab. Die Applikation z.B. über eine spitze Pinzette führt durch einen kleinen Querschnitt und damit eine **hohe Stromdichte** zu einer deutlich höheren Temperaturentwicklung als die großflächige Anwendung über eine Kugelelektrode.

Der Abfluß des Stromes wird über eine **Neutralelektrode** gewährleistet. Diese ist großflächig, um bei möglichst **geringer Stromdichte** keine lokalen Stromeffekte auszulösen. Abb. 2.6 zeigt schematisch den Aufbau des Stromkreises bei der monopolaren Technik.

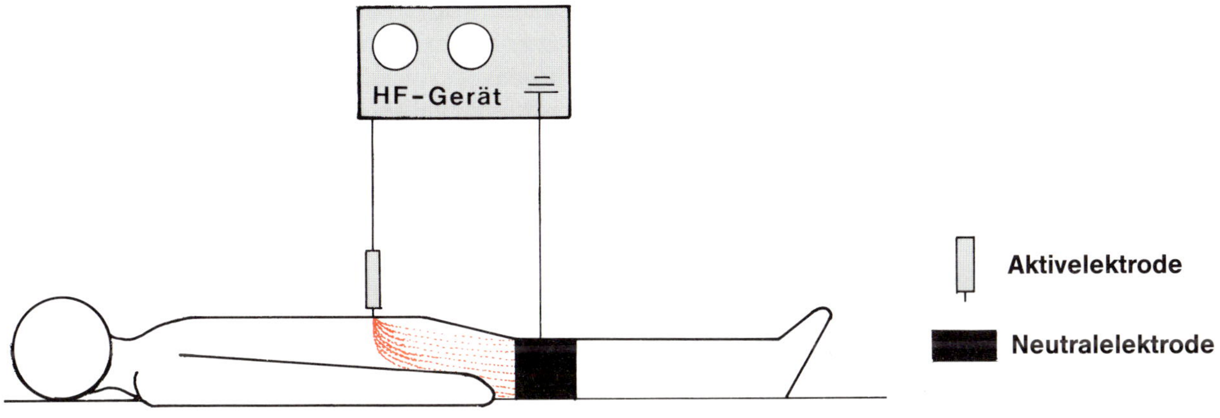

Abb. 2.6

Die **Neutralelektrode** wird in Abhängigkeit vom Operationsgebiet plaziert (Abb. 2.7). Dabei muß man auf eine möglichst kurze Distanz zur aktiven Elektrode achten und die Neutralelektrode in der Nähe des Operationsfeldes an einem der beiden Oberarme bzw. Oberschenkel des Patienten plazieren. Der Stromfluß sollte in Längs- oder Diagonalrichtung des Körpers fließen, nicht jedoch quer. Insbesondere das Herz muß außerhalb des Stromweges liegen.

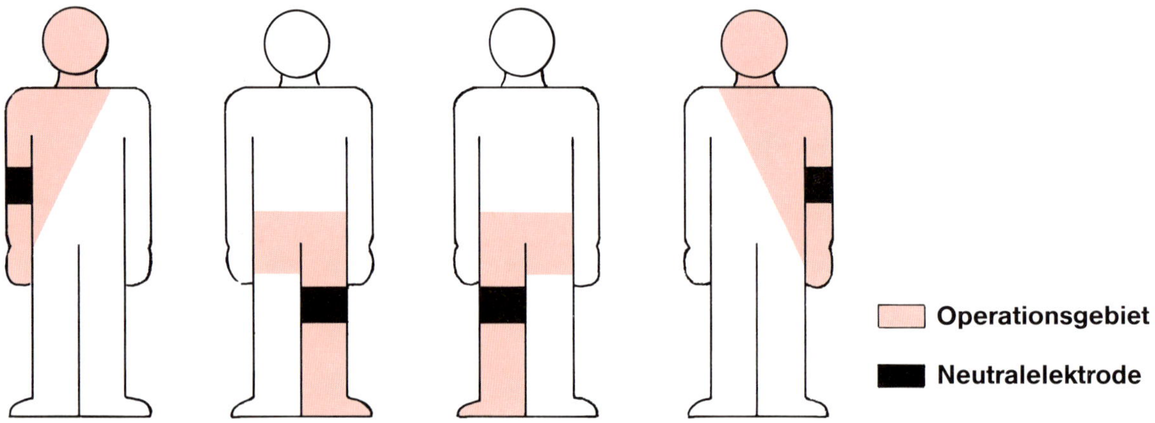

Abb. 2.7

In der Gynäkologie wird der monopolare Strom hauptsächlich bei der Blutstillung über eine Koagulationspinzette, unter Umständen auch zum Schneiden von Fettgewebe (z.B. Ablatio mammae) eingesetzt. Bei den meisten Geräten ist ein Umschalten vom **modulierten** („Koagulationsstrom") (Abb. 2.8b) auf **unmodulierten** Strom („Schneidestrom") erforderlich (Abb. 2.8a). Der Unterschied liegt dabei in der Form der Hochfrequenzschwingungen.

Durch **Modulation** des Stromes werden Spannungsspitzen erzeugt, die bis zu 10mal höher als die Effektivspannung sind. Der resultierende Gewebseffekt betrifft hauptsächlich die Oberfläche und gestattet ein Koagulieren ohne Durchschneiden des Gewebes. Der **unmodulierte** Strom mit gleichmäßiger sinusförmiger Schwingung ist zur Blutstillung schlechter geeignet. Mit dünnen Elektroden kann jedoch ein guter Schneideeffekt erzielt werden. Die neuere Generation von Hochfrequenzgeräten macht ein Umschalten der verschiedenen Stromarten überflüssig und gewährleistet gleichzeitig eine automatische Kontrolle des Stromflusses.

Prinzipiell muß man beim Schneiden mit Strom beachten, daß eine hohe Stromdichte die Voraussetzung für eine ausreichende Hitzeentwicklung ist. Die dabei in der Regel auftretende große Nekrosezone wird zusätzlich von der Einwirkdauer beeinflußt. Die in der gynäkologischen Mikrochirurgie angewandte Mikroelektrode ist sehr gut zur Gewebsdurchtrennung geeignet, da die Nekrosezone durch einen kleinen Querschnitt (hohe Stromdichte) und eine zügige Führung durch das Gewebe klein gehalten werden kann.

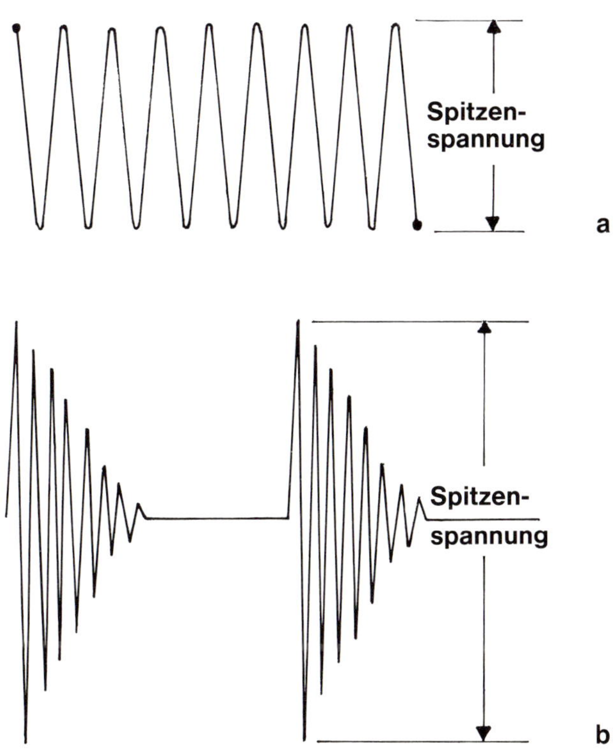

Abb. 2.8a, b

Bipolare Technik

Im Gegensatz zur **monopolaren** Methode wird der Strom bei der **bipolaren** Technik über **ein** Instrument (in der Regel die Pinzette) gleichzeitig zu- und abgeführt (Abb. 2.9). Eine Ausbreitung des Stromes über das zu koagulierende Gewebe hinaus findet nicht statt. Die Strom- und damit die Hitzewirkung wird so lokal begrenzt und gut kontrollierbar.

Da Aktiv- und Neutralelektrode bei der bipolaren Technik in einem Instrument vereint ist, verwendet man hauptsächlich Pinzetten bzw. bei der Laparoskopie eine Koagulationszange. Ein Schneiden ist mit dieser Technik nicht möglich.

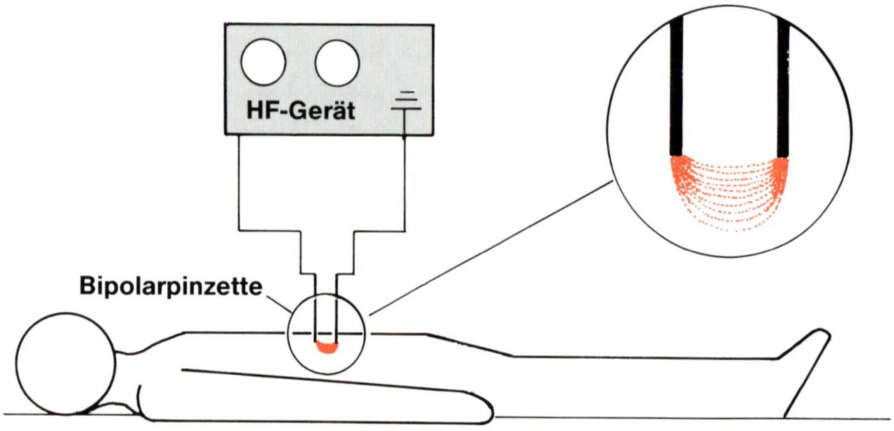

Abb. 2.9

Folgende Anwendungen findet die bipolare Technik in der Gynäkologie:

- Koagulation mit der Bipolarpinzette, insbesondere in der Mikrochirurgie.
- Laparoskopische Tubensterilisation.

Der große Vorteil liegt neben der sicheren Anwendung (aufgrund fehlender frei fließender Ströme) in der begrenzten Nekrosezone. Eine Beeinflussung der ovariellen Blutversorgung wird bei richtiger Handhabung vermieden.

Komplikationen der Elektrochirurgie

Der zunehmende Einsatz von elektrischem Strom zum Schneiden und Koagulieren in der operativen Medizin hat auch zu einer Häufung von Komplikationen geführt. An erster Stelle stehen dabei Verbrennungen. Die Anwendung dieser Geräte ist deshalb in der medizinischen Geräteverordnung (MedGV) verbindlich geregelt.

Zur Vermeidung von Verletzungen dürfen **„medizinisch-technische Geräte ... nur von Personen angewendet werden, die aufgrund ihrer Ausbildung oder ihrer Kenntnisse und praktischen Erfahrungen die Gewähr für eine sachgerechte Handhabung bieten“** (§ 6 Abs. 3 MedGV – Medizingeräteverordnung). Zudem müssen die Geräte regelmäßig fachgerecht gewartet (§ 6 Abs. 1 und § 4 Abs. 1 MedGV) und sicherheitstechnische Kontrollen entsprechend der Bauartzulassung (§ 11 MedGV) durchgeführt werden.

Die häufigsten Ursachen für Stromverletzungen sind:

1. Der Stromfluß kann durch verschiedene Faktoren gestört sein:

- Falsch bzw. nicht eingesteckte oder defekte Kabelverbindungen (Neutralelektrode).
- Nicht vollständig anliegende Neutralelektrode.
- Die Neutralelektrode ist zu weit vom Operationsgebiet entfernt angebracht, so daß der Strom über andere Kontaktstellen abfließt.
- Der Strom fließt über elektrisch gut leitende Flüssigkeiten wie Blut, Schweiß oder Kochsalzlösung ab.

Durch den gestörten Stromfluß können lokal hohe Stromdichten entstehen, die Verbrennungen hervorrufen. Schutz vor Komplikationen bietet einmal das gewissenhafte Anbringen und richtige Plazieren (Abb. 2.7) der Neutralelektrode (Leitgel, ausreichende Fläche von 180 qcm) und die Kontrolle des Sitzes und der Kabelverbindungen, insbesondere nach einer Umlagerung des Patienten. Weiterhin sollte der Hautkontakt mit leitenden Flüssigkeiten durch Unterlegen von trockenen, isolierenden Tüchern verhindert werden.

2. Einstellung der Leistung des HF-Gerätes

Die richtige Wahl der Stromart, der Leistungsstärke und der Elektroden liegt in der Hand des Operateurs. Die Gefahr einer Verbrennung steigt drastisch an, wenn bei einer Funktionsstörung die Leistung des HF-Gerätes einfach erhöht wird. Vielmehr sollten dringend die Kabelverbindungen und das Gerät überprüft werden.

3. Unkontrolliertes Einschalten des Stromes

Es sollte immer darauf geachtet werden, daß ein unbeabsichtigtes Einschalten des Gerätes vermieden wird. Bei Fuß- und Handschaltern kann zusätzlich durch das Eindringen von leitfähigen Flüssigkeiten ein unkontrollierter Stromfluß entstehen.

4. Direkter oder indirekter Kontakt mit dem Erdleiter

Bei direktem Kontakt mit dem OP-Tisch oder Zubehörteilen wie Armschienen etc. kann es zu Verbrennungen kommen. Diese Gefahr besteht insbesondere bei einer fehlerhaft angebrachten Neutralelektrode.

5. Verbrennungen an inneren Organen und Extremitäten

Fließt der Strom auf seinem Weg zur Neutralelektrode durch Organe mit geringem Querschnitt (z. B. Appendices epiploicae), so können auch dort eine hohe Stromdichte und damit Verbrennungen entstehen.

6. „Pseudoverbrennungen“

Postoperativ entdeckte Verletzungen werden manchmal fälschlicherweise den Stromkomplikationen zugerechnet. Verätzungen durch Desinfektionsmittel und Nekrosen durch mechanische Einwirkungen (Lagerungsfehler, insbesondere bei langdauernden Operationen) können ähnliche Veränderungen wie Verbrennungen hervorrufen. Einen Hinweis auf die Ursache der Verletzung bietet dabei häufig die Lokalisation. Obwohl unabhängig von der Ätiologie im Prinzip der Operateur die Verantwortung trägt, ist zur Vermeidung weiterer Komplikationen die Fehlersuche unverzichtbar.

Endothermie

Eine Sonderform der Anwendung von elektrischem Strom in der operativen Medizin ist die Endothermie, teilweise auch Thermokoagulation genannt. Hierbei wird der Strom lediglich zur Erhitzung eines Instrumentes benützt, mit dem dann das Gewebe koaguliert wird. Diese Technik findet fast ausschließlich in der operativen Laparoskopie Verwendung. Der Vorteil der Endothermie liegt in der fehlenden direkten Stromeinwirkung. Nachteilig ist jedoch, daß aufgrund der geringen Temperatur ein Schneiden nicht möglich ist. Das zur Blutstillung thermokoagulierte Gewebe wird mit der Schere durchtrennt.

Infrarotkoagulation

Neben der konventionellen Elektrochirurgie stehen noch weitere Verfahren zur Koagulation zur Verfügung. Erwähnenswert ist der **Infrarot-Saphir-Koagulator.** Ein Infrarotgenerator mit einem Saphirkristall ermöglicht eine großflächige, koagulierende Tiefenwirkung. Bei Blutungen aus parenchymatösen Organen (z. B. Leber) und bei fortgeschrittenen gynäkologischen Malignomen (z. B. primär unstillbar blutendes Rezidiv eines Zervixkarzinoms) wird diese Technik erfolgreich zur Blutstillung eingesetzt. Durch die zusätzliche Verwendung von Fibrinkleber kann das Ergebnis stabilisiert werden. Der Vorteil dieses Verfahrens gegenüber der Elektro- oder Laseranwendung liegt vor allem in der

Tiefenkoagulation des Gewebes, ohne daß eine oberflächliche Karbonisierung erfolgt.

Lasertechnik

Die Anwendung der **Lasertechnik** wird in jüngster Zeit oft propagiert. Bei dieser Technik (**Laser** = Light amplification by stimulated emission or radiation) wird Lichtenergie im Gewebe absorbiert und in Wärme umgesetzt. Das wichtigste Charakteristikum des Laserlichtes ist die kohärente Strahlung, d.h. es besteht ausschließlich aus Licht mit gleicher Frequenz, Amplitude und Richtung. Dies ermöglicht eine lokal konzentrierte, hohe Energiedichte. Die biologische Wirkung ist von der erreichten Temperatur abhängig und unterscheidet sich somit im Prinzip nicht von der Elektrochirurgie. Da eine oberflächliche Erhitzung auf mehrere hundert Grad Celsius möglich ist, kann mit Laser Gewebe verdampft (vaporisiert) werden.

Die in der Gynäkologie verwendeten Systeme sind hauptsächlich **CO_2-, Argon-** und **Neodym YAG-Laser.** Die in Abhängigkeit vom Lasermedium entstehenden Frequenzen bedingen unterschiedlich gute Koagulations- bzw. Schneideeigenschaften. Während der CO_2-Laser durch seine ausschließlich oberflächliche Wirkung zum Schneiden und insbesondere zur Vaporisation z.B. von Kondylomen geeignet ist, hat der Neodym YAG-Laser durch seine ausgeprägte Tiefenwirkung gute koagulierende Eigenschaften. Der Argonlaser ist zwar weniger verbreitet, bietet aber aufgrund seiner zwischen den beiden anderen Lasertypen liegenden Frequenz eine Kombination von koagulierenden und schneidenden Eigenschaften. Eine Möglichkeit, auch mit Argon- oder Neodym YAG-Laser Gewebe schneiden zu können, stellt das Kontaktverfahren dar, bei dem der Laserstrahl durch flexible Glasfasern geleitet wird und eine Karbonschicht auf der Faserspitze erhitzt. Hiermit kann ähnlich wie mit der Mikroelektrode Gewebe durchtrennt werden. Viele Anwendungsmöglichkeiten bietet die operative Laparoskopie. Als Beispiel sei die Salpingotomie bei Tubargravidität genannt. Der apparative und damit finanzielle Aufwand ist jedoch im Vergleich zur Elektrochirurgie deutlich größer.

Tabelle 2.6 Wirkung in Abhängigkeit vom Lasertyp.

Wirkung	CO_2	Argon	Neodym YAG
Koagulation	+/–	+	++
Dissektion	+	(+)	+/–
Vaporisation	++	+	–

Tabelle 2.7 Vergleich der Laserchirurgie mit anderen Methoden.

Methode	Dissektion	Vaporisation	Koagulation	Endoskopie
konventionelle Chirurgie	+	–	–	(+/–)
Elektrochirurgie	+	–	+	+
Infrarotkoagulation	–	–	+	–
Laserchirurgie	+	+	+	+

Desinfektion

Chirurgische Händedesinfektion

Definition

Die chirurgische Händedesinfektion dient der Abtötung bzw. irreversiblen Inaktivierung von krankheitserregenden Keimen an den Händen des Operateurs.

Neben der Verwendung von Operationshandschuhen ist sie die wichtigste Maßnahme, um die Keimabgabe durch die Hand des Operateurs in offene Wunden zu verhindern. Ihr Ziel ist die vollständige Entfernung der transienten Flora (hautfremde Kontakt- oder Anflugflora) und die weitgehende Reduktion der residenten Flora (hauteigene Flora in den oberen Schichten des Stratum corneum).

Die vollkommene Keimfreiheit (Sterilität der Hände) ist durch die chirurgische Händedesinfektion nicht zu erreichen, sie ist wegen der Gefahr der Hautschädigung auch nicht gewünscht.

Infizierte Wunden an den Händen verbieten jede operative Tätigkeit, da die Infektionsflora durch keine Maßnahme wirksam entfernt werden kann.

Die chirurgische Händedesinfektion wird in zwei Schritten durchgeführt:

- Waschen der Hände und Unterarme mit desinfizierender Flüssigseife und Reinigung der Nägel mit einer sterilen Bürste. Ziel ist die Beseitigung von Schmutz, Zellbestandteilen, Hautfett (Hautpflegemitteln) und vor allem die Entfernung der transienten Flora.

- Desinfektion mit einer geeigneten Desinfektionslösung zur Reduktion der residenten Flora.

Nach den Richtlinien des Bundesgesundheitsamtes zur Durchführung der Desinfektion sind Mittel auf der Wirkstoffbasis von Alkohol zu verwenden. „Die Mittel sollten mindestens 80 Vol.-% Äthanol, 70 Vol.-% Isopropanol, 60 Vol.-% n-Propanol oder Gemische dieser Alkohole in entsprechender Wirksamkeit enthalten. Der Alkohol muß frei von bakteriologischen Sporen sein.“ (Anlage zu Ziff. 7.2 BGB, 23 Jg., 1980, Nr. 23, S. 356–364).

Als ein Beispiel der chirurgischen Händedesinfektion ist die heute im Klinikum Großhadern übliche Anleitung zur Chirurgischen Händedesinfektion angeführt.

Anleitung zur Chirurgischen Händedesinfektion

- Schmuck und Uhr ablegen.

- Einmalschürze anziehen.

- Hände und Unterarme bis über die Ellenbogen unter fließendem Wasser anfeuchten, mit Flüssigseife einschäumen, Nägel mit steriler Bürste reinigen.

Nach dem Waschen Seife abspülen, das Wasser an den Ellenbogen ablaufen lassen.

- Hände und Unterarme mit einem sterilen Tuch abtrocknen, vor Benutzung des Desinfektionsmittels soll die Haut trocken sein. Wasser führt zu einem Wirkungsverlust der Desinfektionsmittel.

- 5 ml Desinfektionsmittel auf die Hände geben und bis zum Ellenbogen verreiben.

5 ml Desinfektionsmittel nur auf die Hände verteilen, einreiben und in den Nagelfalz einmassieren. (Einwirkdauer 5 Minuten.)

- Während der Waschung und Desinfektion (einschließlich Abtrocknen) die Hände höher als die Ellenbogen halten, damit keine Flüssigkeit vom Unterarm auf die Hand läuft.

- Zwischen zwei Operationen ist eine Händedesinfektion ohne Waschvorgang erforderlich.

Längere Zeitabschnitte zwischen zwei Operationen erfordern eine komplette Händedesinfektion wie oben beschrieben.

Desinfektion des Operationsfeldes

Definition

Die Desinfektion des Op.-Feldes dient der Beseitigung der transienten und Reduktion der residenten Hautflora durch Reinigung und Desinfektion der Haut des Patienten.

Vor dem operativen Eingriff muß dafür gesorgt werden, daß die Hautkeime nicht in die Wunde verlagert werden können.

Die Anforderungen an die Hautdesinfektion entsprechen ebenso wie die verwendeten Mitteln denen der chirurgischen Händedesinfektion.

Vorbereitende Maßnahmen

Folgende unterstützende Maßnahmen sind der eigentlichen Desinfektion vorgeschaltet:

- Eine gründliche Reinigung des Körpers durch Dusche oder Bad mit desinfizierender Seifenlösung am Tag oder am Vorabend der Operation.

- Die Kürzung von störenden Haaren im vorgesehenen Operationsgebiet kurz vor dem Transport in den OP-Saal oder bei der bereits im OP-Saal gelagerten Patientin. Eine Rasur am Vortag einer Operation ist abzulehnen, da sich die immer entstehenden kleineren Hautverletzungen über Nacht infizieren können. Müssen die Haare vollständig entfernt werden, ist die Anwendung einer Depilierungscreme der Rasur vorzuziehen. Nachteil ist jedoch die hohe Allergisierungsrate der verwendeten Substanzen.

- Zur Entfernung der transienten Hautflora wird das vorgesehene Operationsgebiet vom Operationspfleger mit einer desinfizierenden Seifenlösung abgewaschen. Darüber hinaus werden so die Reste von evtl. vorhandenen fetthaltigen Hautpflegemitteln, die die Wirksamkeit der Desinfektionsmittel beeinträchtigen können, sicher beseitigt.

Technik

Bei Eingriffen am Abdomen wird zunächst der Nabel mit zwei bis drei in Desinfektionslösung getränkten Tupfern sorgfältig gereinigt. Anschließend desinfiziert man das Operationsgebiet großzügig von innen nach außen. Dieser Schritt wird dreimal wiederholt. Zu der desinfizierenden Wirkung der alkoholischen Lösung kommt die mechanische Komponente des Abreibens der Haut: Locker auf der Haut liegende Keime werden so wirksam entfernt.

Als Desinfektionslösungen kommen nur die vom Bundesgesundheitsamt in Berlin zugelassenen **Präparate** in Betracht. Geeignet sind Desinfektionslösungen auf alkoholischer Basis (s. Chirurgische Händedesinfaktion). Alkoholische Desinfektionslösungen müssen, um einen erheblichen Wirkungsverlust zu vermeiden, grundsätzlich ohne Wasserzusatz appliziert werden. Die Einwirkungszeit des Desinfektionsmittels muß mindestens 1 Minute betragen. Zur Kennzeichnung des erfaßten Hautareals ist die Färbung der Desinfektionslösung wichtig. Rückfettende Bestandteile sollten nicht enthalten sein.

Wichtig ist, daß am Ende der Desinfektion die Patientin auf einer trockenen Unterlage liegt. Das präoperative seitliche Abkleben des Operationsfeldes mit wasserundurchlässigen Papierfolien hat sich bewährt: So wird verhindert, daß während des Eingriffs Flüssigkeit (z. B. Blut, Aszites, intraabdominale Spüllösung) entlang der seitlichen Körperoberfläche auf die Unterlage gelangt. Langes Liegen auf harter, evtl. beheizter und nasser Unterlage sind prädisponierende Faktoren für unangenehme Hautschädigungen. Vor allem bei der Anwendung von Strom können durch Stromleitung lokale Verbrennungen resultieren.

Das Überkleben des Operationsfeldes mit Plastikklebefolien konnte sich nicht durchsetzen. Mit zunehmender Operationsdauer nehmen die Keimzahlen unter der Folie zu. Folien können allenfalls ein seitliches Verrutschen und Abheben der OP-Tücher verhindern.

Die **Desinfektion der Vagina** ist ein noch nicht endgültig gelöstes Problem. Die gutes Resorbtionsfähigkeit der Vagina limitiert den Einsatz maximal antimikrobiell wirksamer, aber auch toxischer Substanzen. Alkohole sind auf Schleimhäuten weniger wirksam und in der nötigen Konzentration sehr schmerzhaft (Brennen). Daher kann man sie nur bei der bereits narkotisierten Patientin anwenden. Bei der wachen Patientin (z. B. vor Sectio caesarea) muß man auf schleimhautverträglichere Substanzen, wie Polyvidon-Jodlösungen oder Kaliumhydroxychinolynsulfat-Lösung 0,1%, zurückgreifen. Vor einer Sectio caesarea ist die Desinfektion der Vagina nicht nötig, desinfiziert wird nur der Introitus vaginae.

Nach der Desinfektion, noch vor dem Abdecken der Patientin mit sterilen Tüchern wird die Blase durch Einmalkatheter entleert oder ein Dauerkatheter eingeführt.

Desinfektion des Operationssaales

Das Ausmaß der Desinfektion eines Operationssaales ist abhängig von der Art des vorausgegangenen Eingriffs und der Infektionsgefahr, die von ihm ausgeht.

Nach aseptischen und bedingt septischen Eingriffen (Eröffnung des Darmlumens) genügt die **Scheuerdesinfektion** der Oberflächen (Arbeitsflächen, Mobiliar, Wände, Fußböden).

Bei septischen Eingriffen (Eröffnung von eitrigen Wunden) und Operationen an Patienten mit übertragbaren Erkrankungen (z. B. Hepatitis B, TBC, Salmonellen, HIV) bestehen besondere Infektionsgefahren. Hier reicht die übliche Scheuerdesinfektion nicht aus. Es muß eine **Raumdesinfektion** durchgeführt werden. Unter Raumdesinfektion wird die „umfassende und gleichzeitige Desinfektion aller in einem umschlossenen Raum befindlichen Oberflächen durch Verdampfen oder Vernebeln eines Desinfektionsmittels“ verstanden. Bisher genügt nur Formaldehyd diesen Anforderungen (Bundesgesundheitsblatt 23 Jg., 1980, 23, S. 356–364). Während der Einwirkzeit des Formaldehyds wird die Klimaanlage abgestellt oder verklebt.

Operationen an Patienten mit **Sepsis** oder **HIV-Infektion:**

Formaldehyd 1%, Einwirkungszeit 40 Min. plus 20 Min. Auslüftzeit.

Operationen an Patienten mit **Hepatitis B-, TBC-** oder **Gasbrand-Infektionen:**

Formaldehyd 3%, Einwirkungszeit 3 St. 40 Min, 20 Min. Auslüftzeit.

Die Scheuer-Wischdesinfektion wird entweder im Anschluß oder vor der Raumdesinfektion durchgeführt (Formaldehyd 0,25%–3%). Die Richtlinien zur Durchführung der Scheuer- und Raumdesinfektion sind vom Bundesgesundheitsamt festgelegt. Die erlaubten Desinfektionsmittel werden in aktuellen Listen vom Bundesgesundheitsamt aufgeführt (Bundesgesundheitsblatt 21 [1978] 255–261, 7. DGHM-Liste 3/1987).

Bei der **zeitlichen Planung des Operationsprogramms** ist darauf zu achten, daß die aseptischen Eingriffe vor bedingt aseptischen durchgeführt werden. Septische Eingriffe sollten, wenn dafür nicht eigene OP-Räume zur Verfügung stehen, am Ende des Tagesprogramms durchgeführt werden.

Wird eine als aseptisch geplante Operation durch Eröffnung eines Eiterherdes septisch, sind eine Reihe von Maßnahmen erforderlich, um eine Verbreitung der Keime in der Operationsabteilung zu vermeiden und die Luftturbulenz nicht zu erhöhen:

- Begrenzung der Personenzahl auf ein Mindestmaß im Operationssaal, unnötiges Umhergehen und Sprechen sollte vermieden werden.

- Verlassen des Operationssaales nur über sofort installierte Schleusen-Einrichtungen. Es sollten feuchte Tücher vor die Türen im Eingang und Versorgungsgang gelegt werden. Bereitstellung von sauberer Operations-Kleidung (einschließlich Hauben, Mundschutz und Einmalschuhe) zum Umziehen. Wäsche und Abfallsäcke zum Ausschleusen sollten an den Ausgängen bereitgehalten werden.

- Ausschalten von Automatiktüren und Klimaanlagen, Kennzeichnung des Operationssaales als septisch.

- Aufgaben der Operationsschwester: Gebrauchte Instrumente in vorbereitete Wannen einlegen und abdecken. Saubere Siebe und sperrige Gegenstände bleiben offen im Saal. Nahtmaterial, Kompressen usw. verwerfen, Operationspräparate bleiben im Saal.
- Aufgabe des Reinigungspersonals: Einrichtung der OP-Schleusen, Bereitlegen von durchsichtigen Säcken. Körbe von den Wänden entfernen und abdecken. Beseitigung von grober Verschmutzung am Boden. Utensilien verbleiben im Saal. Scheuer-Wisch-Desinfektion.
- Information des Desinfektors.

Handschuhallergie

Risikofaktoren für die Entstehung einer Allergie bzw. Intoleranzreaktionen gegen Latexhandschuhe sind eine bekannte atopische Diathese bzw. vorbestehende Hautschäden aus dem ekzematischen Formenkreis. In der Regel treten die ersten Symptome nach einem unterschiedlich langen symptomfreien Intervall auf. Prädilektionsorte sind im Frühstadium Fingerknöchel, Fingerrücken, Daumen und Kleinfinger, im Spätstadium die Handgelenke und das distale Unterarmdrittel (bis zum Handschuhabschluß reichend). Von dermatologischer Seite müssen allergische Reaktionen (Typ-4-Allergie, Allergisches Kontaktekzem und Typ-1-Allergie, Immunologische Kontakturtikaria) von sogenannten pseudoallergischen Reaktionen (nicht-immunologische Kontakturtikaria und irritativ ekzematöse Hautreaktionen im Sinne eines degenerativen Handekzems) unterschieden werden.

Die **Typ-4-Allergie** macht sich durch folgende Symptome bemerkbar:

Erythem, Papeln, Bläschen, Nässen. Symptombeginn zirka 12 bis 48 Stunden nach Allergenkontakt. Zunahme möglich innerhalb von 72 Stunden (Crescendo-Reaktion). Auslöser sind die in den Latexhandschuhen verwendeten Substanzen zur Produktverbesserung (Akzelleratoren, Antioxzidantien usw.).

Diagnostik: Epicutan-Test.

Die **Typ-1-Allergie** macht sich durch ein flächiges Erythem mit Quaddeln unmittelbar (10–30 Minuten) nach Allergenkontakt im Sinne einer IgE vermittelten Sofortreaktion bemerkbar. Anaphylaktische Reaktionen sind beschrieben.

Allergieauslöser: Mais-Stärke-Puder, Proteinbestandteile im Latex.

Diagnostik: Pricktest und Bestimmung von IgE im Serum durch den Radio-Allergie-Sorbent-Test (RAST).

Wichtig ist die differentialdiagnostische Abgrenzung von den sogenannten **pseudoallergischen** Reaktionen, die durch Desinfektionsmittel, Okklusionseffekte und Puderbestandteile ausgelöst werden können.

Therapeutische Maßnahmen

- Verwendung von Operationshandschuhen, die das identifizierte Allergen nicht oder in qualitativ bzw. quantitativ reduzierter Form enthalten. Daneben werden Latexhandschuhe mit Kunststoffinnenbeschichtung, puderfreie Latexhandschuhe und Kunstgummihandschuhe verwendet.

- Symptomatische, lokaltherapeutische Maßnahmen in Absprache mit dem Dermatologen.

Latexinduzierte Asthmaanfälle und Schockreaktionen sind in der Literatur sowohl beim Handschuhträger als auch beim Patienten beschrieben. Pathogenetisch wird die Inhalation allergenwirksamer Bestandteile des Latex diskutiert.

Nahtmaterial

Definition

Grundlage der Auswahl geeigneter Nahtmaterialien für die einzelnen operativen Techniken ist die Kenntnis der physikalischen Eigenschaften des Nahtmaterials, der Gewebeverträglichkeit und der spezifischen Materialeigenschaften, welche sich in der Handhabung des Fadens, d.h. in Reißkraft, Knotensicherheit, Geschmeidigkeit beim Knüpfen und Gleitfähigkeit des Gewebes, bemerkbar machen.

Leider ist der Wunsch nach einer minimalen Gewebereaktion mit einer optimalen Handhabung des Nahtmaterials häufig unvereinbar.

Grundsätzlich unterscheidet man zwischen temporär im Gewebe verbleibendem (absorbierbarem) und permanentem (nichtabsorbierbarem) Nahtmaterial. Diese Grenzziehung ist nicht ganz korrekt. Man konnte zum Beispiel absorbierbares Nahtmaterial länger als zehn Jahre unverändert und nicht abgebaut im Gewebe nachweisen. Andererseits gibt es auch Abbauprozesse bei nichtabsorbierbaren Nahtmaterialien, wie z.B. bei Nylon, welche über Jahre doch zu einem Zerfall des Nahtmaterials führen.

Wahl des Nahtmaterials

Die Wahl des Nahtmaterials richtet sich nach den Anforderungen an die notwendige **Dauer der Belastung** des Nahtmaterials. Für Ligaturen zur Blutstillung können Nahtmaterialien verwendet werden, die bereits nach wenigen Tagen abgebaut sind. Für belastungsstabile Nähte (z.B. Aponeurosen) wird man ein Nahtmaterial wählen, welches bis zum Erzielen einer ausreichenden Festigkeit der Wundheilung für die Stabilität der Gewebsvereinigung sorgt.

Ein weiteres wichtiges Unterscheidungskriterium ist die **Oberflächenbeschaffenheit** des Nahtmaterials. Hier wird zwischen monofilen (oberflächlich glatten) und geflochtenen Fäden (rauhe Oberfläche) unterschieden.

Eine Zwischenstellung nehmen beschichtete geflochtene Fäden ein, welche versuchen, die Eigenschaften des geflochtenen Fadens, nämlich gute Knüpfbarkeit und Geschmeidigkeit, mit den Vorteilen des monofilen Fadens (d.h. keine Sägewirkung beim Durchziehen durch das Gewebe und keine Kapillarität für den Bakterientransport) zu vereinbaren.

Die modernen Nahtmaterialien werden synthetisch hergestellt. Natürliche Nahtmaterialien, wie Catgut und Seide, besitzen praktisch keine Bedeutung mehr in der operativen Gynäkologie.

Absorbierbare Nahtmaterialien

Absorbierbare Nahtmaterialien stehen als geflochtene, beschichtete Nahtmaterialien (z.B. Polyglycolsäure oder Polyglactin 910) und als monofile Fäden (z.B. Polydioxanon und Polyglyconat) zur Verfügung.

Diese synthetischen Nahtmaterialien besitzen eine wesentlich geringere Antigenität als die natürlichen und weisen auch eine konstantere Abbaurate auf, da sie durch Hydrolyse zersetzt werden. Sie übertreffen die früher gebrauchten Catgutfäden in puncto Reißfestigkeit und Gewebeverträglichkeit. Polyglycolsäure und Polyglactin 910 unterhalten keine Infektionen (wie z.B. Chromcatgut). Durch ihre Abbauprodukte ist eher eine Hemmwirkung auf Bakterien und Pilze mikrobiologisch nachweisbar. Damit sind diese Nahtmaterialien in der Gynäkologie praktisch universell (mit Ausnahme der Hautnaht) verwendbar. Eine Besonderheit stellt neuerdings ein speziell behandeltes Polyglactin 910 (Vicryl rapid®) dar, welches sich als Nahtmaterial für alle Indikationen eignet, bei denen die Naht nach wenigen Tagen ihren Zweck erfüllt hat. Dieses Nahtmaterial findet in der Gynäkologie insbesondere bei der Versorgung von oberflächlichen Wunden, wie der Episiotomie, Anwendung. Es weist allerdings eine etwas geringere Ausgangsreißkraft als das herkömmliche Nahtmaterial auf.

Zunehmende Anwendung findet in den letzten Jahren synthetisches Nahtmaterial, welches nicht in geflochtener Form, sondern als **monofiler** Faden vorliegt. Hierbei sind vor allem zwei Nahtmaterialien zu nennen. Es handelt sich um das Polyglyconat (MAXON®) und das Polydioxanone (PDS®). Diese monofilen Nahtmaterialien sind hinsichtlich der Gewebsreaktion und der Reißfestigkeit den Polyglycolsäurefäden mindestens ebenbürtig, teilweise auch überlegen. Grundsätzlich ist der Faden erst nach einer längeren Zeit absorbiert, verliert aber etwas früher seine Reißfestigkeit. Dieses Nahtmaterial hat sich überall dort durchgesetzt, wo man die „Säge"wirkung der geflochtenen Fäden (trotz ihrer Beschichtung) vermeiden möchte. In der operativen Gynäkologie eignet es sich für Umstechungen im Bereiche der Gefäße, für die Naht der Faszie, aber auch für die intrakutane Naht, da die Absorption ein Ziehen des Fadens überflüssig macht.

Monofile absorbierbare Nahtmaterialien werden auch zum Verschluß der Uterotomie bei der Sectio eingesetzt. In der Allgemeinchirurgie sind sie zum bevorzugten Nahtmaterial für Darmanastomosen geworden. Nachteile stellen die nach wie vor mangelhafte Geschmeidigkeit des Fadens und der daraus resultierende mäßige Knotensitz dar. Es ist erforderlich, diese Nahtmaterialien mit mindestens vier, besser sechs Knoten zu versehen.

Nichtabsorbierbare Nahtmaterialien

Klassische Vertreter der nichtabsorbierbaren Nahtmaterialien sind Zwirn und Draht. Diese wurden in der Gynäkologie durch vollsynthetische nichtabsorbierbare Nahtmaterialien ersetzt. Hauptvertreter sind hier Polypropylen und Polyester, bzw. das monofile Nylon, ein Polyamid sowie neuerdings auch Gore-Tex.

Polyesterfäden liegen in geflochtener Form vor und können durch eine Beschichtung in einen sogenannten pseudomonofilen Faden verwandelt werden. Sie verbinden eine gute Knüpfbarkeit mit hoher Belastungsstabilität (z. B. abdominale Kolposuspensionsoperationen).

Monofile, nichtabsorbierbare Nahtmaterialien (z. B. Polypropylen, Nylon) sind ausgezeichnet gewebsverträglich. Ein Eindringen von Infektionserregern in den Stichkanal ist fast ausgeschlossen und somit entstehen Fadenfisteln beim monofilen Nahtmaterial wesentlich seltener, als bei geflochtenen Fäden. Hauptindikationen für monofiles nichtabsorbierbares Nahtmaterial sind Hautnähte sowie Nähte an Blutgefäßen. Wegen der hohen Dauerreißfestigkeit werden auch Nerven und Sehnen damit versorgt. Monofile, nichtabsorbierbare Nahtmaterialien eignen sich darüber hinaus sehr für die Naht im infizierten Gewebe. In feinen Stärken haben sie auch in der Mikrochirurgie Anwendung gefunden und stellen dort das Nahtmaterial der Wahl dar.

Klammern

In der Gynäkologie kommen vorwiegend Hautklammergeräte zum Einsatz. Es sind sowohl Einmalgeräte als auch Geräte mit auswechselbaren Magazinen im Handel. Der Hautverschluß mit den Klammergeräten ist extrem schnell und führt zu einer kosmetisch befriedigenden Narbenbildung, Klammergeräte sind jedoch im Vergleich zur manuellen Naht mit monofilem Nahtmaterial wesentlich teurer. Eine generelle Anwendung in der Gynäkologie kann nicht empfohlen werden.

Spezielle Klammerapparate, sowohl mit Metall als auch mit absorbierbaren Klammern, wurden für die Hysterektomie und für die Hysterotomie bei der Sectio entwickelt. Nach eigener Erfahrung kann der Einsatz dieser Klammerapparate nicht empfohlen werden.

Eine Ausnahme stellen Klammerapparate dar, die eine doppelseitige Klammer setzen und automatisch zwischen den gesetzten Klammern das Gewebe durchtrennen (z. B. Auto-Suture LDS, ein Einwegklammernahtinstrument mit Gasdruck). Diese Klammerapparate werden in der Gynäkologie zum Absetzen des großen Netzes verwandt. Auch hier ist der Einsatz sehr stark durch Kostenüberlegungen belastet.

Hämoclips

Clips mit entsprechenden Anlegezangen stehen heute als Metallclips (Edelstahl, Titan) sowie als resorbierbare Clips (PDS) zur Verfügung. Diese Clips haben sich bei der Blutstillung, insbesondere bei der Lymphonodektomie, sehr bewährt (z. B. Ligaclips®).

Die Verwendung von **resorbierbaren Clips** (z. B. Absolok plus PDS Clip, Firma ETHICON), welche mit einem Verschlußmechanismus ausgerüstet sind, setzt jedoch voraus, daß die Clips exakt auf ein freipräpariertes Gefäß gesetzt werden. Resorbierbare Clips werden deshalb auf wenige Indikationen beschränkt bleiben. Nach unserer Erfahrung sind sie bei der axillären Lymphonodektomie hilfreich, da hier mehrere Gefäßabgänge isoliert dargestellt und dann mit den resorbierbaren Clips verschlossen werden können.

Für die üblicherweise eingesetzten Metallclips bestehen auch im Hinblick auf die postoperative Computertomographie bzw. die Kernspintomographie keine wesentlichen Bedenken. Die Anlegezangen stehen als Einmalinstrument sowie in „nachladbarer Form" zur Verfügung (z. B. Surgiclip, Firma Auto-Suture). Trotz der nicht geringen Kosten sind Clips zur Blutstillung unverzichtbare Bestandteile des Instrumentariums.

Die chirurgische Nadel

Besondere Aufmerksamkeit verdient auch die chirurgische Nadel.

Grundsätzlich unterscheidet man zwischen den atraumatischen Nahtmaterialien, welche als feste Kombination zwischen Nahtmaterial und Nadel geliefert werden, und der öhrlosen Nadel mit Einzelfäden. Das atraumatische Nahtmaterial ist in der hohlen Nadel fixiert, dadurch ist der Nadeldurchmesser in der Armierzone nicht größer als der eigentliche Nadelkörper. Bei der Verwendung einer solchen Nadel-Fadenkombination werden beim Durchziehen durch das Gewebe keine zusätzlichen Gewebedefekte gesetzt. Die atraumatischen Nadeln sind deshalb bei der Umstechung von Blutungen sehr hilfreich. Auch in gut durchblutetem Gewebe (z. B. Uterusmuskulatur) wird ihre Anwendung empfohlen. In der Mikrochirurgie sind sie selbstverständlich Standard. Für die Routineumstechungen, z. B. der Adnexe oder des Ligamentum cardinale, reichen öhrlose chirurgische Nadeln mit hoher Festigungsqualität. Sie können mit Einzelfäden des gewünschten Nahtmaterials in der vorausgewählten Länge armiert werden.

Besondere Aufmerksamkeit verdient die **Nadelspitze.** Eine Rundkörpernadel ist von einer schneidenden Nadel (mit scharfer Nadelspitze) zu unterscheiden.

Scharfe Nadeln erleichtern das Durchdringen des Gewebes beim Verschluß des Scheidenwundrandes. Sie sind mit besonderer Vorsicht einzusetzen, da mit der Nadelspitze das Gewebe auch durchgeschnitten werden kann. Scharfe Nadeln sind unverzichtbar, wenn der Gewebswiderstand sehr hoch ist, zum Beispiel bei der Haut, welche mit einer Rundkörpernadel nur unter erheblichem Kraftaufwand zu durchdringen ist.

Nadeln haben auch verschiedene **Bogenlängen.** Die häufigsten Nahtmaterialien in der Gynäkologie sind mit 3/8 Kreis- oder 1/2 Kreisnadeln armiert. Für bestimmte Indikationen, zum Beispiel für die Kolposuspension, empfiehlt sich jedoch die Anwendung von 5/8 Kreisnadeln, welche besonders viel Gewebe erfassen können, wenn sie korrekt im Nadelradius durch das Gewebe gestochen werden.

Durch die richtige Wahl von Nadel und Nahtmaterial können Operationen wesentlich vereinfacht und beschleunigt werden.

Übersicht 2.1

Hysterektomie	Material	Stärke	Nadel
1. Abdominale Operationen			
Adnexe	Dexon®/Vicryl®	0	Ligatur
A. uterina	Dexon®/Vicryl®	0	Einzelfäden
Lig. rotundum	Dexon®/Vicryl®	0	Einzelfäden
Parazervikale Lig.	Dexon®/Vicryl®	0	Einzelfäden
Vaginalstumpf	Vicryl®	2–0	CP 2
Peritoneum	Vicryl®	3–0	SH 1
Bauchdecken			
Peritoneum	Vicryl®	2 0	CT 2
Muskel	Vicryl®	2 0	MH
Faszie	Vicryl®	0	CT 1/Einzelf.
Subkutis (Korium)	Maxon®	3–0 4–0	DS 19
Haut	Miralene®	4–0	DS M 13
2. Vaginale Operationen			
Parazervikale Lig.	Dexon®/Vicryl®	0	Einzelfäden
A. Uterina	Dexon®/Vicryl®	0	Einzelfäden
Lig. rotundum	Dexon®/Vicryl®	0	Einzelfäden
Adnexe	Dexon®/Vicryl®	0	Ligatur/Einzelfäden
Scheidenwundrand	Vicryl®	2–0	CT 2
Peritoneum	Vicryl®	2–0	CT 2
vord. u. hint. Plastik	Vicryl®	2–0	UR 5/CT 2
Dammhaut	Vicryl®	3–0	V 6
Levator	Vicryl®	2–0	UR 5
3. Mamma			
Mamma Lig.	Dexon®/Vicryl®	2–0 3–0	
Mamille-Areola	Miralene®	4–0 5–0	DS M 13
4. Vulva			
Vulvektomie	Vicryl®	2–0	CP 1
5. Episiotomie			
Scheide	Vicryl®	2–0	UR 5
Analhaut	Vicryl/rapid®	3–0	SH
Fortlaufende Naht	Vicryl/rapid®	2–0	CP 1 (90 cm)
6. Mikrochirurgie			
Tubenanastomose	Ethilon®	8–0	TF-6
Ovarialnähte	Prolene®	6–0	C 1
7. Verschiedenes			
Scheidenstumpf	Vicryl® 90 cm	2–0	CP 2
Vag. Kolposuspension	Prolene® 70 cm Gore-Tex®	0	UR 6
Abd. Kolposuspension	Mersilene® 70 cm Gore-Tex®	0	UR 6
Uterotomie bei Sectio	Vicryl® 70 cm	2–0	CT 1 (Abreißnadel)
Everett-Naht	PDS®/Vicryl® 140 cm	1	V 40
Gefäßnähte	Maxon® 75 cm	5–0	HR 17

Drainagesysteme in der operativen Gynäkologie

Definition

Ziel des Einsatzes von Drainagen ist die Ableitung größerer Sekretmengen und die frühzeitige Erkennung von Blutungen. Saugdrainagen dienen außerdem der Vermeidung bzw. Verkleinerung von Hohlräumen.

Somit werden Drainagen insbesondere bei ausgedehnten Wundflächen, größeren Wundhöhlen, infizierten Wunden und einem erhöhten Blutungsrisiko eingesetzt. Alle Drainagen sollten an den tiefsten Punkt der zu drainierenden Wundhöhle gelegt werden. Ebenso obligat ist eine separate Herausführung der Drainage neben der eigentlichen Wundhöhle zur Vermeidung von Wundheilungsstörungen. Absolute Indikationen zum Einsatz von Drainagen sind abdominale Eingriffe bei der diffusen Peritonitis. Als Prophylaxe ist ihre Einlage bei der inguinalen bzw. axillären Lymphonodektomie wegen der zu erwartenden Serombildung angezeigt.

Das gleiche gilt auch für die Drainage der Wundflächen unter größeren Hautschwenklappen bzw. myokutanen Lappenplastiken. Ebenfalls große Vorteile besitzt die Kurzzeitdrainage der Bauchdecken bei adipösen Patientinnen zur Vermeidung von Wundheilungsstörungen. Limitiert wird der Einsatz der Drainagen durch die erhöhte Infektionsgefahr. Grundsätzlich ist deshalb eine möglichst kurze Liegedauer anzustreben.

Aufgrund ihres Wirkprinzips unterscheidet man zwischen aktiven und passiven Drainagen. Beide Drainagesysteme können als offene oder geschlossene Drainage eingesetzt werden.

Passive Drainagesysteme

Passive Drainagen leiten Sekrete aus dem Wundgebiet nach außen und werden entweder in den Verband (offen) oder in einen aufgeklebten Beutel (halboffen) geleitet. Wegen der Infektionsgefahr durch aszendierende Keime sind offene Drainagen in der Gynäkologie weitgehend obsolet. Als Ausnahme mag die Einlage einer Penrosedrainage in die hintere Plastik zur Blutungskontrolle gelten.

Beim Eröffnen der Pararektalräume kann es unbemerkt zur Haematombildung kommen, was im Einzelfall erhebliche Wundheilungsstörungen und Narbenbildungen nach sich zieht. Die Penrosedrainage stellt die einfachste und preisgünstigste Möglichkeit zur frühzeitigen Erkennung einer solchen Blutung dar.

Halboffene Drainagesysteme können bei Operationen im Abdominalraum im Sinne einer „Blutungsdrainage“ eingesetzt werden. Üblicherweise wird eine Drainage aus Silicon (easy-flow) eingesetzt, welche nach außen in einen Kolostomiebeutel drainiert. Durch diese Kombination einer offenen Drainage mit einem geschlossenen Beutel wird die Infektionsgefahr begrenzt. Bei größeren Sekretmengen (z.B. Aszites) ist diese Drainage jedoch ungeeignet, da durch die erforderlichen Beutelwechsel mit einer erhöhten Kontamination und damit auch mit einer höheren Infektionsrate gerechnet werden muß. Die easy-flow-Drainage ist vom Prinzip her eine passive Drainage. Sie entfaltet jedoch zusätzlich durch das Relief bzw. den Innenquerschnitt auch Kapillarkräfte und kann somit auch als teilaktive Drainage bezeichnet werden.

Eine Kombination zwischen passiver und aktiver Drainage stellt die geschlossene Silicondrainage nach Robinson dar.

Diese Drainagen fördern nach dem Schwerpunktprinzip (passiv) bzw. so lange die Flüssigkeitssäule in der Drainage nicht unterbrochen wird nach dem „Heberprinzip" (aktiv). Die Drainage besteht aus einem Siliconrohr mit entsprechenden Öffnungen und einem fest verbundenen Beutel, welcher zur Verhinderung des Rückflusses von Drainageflüssigkeit mit einem Lippenventil gesichert ist. Die Materialeigenschaften des Silicons gewährleisten einen ausreichenden Fluß der Drainage (verminderte Koagelbildung durch geringere Wundadhäsivität) bei guter Gewebsverträglichkeit. Der Durchmesser ist der erforderlichen Drainageleistung anzupassen.

Solche passiven (teilaktiven) Drainagen werden in der Gynäkologie in halbgeschlossener und geschlossener Form vor allem nach großen Unterbaucheingriffen eingesetzt. Sie sind obligat bei einer diffusen Peritonitis. Sie können ebenfalls zum Einsatz kommen, wenn postoperativ mit einer Seromausbildung gerechnet werden muß. Hier konkurrieren sie mit aktiven Drainagen, welche durch einen kontinuierlichen Unterdruck (Sog) die Wundhöhle drainieren.

Saugdrainagen

Das am weitesten verbreitete Prinzip der Vakuumsaugdrainage ist die **Redondrainage,** welche mittlerweile in vielen Modifikationen, u. a. auch als Kombinationsdrainage, zur Verfügung steht. Die klassische Redondrainage besteht aus einem relativ harten PVC-Material, welches aufgrund seiner Materialeigenschaften im Bauchraum nicht angewendet werden sollte. (Grundsätzlich sind Sogdrainagen im Abdomen durch das Ansaugen von Gewebe relativ kontraindiziert.) Diese Redondrainagen werden in der Gynäkologie als „Mädchen für alles" eingesetzt und dienen zur Drainage retroperitonealer Wundhöhlen ebenso wie zur Drainage der Bauchdecken oder der Axilla bzw. der Leiste nach erfolger Lymphonodektomie. Durch den kontinuierlichen Sog ist die Infektionsgefahr gering. Gleichzeitig tritt durch den Unterdruck eine Stabilisierung der Wunde ein.

Wenn es im Bauchraum nicht gelingt, eine komplette Blutstillung zu erzielen, kann das Prinzip der Redondrainage mit einer passiven Drainage im Sinne einer **Saug-Schlürfdrainage** verbunden werden. Diese Drainage besteht aus einer Redondrainage, über die eine wesentlich dickere Drainage mit größeren Öffnungen gezogen wird. Dadurch läßt sich die Gefahr der Gewebsansaugung vermindern. Es besteht hier auch die Möglichkeit, die Saugdrainage zu entfernen und über das verbleibende Rohr eine Kontrolle des Wundgebietes zu gewährleisten.

In der Gynäkologie liegen nur wenige Untersuchungen über den Einsatz von Drainagesystemen bei Routineoperationen vor. Bei Hysterektomien werden sie vor allen Dingen zur Verminderung der febrilen Morbidität eingesetzt. Beim Verschluß des Peritoneums ist die Drainage des retroperitonealen Wundraums oberhalb des Scheidenstumpfes offenbar im Hinblick auf die Senkung der Fieberrate mit einer antibiotischen Prophylaxe gleichzusetzen. Zu diesem Zweck kommen überwiegend sogenannte **T-Drainagen** zum Einsatz, die aufgrund ihrer Form oberhalb des partiell verschlossenen Scheidenstumpfes plaziert und transvaginal abgeleitet werden. Die ursprünglich aus Gummi hergestellten Drainagen sollten heute wegen der unzureichenden Gewebeverträglichkeit nicht mehr eingesetzt werden.

Darüber hinaus gibt es in der Allgemeinchirurgie eine Reihe von Spezialdrainagen. Für den Gynäkologen erwähnenswert ist die **Saug-Spüldrainage,** welche bei der Peritonitis zum Einsatz kommen kann. Durch sie soll eine kontinuierliche Spülung der Wundhöhle und die Ableitung der Spülflüssigkeit gewährleistet werden. Leider wird dies häufig durch das Verstopfen der Drainage verhindert.

Der Einsatz von Drainagen in der operativen Gynäkologie ist nach wie vor eine Frage der Schule, der eigenen Überzeugung bzw. tradierter Meinungen. Objektive Untersuchungen über den Sinn und Unsinn einzelner Drainagesysteme gibt es nur im sehr begrenzten Umfang.

Postoperative Patientenbetreuung

Patientenüberwachung

Anästhetika haben erhebliche Wirkungen auf die Vitalfunktionen. Ihre Wirkung ist mit der Narkoseausleitung nicht beendet, sondern kann, in abgeschwächter Form, für einige Zeit postoperativ anhalten. Deshalb ist es notwendig, für eine gute, intensivmedizinische Überwachung in den ersten Stunden nach einem operativen Eingriff zu sorgen. Für diese Aufgabe steht eine spezielle, dem Operationssaal angegliederte Überwachungseinheit, der **Aufwachraum** (AWR), zur Verfügung.

Grundsätzlich sollte keine Narkose ohne postoperative Überwachung in einem AWR durchgeführt werden. Im Idealfall erfolgt diese über 24 Stunden. Im Aufwachraum bleibt der Patient so lange, bis er bei vollem Bewußtsein, seine Atemtätigkeit ungestört und sein Kreislauf stabilisiert ist, wobei aller Wahrscheinlichkeit nach keine Komplikationen mehr zu erwarten sind.

In **juristischer Hinsicht** besteht im AWR zwischen Operateur und Anästhesist eine Arbeitsteilung nach dem Vertrauensgrundsatz. Im AWR liegt die Verantwortung beim Anästhesisten. Der Operateur darf darauf vertrauen, daß er im Falle einer Komplikation rechtzeitig hinzugezogen wird. Wird ein Patient auf eine Normalpflegestation zurückverlegt, so geht die Verantwortung auf den Operateur und das Pflegepersonal der betreffenden Station über.

Der Aufenthalt einer Patientin im AWR ist in der Regel auf einige Stunden begrenzt. Eine bestimmte Gruppe von Patientinnen bedarf jedoch darüber hinaus einer intensivmedizinischen Überwachung bzw. intensivmedizinischen Weiterbehandlung. Diese werden postoperativ auf eine Intensivstation verlegt.

Berücksichtigt man das operative Spektrum der Gynäkologie und Geburtshilfe, so ergibt sich allein daraus nicht unmittelbar die Indikation zur Verlegung auf eine postoperative Intensivstation. Verschiedene patientenbedingte und intraoperativ auftretende Umstände können dies jedoch a priori oder im Verlauf erforderlich machen.

Seitens der Patientin sind hier zu nennen:

Zugehörigkeit zu einer höheren Risikogruppe aufgrund ihres Allgemeinzustandes, der durch das Grundleiden und/oder Begleiterkrankungen bestimmt wird. (Ein Beispiel ist eine Patientin mit einem Korpuskarzinom und einer Herzinsuffizienz höheren Grades, die präoperativ nicht gebessert werden kann.)

Intraoperative Besonderheiten sind:

Lange Operationsdauer mit Absinken der Körpertemperatur der Patientin. Hier kann eine Nachbeatmung bis zum Erreichen der normalen Körpertemperatur auf der Intensivstation notwendig sein. Massivtransfusionen können zu Lungenfunktionsstörungen führen und deshalb einen Aufenthalt auf der Intensivstation nötig machen.

In manchen Fällen kann es auch sinnvoll sein, intensive Überwachung im AWR über eine längere Zeit vorzusehen, und dann die Indikation nach dem Verlauf zu überprüfen.

Kostaufbau und Flüssigkeitstherapie

In der Übersicht 2.2 sind stichpunktartig die präoperative Vorbereitung, der postoperative Kostaufbau und die postoperative Flüssigkeitstherapie im Rahmen gynäkologischer Eingriffe aufgeführt. Die Angaben sind als Leitlinien zu verstehen und setzen einen problemlosen postoperativen Verlauf voraus.

Folgende Punkte müssen in Abhängigkeit von der Art des Eingriffs und dem Zustand der Patientin zusätzlich überdacht werden:

1. Einsatz und Weiterführung einer perioperativen Antibiotikaprophylaxe.
2. Thromboseprophylaxe.
3. Ulkusprophylaxe.
4. Laborkontrollen.
5. Elektrolyt-, Flüssigkeits- und Kaloriensubstitution.

Die täglich nötige Infusionsmenge kann bei Patienten ohne höheres Risiko über den Tag verteilt gegeben werden (z. B. 8 bis 16 Uhr).

Ziel ist die Entlastung des Pflegepersonals und eine ungestörte Nachtruhe für die Patientin.

Die Gabe von **oralen Abführmitteln** nach unkomplizierten gynäkologischen Eingriffen mit Eröffnung des Peritoneums soll möglichst frühzeitig (2. postoperativer Tag) die Darmtätigkeit anregen (Ausnahme: Darmchirurgie). Führt die Patientin daraufhin ab, kann die Infusionstherapie beendet werden.

Übersicht 2.2 Präoperative Vorbereitung, postoperativer Kostaufbau und postoperative Flüssigkeitstherapie.

Art des Eingriffes	OP-Vortag	OP-Tag	6–12 h postop.	postoperativer Tag				
				1.	2.	3.	4.	5.
Kleinere Eingriffe, z. B. Abrasio, Konisation	Normalkost Abends: 2 Klistiere		Breikost Tee	Normalkost				
Mamma-Operationen	Normalkost		Breikost Tee	Normalkost				
Vaginale Hysterekt. Vaginaplast. Op. abdominale Hysterekt.	Normalkost Abends: Tee 2 Klistiere		Tee 1500 ml Infusion Vollelektrolytlösung und Gluk. 5% Lösung im Wechsel	Tee/Zwieback ca. 3000 ml Infusion VEL- u. Gluk. 5% Lösung im Wechsel	Breikost Morgens: orales Abführmittel 1500 bis 3000 ml Infusion	Schonkost Infusion fakultativ	Normalkost	
Karzinomchirurgie (z. B. Wertheim-Op.)	Normalkost Abends: Tee 2 Klistiere		Tee ca. 1500 ml Inf. VEL- und Gluk. 5% Lösung im Wechsel	Tee/Zwieback ca. 3000 ml Infusion VEL- und Gluk. 5% Lösung im Wechsel	Breikost Morgens: orales Abführmitel 1500 bis 3000 ml Infusion	Schonkost Infusion fakultativ	Normalkost	
Darmchirurgie	Morgens: orales Abführmittel Ganztags: Flüssige Kost Nachmittags/ Abends: Orthograde Darmspülung (s. S. 361)	Morgens: kurzzeitig Darmrohr K^+ Kontrolle	–	–	–	Tee	Tee	Tee/Brühe ab 6.–7. Tag Beginn mit Breikost, dann schrittweiser Kostaufbau

Anhang

Chirurgische Knotentechnik

Chirurgisches Knoten läßt sich ebenso wenig wie Operationstechniken aus Büchern erlernen. Dieses Kapitel soll vielmehr einerseits eine Übungsanleitung für die in der Gynäkologie notwendigen chirurgischen Standardknotentechniken sein und gleichzeitig allgemeine Grundsätze der Knüpftechnik vermitteln. Davon unabhängig muß jeder Arzt für sich die Sicherheit seiner Knotentechnik mit den verschiedenen Nahtmaterialien überprüfen.

Knotensicherheit

Ziel jeder Knüpftechnik ist ein fertiger Knoten, der

- Wundränder ausreichend adaptiert bzw.
- das Herausschlüpfen des Gewebes aus einer Umstechungsligatur sicher verhindert,
- einen guten Knotensitz gewährleistet.

Das **Lösen des Knotens** hängt ab

1. Vom Verlauf des ersten Knotens. Dieser muß in Knüpfrichtung laufen. Gegensätzlich verlaufende Knoten haben insbesondere bei starrem Nahtmaterial die Tendenz, sich sekundär aufzudrehen. Damit vermindert sich der Druck auf das geknüpfte Gewebe, so daß sich Gefäße wieder öffnen oder Gewebspartien aus einer Knotenschlinge herausrutschen können.

2. Von der Anzahl der Knoten. Die Anzahl der für einen sicheren Knoten notwendigen Knüpfschritte hängt in erster Linie vom Nahtmaterial sowie von der eigenen Knüpftechnik ab. Das Motto „pro Knoten einige Knüpfschritte mehr" anzubringen, nur um sicherzugehen, kostet im Laufe eines Chirurgenlebens auch viel Zeit!

Darüber hinaus wird mit jedem Knüpfschritt mehr zusätzliches Nahtmaterial in die Wunde eingebracht und somit Gewebs- bzw. Fremdkörperreaktionen als Negativaspekte der Wundheilung begünstigt.

Aufgabe der Knotentechnik

- **Approximierung der Wundränder**

In dieser Situation soll der Knoten eine möglichst exakte Adaptation der Wundränder erlauben. Ein maximales Zusammenziehen der Wundränder würde eine Verschlechterung der Blutzufuhr bedeuten und damit die Wundheilung behindern.

- **Kontrolle von Blutungen, insbesondere bei Umstechungsligaturen**

Bei gynäkologischen Operationen, z. B. bei der Hysterektomie, muß das durch Klemmen vom Uterus abgesetzte Gewebe über Umstechungsligaturen gesichert werden. An die Knotentechnik werden insofern höchste Anforderungen gestellt, als sie die Hämostase in einem unter Zug stehenden Gewebe gewährleisten muß. Dieses Ziel wird am besten erreicht, indem man einen chirurgischen Knoten durch einen nachfolgenden einfachen Knoten sichert. Wird primär ein einfacher Knoten gelegt, so hat das den Vorteil, daß dieser durch den nachfolgenden Knoten nochmals angezogen werden kann. Allerdings muß der erste Knoten – um ein Herausgleiten des Gewebes bei nachlassender Spannung auf den Faden zu verhindern – während des Legens des zweiten Knoten unter Zug gehalten werden.

Zweihandknoten

Der Zweihandknoten ist der einfachste und beste Knoten. Er erfordert allerdings jeweils den Einsatz beider Hände.

1. Beide Fadenenden werden über den Zeigefinger der rechten bzw. linken Hand parallel unter Spannung gebracht (Abb. 3.1).

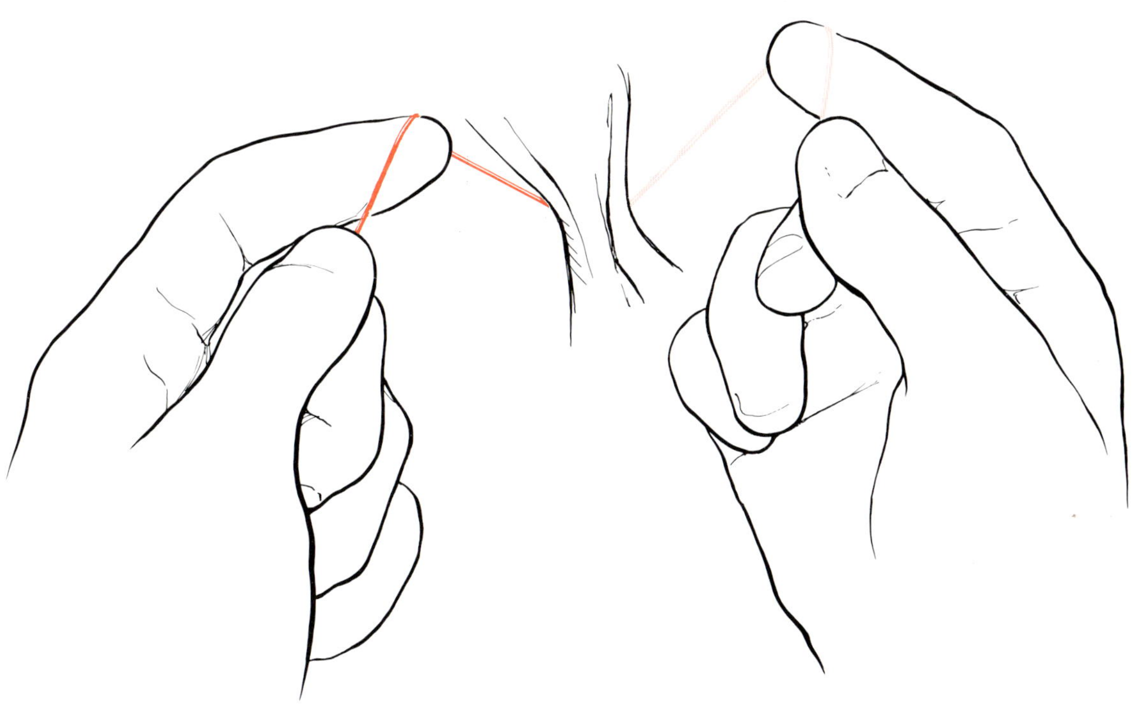

Abb. 3.1

Wird der Knoten am gekreuzten Faden begonnen (rechtes Fadenende in linker Hand, linkes Fadenende **überkreuzend**), so kann der Knoten zum Schluß (Abb. 3.5) parallel in die Tiefe geführt werden.

2. Der **linke Zeigefinger** führt nun das **linke Fadenende** so über den rechten Fadenanteil hinweg, daß sich über dem linken Zeigefinger eine überkreuzte Schlaufe bildet. Unter dieser Schlaufe wird der linke Zeigefinger mit dem linken Daumen zusammengeführt (Abb. 3.2).

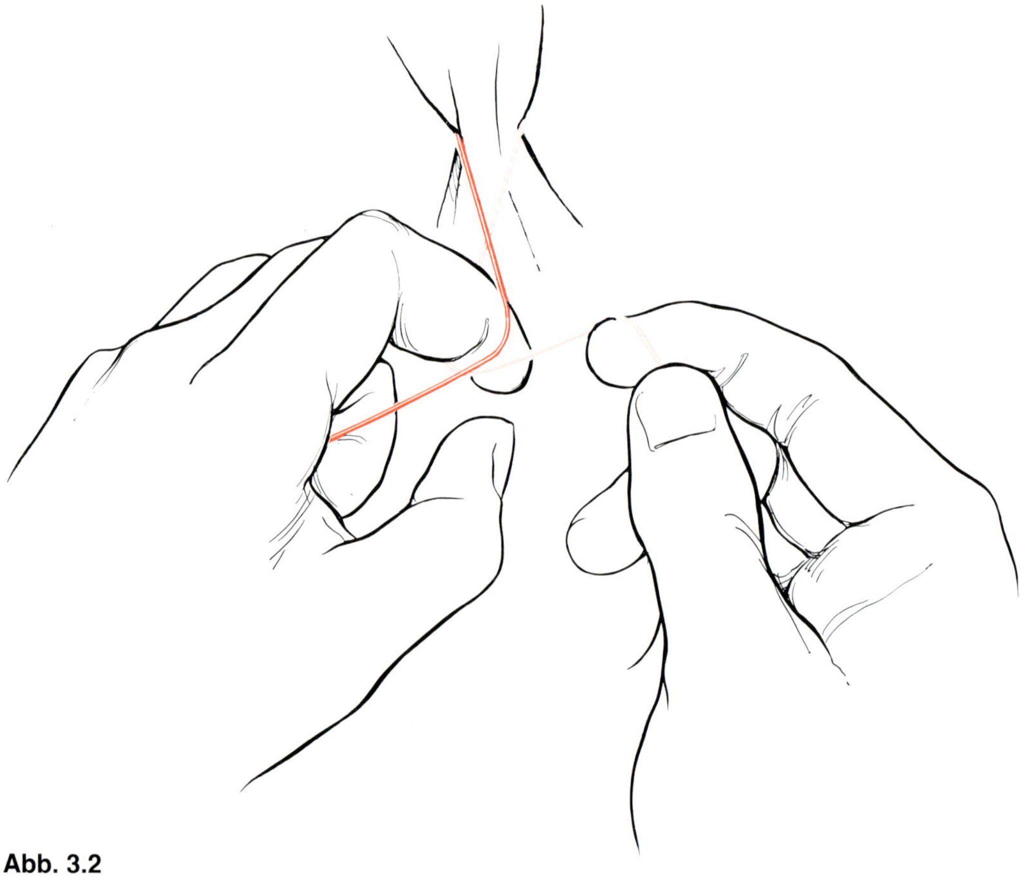

Abb. 3.2

3. Das **rechte Fadenende** wird jetzt zwischen Daumen und Zeigefinger der linken Hand eingelegt (Abb. 3.3).

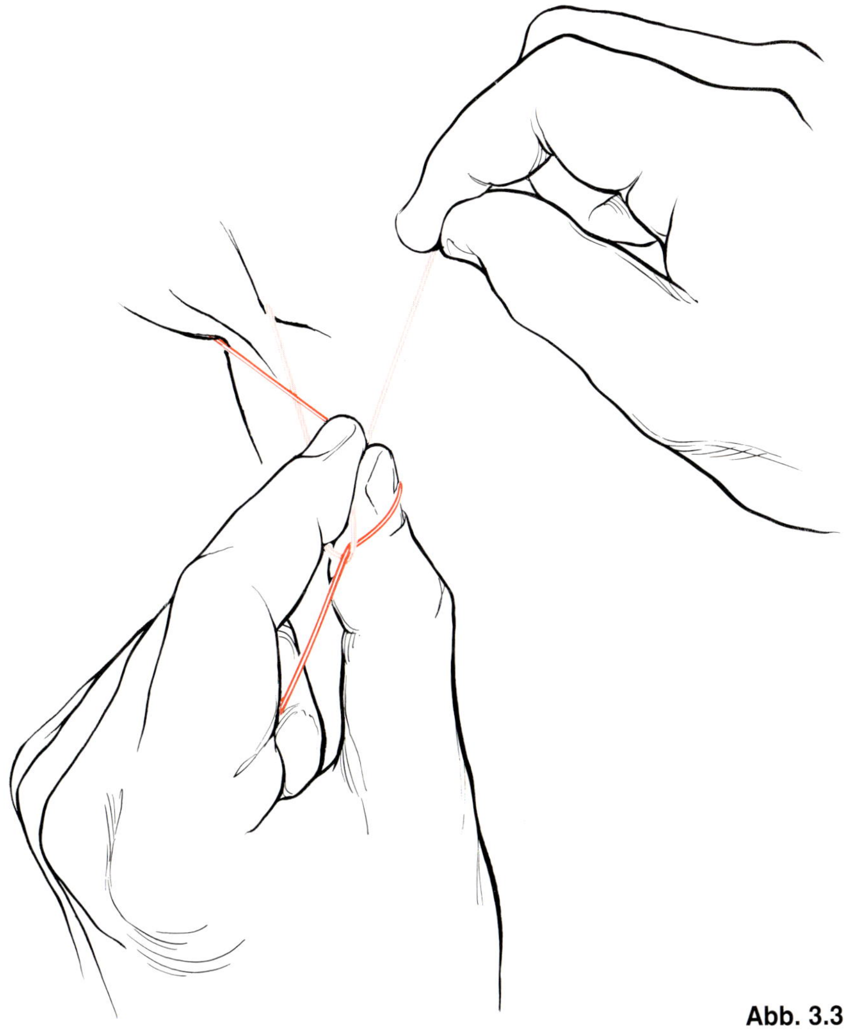

Abb. 3.3

4. Eine Rückwärtsbewegung von Daumen und Zeigefinger der linken Hand zieht das rechte Fadenende unter dem linken durch (Abb. 3.4).

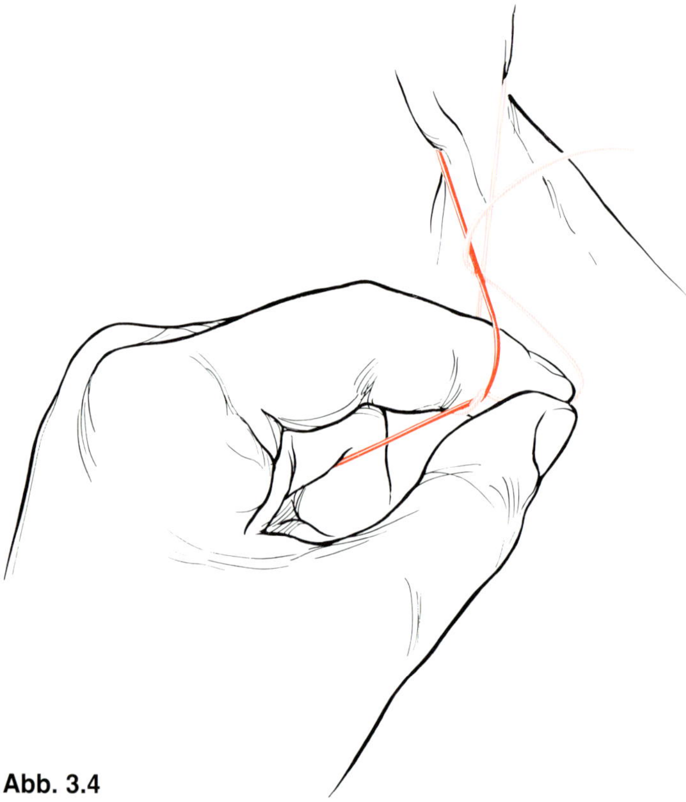

Abb. 3.4

5. Das **rechte Fadenende** wird nun wieder von der rechten Hand aufgenommen und der Knoten nach links vorne zugezogen (Abb. 3.5).

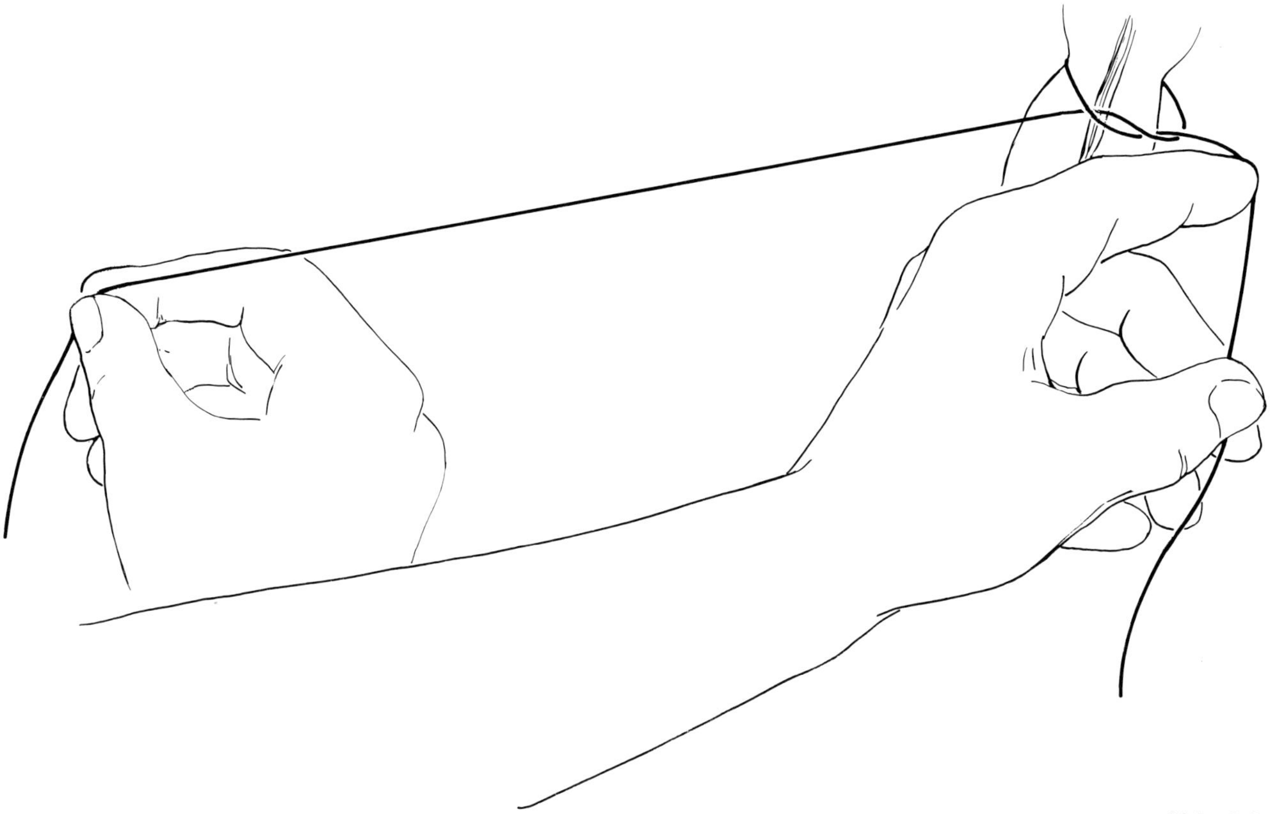

Abb. 3.5

6. Beim **gegenläufigen Knoten** wird das rechte Fadenende zunächst mit dem Zeigefinger der linken Hand zur linken Seite herübergeholt (Abb. 3.6).

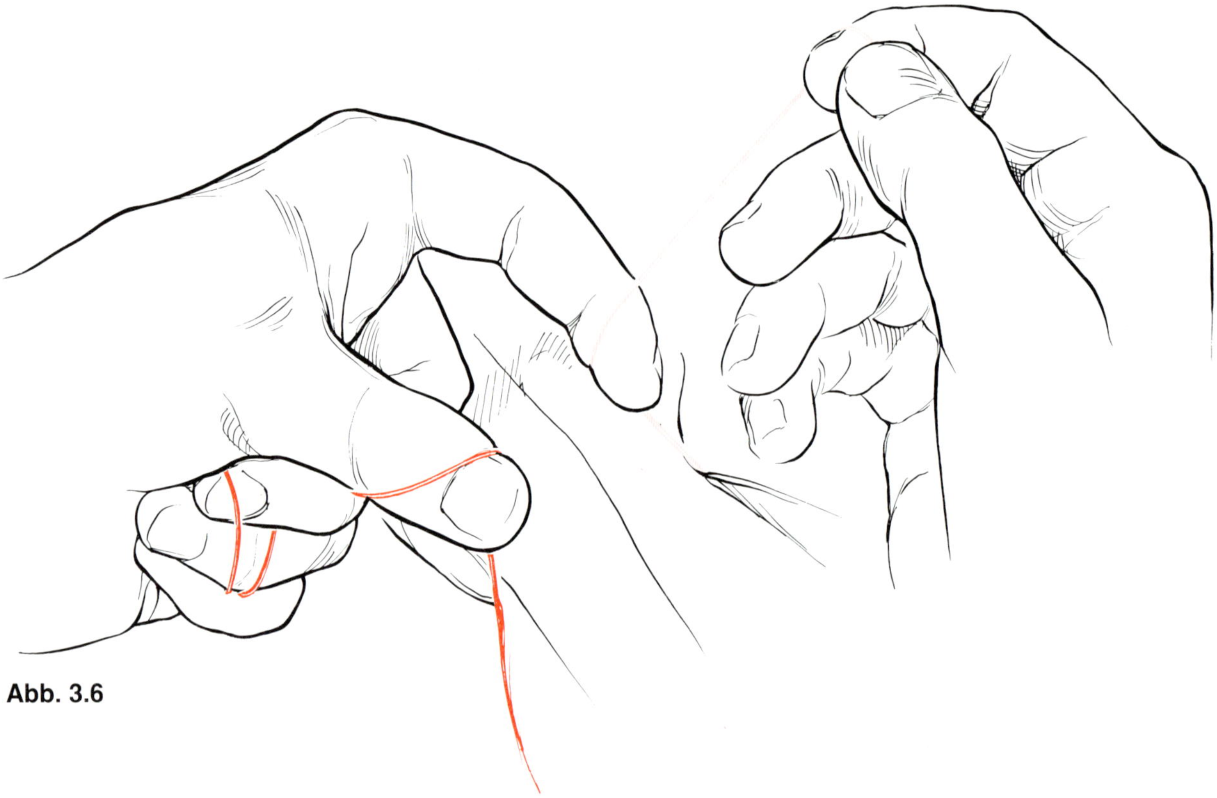

Abb. 3.6

7. Nachdem so das **rechte Fadenende** das linke unterkreuzt (Abb. 3.7), legt man das rechte Fadenende zwischen Daumen und Zeigefinger der linken Hand ein und führt es nun nach rückwärts durch (Abb. 3.8a, b).

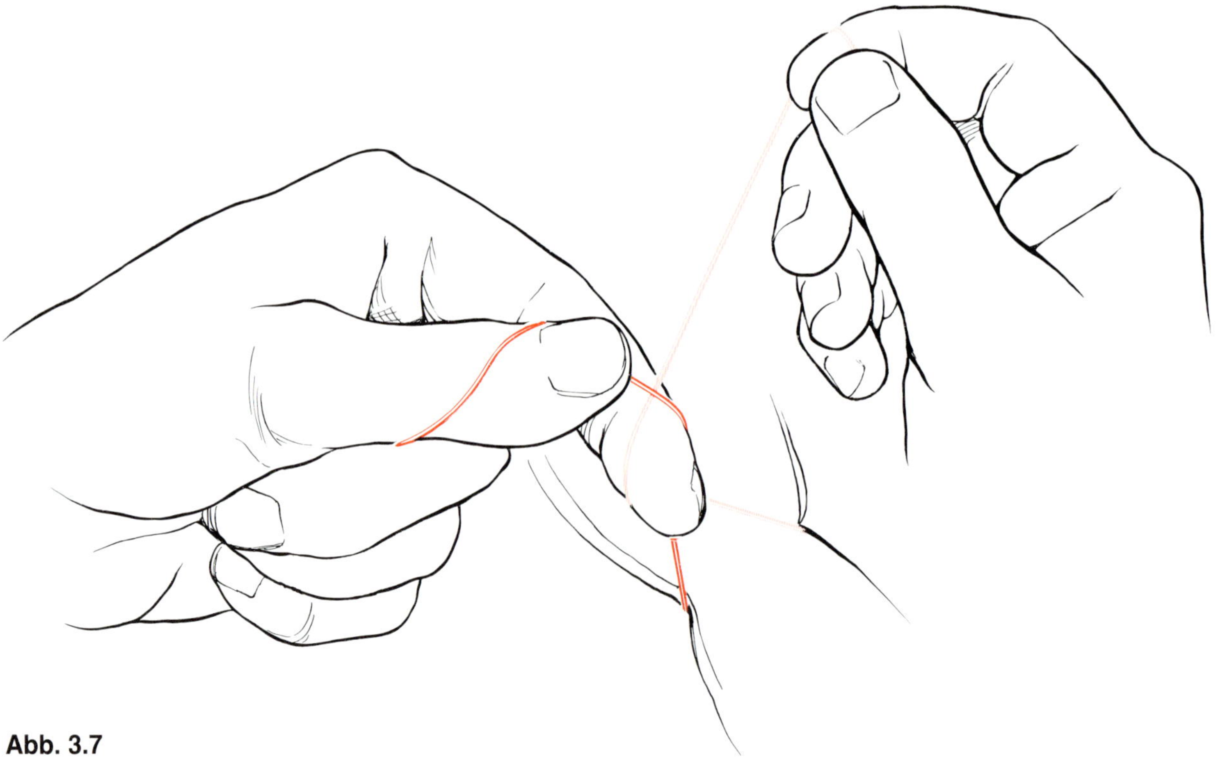

Abb. 3.7

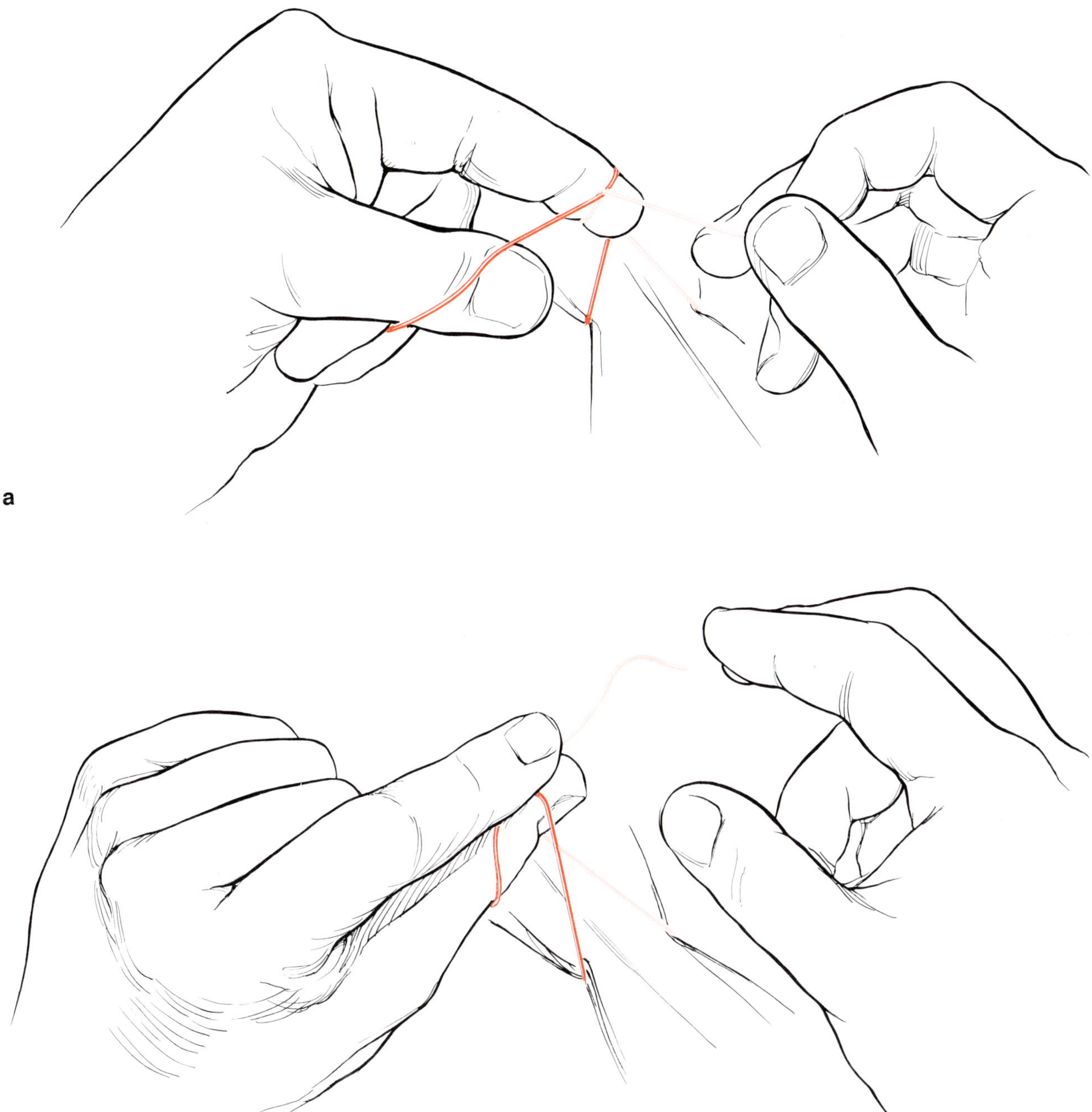

a

b

Abb. 3.8 a, b

8. Das Fadenende wird jetzt von der **rechten Hand** ergriffen und unter Führung mit dem Zeigefinger nach links vorne auf das Gewebe gelegt (Abb. 3.9).

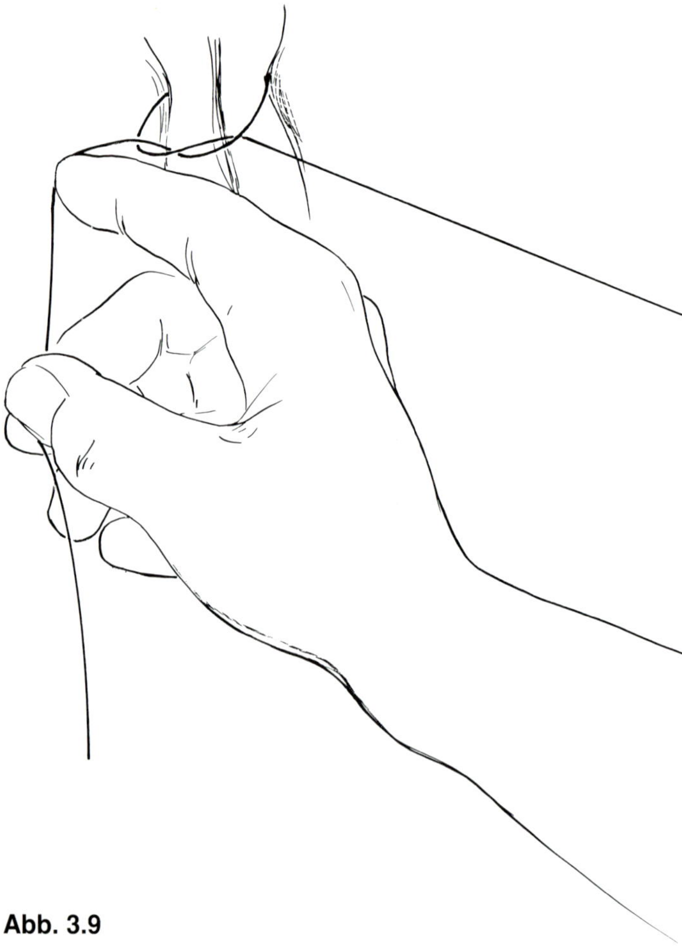

Abb. 3.9

Einhandknoten

Auch wenn der überkreuzte Knoten – wann immer dies möglich ist – mit beiden Händen geknüpft werden sollte, ist es zur besseren Nutzung von atraumatischen Nahtmaterialien häufig unvermeidlich, den Knoten mit einer Hand durchzuführen.

1. Das Prinzip besteht darin, daß die linke Hand den Faden (mit der armierten Nadel) während des gesamten Knotenvorganges nur in seiner Spannung variiert und die **Knoten** jeweils mit der **rechten Hand** über den in der linken Hand befindlichen Faden geknotet werden. Um die Spannung des Fadens in der linken Hand je nach Bedarf zu erhöhen bzw. zu vermindern, empfiehlt es sich, diesen mit Mittel- und Ringfinger zu fixieren und über den linken Zeigefinger laufen zu lassen.

Das **rechte Fadenende** wird zwischen Daumen und Zeigefinger gefaßt (Abb. 3.10).

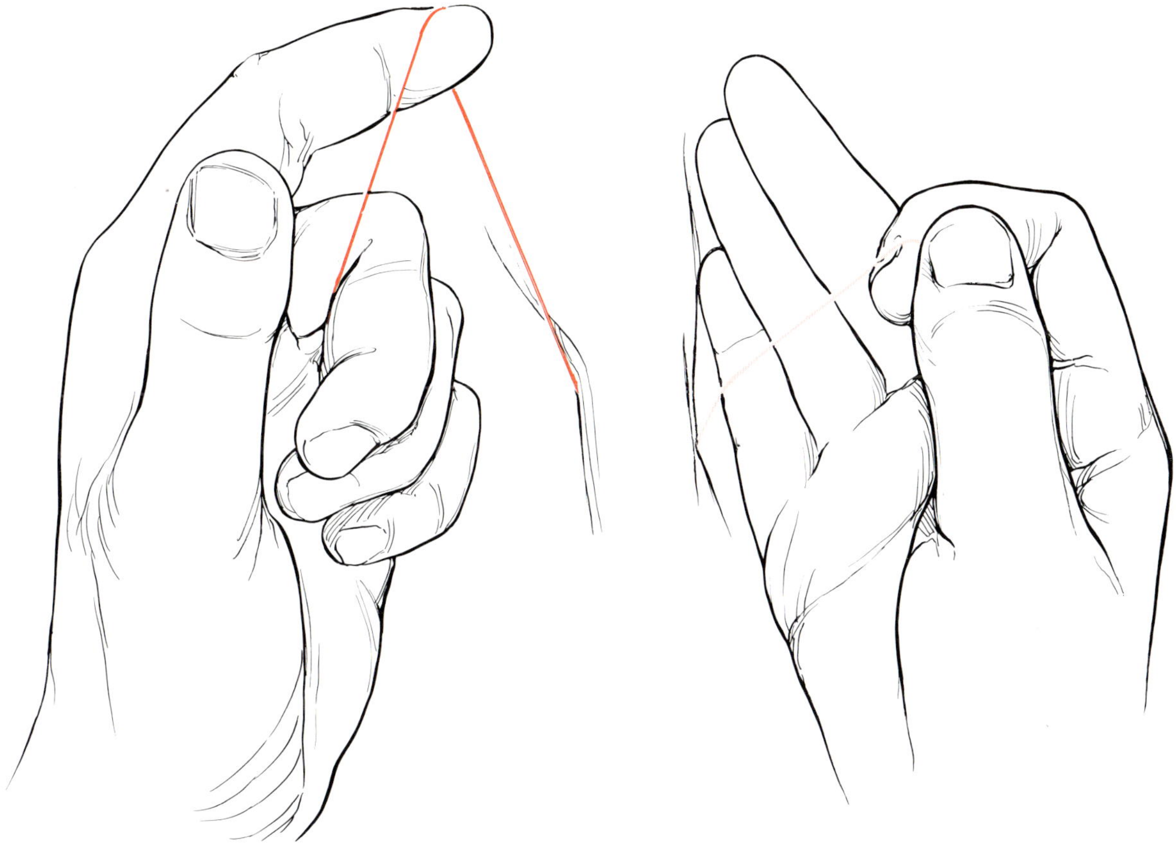

Abb. 3.10

2. Dann unterkreuzt die rechte Hand den linken Faden und der vorgestreckte Mittelfinger faßt den unter mäßigem Zug gehaltenen Faden der linken Hand. Das Endglied des Mittelfingers wird nun gebeugt und damit der linke Faden unter dem rechten hindurchgezogen (Abb. 3.11).

Dabei bleibt die Fingerspitze so weit gestreckt, daß der rechte Faden auf ihr liegen bleibt (Abb. 3.12).

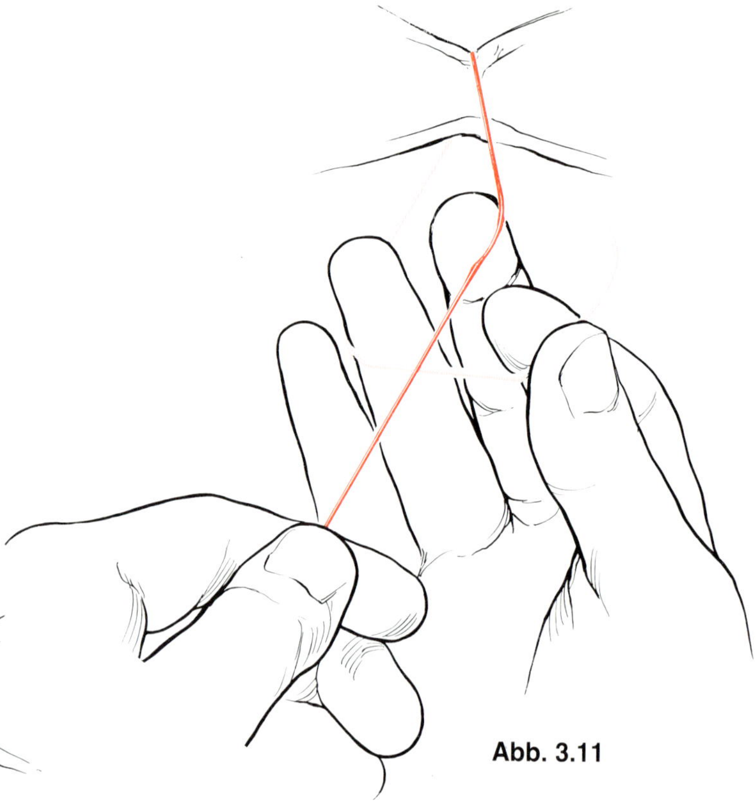

Abb. 3.11

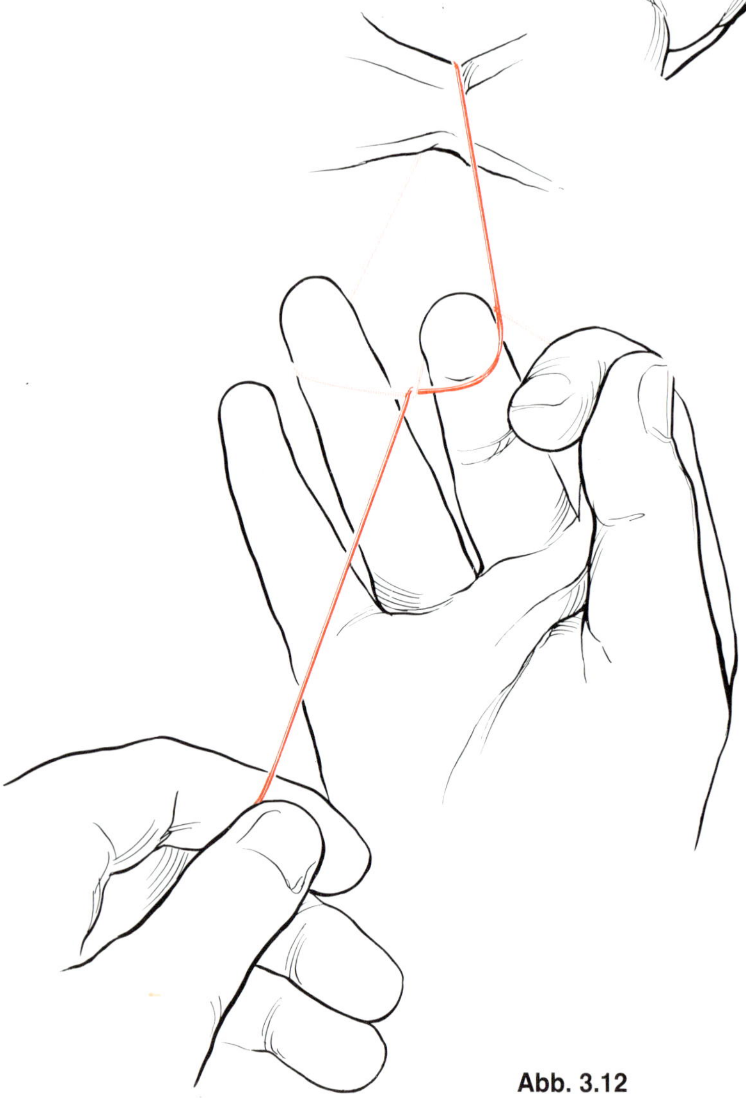

Abb. 3.12

3. Nun wird die rechte Hand so nach außen gedreht, daß bei gleichzeitigem Freigeben des rechten Fadens zwischen Daumen und Zeigefinger dieser mit dem Mittelfinger zum **ersten Knoten** geformt werden kann (Abb. 3.13).

Dieser erste Knoten wird mit dem Zeigefinger der rechten Hand geführt und durch straffes Ziehen mit der linken Hand fixiert (Abb. 3.14).

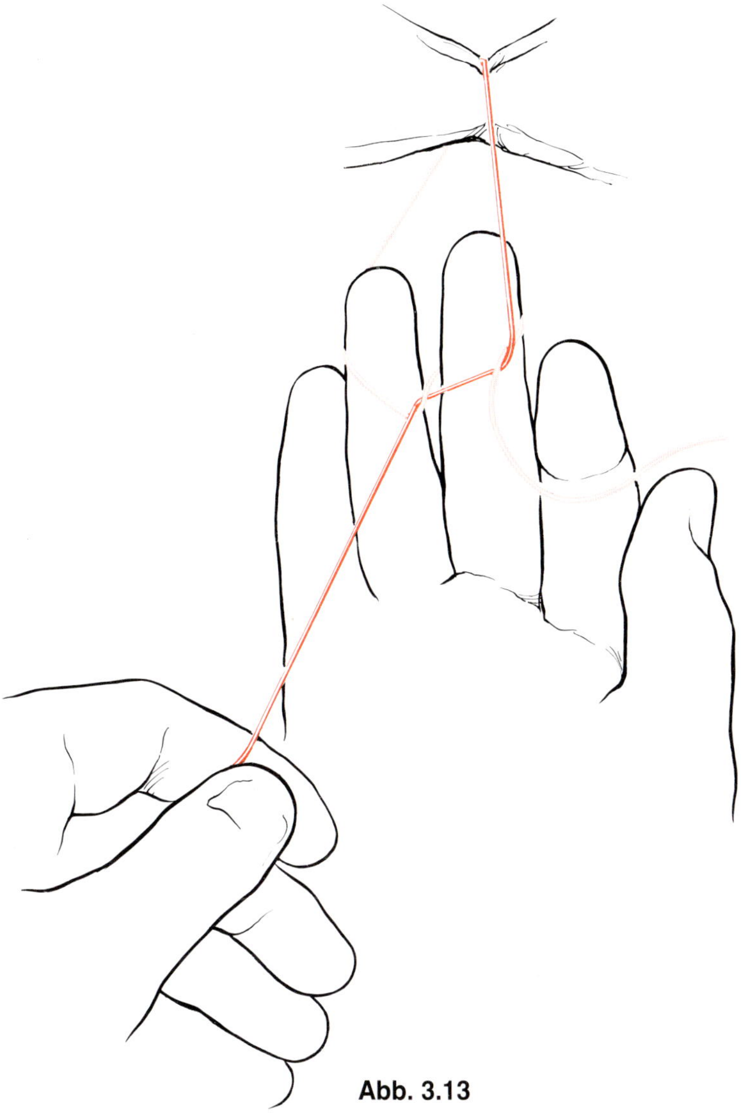

Abb. 3.13

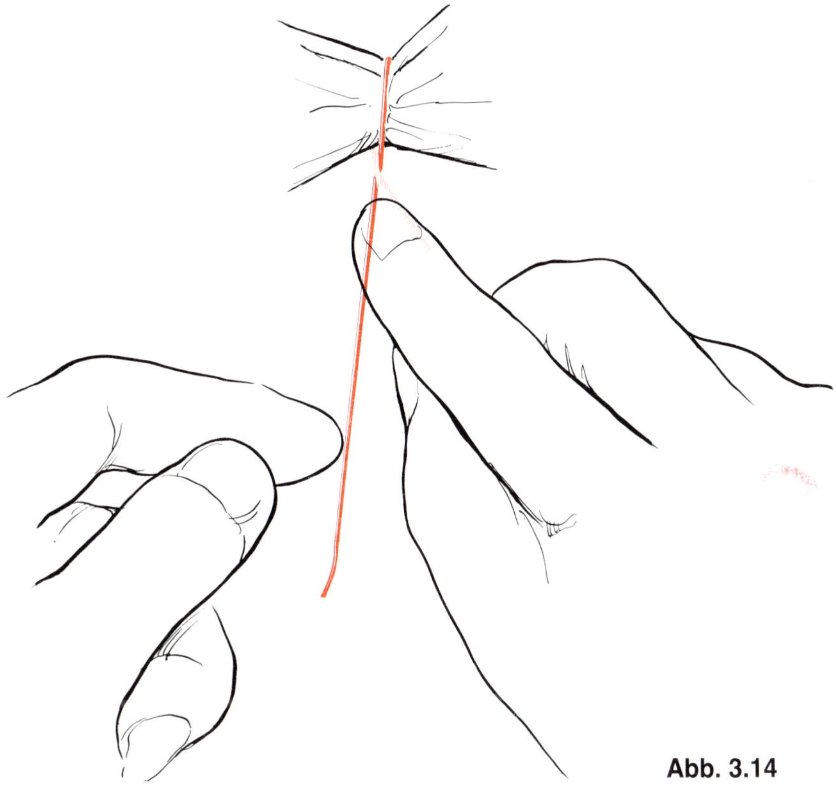

Abb. 3.14

4. Im weiteren Verlauf kommt es nun darauf an, den Knoten mit der linken Hand permanent unter Zug zu halten und beim Legen des **zweiten Knotens** die erste Ligatur nicht mehr zu lockern. Dieser Vorgang wird wiederholt, um den zweiten Knoten gleichsinnig zu knüpfen (Abb. 3.15a, b).

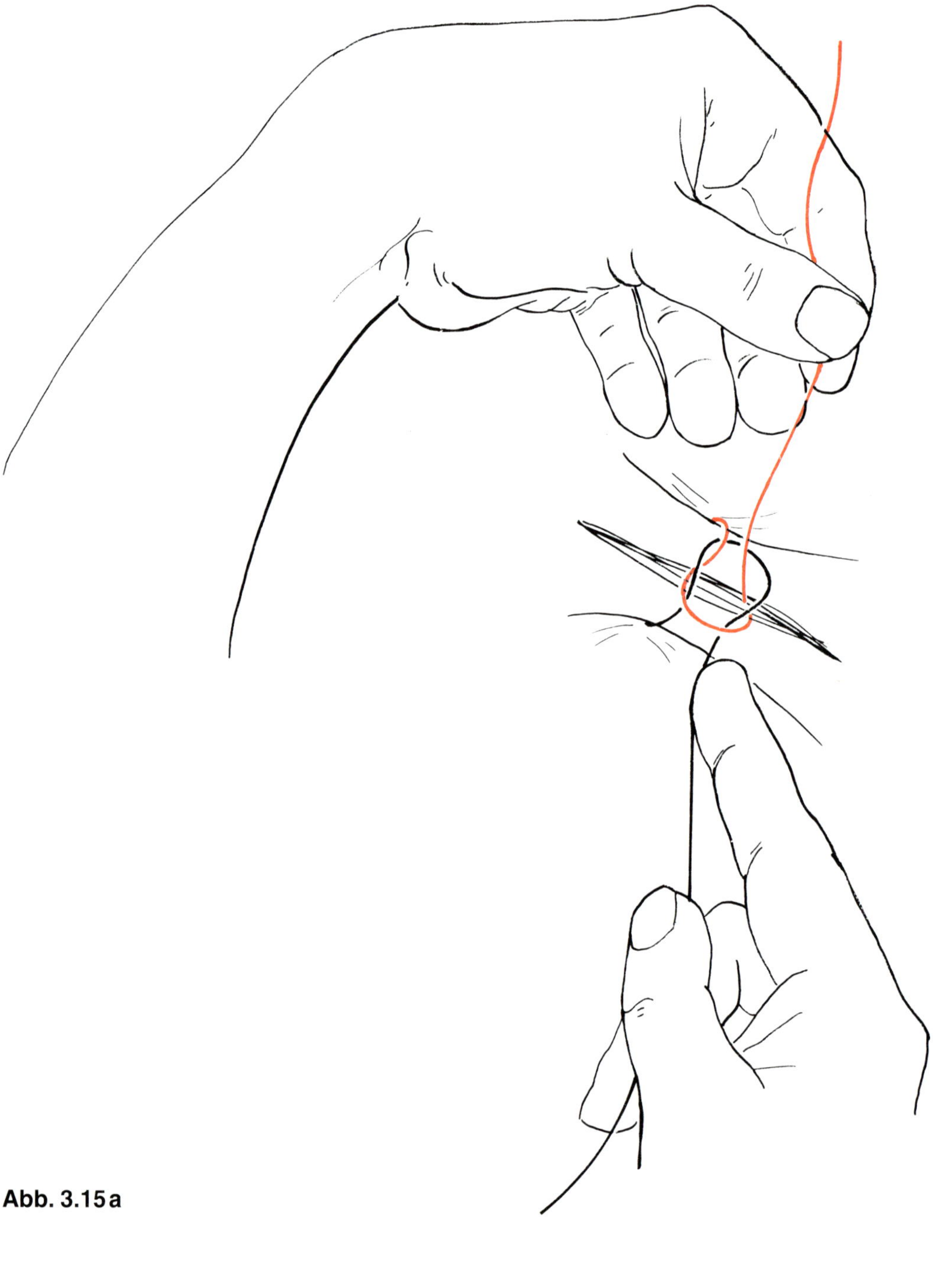

Abb. 3.15a

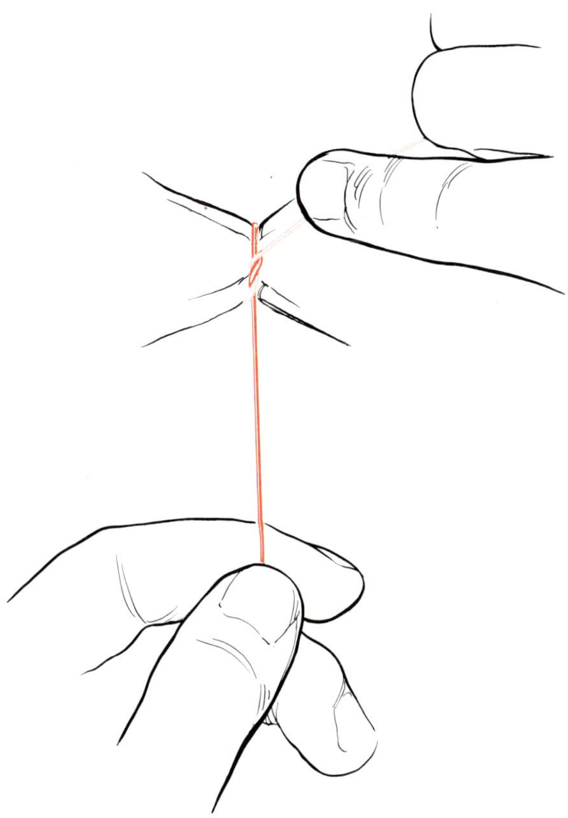

Abb. 3.15 b

5. Beim anschließenden, zur Sicherung erforderlichen **dritten Knoten,** wird zunächst der Faden von der rechten Hand über den Faden der linken Hand geführt. Das Endglied des linken Zeigefingers zieht den Faden durch eine Drehung der Hand unter dem Zugfaden (linke Hand) hindurch (Abb. 3.16a, b).

Nun kann – bei kontinuierlichem Zug auf der linken Hand – der Faden hindurchgezogen und der überkreuzte Knoten durch senkrechten Zug an beiden Fadenenden zusammengezogen werden. Dabei weist die linke Hand vom Operateur weg und die rechte Hand zu ihm hin (Abb. 3.17).

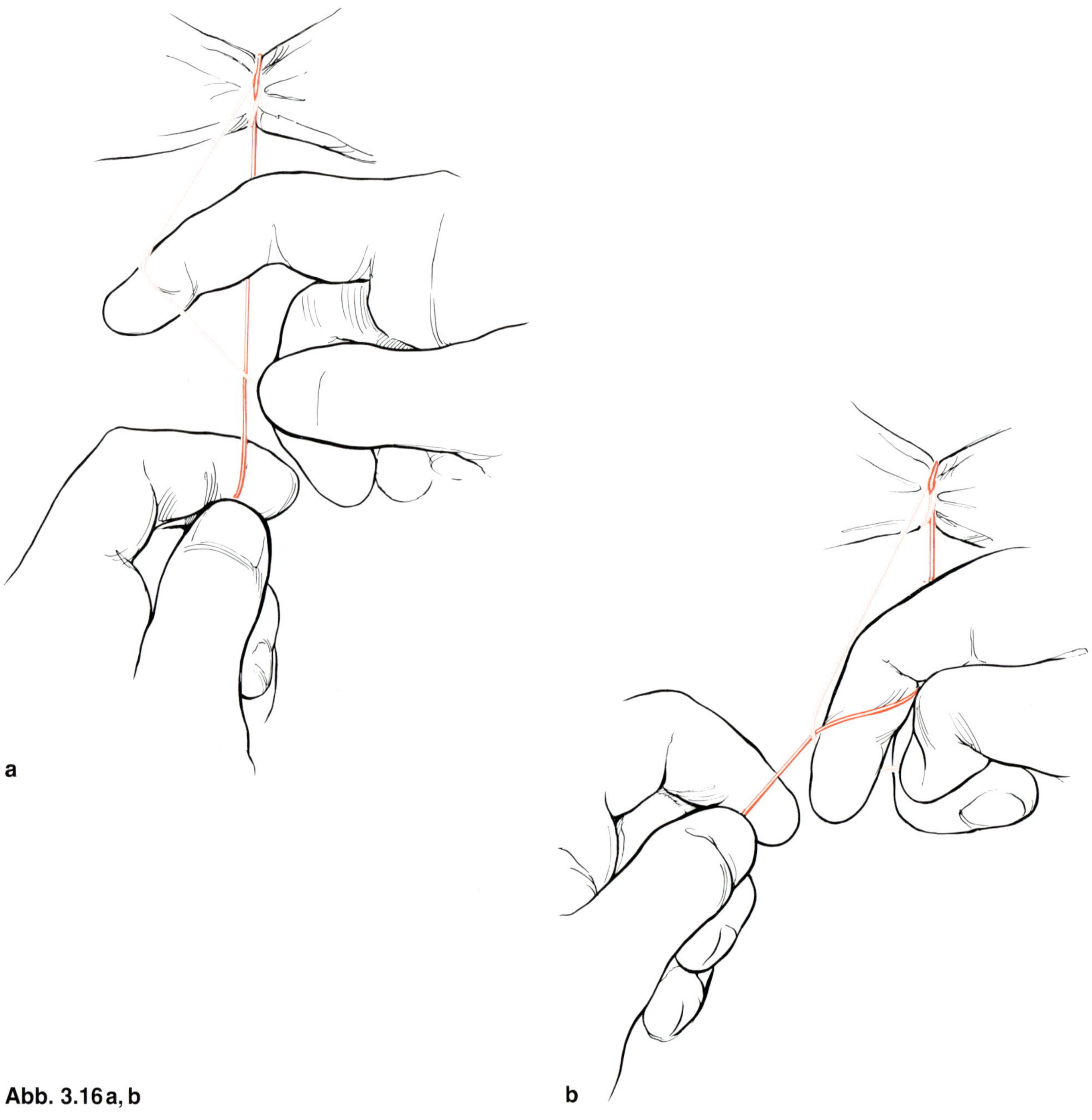

a

b

Abb. 3.16a, b

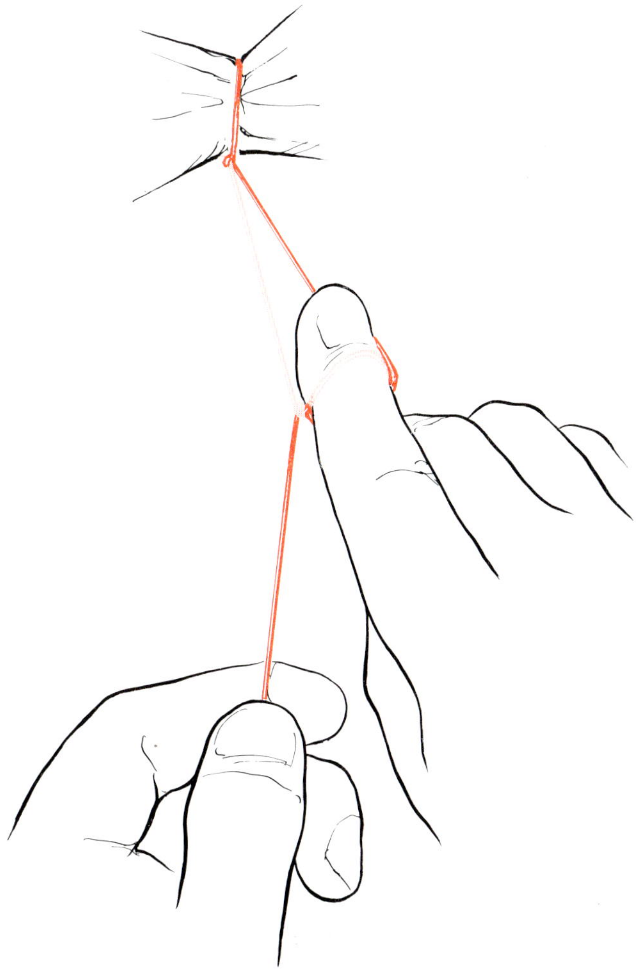

Abb. 3.17

Doppelter überkreuzter Knoten (chirurgischer Knoten)

Es gibt eine Reihe weiterer Knoten, die in chirurgischen Lehrbüchern beschrieben werden. Dazu gehört zum Beispiel der Schlingenknoten und der doppelt überkreuzte Knoten, der allgemein als chirurgischer Knoten bezeichnet wird. Durch das doppelte Überkreuzen des Knotens wird insbesondere bei hohem Reibungswiderstand des Nahtmaterials bereits mit dem ersten Knoten ein ausreichender Knotensitz gewährleistet. Dieser Knoten weist somit den Vorteil auf, daß eine Fixierung durch einen zweiten Knoten nicht erforderlich ist. Der Nachteil dieses Knotens ist jedoch, daß sich die Festigkeit des Knotensitzes schwerer beurteilen läßt. Der doppelt überkreuzte Knoten kann jedoch bei Nahtmaterialien mit sehr geringer Reibung an der Oberfläche zum exakteren Plazieren des ersten Knotens gewählt werden (zum Beispiel **monofile** resorbierbare oder nichtresorbierbare Fäden). Er kommt vor allem dort zur Anwendung, wo festes Gewebe unter mäßiger Spannung vereinigt werden soll (z. B. Aponeurosenblätter).

Instrumentenknoten

Einen Instrumentenknoten wird man immer dann durchführen, wenn besonders sparsam mit dem Faden umgegangen werden soll. Dies gilt z.B. für die Mikrochirurgie, wobei der Instrumentenknoten auch die einzige Möglichkeit darstellt, mit dem feinen Nahtmaterial umzugehen. Der Instrumentenknoten kann aber auch bei der Hautnaht eingesetzt werden oder wenn ein Fadenende sehr kurz ist. Bei einer spannungslosen Vereinigung der Wundränder wird der Instrumentenknoten mit einer einfachen Schlinge, wie beim überkreuzten Knoten, geknüpft, unter Spannung aber auch in einer Doppelschlinge, wie beim chirurgischen (doppelt überkreuzten) Knoten.

1. Mit dem Nadelhalter bildet man durch Umfahren des Fadens eine **Schlinge** und faßt das kurze gegenüberliegende Ende des Fadens (Abb. 3.18).

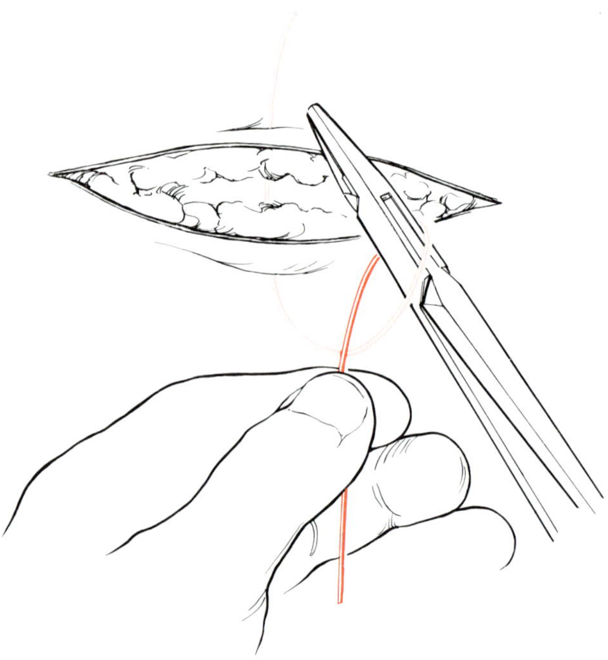

Abb. 3.18

2. Der Faden wird durch diese Schlinge durchgezogen (Abb. 3.19).

Durch den gegenläufigen Zug der linken Hand festigt sich der erste Knoten (Abb. 3.20).

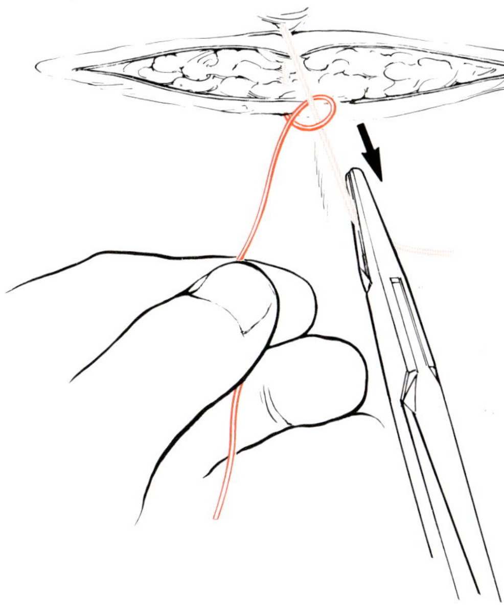

Abb. 3.19

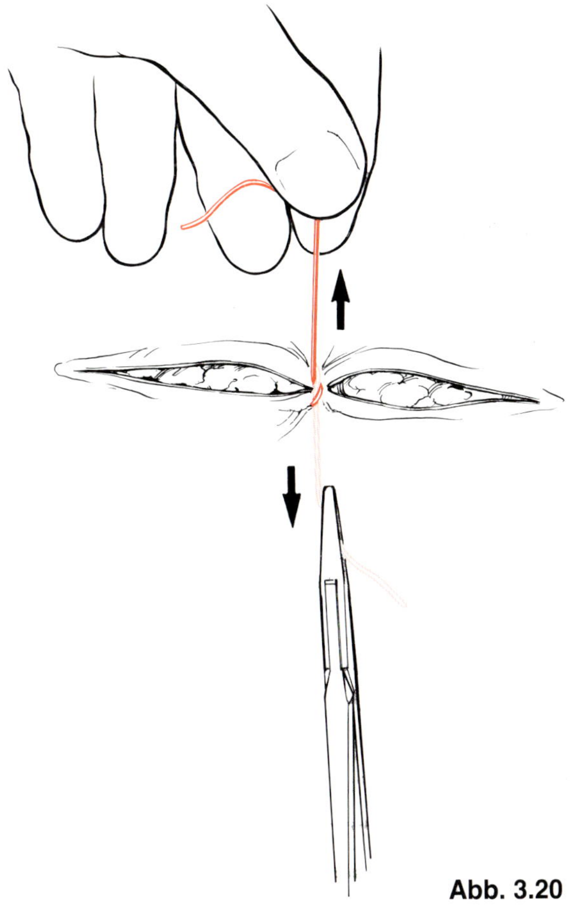

Abb. 3.20

3. Durch ein umgekehrtes Schlingenmanöver wird nun der sich jetzt auf der gegenüberliegenden Seite befindliche kurze Anteil des Fadens mit dem Nadelhalter gefaßt und der Knoten genau in gegenläufiger Richtung zugezogen (Abb. 3.21 a, b).

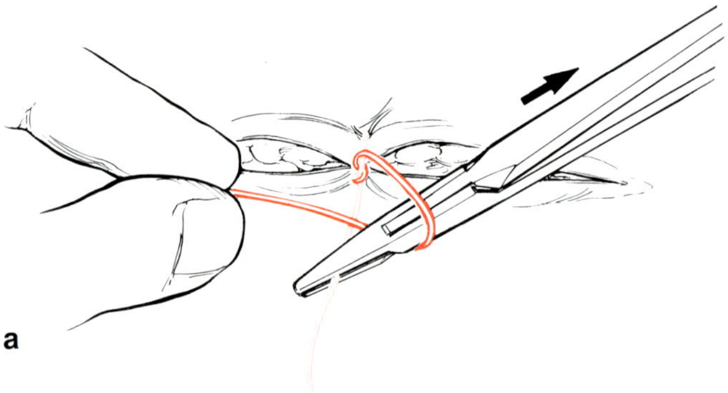

a

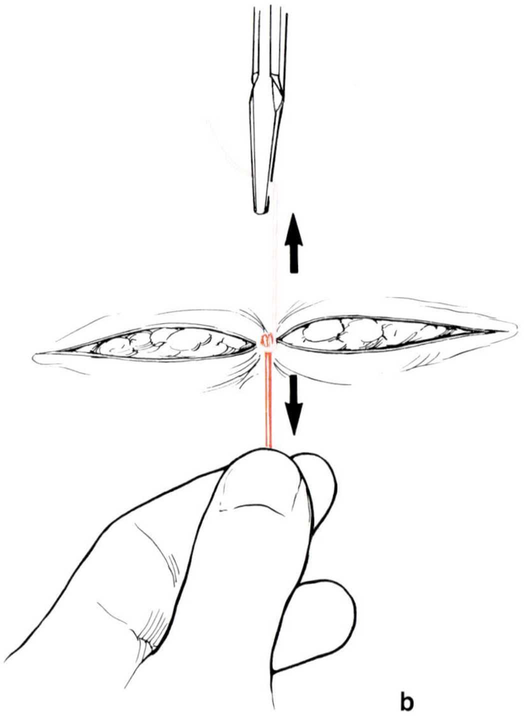

b

Abb. 3.21 a, b

Ligatur

Ligaturen in der Tiefe des kleinen Beckens lassen sich mit einem in die Spitze einer Overholt-Klemme eingespannten Faden besonders präzise plazieren.

Ohne den Faden vor Beginn des Knotens auszuspannen und ihn in die rechte Hand zu übernehmen, wird mit dem am Instrument eingespannten Faden begonnen (Abb. 3.22).

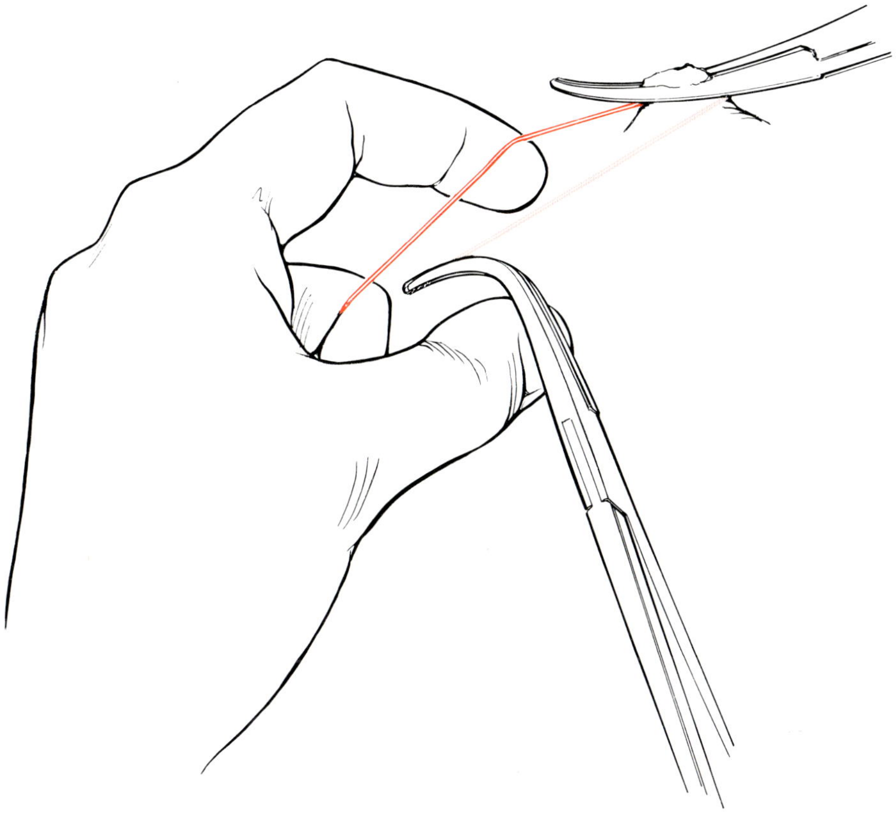

Abb. 3.22

Die Overholt-Klemme ersetzt so lange die rechte Hand (Abb. 3.23), bis das rechte Fadenende zum Unterschlingen zwangsläufig aus der Klemme ausgespannt werden muß.

In diesem Moment nimmt die Instrumentenschwester die Klemme ab und der Knoten wird mit der rechten Hand zu Ende geführt (Abb. 3.24a, b).

Der zweite Knoten entspricht dem beidhändig geknüpften Zweihandknoten.

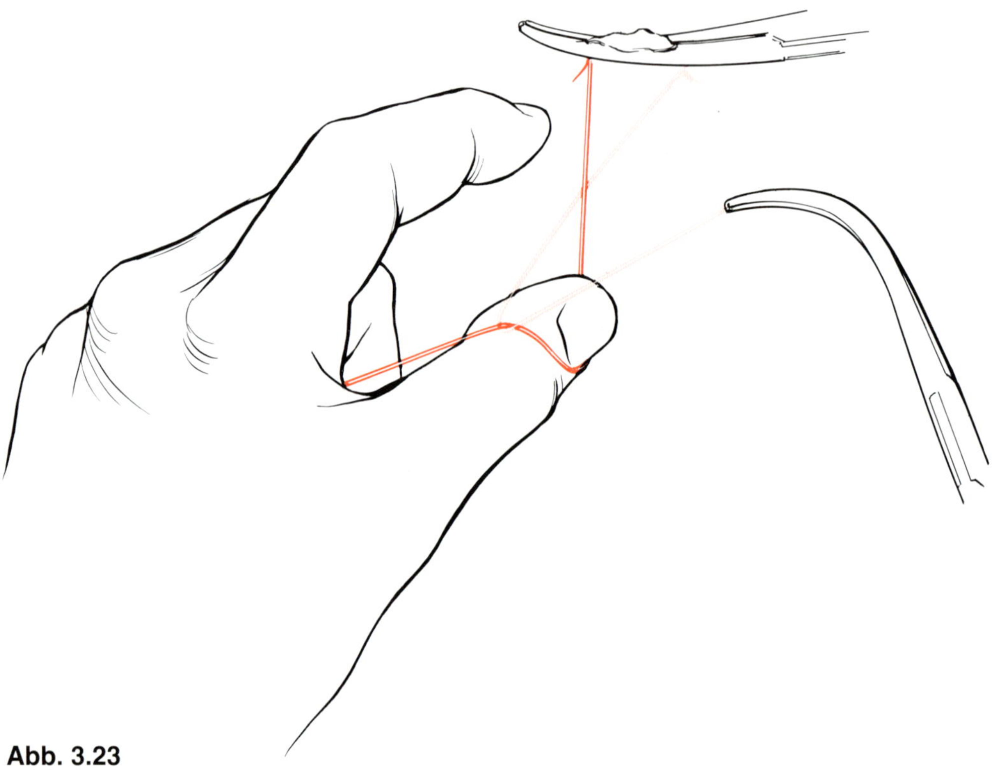

Abb. 3.23

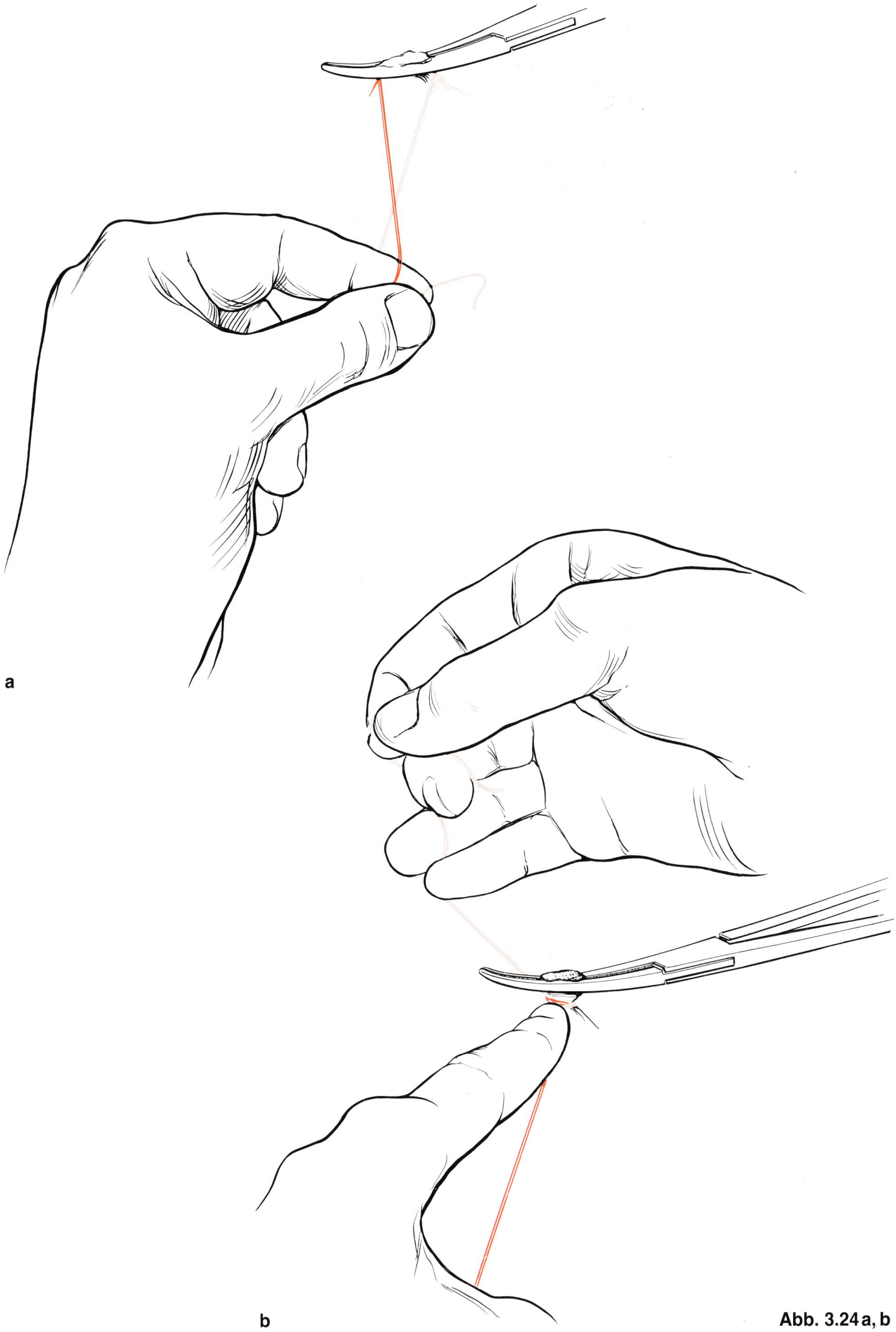

Abb. 3.24 a, b

Vorgeschriebener Operationskatalog für die Anerkennung zum Arzt für Gynäkologie und Geburtshilfe

Aufgeführt werden die Art und Mindestzahl der nachzuweisenden und selbständig durchzuführenden operativen Eingriffe, die für die Weiterbildung zum Arzt für Gynäkologie und Geburtshilfe vorgeschrieben sind.

1. Gynäkologie

	Anzahl der Operationen
Gesamtzahl der durchzuführenden Eingriffe	270
Abdominale bzw. vaginale Hysterektomien:	40
Abdominale Operationen am inneren Genitale bei Belassung des Uterus: (Darunter fallen auch solche Operationen, die endoskopisch durchgeführt werden.)	25
Operationen zur Behebung eines Deszensus genitale: (Diese Operationen können auch erbracht werden ohne gleichzeitige Hysterektomie.)	15
Kleinere gynäkologische Operationen: (Diese Operationen können wahlweise am äußeren Genitale [z. B. Marsupialisation einer Bartholin'schen Zyste], an der Vagina [z. B. Entfernung einer Gartnergangszyste], am Uterus [z. B. Konisation] durchgeführt werden bzw. an der Mamma [z. B. Mamma-TE])	50
Kürettagen:	75
Endoskopien: (Hier können Zystoskopien, Rektoskopien, Hysteroskopien, Laparoskopien beliebig zur Anrechnung gebracht werden.)	50
Mamma-Amputationen:	5
Größere operative Eingriffe an der weiblichen Brust: (Hierunter fallen Reduktionsplastiken, axilläre Lymphonodektomien wie auch Mamma-Amputationen.)	10

2. Geburtshilfe

	Anzahl der Operationen
Gesamtoperationszahl:	120
Sectio caesarea: (Davon müssen mindestens 3 Re-Sectio-Entbindungen sein.)	20
Operative vaginale Entbindungen: (Diese können sich beliebig zusammensetzen aus Vakuum-Extraktionen, Forceps-Entbindungen, Beckenendlagen.)	15
Versorgung von Episiotomien, Dammrissen und anderen Verletzungen unter der Geburt:	75
Manuelle Plazentalösungen oder Nachtastungen nach Geburt der Plazenta:	10

Operationsbericht

Im Operationsbericht dokumentiert der Operateur Art, Technik und Umfang des Eingriffs sowie beobachtete Besonderheiten bzw. aufgetretene Komplikationen. Der Operationsbericht ist somit eine der wichtigsten Informationsquellen für die gesamte zukünftige medizinische Betreuung der Patientin.

Verfügbare, detaillierte Operationsberichte können lange nach dem Eingriff dem dann behandelten Arzt wichtige Unterstützung bei der Beurteilung aktueller Beschwerden bieten und der Patientin zusätzliche Diagnostik, vielleicht sogar erneute Operationen ersparen helfen.

Der Operationsbericht ist ein wichtiges Dokument. Um formal und inhaltlich korrekt zu sein, müssen einige Merkmale bei der Erstellung beachtet werden. Der Operationsbericht sollte möglichst direkt im Anschluß an die Operation erstellt werden und darf nur in Ausnahmefällen zeitversetzt diktiert werden. Dieser Umstand muß selbstverständlich im Operationsbericht erwähnt werden.

Aufbau des Operationsberichts

Der Operationsbericht gliedert sich in die drei Abschnitte:

- **Identifikation**
- **Intraoperativer Befund/Ablauf**
- **Epikrise**

Identifikation

Angaben über

Patientin:	Familienname (zusätzlich ist der Mädchenname sinnvoll) Vornamen Geburtsdatum Patienten-ID der zentralen Krankenhausadministration Station
Operationsteam:	Operateure Assistenten Anästhesisten Operationsschwestern Hebammen
Technische Details:	Op.-Datum Op.-Buch-Nr. Op.-Bericht diktiert am: Datum der Operationsberichterstellung im Schreibbüro Diktatzeichen der Sekretärin

Diese Detailangaben ermöglichen eine unmißverständliche Zuordnung und Archivierung. Wurden einzelne Abschnitte der Operation von unterschiedlichen Operateuren durchgeführt, wie bei Ausbildungsoperationen üblich, so sind Querverweise zu den Therapieschritten in die Verlaufsbeschreibung einzufügen.

z. B. ein * an den Namen und in den Text an das Ende der Beschreibung des entsprechenden Abschnitts (fecit Dr. *).

Ablaufbeschreibung und intraoperative Befunde

Jede einzelne Operation ist eine individuelle auf die jeweilige Patientin hin ausgerichtete therapeutische Maßnahme. Dies sollte besonders bei Standardoperationen nicht vergessen werden. Deshalb läßt sich der Operationsbericht auch nur in sehr begrenztem Umfang standardisieren.

Für den Operateur in Ausbildung bedeutet das Erstellen des Operationsberichts auch die Gelegenheit, den gerade durchgeführten Eingriff nochmals „mental“ durchzugehen. Aus der Pflicht, alle Abläufe verbalisieren zu müssen, entsteht die Chance, die eigene Leistung selbstkritisch zu reflektieren um für die Zukunft Verbesserungsmöglichkeiten der eigenen Technik und der Operationstaktik erkennen zu können. Dieser enorme Lerneffekt sollte nicht durch vorformulierte Phrasen wie „in typischer Weise“ verwässert werden.

Hinzu kommt der forensische Aspekt. Die Bewertung „in typischer Weise“ oder „nach ...“ muß im Operationsbericht gerade durch die genaue Beschreibung des Ablaufs dokumentiert sein, um bei einer gerichtlichen Nachprüfung dem Gutachter die Möglichkeit zu bieten, die korrekte Durchführung des Eingriffs nachvollziehen zu können. Unterlassungen und unvollständige Angaben haben z. B. bei Sterilisationsversagen den behandelnden Arzt in Beweisnot gebracht.

Wichtig ist eine logische **Gliederung,** wobei sich ein chronologischer Aufbau bei der Beschreibung des Ablaufs des Eingriffs bewährt.

Generell sind folgende Details in einem Operationsbericht zu fordern, wobei die nachfolgende Liste natürlich nur Anhaltspunkte liefern kann.

Vor Operationsbeginn:

- Lagerung
- Desinfektion (ggf. Hinweis auf spezielle Mittel)
- präoperativ angelegte Katheter

Verlauf:

- Schnittführung
- Operationstechnik
- Verwendete Instrumente
- Nahtmaterialien und Nahttechniken
- Typ, Beschaffenheit und Lokalisation von Drainagen bzw. anderer in situ belassener Fremdkörper
- Applizierte Medikamente
- Diagnostische Verfahren (Chromopertubation, Röntgen, Kontrastmittel)
- Intraoperative Diagnosen, Besonderheiten, anatomische Varianten
- Begründung der angewandten Technik bzw. der Behandlungsstrategie, bezogen auf intraoperativ erhobene Befunde (Schnellschnitthistologie, Tastbefunde, Inoperabilität)
- Genaue Beschreibung des Entnahmeorts von Biopsien, evtl. mit Entnahmezeit, Beschreibung der gewählten Markierungstechnik

Abschluß:

- Zustand der Patientin
- Vitalfunktionen und Bewußtseinszustand
- Förderungsverhalten der Drainagen
- Blutverlust
- Vollständigkeit von Tüchern und Instrumenten

Sämtliche Details sind zu nennen. Hier gibt es Unterschiede zwischen der Schilderung einzelner Schritte aus operationstechnischer Sicht und den Diagnosen bzw. Beschreibungen des Situs. Während bei den technischen Abläufen zusammenfassende Beschreibungen wie „Eröffnen des Abdomens durch einen suprasymphysären Querschnitt“ möglich sind, sollte man sich bei der Darstellung von intraoperativen Situationen und Diagnosen bemühen, so präzise wie möglich zu schildern.

Epikrise

Durch die Epikrise wird der Operationsbericht zum kompletten und unabhängigen Dokument. Die Epikrise muß die Position der Operation im Therapiekonzept der Patientin verdeutlichen und werten. Hier finden präoperative Diagnosen ebenso Raum wie die Überlegungen, die zur Entscheidung für das gewählte Vorgehen geführt haben.

Gerade wenn ein großer zeitlicher Abstand zwischen dem Eingriff und einer neuerlichen Bewertung vergangen ist, kann die Epikrise des Operationsberichts alleine den behandelten Arzt über die damalige Situation informieren, ohne daß zusätzliche Dokumente angefordert werden müssen.

Validisierung und Archivierung

Mit der Unterschrift durch den Operateur, bei Ausbildungseingriffen ergänzt durch die Unterschrift des in Verantwortung stehenden Facharztes, wird der Operationsbericht gültig. Die Frage, ob nur ein Original unterschrieben werden soll, oder ob Kopien vom Original erst nach der Unterschrift erstellt werden, ist eine Frage der Klinikorganisation. Durchschreibtrennsätze, bei denen gleichzeitig mehrere Durchschläge (auch durch die Papierstärke als Kopie identifizierbar) entstehen, haben sich bewährt. Eine Unterschrift oder auch kleine Korrekturen, welche keine komplette Neuerstellung bedingen, sind dann in einem Arbeitsgang auf allen Durchschlägen identisch durchgeführt. Es sollten mindestens zwei Kopien eines Operationsberichts erstellt werden.

Das Original geht in die Patientenakte, je eine Kopie ist für den Operateur und eine separate Ablage für Operationsberichte der Klinik bestimmt. Damit haben alle maßgeblich an der Operation beteiligten Parteien eine Kopie dieses Dokuments. Darüber hinausgehende Kopien, z. B. zur Information des einweisenden Kollegen, oder konsiliarisch beteiligter Operateure anderer Fachdisziplinen können ebenfalls notwendig werden.

Für jeden Operateur ist es von großer Bedeutung, seine eigene Ablage für Operationsberichte zu haben. Für die Facharztprüfung sind sie die Basis für den operativen Leistungsnachweis. Gleiches gilt bei Bewerbungen in jeder Phase des beruflichen Werdegangs.
Die immer häufiger werdende externe „Qualitätskontrolle" ärztlicher Leistung durch Rechtsanwälte und Staatsanwaltschaften zwingt zu einer immer dichteren Dokumentation. Bei den oftmals langen Zeiträumen zwischen der Behandlung und der juristischen Auseinandersetzung sind Operationsberichte im eigenen Archiv eine wertvolle Hilfe, besonders dann, wenn der Operateur inzwischen an einem neuen Arbeitsplatz tätig ist.

Klassifikation gynäkologischer Tumoren*

Allgemeine Regeln des TNM-Systems

T – Ausdehnung des Primärtumors.
N – Fehlen oder Vorhandensein und Ausdehnung von regionären Lymphknotenmetastasen.
M – Fehlen oder Vorhandensein von Fernmetastasen.

Diese Komponenten können durch Ziffern ergänzt werden, welche das Ausmaß der malignen Erkrankung angeben.

Grundregeln, die für alle anatomischen Bereiche gelten

- Alle Diagnosen sollten durch histologische Befunde bestätigt werden. Alle anderen Fälle sind gesondert zu nennen.

- Für jeden Tumor gibt es zwei Klassifikationen:

a) **Klinische Klassifikation** (TNM):

Die klinische Klassifikation beruht auf Befunden, die **vor** der Therapie mit Hilfe der klinischen Untersuchung, der bildgebenden Verfahren, der Endoskopie, der Biopsie, der chirurgischen Exploration und anderer diagnostischer Verfahren erhoben wurden.

b) **Pathologische Klassifikation** (pTNM):

Der vor der Behandlung erhobene Befund wird ergänzt oder modifiziert durch Ergebnisse des operativen Eingriffs oder der pathologischen Untersuchung. Die pathologische Beurteilung des Primärtumors setzt dessen Resektion voraus oder eine ausreichende Anzahl von Biopsien, welche zur Bestimmung der höchsten pT-Kategorie geeignet sind. Für die pathologische Beurteilung der regionären Lymphknoten (pN) müssen so viele Lymphknoten entfernt werden, daß zuverlässige Aussagen über das Fehlen von regionären Lymphknotenmetastasen (pN0) sowie über die höchste pN-Kategorie möglich sind. Für die pathologische Diagnose von Fernmetastasen (pM) ist eine mikroskopische Untersuchung notwendig.

- Mit Hilfe der T-, N- und M- sowie der pT-, pN- und pM-Kategorien kann eine maligne Erkrankung in Stadien eingeteilt werden. Wenn die Einteilung einmal feststeht, müssen die TNM-Klassifikation und die Stadienzuordnung jedoch unverändert beibehalten werden. Das klinische Stadium spielt eine entscheidende Rolle bei der Auswahl der Behandlungsmethode und der Beurteilung ihres Erfolges. Anhand des pathologischen Stadiums lassen sich am ehesten Aussagen über die Prognose der Erkrankung machen.

* Die nachfolgende Übersicht lehnt sich an die 4. Auflage der „TNM-Klassifikation maligner Tumoren", Springer Verlag 1987 an. Dort sind auch weiterführende Erläuterungen zu finden.

- Wenn die Festlegung der TNM-Kategorie nicht zweifelsfrei möglich ist, sollte man die niedrigste Kategorie wählen, d.h. die Kategorie mit der geringeren Ausdehnung. Das gleiche gilt für die Stadieneinteilung.

- Wenn multiple Tumoren gleichzeitig in einem Organ vorliegen, entscheidet der Tumor mit der höchsten T-Kategorie über die Einstufung. Die Multiplizität bzw. die Anzahl der Tumoren gibt man in Klammern an, z.B. T2 (m) oder T2 (5). Wenn gleichzeitig bilaterale Malignome in paarigen Organen auftreten, wird jeder Tumor für sich klassifiziert.

TNM: Klinische Klassifikation

Folgende allgemeine Definitionen gelten:

T – Primärtumor

TX	Primärtumor kann nicht beurteilt werden.
T0	Kein Anhalt für Primärtumor.
Tis	Carcinoma in situ.
T1–T4	Zunehmende Größe und/oder lokale Ausdehnung des Primärtumors.

N – Regionäre Lymphknoten

NX	Regionäre Lymphknoten können nicht beurteilt werden.
N0	Keine regionären Lymphknotenmetastasen.
N1–N3	Zunehmender Befall regionärer Lymphknoten.

Hinweise:

Die direkte Ausbreitung eines Primärtumors in einen Lymphknoten gilt als Lymphknotenmetastase.

Lymphknotenmetastasen außerhalb der regionären Lymphknoten werden als Fernmetastasen bezeichnet.

M – Fernmetastasen

MX	Das Vorliegen von Fernmetastasen kann nicht beurteilt werden.
M0	Keine Fernmetastasen.
M1	Fernmetastasen.

Die Kategorie M1 kann wie folgt spezifiziert werden:

Lunge	PUL	Knochenmark	MAR
Knochen	OSS	Pleura	PLE
Leber	HEP	Peritoneum	PER
Hirn	BRA	Haut	SKI
Lymphknoten	LYM	Andere Organe	OTH

Unterteilung von TNM

Einige Hauptkategorien werden weiter unterteilt, wenn eine größere Spezifität gewünscht wird, (z. B. T1a, T1b oder N2a, N2b).

pTNM: Pathologische Klassifikation

Folgende Definitionen gelten:

pT – Primärtumor

pTX	Primärtumor kann histologisch nicht beurteilt werden.
pT0	Kein histologischer Anhalt für Primärtumor.
pTis	Carcinoma in situ.
pT1–pT4	Zunehmende Ausdehnung des Primärtumors bei der histologischen Untersuchung.

pN – Regionäre Lymphknoten

pNX	Regionäre Lymphknoten können histologisch nicht beurteilt werden.
pN0	Histologisch keine regionären Lymphknotenmetastasen nachweisbar.
pN1–pN3	Zunehmender Befall regionärer Lymphknoten bei der histologischen Untersuchung.

pM – Fernmetastasen

pMX	Das Vorliegen von Fernmetastasen kann mikroskopisch nicht beurteilt werden.
pM0	Mikroskopisch keine Fernmetastasen.
pM1	Mikroskopisch Fernmetastasen.

Histopathologisches Grading

Die folgenden Definitionen der G-Kategorien gelten für Tumoren der Zervix, Vagina, Vulva, Mamma und für Korpuskarzinome.

GX	Differenzierungsgrad kann nicht bestimmt werden.
G1	Gut differenziert.
G2	Mäßig differenziert.
G3	Schlecht differenziert.
G4	Undifferenziert.

Zusätzliche Kennzeichen

Folgende Kennzeichen können zusätzlich fakultativ verwendet werden:

y-Symbol

Die TNM- oder pTNM-Kategorie wird durch das Präfix „y" ergänzt, wenn die Klassifikation erst **nach** dem Beginn der Therapie vorgenommen wurde (z. B. yT2N1M0 oder ypT2pN1pM0).

r-Symbol

Rezidivtumoren werden durch das Präfix „r“ gekennzeichnet (z. B. rT2N0M0 oder rpT3pN1pMx).

C-Faktor

Der C-Faktor (C = certainty) erlaubt Aussagen über die Zuverlässigkeit der Klassifikation, welche von den eingesetzten diagnostischen Verfahren abhängt.

C1: Die Klassifikation wurde mit Hilfe diagnostischer Standardmethoden vorgenommen (z. B. Inspektion, Palpation, Standardröntgenaufnahmen sowie Endoskopie bei bestimmten Organen).

C2: Bei der Klassifikation wurden Ergebnisse spezieller Untersuchungsmethoden berücksichtigt, z. B. Röntgenaufnahmen in speziellen Projektionen, Schichtaufnahmen, Computertomogramme, Sonographie, Lymphographie, Angiographie, Szintigraphie, Kernspintomographie, Endoskopie, Biopsie und Zytologie.

C3: In die Klassifikation sind Ergebnisse der chirurgischen Exploration, einschließlich Biopsie und Zytologie eingeflossen.

C4: Die Ausdehnung der malignen Erkrankung wurde nach der definitiven chirurgischen Therapie und der pathologischen Untersuchung des Tumorresektates beschrieben.

C5: Die Klassifikation beruht auf den Ergebnissen der Obduktion.

Hinweis: den C-Faktor setzt man hinter die Kategorien T, N und M. Beispiel: T3C2, N2C1, M0C2.

Die klinische TNM-Klassifikation entspricht den Stufen C1, C2 und C3, die pathologische TNM-Klassifikation dem C-Faktor 4.

Residualtumor- (R-)Klassifikation

Mit dem Symbol „R“ lassen sich Aussagen über das Fehlen oder Vorhandensein eines Residualtumors nach der Therapie machen. Die Verwendung dieses Zeichens ist fakultativ.

RX	Das Vorhandensein eines Residualtumors kann nicht beurteilt werden.
R0	Kein Residualtumor.
R1	Mikroskopischer Residualtumor.
R2	Makroskopischer Residualtumor.

Cervix uteri

Die T-Kategorien entsprechen den von der FIGO akzeptierten Stadien.

Regeln zur Klassifikation

Die Klassifikation gilt nur für Karzinome. Sie setzt eine histologische Diagnosesicherung voraus.

Verfahren zur Bestimmung der T-, N- und M-Kategorien sind:

T-Kategorien:	Klinische Untersuchung, Zystoskopie (nicht erforderlich bei Tis) und bildgebene Verfahren, einschließlich Urographie,
N-Kategorien:	klinische Untersuchung und bildgebende Verfahren, einschließlich Urographie und Lymphographie,
M-Kategorien:	klinische Untersuchung und bildgebende Verfahren.

Regionäre Lymphknoten

Als regionäre Lymphknoten gelten die parazervikalen, parametranen und hypogastrischen (Obturator-)Lymphknoten, ferner die Lymphknoten an den Aa. iliacae communes, internae und externae sowie die präsakralen und sakralen Lymphknoten.

TNM: Klinische Klassifikation

T-Primärtumor

TNM-Kategorie	FIGO Stadien	
TX		Primärtumor kann nicht beurteilt werden
T0		Kein Anhalt für Primärtumor
Tis	0	Carcinoma in situ
T1	I	Zervixkarzinom begrenzt auf den Uterus (die Ausdehnung zum Corpus uteri sollte dabei unberücksichtigt bleiben).
T1a	Ia	Präklinisches invasives Karzinom, ausschließlich durch Mikroskopie diagnostiziert.
T1a1	Ia1	Minimale mikroskopische Stromainvasion.
T1a2	Ia2	Tumor mit einer invasiven Komponente von 5 mm oder weniger in der Tiefe, gemessen von der Basis des Epithels, und 7 mm oder weniger in horizontaler Ausbreitung.
T1b	Ib	Tumor größer als in T1a2.
T2	II	Zervixkarzinom infiltriert jenseits des Uterus, aber nicht bis zur Beckenwand und nicht bis zum unteren Drittel der Vagina.
T2a	IIa	Ohne Infiltration des Parametriums.
T2b	IIb	Mit Infiltration des Parametriums.
T3	III	Zervixkarzinom breitet sich bis zur Beckenwand aus und/oder befällt das untere Drittel der Vagina und/oder verursacht Hydronephrose oder stumme Niere.
T3a	IIIa	Tumor befällt unteres Drittel der Vagina, keine Ausbreitung zur Beckenwand.
T3b	IIIb	Tumor breitet sich bis zur Beckenwand aus und/oder verursacht Hydronephrose oder stumme Niere.
T4	IVa	Tumor infiltriert Schleimhaut von Blase oder Rektum und/oder überschreitet die Grenzen des kleinen Beckens. **Hinweis:** Ein bullöses Ödem allein reicht nicht zur Festlegung der Kategorie T4 aus.
M1	IVb	Fernmetastasen.

Stadiengruppierung TNM/FIGO

TNM			FIGO
Tis	N0	M0	Stadium 0
T1a	N0	M0	Stadium Ia
T1b	N0	M0	Stadium Ib
T2a	N0	M0	Stadium IIa
T2b	N0	M0	Stadium IIb
T3a	N0	M0	Stadium IIIa
T1–T3a	N1	M0	Stadium IIIb
T3b	jedes N	M0	
T4	jedes N	M0	Stadium IVa
jedes T	jedes N	M1	Stadium IVb

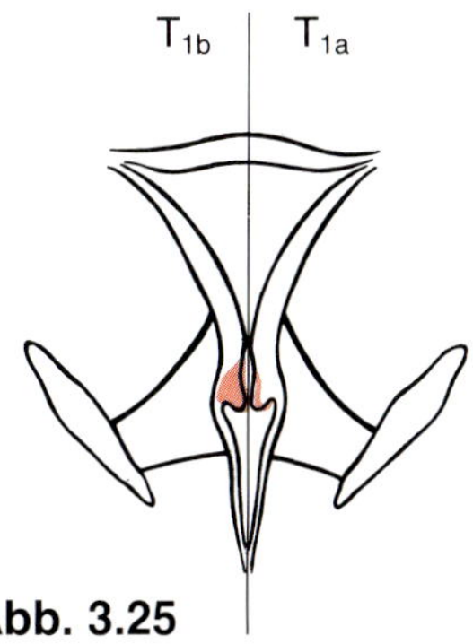

Abb. 3.25

T1a: Minimale Stromainvasion bzw. Ausbreitung in die Tiefe < 5 mm, horizontal < 7 mm.

T1b: Tumor beschränkt auf die Zervix, größer als T1a.

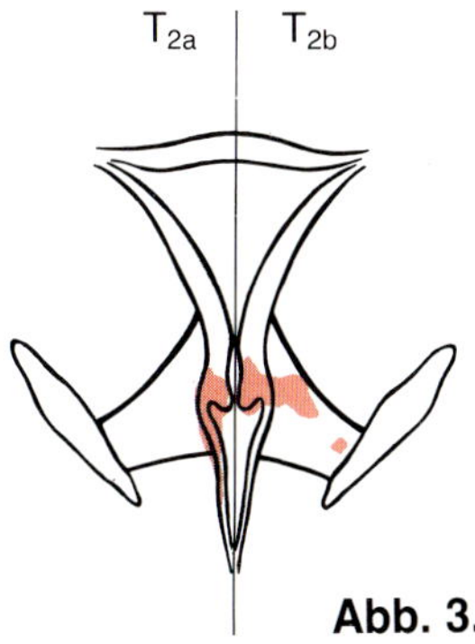

Abb. 3.26

T2a: Ausdehnung auf die oberen ⅔ der Vagina, Parametrie frei.

T2b: Parametrien befallen, Beckenwand frei.

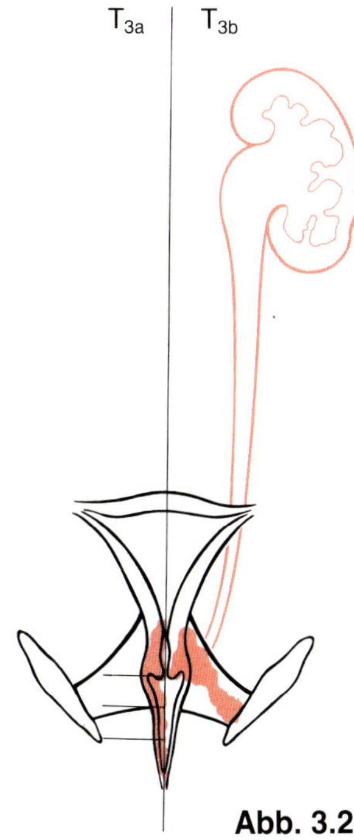

Abb. 3.27

T3a: Ausdehnung auf das untere Drittel der Vagina.

T3b: Befall der Parametrien bis zur Beckenwand bzw. tumorbedingte Hydronephrose.

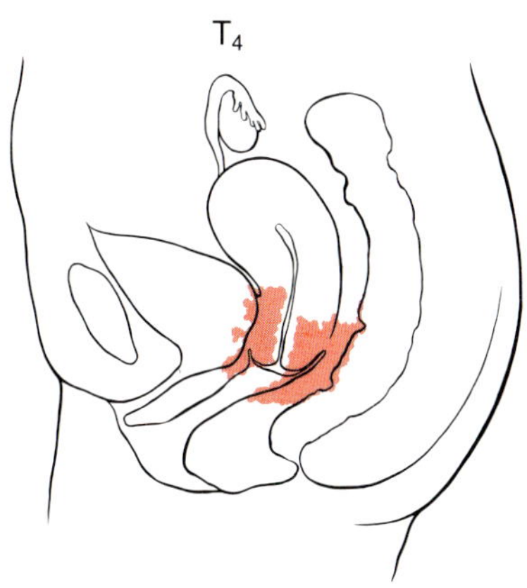

Abb. 3.28

T4: Schleimhaut von Blase und/oder Rektum befallen.

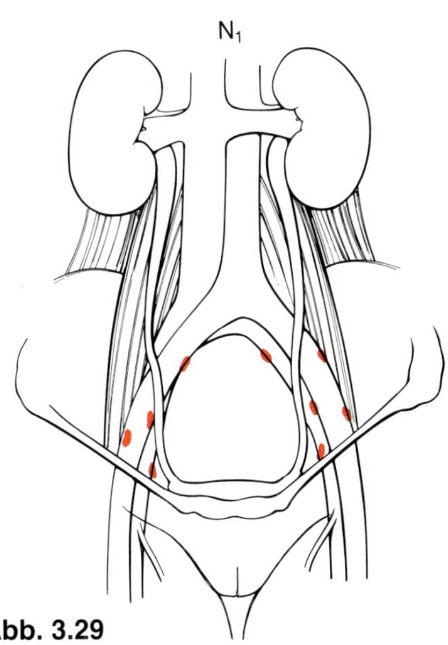

Abb. 3.29

N1: Regionäre Lymphknoten befallen.

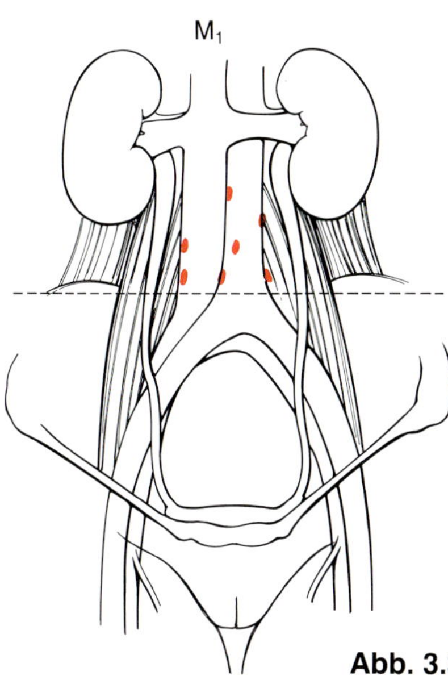

Abb. 3.30

M1: Paraaortale Lymphknoten zählen als Fernmetastasen.

Corpus uteri

Vollkommen geändert wurde die FIGO-Einteilung beim Korpuskarzinom. Das Staging erfolgt jetzt ebenso wie beim Ovarialkarzinom ausschließlich chirurgisch. Lediglich bei den wenigen Fällen mit primärer Radiatio erfolgt die Stadieneinteilung nach dem bisherigen System, dies sollte jedoch extra vermerkt werden. Die bisher entscheidenden diagnostischen Methoden zur Unterscheidung zwischen Stadium Ia/b und II (z.B. Kürettage) können zur Unterscheidung nicht mehr herangezogen werden.

Regeln zur Klassifikation

Die Klassifikation gilt nur für Karzinome. Eine histologische Diagnosesicherung ist obligat.

Verfahren zur Bestimmung der T-, N- und M-Kategorien sind:

T-Kategorien:	klinische Untersuchung, Endoskopie und bildgebende Verfahren, einschließlich Urographie und Zystoskopie,
N-Kategorien:	klinische Untersuchung und bildgebende Verfahren,
M-Kategorien:	klinische Untersuchung und bildgebende Verfahren.

Regionäre Lymphknoten

Die regionären Lymphknoten umfassen die hypogastrischen (Obturator-) Lymphknoten, die Lymphknoten an den Aa. iliacae communes, internae und externae, die parametranen und die sakralen Lymphknoten. Nach der neuen Klassifikation zählen jetzt auch die paraaortalen Lymphknoten zu den regionären Lymphknoten.

TNM: Klinische Klassifikation

T-Primärtumor

TNM-Kategorie		FIGO Stadien		
TX				Primärtumor kann nicht beurteilt werden
T0				Kein Anhalt für Primärtumor
Tis		0		Carcinoma in situ
T1		I		Tumor begrenzt auf Corpus uteri.
	T1a		Ia	Tumor begrenzt auf das Endometrium.
	T1b		Ib	Myometrium-Invasion < 50%.
	T1c		Ic	Myometrium-Invasion > 50%.
T2		II		Beteiligung der Zervix.
	T2a		IIa	Beteiligung der endozervikalen Drüsen.
	T2b		IIb	Beteiligung des Zervixstromas.
T3		III		Ausbreitung jenseits des Uterus.
	T3a		IIIa	Beteiligung der Serosa und/oder Adnexe und/oder Spülzytologie.
	T3b		IIIb	Vaginalmetastasen.
	T3c		IIIc	Pelvine und/oder paraaortale Lymphknoten-metastasen.
T4		IVa		Tumor infiltriert die Mukosa der Harnblase oder des Rektums und/oder überschreitet die Grenzen des kleinen Beckens.
M1		IVb		Fernmetastasen.

Stadiengruppierung TNM/FIGO

TNM			FIGO
Tis	N0	M0	Stadium 0
T1a	N0	M0	Stadium Ia
T1b	N0	M0	Stadium Ib
T1c	N0	M0	Stadium Ic
T2a	N0	M0	Stadium IIa
T2b	N0	M0	Stadium IIb
T3a	N0	M0	Stadium IIIa
T3b	N0	M0	Stadium IIIb
T1-3	N1	M0	Stadium IIIc
T4	N0, N1	M0	Stadium IVa
T1-4	N0, N1	M1	Stadium IVb

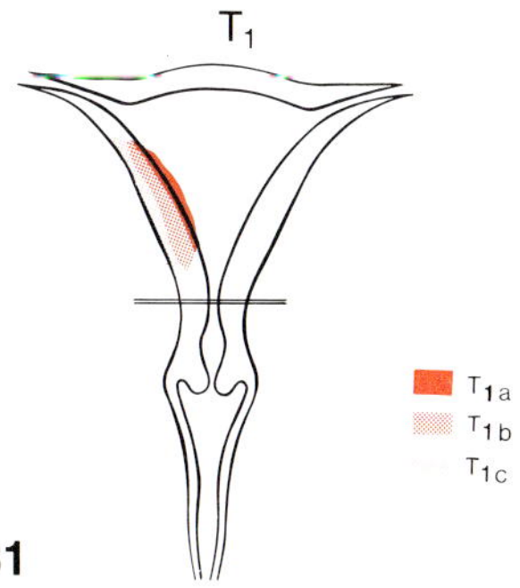

Abb. 3.31

T1a: Ausschließlich Endometriumbefall.

T1b: Myometriumbefall < 50 %.

T1c: Myometriumbefall > 50 %.

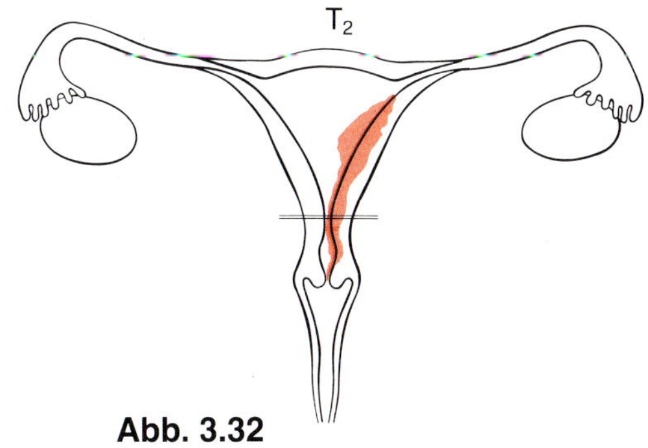

Abb. 3.32

T2a: Befall der Zervixdrüsen.

T2b: Befall des Zervixstromas.

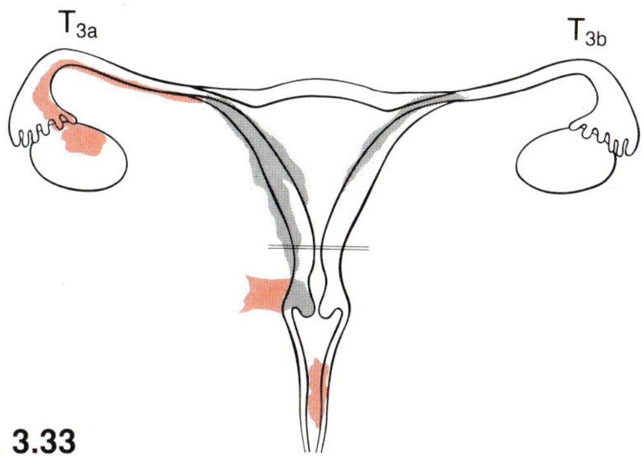

Abb. 3.33

T3a: Serosa bzw. Adnexe befallen, bzw. positive Spülzytologie.

T3b: Nachweis von Vaginalmetastasen.

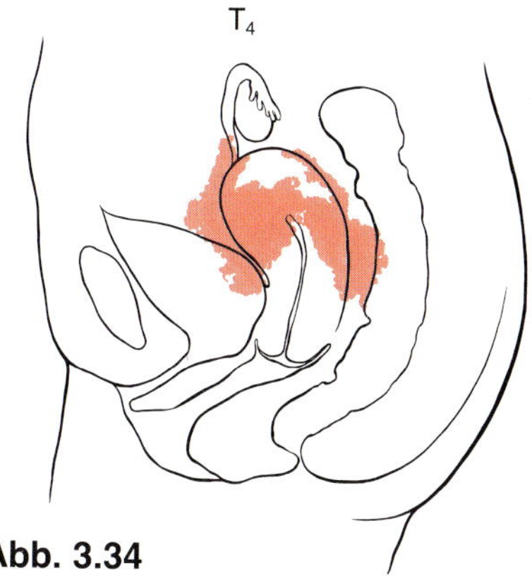

Abb. 3.34

T4: Befall von Harnblase bzw. Rektum bzw. Ausbreitung außerhalb des kleinen Beckens.

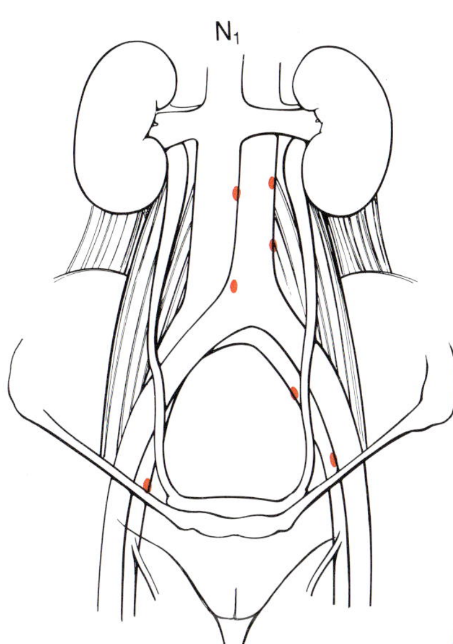

Abb. 3.35

N1: Pelvine und paraaortale Lymphknoten.

Ovar

Die T-Kategorien entsprechen den von der FIGO akzeptierten Stadien.

Verfahren zur Bestimmung der T-, N- und M-Kategorien sind:

T-Kategorien:	klinische Untersuchung, bildgebende Verfahren, Laparoskopie und/oder chirurgische Exploration,
N-Kategorien:	klinische Untersuchung, bildgebende Verfahren Laparoskopie und/oder chirurgische Exploration,
M-Kategorien:	klinische Untersuchung, bildgebende Verfahren, Laparoskopie und/oder chirurgische Exploration.

Regionäre Lymphknoten

Als regionäre Lymphknoten gelten die Lymphknoten an den Aa. iliacae internae (hypogastricae, einschließlich Obturatorlymphknoten), communes und externae sowie die lateralen sakralen, paraaortalen und inguinalen Lymphknoten.

G: Histopathologisches Grading

GX	Differenzierungsgrad kann nicht beurteilt werden.
GB	Borderline-Malignität.
G1	Gut differenziert.
G2	Mäßig differenziert.
G3–4	Schlecht differenziert/undifferenziert.

TNM: Klinische Klassifikation

T-Primärtumor

TNM Kategorien		FIGO Stadien		
TX				Primärtumor kann nicht beurteilt werden
T0				Kein Anhalt für Primärtumor
T1		I		Tumor begrenzt auf Ovarien.
	T1a		Ia	Tumor auf ein Ovar begrenzt; Kapsel intakt, kein Tumor auf der Oberfläche des Ovars.
	T1b		Ib	Tumor auf beide Ovarien begrenzt; Kapsel intakt, kein Tumor auf der Oberfläche der beiden Ovarien.
	T1c		Ic	Tumor begrenzt auf ein oder beide Ovarien mit Kapselruptur. Tumor an Ovaroberfläche oder maligne Zellen im Aszites oder bei Peritonealspülung.
T2		II		Tumor befällt ein oder beide Ovarien und breitet sich im Becken aus.
	T2a		IIa	Ausbreitung auf und/oder Implantate an Uterus und/oder Tube(n).
	T2b		IIb	Ausbreitung auf andere Beckengewebe.
	T2c		IIc	Ausbreitung im Becken (2a oder 2b) und maligne Zellen im Aszites oder bei Peritonealspülung.
T3 und/oder N1		III		Tumor befällt ein oder beide Ovarien, mit mikroskopisch nachgewiesenen Peritonealmetastasen außerhalb des Beckens und/oder regionären Lymphknotenmetastasen.
	T3a		IIIa	Mikroskopische Peritonealmetastasen jenseits des Beckens.
	T3b		IIIb	Makroskopische Peritonealmetastasen jenseits des Beckens, größte Ausdehnung, 2 cm oder weniger.
	T3c/N1		IIIc	Peritonealmetastasen jenseits des Beckens, größte Ausdehnung mehr als 2 cm, und/oder regionäre Lymphknotenmetastasen.
M1		IV		Fernmetastasen (ausschließlich Peritonealmetastasen).

Hinweise:

Metastasen an der Leberkapsel entsprechen der Kategorie T3 bzw. dem Stadium III.

Metastasen im Leberparenchym bedeuten Kategorie M1 bzw. Stadium IV.

Ein Pleuraerguß entspricht nur bei einem positiven zytologischen Befund der Kategorie M1 bzw. dem Stadium IV.

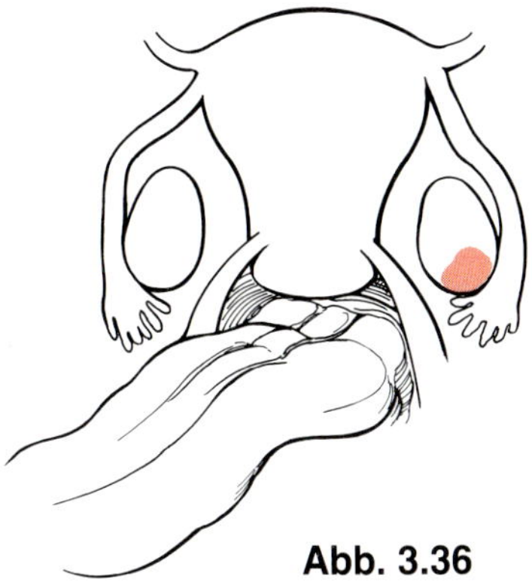

Abb. 3.36

T1a: Tumor begrenzt auf ein Ovar, Kapsel intakt.

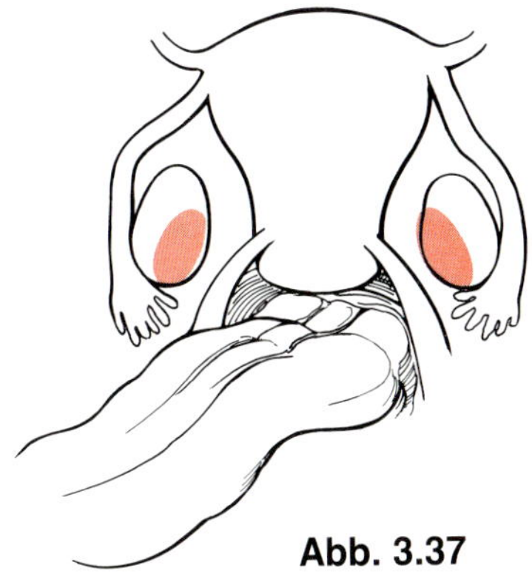

Abb. 3.37

T1b: Tumor in beiden Ovarien, Kapsel intakt.

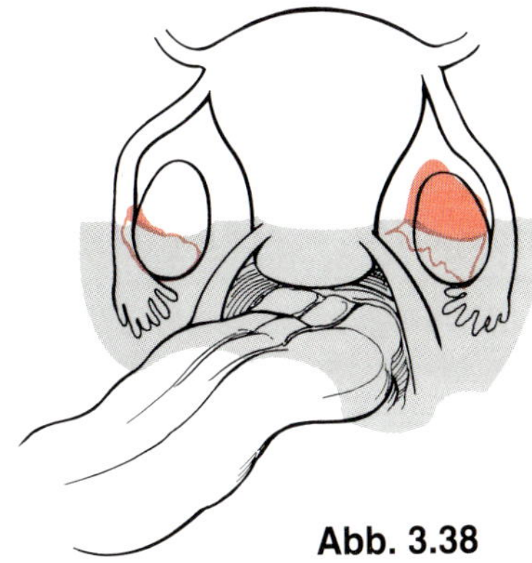

Abb. 3.38

T1c: Kapselruptur, Tumor an der Oberfläche, maligne Zellen im Aszites oder bei der Peritonealspülung.

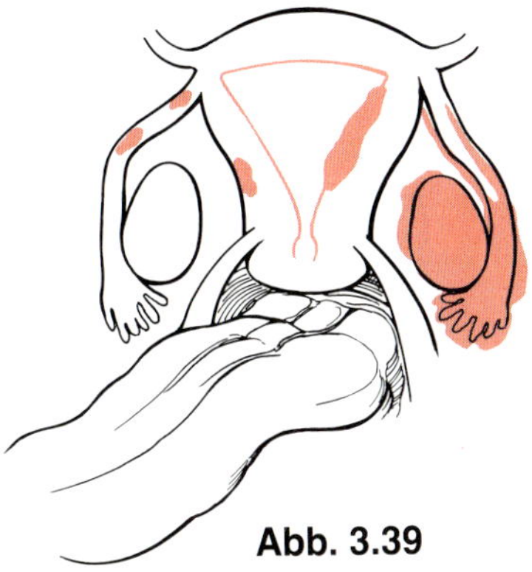

Abb. 3.39

T2a: Ausbreitung auf Uterus oder Tuben.

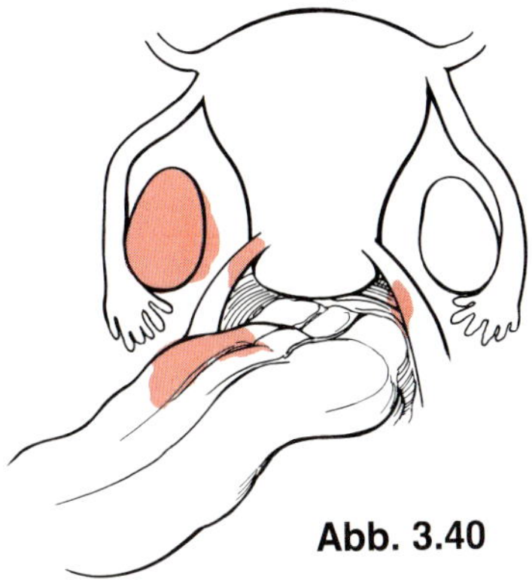

Abb. 3.40

T2b: Befall anderer Beckengewebe.

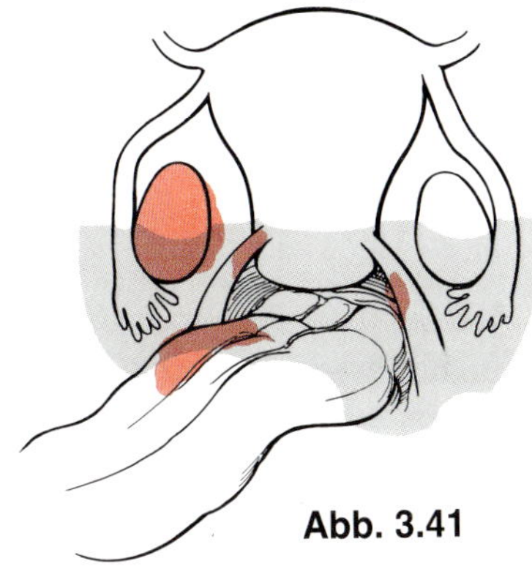

Abb. 3.41

T2c: Maligne Zellen im Aszites oder bei der Peritonealspülung.

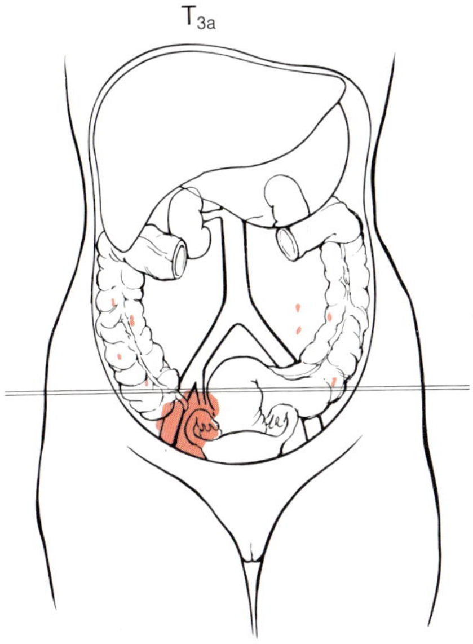

Abb. 3.42

T3a: Mikroskopische Peritonealmetastasen.

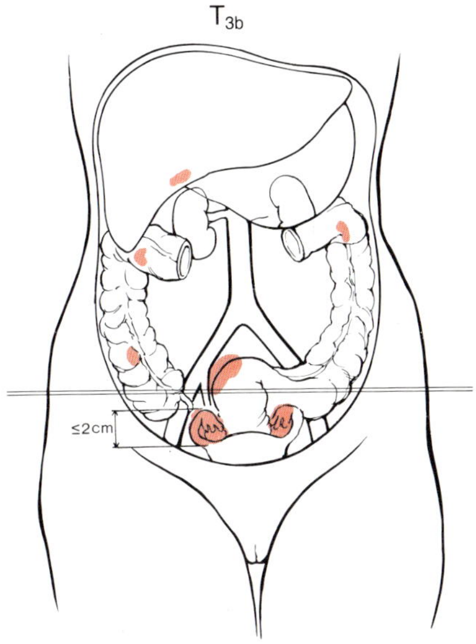

Abb. 3.43

T3b: Makroskopische Peritonealmetastasen < 2 cm.

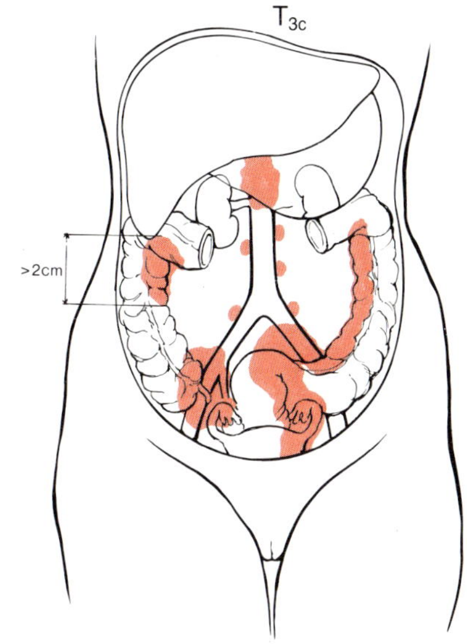

Abb. 3.44

T3c: Peritonealmetastasen > 2 cm und/oder regionäre Lymphknotenmetastasen.

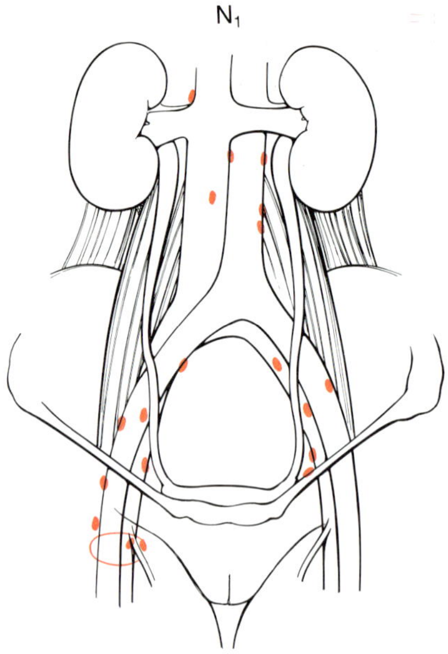

Abb. 3.45 **N1:** Pelvine oder paraaortale Lymphknotenmetastasen.

Stadiengruppierung TNM/FIGO

TNM			FIGO
T1a	N0	M0	Stadium Ia
T1b	N0	M0	Stadium Ib
T1c	N0	M0	Stadium Ic
T2a	N0	M0	Stadium IIa
T2b	N0	M0	Stadium IIb
T2c	N0	M0	Stadium IIc
T3a	N0	M0	Stadium IIIa
T3b	N0	M0	Stadium IIIb
T3c	N0	M0	Stadium IIIc
jedes T	N1	M0	
Jedes T	jedes N	M1	Stadium IV

Vulva

Die Klassifikation der Vulvakarzinome wurde direkt von der FIGO übernommen. Sie stimmt nicht mit den allgemeinen Prinzipien der TNM-Klassifikation überein, wird jedoch angewandt, um die Ergebnisse weltweit vergleichen zu können.

Anläßlich der 20. Ausgabe des „Annual Report on the Results of Treatment in Gynecological Cancer" wurde auch für das Vulvakarzinom eine neue FIGO-Klassifikation vorgeschlagen. Neu daran ist, daß bei einer Lokalisation im Bereich des Perineums nicht mehr automatisch die Einstufung in Stadium III erfolgt. Weiterhin wird der Tatsache Rechnung getragen, daß die prätherapeutische Voraussage des Lymphknotenstatus äußerst unzuverlässig ist. Es wird nunmehr zwischen unilateralem und bilateralem inguinalen Befall unterschieden. Die N3-Kategorie entfällt, ebenso die Einstufung in M1a bei palpablen Beckenlymphknoten. Bei einem Befall von Beckenlymphknoten erfolgt jetzt generell die Einstufung in M1.

Regeln zur Klassifikation

Die Klassifikation gilt nur für primäre Karzinome. Die Diagnose muß histologisch gesichert werden. Ein Vulvakarzinom, das sich auf die Vagina ausdehnt, gilt als Vulvakarzinom.

Verfahren zur Bestimmung der T-, N- und M-Kategorien sind:

T-Kategorien:	klinische Untersuchung, Endoskopie und bildgebende Verfahren,
N-Kategorien:	klinische Untersuchung und bildgebende Verfahren,
M-Kategorien:	klinische Untersuchung und bildgebende Verfahren.

Regionäre Lymphknoten

Regionäre Lymphknoten sind die femoralen und inguinalen Lymphknoten.

TNM: Klinische Klassifikation

T – Primärtumor

TNM-Kategorie	**FIGO Stadien**	
TX		Primärtumor kann nicht beurteilt werden.
T0		Kein Anhalt für Primärtumor.
Tis	0	Carcinoma in situ.
T1	I	Tumor beschränkt auf Vulva und/oder Perineum, 2 cm oder weniger in größter Ausdehnung.
T2	II	Tumor beschränkt auf Vulva und/oder Perineum, mehr als 2 cm in größter Ausdehnung.
T3	III	Tumor jeder Größe mit Infiltration von Urethra, Vagina oder Anus.
T4	IVa	Tumor infiltriert Schleimhaut der Harnblase oder den oberen Teil der Urethra oder das Rektum, oder der Tumor ist am Knochen fixiert.

N – Regionäre Lymphknoten

NX	Regionäre Lymphknoten können nicht beurteilt werden.
N0	Keine palpablen Lymphknoten.
N1	Unilaterale regionäre Lymphknotenmetastasen.
N2	Bilaterale regionäre Lymphknotenmetastasen.

M – Fernmetastasen

MX	Das Vorliegen von Fernmetastasen kann nicht beurteilt werden.
M0	Klinisch keine Metastasen.
M1	Fernmetastasen inklusive Beckenlymphknoten.

Stadiengruppierung TNM/FIGO

TNM			**FIGO**
Tis	N0	M0	Stadium 0
T1	N0	M0	Stadium I
T2	N0	M0	Stadium II
T1	N1	M0	Stadium III
T2	N1	M0	
T3	N0, N1	M0	
T4	jedes N	M0	Stadium IVa
jedes T	N2	M0	
jedes T	jedes N	M1	Stadium IVb

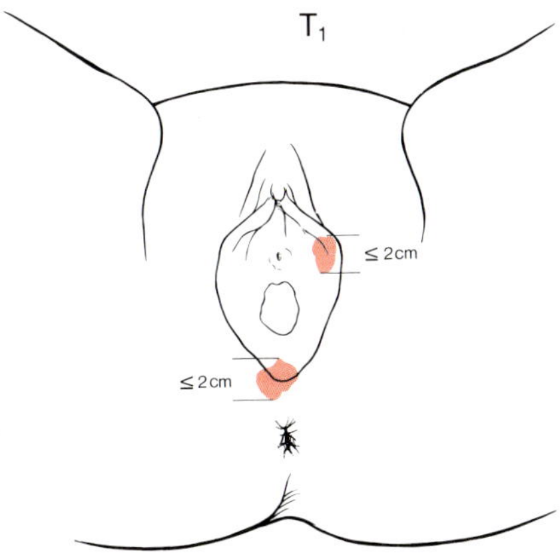

Abb. 3.46

T1: Tumor < 2 cm, incl. Perineum.

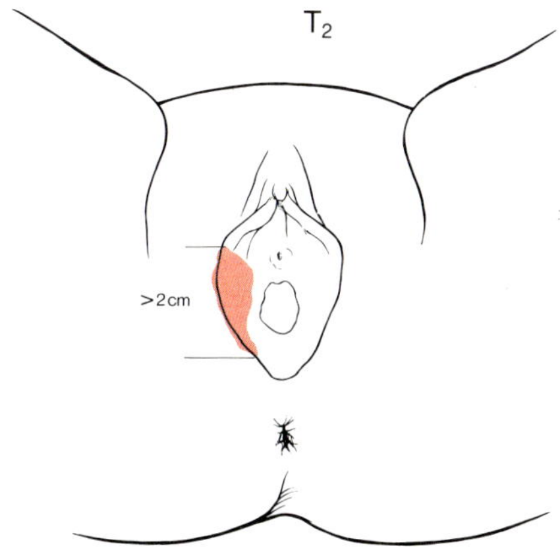

Abb. 3.47

T2: Tumor > 2 cm, incl. Perineum.

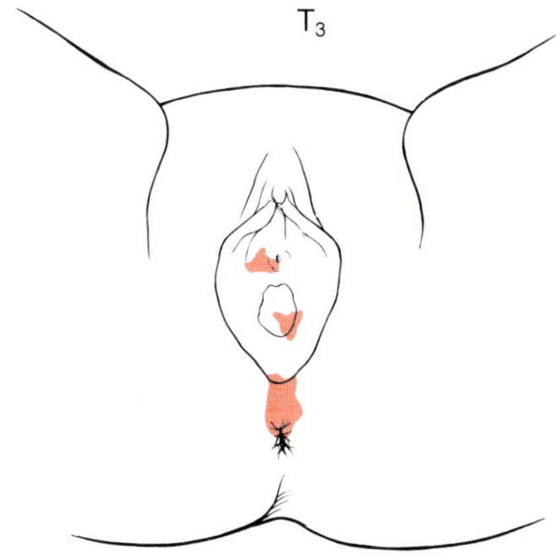

Abb. 3.48

T3: Ausbreitung auf Uterus, Vagina, Anus.

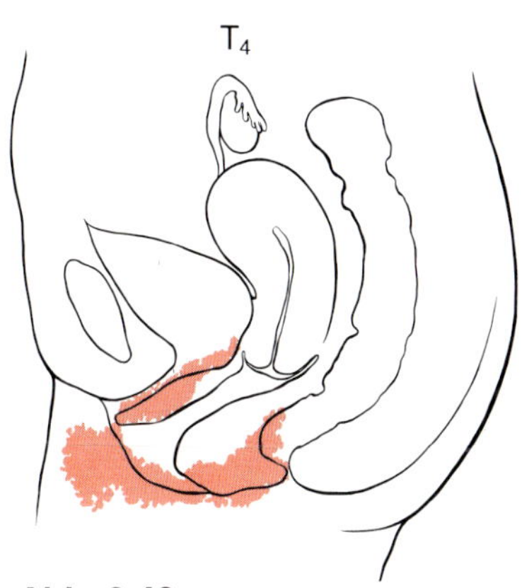

Abb. 3.49

T4: Blasenschleimhaut bzw. obere Urethra bzw. Rektumschleimhaut bzw. Beckenknochen befallen.

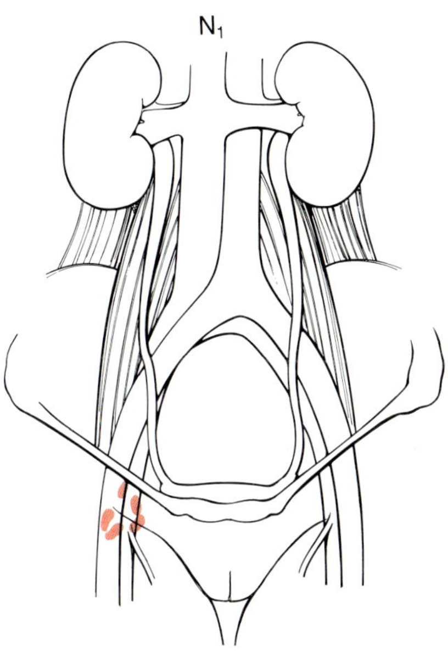

Abb. 3.50

N1: Unilaterale regionäre Lymphknotenmetastasen.

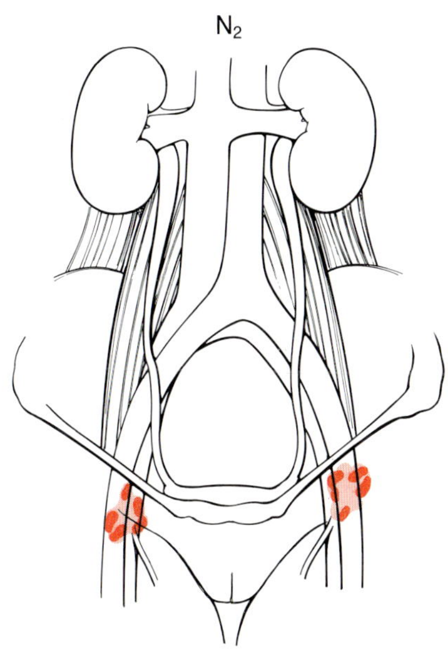

Abb. 3.51

N2: Bilaterale regionäre Lymphknotenmetastasen.

Vagina

Die Definitionen der T-Kategorien entsprechen den von der FIGO akzeptierten Stadien.

Regeln zur Klassifikation

Die Klassifikation gilt nur für primäre Karzinome der Vagina. Malignome, die die Vagina sekundär befallen, sind ausgeschlossen.

Tumoren, die die Portio infiltrieren und den äußeren Muttermund erreicht haben, gelten als Zervixkarzinome.

Tumoren, welche Vagina und Vulva befallen, bezeichnet man als Vulvakarzinome.

Die Diagnose muß jeweils durch eine histologische Untersuchung gesichert werden.

Verfahren zur Bestimmung der T-, N- und M-Kategorien sind:

T-Kategorien:	klinische Untersuchung, Endoskopie und bildgebende Verfahren einschließlich Zystoskopie,
N-Kategorien:	klinische Untersuchung und bildgebende Verfahren,
M-Kategorien:	klinische Untersuchung und bildgebende Verfahren.

Regionäre Lymphknoten

Obere zwei Drittel der Vagina:	Beckenlymphknoten.
Unteres Drittel der Vagina:	Inguinale Lymphknoten.

TNM: Klinische Klassifikation

T-Primärtumor

TNM-Kategorie	FIGO Stadien	
TX		Primärtumor kann nicht beurteilt werden.
T0		Kein Anhalt für Primärtumor.
Tis	0	Carcinoma in situ.
T1	I	Tumor begrenzt auf die Vagina.
T2	II	Tumor infiltriert paravaginales Gewebe, reicht aber nicht bis zur Beckenwand.
T3	III	Tumor erreicht die Beckenwand.
T4	IVa	Tumor infiltriert die Mucosa der Blase und/ oder des Rektums und/oder überschreitet die Grenzen des kleinen Beckens.
M1	IVb	Fernmetastasen.

N – Regionäre Lymphknoten

NX Regionäre Lymphknoten können nicht beurteilt werden.

NO Keine regionäre Lymphknotenmetastasen.

Obere zwei Drittel:

N1 Beckenlymphknotenmetastasen.

Unteres Drittel:

N1 Unilaterale inguinale Lymphknotenmetastasen.

N2 Bilaterale inguinale Lymphknotenmetastasen.

Stadiengruppierung TNM/FIGO

TNM			FIGO
Tis	N0	M0	Stadium 0
T1	N0	M0	Stadium I
T2	N0	M0	Stadium II
T1, T2	N1	M0	Stadium III
T3	N0, N1	M0	
T1-3	N2	M0	Stadium IVa
T4	jedes N	M0	
T1-4	jedes N	M1	Stadium IVb

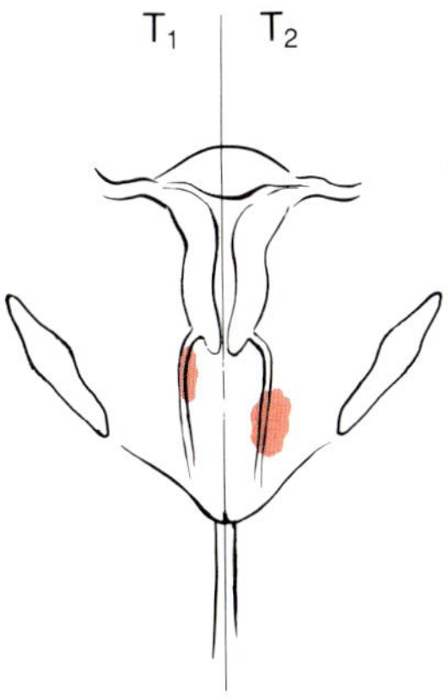

Abb. 3.52

T1: Befall der Vaginalwand.

T2: Befall des paravaginalen Gewebes, Beckenwand frei.

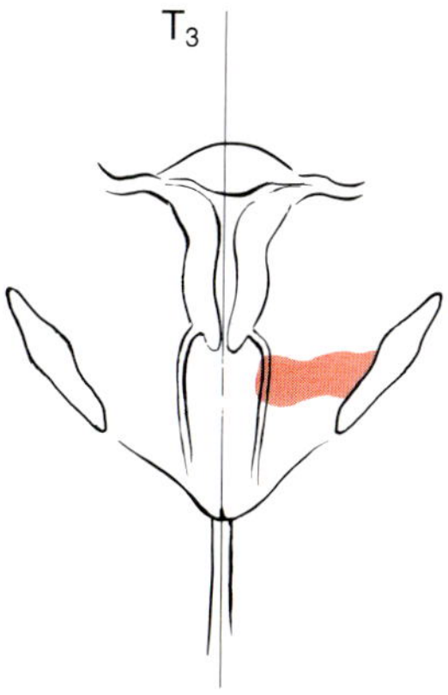

Abb. 3.53

T3: Ausbreitung bis zur Beckenwand.

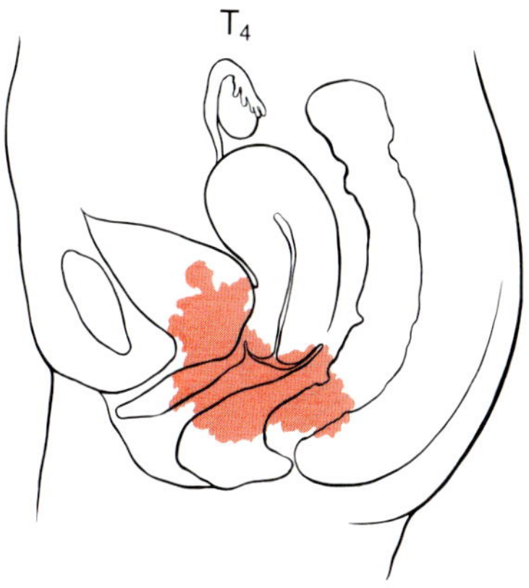

Abb. 3.54

T4: Schleimhaut von Blase bzw. Rektum befallen, Ausbreitung jenseits des kleinen Beckens.

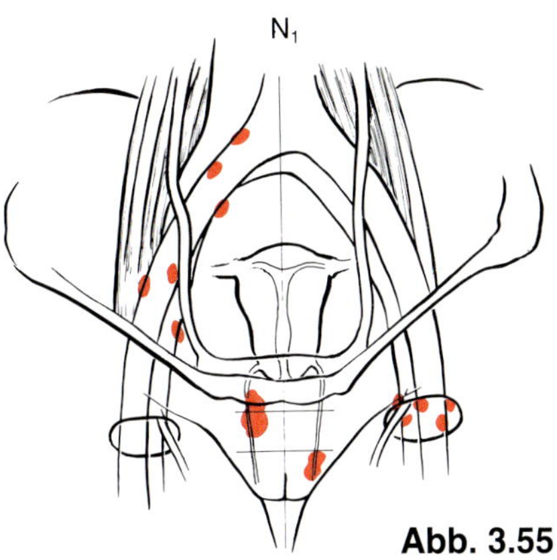

Abb. 3.55

N1: Obere ⅔: Beckenlymphknoten. Unteres Drittel: Unilateral inguinal.

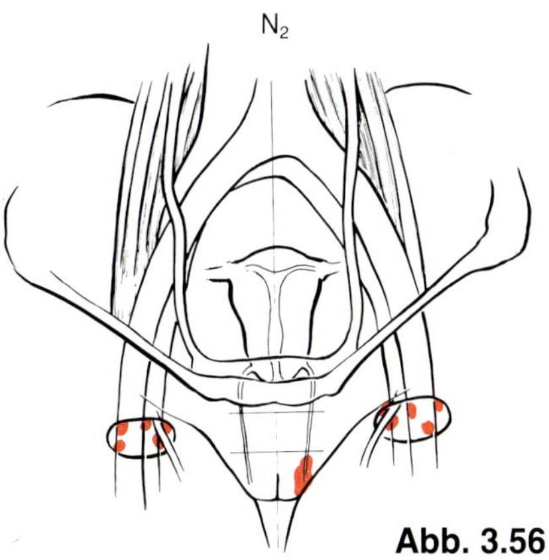

Abb. 3.56

N2: Unteres Drittel: Bilateral inguinal.

Mamma

Regeln zur Klassifikation

Die Klassifikation gilt nur für Karzinome. Die Diagnose muß histologisch gesichert werden. Die genaue anatomische Lokalisation des Tumors wird registriert, ist jedoch für die Klassifikation ohne Bedeutung. Wenn multiple Tumoren gleichzeitig in einer Brust vorhanden sind, entscheidet der Tumor mit der höchsten T-Kategorie über die Klassifikation. Gleichzeitig auftretende bilaterale Mammakarzinome werden getrennt klassifiziert.

Verfahren zur Bestimmung der T-, N- und M-Kategorien sind:

T-Kategorien:	klinische Untersuchung und bildgebende Verfahren, z. B. Mammographie.
N-Kategorien:	klinische Untersuchung und bildgebende Verfahren.
M-Kategorien:	klinische Untersuchung und bildgebende Verfahren.

Zusätzliche Kennzeichen

In entsprechenden Fällen können das y-Symbol, das r-Symbol sowie der C-Faktor zusätzlich verwendet werden (siehe Definitionen S. 433).

Regionäre Lymphknoten

Regionäre Lymphknoten sind:

1. Axilläre (ipsilaterale) und interpektorale (Rotter-)Lymphknoten:

Lymphknoten entlang der V. axillaris und ihrer Äste; sie können in folgende Level unterteilt werden:

Level I (untere Axilla): Lymphknoten lateral des lateralen Randes des M. pectoralis minor.

Level II (mittlere Axilla): Lymphknoten zwischen dem medialen und lateralen Rand des M. pectoralis minor und die interpektoralen (Rotter-)Lymphknoten.

Level III (apikale Axilla): Lymphknoten medial des medialen Randes des M. pectoralis minor, einschließlich der subklavikulären, infraklavikulären oder apikalen Lymphknoten.

Hinweis: Die intramammären Lymphknoten gelten als axilläre Lymphknoten.

2. Ipsilaterale Lymphknoten an der A. mammaria interna:

Lymphknoten, die am Rand des Brustbeins, in der endothorakalen Faszie der ipsilateralen Interkostalräume lokalisiert sind.

Alle anderen Lymphknotenmetastasen gelten als Fernmetastasen (M1). Dazu zählen auch die supraklavikulären, zervikalen oder kontralateralen Lymphknotenmetastasen an der A. mammaria interna.

Stadiengruppierung TNM/FIGO

TNM			FIGO
Tis	N0	M0	Stadium 0
T1	N0	M0	Stadium I
T0	N1*	M0	Stadium IIa
T1	N1*	M0	
T2	N0	M0	
T2	N1	M0	Stadium IIb
T3	N0	M0	
T0	N2	M0	Stadium IIIa
T1	N2	M0	
T2	N2	M0	
T3	N1, N2	M0	
T4	jedes N	M0	Stadium IIIb
jedes T	N3	M0	
jedes T	jedes N	M1	Stadium IV

* Die Prognose von Patienten mit pN1a ähnelt jener von Patienten mit pNO

Hinweise:

Entzündliche Mammakarzinome imponieren durch eine diffuse braune Hautverhärtung mit erysipelartigem Rand. In der Regel läßt sich darunter kein Tumor palpieren. Wenn die histologische Untersuchung der Hautbiopsie negativ ist und sich auch mit anderen Methoden kein lokalisierter Primärtumor nachweisen läßt, wird das entzündliche Karzinom (T4d) bei der pathologischen Klassifikation als pTX bezeichnet.

Bei der pT-Klassifikation wird die invasive Komponente des Tumors berücksichtigt. Wenn der Tumor z. B. die relativ große in-situ-Ausdehnung von 4 cm erreicht und nur eine kleine invasive Komponente (z. B. 0,5 cm) aufweist, wird er als pT1a klassifiziert.

Einziehungen der Haut oder der Mamille sowie andere Hautveränderungen (mit Ausnahme der unter T4 genannten Beispiele) haben bei Tumoren der Kategorie T1, T2 und T3 keinen Einfluß auf die T-Klassifikation.

pTNM: Pathologische Klassifikation

pT – Primärtumor

Die pathologische Klassifikation setzt die histologische Untersuchung des Primärtumors voraus, welcher makroskopisch im Gesunden reseziert wurde. Die pT-Klassifikation kann auch angewandt werden, wenn Tumorgewebe an den Resektionsrändern nur mikroskopisch nachweisbar ist.

Die pT-Kategorien entsprechen den T-Kategorien.

pN – Regionäre Lymphknoten

Die pathologische Klassifikation kann angewandt werden, wenn zumindest die unteren axillären Lymphknoten (Level I) pathologisch untersucht wurden. Die Lymphknotenresektion umfaßt in der Regel 6 und mehr Lymphknoten.

pNX	Regionäre Lymphknoten können nicht beurteilt werden (zur Untersuchung nicht entnommen oder früher entfernt).
pN0	Keine regionären Lymphknotenmetastasen.
pN1	Metastasen in beweglichen ipsilateralen axillären Lymphknoten.
pN1a	Nur Mikrometastasen (keine größer als 0,2 cm).
pN1b	Metastasen in Lymphknoten, zumindest eine größer als 0,2 cm.
	i Metastasen in 1–3 Lymphknoten, eine größer als 0,2 cm, aber alle kleiner als 2 cm.
	ii Metastasen in 4 oder mehr Lymphknoten, eine größer als 0,2 cm, aber alle kleiner als 2 cm.
	iii Ausdehnung der Metastasen über die Lymphknotenkapsel hinaus (alle kleiner als 2 cm in größter Ausdehnung).
	iv Metastasen in Lymphknoten 2 cm oder mehr in größter Ausdehnung.
pN2	Metastasen in ipsilateralen axillären Lymphknoten, untereinander oder an andere Strukturen fixiert.
pN3	Metastasen in Lymphknoten entlang der A. mammaria interna.

TNM: Klinische Klassifikation

T – Primärtumor

TNM-Kategorie	FIGO Stadien
TX	Primärtumor kann nicht beurteilt werden.
T0	Kein Anhalt für Primärtumor.
Tis	Carcinoma in situ: intraduktales Karzinom oder lobuläres Carcinoma in situ oder M. Paget der Mamille ohne nachweisbaren Tumor. **Anmerkung:** Der M. Paget kombiniert mit einem nachweisbaren Tumor wird entsprechend der Größe des Tumors klassifiziert.
T1	Tumor 2 cm oder weniger in größter Ausdehnung.
	T1a 0,5 cm oder weniger in größter Ausdehnung.
	T1b Mehr als 0,5 cm, aber nicht mehr als 1 cm in größter Ausdehnung.
	T1c Mehr als 1 cm, aber nicht mehr als 2 cm in größter Ausdehnung.
T2	Tumor mehr als 2 cm, aber nicht mehr als 5 cm in größter Ausdehnung.
T3	Tumor mehr als 5 cm in größter Ausdehnung.
T4	Tumor jeder Größe mit direkter Ausdehnung auf Brustwand oder Haut.
	Hinweis: Die Brustwand schließt die Rippen, die Interkostalmuskeln und den M. serratus ant. mit ein, nicht jedoch die Pektoralismuskulatur
	T4a Mit Ausdehnung auf die Brustwand.
	T4b Mit Ödem (einschließlich Apfelsinenhaut), Ulzeration der Brusthaut oder Satellitenmetastasen der Haut der gleichen Brust.
	T4c Kriterien 4a und 4b gemeinsam.
	T4d Entzündliches Karzinom.

N – Regionäre Lymphknoten

NX	Regionäre Lymphknoten können nicht beurteilt werden (z.B. wenn sie vor der klinischen Klassifikation bioptisch entfernt wurden).
N0	Keine regionären Lymphknotenmetastasen.
N1	Metastasen in beweglichen ipsilateralen axillären Lymphknoten.
N2	Metastasen in ipsilateralen axillären Lymphknoten, untereinander oder an andere Strukturen fixiert.
N3	Metastasen in ipsilateralen Lymphknoten entlang der A. mammaria interna.

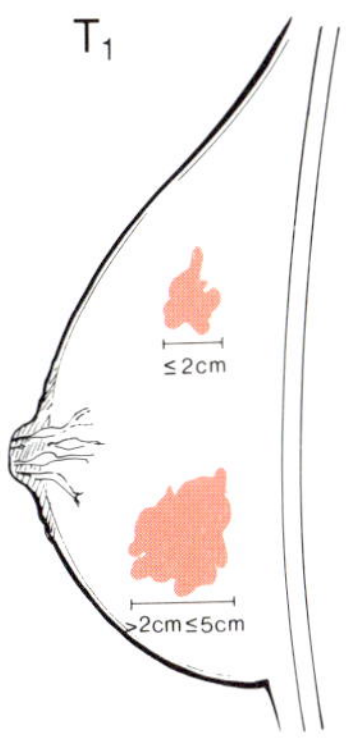

Abb. 3.57

T1: Tumor < 2 cm.

T2: Tumor 2 cm bis 5 cm.

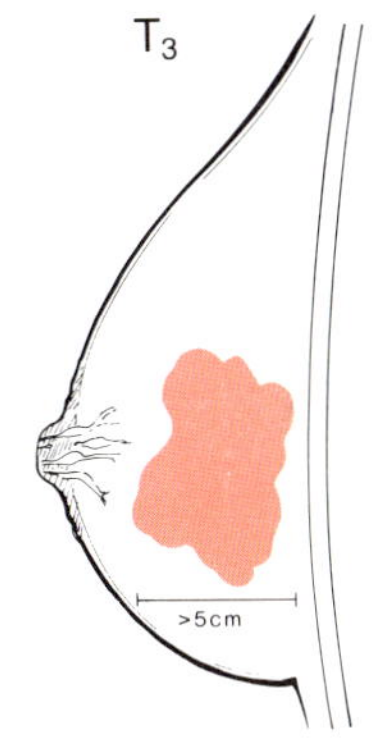

Abb. 3.58

T3: Tumor > 5 cm.

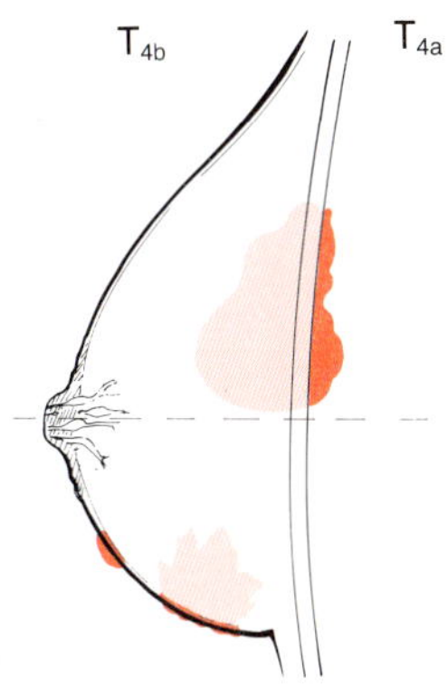

Abb. 3.59

T4a: Befall der Brustwand.

T4b: Hautödem, Ulceration bzw. Satellitenknoten der Haut.

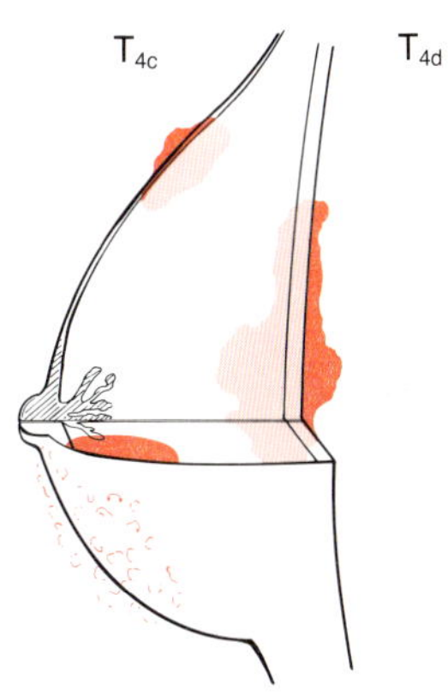

Abb. 3.60

T4c: T4a und T4b.

T4d: Entzündliches Karzinom.

N1: Beweglich axillär.

N2: Fixiert axillär.

N3: Mammaria interna.

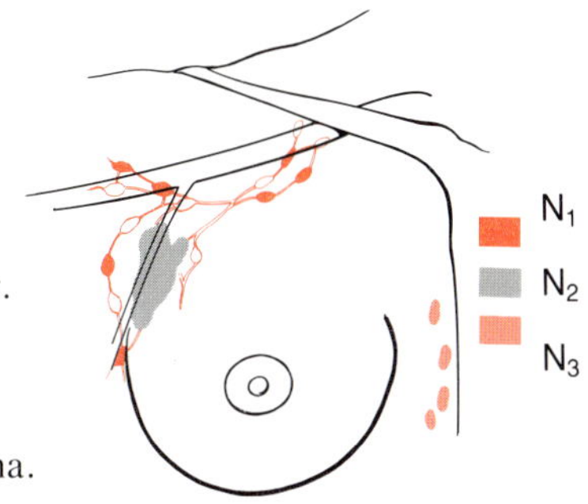

Abb. 3.61

M – Fernmetastasen

MX Das Vorliegen von Fernmetastasen kann nicht beurteilt werden.

M0 Keine Fernmetastasen.

M1 Fernmetastasen.

Vereinbarung zwischen den Berufsverbänden Gynäkologie und Anästhesie über die perioperative Zusammenarbeit

Frauenarzt und Anästhesist erfüllen bei ihrer Zusammenarbeit in der operativen Gynäkologie und in der Geburtshilfe eine gemeinsame Aufgabe im Dienste der Patientin. Ihre Kooperation auf der Grundlage präziser Aufgabenteilung und wechselseitigen Vertrauens bietet die beste Gewähr für die Ausschaltung vermeidbarer Risiken sowie für eine reibungslose und zügige Abwicklung des gemeinsamen Arbeitsprogrammes.

Das Ziel beider Fachgebiete ist es, im Geiste kollegialen Einverständnisses und in ständiger wechselseitiger Konsultation das interdisziplinäre Zusammenwirken überall dort noch zu verbessern, wo in der täglichen Arbeit Zweifelsfragen und Meinungsverschiedenheiten auftreten können. Die beteiligten Verbände und wissenschaftlichen Gesellschaften vereinbaren folgende

Leitsätze für die Zusammenarbeit

A. In der operativen Gynäkologie

1. Prinzip der Arbeitsteilung und Vertrauensgrundsatz

1.1 Der Frauenarzt ist nach den Grundsätzen einer strikten Arbeitsteilung zuständig und verantwortlich für die Planung und Durchführung des operativen Eingriffs, der Anästhesist für die Planung und Durchführung des Betäubungsverfahrens sowie für die Überwachung und Aufrechterhaltung der vitalen Funktionen.

Insoweit der Frauenarzt für ein bestimmtes Operationsverfahren aus fachlichen Gründen einem bestimmten Anästhesieverfahren den Vorzug geben möchte, sollte dies vom Anästhesisten nach Darlegung der Gründe im Rahmen seiner fachlichen Entscheidungsmöglichkeiten berücksichtigt werden.

Das gleiche gilt umgekehrt, wenn der Anästhesist aus der Sicht seines Fachgebietes Wünsche hinsichtlich des operativen Vorgehens an den Frauenarzt richtet. Beide Ärzte dürfen, solange keine offensichtlichen Qualitätsmängel oder Fehlleistungen erkennbar werden, wechselseitig darauf vertrauen, daß der Partner der Zusammenarbeit die ihm obliegenden Aufgaben mit der gebotenen Sorgfalt erfüllt. Strikte Objektivität auf beiden Seiten und die Wahrung der gebotenen Sorgfalt bei der Planung und Durchführung der Behandlung sind eine unabdingbare Voraussetzung für eine Zusammenarbeit auf der Grundlage dieses Übereinkommens. Eine reibungslose interdisziplinäre Zusammenarbeit bietet die beste Gewähr für eine wirtschaftliche Behandlungsweise, die angesichts knapper Mittel wesentliche Bedeutung gewinnt. Die medizinischen Erfordernisse, die den Behandlungserfolg und die Sicherheit der Patientin gewährleisten, haben jedoch absoluten Vorrang vor allen anderen Interessen.

1.2 Der Frauenarzt entscheidet über die Indikation zum Eingriff sowie über Art und Zeitpunkt der Operation. Der Anästhesist entscheidet über die Art des Betäubungsverfahrens. Der Frauenarzt unterrichtet den Anästhesisten zum frühestmöglichen Zeitpunkt über den beabsichtigten Eingriff, in der Regel also sobald er bei einer Patientin über die Indikation zum operativen Eingriff entschieden hat. Er stellt ihm möglichst bald auch die vollständigen Behandlungsunterlagen zur Verfügung.

Der Anästhesist unterrichtet den Frauenarzt umgehend, wenn aus der Sicht seines Fachgebietes Kontraindikationen gegen den Eingriff oder seine Durchführung zu dem vorgesehenen Zeitpunkt erkennbar werden. Die Entscheidung, ob der Eingriff aus medizinischer Indikation dennoch durchgeführt werden muß oder aufgeschoben werden kann, obliegt dem Frauenarzt. Wenn sich dieser entgegen den Bedenken des Anästhesisten für den Eingriff entscheidet, so übernimmt er damit die ärztliche und rechtliche Verantwortung für die richtige Abwägung der indizierenden und der ihm vom Anästhesisten mitgeteilten kontraindizierenden Faktoren. Der Anästhesist trägt bei der Wahl und Durchführung des Betäubungsverfahrens dem durch kontraindizierende Faktoren erhöhten Risiko und Schwierigkeitsgrad im Rahmen seiner Möglichkeiten Rechnung.

1.3 Art und Umfang der präoperativen Untersuchungen sind abhängig vom Alter und Allgemeinzustand der Patientin sowie von der Belastung durch den operativen Eingriff. Für den Regelfall empfiehlt sich eine Abstimmung zwischen Frauenarzt und Anästhesist über ein Basis-Untersuchungsprogramm. Ziel der Abstimmung sollte sein, das Absetzen von Operationen wegen unzureichender Voruntersuchung oder Vorbehandlung weitgehend zu vermeiden.

1.4 Meinungsverschiedenheiten über den Eingriff und seine Voraussetzungen zwischen Frauenarzt und Anästhesist dürfen nicht vor den Patientinnen erörtert werden.

1.5 Frauenarzt und Anästhesist klären die Patientin aus der Sicht ihrer Fachgebiete über die Art des Eingriffes und des Anästhesieverfahrens auf. In Risikofällen kann sich die gemeinsame Aufklärung der Patientin durch Frauenarzt und Anästhesist empfehlen.

2. Zuständigkeit für das Betäubungsverfahren

2.1 Der Krankenhausträger, der für die zweckentsprechende Organisation seines Hauses verantwortlich ist, überträgt dem Leiter der Anästhesieabteilung in der Regel die gesamte anästhesiologische Versorgung der stationären Patienten als Dienstaufgabe. Dies bedeutet jedoch nicht, daß alle Betäubungsverfahren von der Anästhesieabteilung durchgeführt werden müssen.

Es ist vielmehr üblich, durch interkollegiale Absprachen zwischen dem leitenden Anästhesisten und dem leitenden Frauenarzt bestimmte Bereiche festzulegen, in denen dieser für die Wahl und Durchführung des Betäubungsverfahrens zuständig ist.

2.2 Wo hier im einzelnen die Grenzen zu ziehen sind, bestimmt sich nach den Erfordernissen einer rationalen Zusammenarbeit, die Sicherheitsrisiken vermeiden und den speziellen Eingriff und das Betäubungsverfahren nach Möglichkeit dort in einer Hand beläßt, wo sich die Verantwortungsbereiche bei Komplikationen nicht trennen lassen.

Soweit nicht die spezifischen Verhältnisse des einzelnen Krankenhauses eine andere Absprache als zweckmäßig erscheinen lassen, empfehlen die beiden Berufsverbände folgende Abgrenzung: Bei Eingriffen, die – nach dem jeweiligen Stand der Medizin – üblicherweise in örtlicher Betäubung durch Infiltration des Operationsgebietes oder in einer operationsfeldnahen Regionalanästhesie ausgeführt werden, bleibt die Wahl und Durchführung der Betäubungsverfahren einschließlich der Überwachung der vitalen Funktionen in der Regel dem Frauenarzt überlassen. Das gleiche gilt auch bei anderen Eingriffen, bei denen sich Frauenarzt und Anästhesist gemeinsam für eines dieser Verfahren entscheiden.

Übernimmt der Frauenarzt die Durchführung des Betäubungsverfahrens, so ist von dem Grundsatz auszugehen, daß die ärztliche und rechtliche Verantwortung für die Voruntersuchung und eine etwaige Vorbehandlung sowie für die Wahl und Durchführung des Betäubungsverfahrens in einer Hand liegen. Soll die Überwachung der vitalen Funktionen gleichwohl vom Anästhesisten übernommen werden, bedarf dies einer generellen oder speziellen Einigung zwischen den Beteiligten.

2.3 Soweit es im Krankenhaus dem Frauenarzt vertraglich freisteht, den Anästhesisten zuzuziehen, sollte er zumindest bei den Patientinnen von dieser Möglichkeit Gebrauch machen, bei denen mit besonderen Risiken beim speziellen Eingriff oder beim Betäubungsverfahren zu rechnen ist. Die Doppelverantwortung für den speziellen Eingriff und eine Narkose sollte der Frauenarzt nur übernehmen, wenn er über die erforderlichen anästhesiologischen Kenntnisse und Erfahrungen verfügt und ein Anästhesist nicht zu Verfügung steht.

3. Ambulantes Operieren

Die ambulante Durchführung von Eingriffen im Krankenhaus und in der Praxis niedergelassener Frauenärzte setzt voraus, daß aus operativer wie aus anästhesiologischer Sicht der volle Leistungsstandard gewahrt wird und die Eingriffsgefahren nicht erhöht werden.

Ambulantes Operieren erfordert die gleiche sorgfältige Voruntersuchung und Vorbereitung der Patientin wie der stationäre Eingriff. Wirkt der Anästhesist bei dem Eingriff mit, so hat er den Frauenarzt auch auf etwaige Bedenken hinzuweisen, die sich aus seiner fachlichen Sicht gegen die ambulante Durchführung ergeben. Ferner muß er rechtzeitig Gelegenheit haben, die Anamnese zu erheben, die Patientin körperlich zu untersuchen, die vorliegenden Befunde zu überprüfen und erforderliche ergänzende Untersuchungen anzuordnen.

Beim praxisambulanten Operieren ist mit besonderer Sorgfalt zu prüfen, ob die personellen und sachlichen Voraussetzungen gegeben sind. Die persönliche Qualifikation und apparative Ausstattung müssen auch den Erfordernissen einer dringlichen Zwischenfallstherapie genügen.

Die viel zu geringe Zahl niedergelassener Anästhesisten erweist sich als schwerwiegendes Hindernis für eine Erweiterung des ambulanten Operierens.

4. Planung und Durchführung des Operationsprogrammes

4.1 Der Frauenarzt teilt dem Anästhesisten das Operationsprogramm spätestens am frühen Nachmittag des Vortages mit, damit dieser während des restlichen Tagesdienstes die anstehenden Prämedikationsvisiten und die notwendigen Voruntersuchungen durchführen kann.

4.2 Das Operationsprogramm ist so zu planen, daß es innerhalb der üblichen Arbeitszeit abgewickelt werden kann. Eine ständige Überschreitung der physischen und psychischen Leistungsgrenzen durch die Ausdehnung des Operationsprogrammes bis in die Nachmittagsstunden geht zu Lasten der Konzentrationsfähigkeit der beteiligten Ärzte, Krankenschwestern und Krankenpfleger und gefährdet die ordnungsgemäße Erledigung der übrigen Dienstaufgaben.

4.3 Zeitverluste beim Beginn des Operationsprogrammes und Verzögerungen in seiner Abwicklung sind durch eine enge Koordination der Zeitpläne und wechselseitige Rücksichtnahme zu vermeiden. Hierzu ist es u.a. erforderlich, daß festgelegte Zeiten von allen Beteiligten in gleicher Weise als verbindlich angesehen werden. Störfaktoren und Fehlerquellen, die eine zügige Abwicklung des Operationsprogrammes behindern, sollten gemeinsam ermittelt und im vertrauensvollen interdisziplinären Gespräch offen beim Namen genannt werden. Dienstbesprechungen, Weiterbildungsprogramme und Fortbildungsveranstaltungen sollten im wechselseitigen Einverständnis so eingeplant werden, daß sie das Operationsprogramm nicht beeinträchtigen. Es empiehlt sich, die Terminierung miteinander abzustimmen.

4.4 Bei der Organisation des Dienstbetriebes und bei allen Planungen ist in Rechnung zu stellen, daß die Versorgung von Notfällen Frauenärzte und Anästhesisten zusätzlich in Anspruch nimmt.

5. Patientenlagerung

Die prä-, intra- und postoperative Lagerung der Patientin auf dem Operationstisch und ihre Überwachung ist eine gemeinsame Aufgabe von Frauenarzt und Anästhesist. Druck und Zerrung können in der Narkose zu Lähmungen – insbesondere im Bereich der Extremitäten – und anderen Schäden führen. Die Art der Lagerung sollte vom Operateur dokumentiert werden.

5.1 Für die Lagerung der Patientin zur Einleitung der Narkose und für die Überwachung bis zur operationsbedingten Lagerung ist der Anästhesist verantwortlich.

5.2 Die Entscheidung über die Art der Lagerung zur Operation bestimmt sich nach den Erfordernissen des operativen Vorgehens unter Berücksichtigung des anästhesiologischen Risikos. Hat der Anästhesist gegen die vom Frauenarzt gewünschte Lagerung Bedenken wegen der Erschwerung der Überwachung und der Aufrechterhaltung der Vitalfunktionen oder der Gefahr von Lagerungsschäden, so hat er den Frauenarzt darauf hinzuweisen. Dieser wägt die für und gegen die Lagerung sprechenden Gesichtspunkte gegeneinander ab. Er trägt die ärztliche und rechtliche Verantwortung dafür, daß Gründe des operativen Vorgehens die erhöhten Risiken der von ihm gewünschten Lagerung rechtfertigen.

5.3 Die Durchführung der Lagerung auf dem Operationstisch fällt prinzipiell in den Aufgabenbereich des Frauenarztes. Pflegekräfte, die die Patientin auf dem Operationstisch lagern, handeln dabei in seinem Auftrag und unter seiner Verantwortung, gleichgültig welcher Fachabteilung sie dienstplanmäßig zugeordnet sind. Der Frauenarzt hat die erforderlichen Weisungen zu erteilen; er hat die Lagerung vor dem Beginn der Operation zu kontrollieren. Auf erkennbare Fehler bei der Lagerung hat jedoch der Anästhesist hinzuweisen.

Der Anästhesist ist verantwortlich für die Lagerung der Extremitäten, die er für die Narkoseüberwachung sowie für die Applikation von Narkosemitteln und Infusionen benötigt. Er hat die spezifischen Sicherungsmaßnahmen zu treffen, die sich aus der Lagerung der Patientin für die Überwachung und Aufrechterhaltung der Vitalfunktionen ergeben.

5.4 Für die Entscheidung über planmäßige Lageveränderungen während der Operation und für ihre Durchführung gelten die eben aufgeführten Grundsätze über die Aufgabenteilung zwischen Frauenarzt und Anästhesist sinngemäß.

Im Verlauf des Eingriffes können sich unbeabsichtigte Lageveränderungen ergeben, die das Lagerungsrisiko erhöhen. Soweit solche Lageveränderungen und andere Einwirkungen auf den Körper der Patientin vom Operateur und seinen Mitarbeitern ausgehen, ist dieser für die Kontrolle verantwortlich. Bemerkt der Anästhesist eine nicht beabsichtigte Lageveränderung oder andere Einwirkungen, die mit Risiken für die Patientin verbunden sind, so muß er den Operateur darauf hinweisen.

Dem Anästhesisten obliegt die intraoperative Kontrolle hinsichtlich der Extremitäten, für deren Lagerung er verantwortlich ist.

5.5 Die Verantwortung für die Lagerung einschließlich der Umlagerung der Patientin nach Beendigung der Operation bis zur Beendigung der postanästhesiologischen Überwachung trägt der Anästhesist, soweit nicht besondere Umstände die Mitwirkung des Operateurs bei der Umlagerung erfordern.

6. Aufgabenverteilung in der postoperativen Phase

6.1 Für Maßnahmen der Überwachung, Aufrechterhaltung und Wiederherstellung der durch das operative Vorgehen beeinträchtigten Vitalfunktionen sind grundsätzlich beide Fachgebiete fachlich zuständig, der Anästhesist für die Erkennung und Behandlung spezifischer Anästhesiekomplikationen, der Frauenarzt für die Erkennung und Behandlung operativer Komplikationen. Beide Ärzte haben wechselseitig dafür zu sorgen, daß bei Komplikationen der fachlich zuständige Arzt umgehend zur Mitbehandlung zugezogen wird. Jeder der beteiligten Ärzte trägt die Verantwortung für die ordnungsgemäße Unterweisung und Beaufsichtigung des ihm unterstellten Pflegepersonals.

6.2 Während der unmittelbaren postoperativen Aufwachphase bedarf die Patientin noch so lange, wie mit einer anästhesiebedingten Beeinträchtigung vitaler Funktionen und mit daraus resultierenden Komplikationen zu rechnen ist, einer ständigen, unmittelbaren Überwachung. Zuständig für die Überwachung ist die Fachabteilung, in deren Organisationsbereich und Obhut sich die Patientin postoperativ befindet. Nach Aufgabenstellung und fachlicher Zuordnung ist zwischen folgenden Einheiten zu unterscheiden:

1. Aufwachraum: Überwachungsraum ohne Stationscharakter, in dem die Frischoperierte solange verbleibt, bis sie aus der Narkose erwacht und wieder im Vollbesitz ihrer Schutzreflexe ist, und keine unmittelbaren Komplikationen seitens der Vitalfunktionen mehr zu erwarten sind. Der Aufwachraum untersteht dem Anästhesisten.

2. Wachstation: Bettenstation zur Überwachung und Behandlung Schwerkranker und Frischoperierter. Die fachgebundene Wachstation steht in der Regel unter der Leitung des Frauenarztes.

3. Intensivbehandlungseinheit: Betteneinheit für Schwerstkranke, deren vitale Funktionen in lebensbedrohlicher Weise gestört sind und durch besondere Maßnahmen aufrechterhalten oder wiederhergestellt werden müssen. Interdisziplinäre operative Intensivbehandlungseinheiten stehen unter der Leitung des Anästhesisten. Dieser hat eine enge Zusammenarbeit mit den Ärzten der beteiligten operativen Fachabteilungen sicherzustellen und die ärztliche Behandlung zu koordinieren. Im übrigen trägt er die Verantwortung für die Überwachung und Aufrechterhaltung der vitalen Funktionen, während der Frauenarzt für die Behandlung des Grundleidens zuständig bleibt.

6.3 Die Intensiveinheiten und Wachstationen können die Funktion eines Aufwachraumes nicht ersetzen. Die Einrichtung von Aufwachräumen ist zur Sicherung der Patienten in allen operativen Krankenhäusern unerläßlich. Besteht kein Aufwachraum und muß die Patientin aus diesem Grunde schon während der postoperativen Aufwachphase auf die gynäkologische Krankenstation zurückverlegt werden, so ist auch dort die Überwachung sicherzustellen. Der Krankenhausträger hat dann im Rahmen seiner Organisationspflicht der gynäkologischen Abteilung die dafür zusätzlich erforderlichen Pflegekräfte zur Verfügung zu stellen.

B. In der Geburtshilfe

Spezielle fachliche und organisatorische Probleme ergeben sich bei der geburtshilflichen Anästhesie. Die erforderliche enge Kooperation zwischen Geburtshelfern und Anästhesisten setzt voraus, daß für geburtshilfliche Eingriffe stets ein Anästhesist verfügbar ist. Es ist Aufgabe des Krankenhausträgers, durch eine ausreichende personelle Besetzung der Anästhesie diese Voraussetzung zu schaffen.

1. Personalbedarf

Die anzustrebende volle anästhesiologische Versorgung der geburtshilflichen Fachabteilung erfordert einen 24stündigen Anästhesie-Bereitschaftsdienst an 7 Tagen in der Woche. Der hierfür benötigte, besonders auszuweisende Personalbedarf hängt von der jährlichen Geburtenzahl und dem Anteil der Anästhesieleistungen ab. Unabhängig von der Frequenz muß gewährleistet sein, daß bedarfsweise jederzeit ein Anästhesist im Kreißsaal zur Verfügung steht.

Wo ein solcher durchgehender Anästhesiedienst noch nicht realisiert werden kann, müssen in Absprache zwischen den beteiligten Abteilungen auf der Grundlage dieser Vereinbarung übergangsweise andere Lösungen gefunden werden, die in den Ziffern 3 und 4 näher erläutert sind.

Die vertragsschließenden Verbände und wissenschaftlichen Gesellschaften betonen nachdrücklich, daß der Krankenhausträger aufgrund seiner Organisationspflicht für eine ausreichende anästhesiologische Versorgung der Geburtshilfe sorgen muß.

2. Indikationsstellung und vorbereitende Maßnahme

2.1 Die Indikationsstellung für ein Betäubungsverfahren in der Geburtshilfe hängt ab

a) von der geburtshilflichen Situation,

b) von speziellen anästhesiologischen Gesichtspunkten,

c) von den Vorstellungen der Patientin.

2.2 Anamneseerhebung, notwendige Voruntersuchungen und Aufklärung bezüglich eines geplanten oder möglicherweise erforderlich werdenden Anästhesieverfahrens sollten bereits im Rahmen der Schwangerenberatung erfolgen. Prinzipiell ist zwar der Anästhesist für die Aufklärung über diejenigen Verfahren zuständig, die er durchführt. Aus organisatorischen Gründen wird jedoch die Aufklärung der Patientin über anästhesiologische Möglichkeiten der Geburtserleichterung sowie ihre Vor- und Nachteile zweckmäßigerweise bereits in der Schwangerenberatung durch den Geburtshelfer durchgeführt, es sei denn, es liegen spezielle anästhesiologische Risikofaktoren vor, oder die Schwangere wünscht ausdrücklich ein Gespräch mit dem Anästhesisten.

3. Aufgabenteilung bei der Durchführung der Betäubungsverfahren

3.1 Geburtswegnahe Lokal- und Leitungsanästhesien werden im Regelfall vom Geburtshelfer durchgeführt.

3.2 Wenn ein Anästhesist nicht durchgehend zur Verfügung steht, kann bei der Katheter-Peridural-Anästhesie, unbeschadet der Möglichkeit nach Ziffer 4 zu verfahren, eine Arbeitsteilung in der Weise erfolgen, daß der Anästhesist den Peridural-Katheter legt, eine erste Volldosis des Anästhetikums appliziert und die Anästhesie anschließend vom Geburtshelfer fortgeführt wird. Diese Zusammenarbeit ist an folgende Voraussetzungen gebunden:

- Der Anästhesist bleibt solange anwesend, bis die volle Wirksamkeit der Anästhesie erreicht ist und stabile Kreislaufverhältnisse vorliegen, mindestens aber 30 Minuten nach der ersten vollen Anästhetika-Dosis.
- Eine Übergabe der Zuständigkeit und Verantwortung für die Fortführung des Anästhesieverfahrens erfolgt im gegenseitigen Einvernehmen der beiden ärztlichen Partner. Auch danach muß ein Anästhesist für die Therapie anästhesiebedingter Zwischenfälle erreichbar bleiben. Er entfernt den Katheter nach Abschluß des Betäubungsverfahrens, wenn nicht zwischen beiden ärztlichen Partnern etwas anderes vereinbart ist.
- Übernimmt der Geburtshelfer Zuständigkeit und Verantwortung für die Fortführung des Anästhesieverfahrens, muß er ausreichende Kenntnisse und Erfahrungen in der Behandlung von Zwischenfällen besitzen.
- Die Peridural-Anästhesie setzt während ihres gesamten Verlaufes die unmittelbare Verfügbarkeit eines Arztes (Anästhesist oder Geburtshelfer) voraus.
- Die Entscheidung über Zeitpunkt und Dosis der Applikation des Lokalanästhetikums ist an eine individuelle ärztliche Anordnung gebunden. Wird die Injektion in den liegenden Periduralkatheter durch spezielle Anweisung auf unterwiesene Krankenschwestern bzw. -pfleger oder auf Hebammen delegiert, muß sich der anordnende Arzt in unmittelbarer Nähe aufhalten, um bei Komplikationen sofort verfügbar zu sein.
- Der Anästhesieverlauf ist in üblicher Weise zu dokumentieren. Aus dem Protokoll muß der Zeitpunkt der Übergabe an den Geburtshelfer hervorgehen.

4. Die Durchführung der Periduralanästhesie durch den Geburtshelfer

Ist zwischen den beiden Abteilungen vereinbart, daß die Periduralanästhesie vom Geburtshelfer durchgeführt wird, so trägt dieser dafür die volle ärztliche und rechtliche Verantwortung. Dazu müssen folgende Voraussetzungen erfüllt sein:

- Eine ausreichende Übung in diesen Verfahren in einer hinreichenden Anzahl von Fällen.

- Eingehende Kenntnisse und Erfahrungen in der Erkennung und Behandlung von Zwischenfällen.

5. Dem Anästhesisten vorbehaltene Aufgaben

Die Durchführung von Narkosen ist Aufgabe des Anästhesisten.

Unabhängig von der Art des Betäubungsverfahrens muß in folgenden Fällen grundsätzlich ein Anästhesist zugezogen werden bzw. organisatorisch sichergestellt sein, daß ein Anästhesist sofort verfügbar ist:

- bei der Schnittentbindung,
- bei anästhesiologischen Risikofällen,
- bei anästhesiebedingten Zwischenfällen.

6. Die Erstversorgung des Neugeborenen

Für die Erstversorgung des Neugeborenen ist der Geburtshelfer zuständig. Die primäre Reanimation des Neugeborenen ist eine Aufgabe, die entweder dem Geburtshelfer, dem Neonatologen oder dem Anästhesisten obliegt. Wer im Einzelfall die erforderlichen Maßnahmen durchführt, richtet sich nach den jeweiligen organisatorischen und personellen Gegebenheiten sowie getroffenen Absprachen.

Vereinbarung zwischen den Berufsverbänden Gynäkologie und Chirurgie über die Durchführung plastischer Mammaoperationen

Kompetenzansprüche und divergierende Stellungnahmen zur Zuständigkeit für die klinische und operative Behandlung der Krankheiten der weiblichen Brust haben dazu geführt, daß bei Patienten, aber auch im ärztlichen Bereich, gewisse Unsicherheiten aufgetreten sind.

Diese Umstände haben die Deutsche Gesellschaft für Chirurgie, die Deutsche Gesellschaft für Gynäkologie und Geburtshilfe, den Berufsverband der Deutschen Chirurgen und den Berufsverband der Frauenärzte veranlaßt, eine gemeinsame Stellungnahme zu erarbeiten, die darauf abzielt, den Patientinnen eine sachgerechte und kompetente Behandlung zu garantieren.

Chirurgen haben die **Grundlagen** der **Mamma-Chirurgie** und die klassischen operativen Behandlungsmethoden des Brustkrebses entwickelt und ausgebaut. Demzufolge wurde bis vor ca. zwei Jahrzehnten die operative Behandlung ausschließlich oder vornehmlich von Chirurgen durchgeführt.

Dies ist in den anderen europäischen Ländern und besonders auch in den USA heute noch der Fall.

Der in den letzten zwei Jahrzehnten bei uns eingetretene Wandel war vor allem dadurch bedingt, daß durch die Einführung der gynäkologischen Vorsorgeuntersuchungen auch die Mamma in den gynäkologischen Untersuchungsbereich einbezogen wurde. Dies hatte mehr und mehr zur Folge, daß auch die Therapie des Brustkrebses durch Gynäkologen vorgenommen wurde.

Die beiden wissenschaftlichen Fachgesellschaften und die Berufsverbände weisen daher nachdrücklich darauf hin, daß diese Entwicklung besonders auch eine spezielle operative Weiterbildung verlangt. So sollte die operative Behandlung der Erkrankungen an der weiblichen Brust nur von Operateuren durchgeführt werden, die auch erweiterte Eingriffe beim Mammakarzinom einschließlich einer üblichen Ausräumung der Axilla beherrschen. Unter diesen Voraussetzungen können heute sowohl die klinische als auch die operative Behandlung des Mammakarzinoms und deren Folgen sowohl von Chirurgen als auch von Gynäkologen durchgeführt werden.

Beide Gebiete sind für die Behandlung zuständig.

Das sich gegenwärtig stellende Problem ist vornehmlich unter dem **Gesichtspunkt der Qualitätssicherung** zu sehen. Diese zu fördern ist ein besonderes Anliegen der beiden wissenschaftlichen Fachgesellschaften und der Berufsverbände. Ein optimales Vorgehen wird nur dort möglich sein, wo **alle Voraussetzungen** diagnostischer und therapeutischer Art gegeben sind.

Bestrebungen, eine individualisierte Therapie bei Kranken mit Mammakarzinom durchzuführen, sollten zunächst auf solche Zentren beschränkt werden, die in der Lage sind, prospektive Studien und eine umfassende Nachbehandlung mit Nachsorge zu betreiben. Die Bereitschaft für eine **interdisziplinäre Zusammenarbeit** ist unabdingbar; sie muß dem heutigen therapeutischen Spektrum entsprechend Radiologen, Pathologen, Internisten und ggf. Nuklearmediziner und Immunologen einbeziehen.

Falls in Sonderfällen (Spätstadien oder Rezidivfälle etc.) besondere, operativ aufwendige Eingriffe erforderlich sind, die über das übliche operative Procedere hinausgehen, wie z.B. an der Brustwand, im axillären bzw. supraklavikulären Gefäß-, Nerven- und Muskelbereich, sollten sie dem Chirurgen vorbehalten bleiben.

Beide Gesellschaften und Berufsverbände vertreten die Auffassung, daß **plastische Eingriffe** an der weiblichen Brust, die der Formkorrektur oder dem Wiederaufbau dienen, in den Bereich des für plastische Eingriffe kompetenten chirurgischen Teilgebietes „Plastische Chirurgie" gehören, und nur ausnahmsweise auch durch Gynäkologen, die nachgewiesenermaßen über spezielle Kenntnisse und Erfahrungen in der plastischen Chirurgie verfügen, durchgeführt werden sollten.

Die Deutsche Gesellschaft für Chirurgie, die Deutsche Gesellschaft für Gynäkologie und Geburtshilfe, der Berufsverband der Deutschen Chirurgen und der Berufsverband der Frauenärzte vertreten diese Auffassung, daß bei der Behandlung des Mammakarzinoms allein die **Optimierung des diagnostisch-therapeutischen Vorgehens** im Interesse der Patientinnen Vorrang haben muß.

Weiterführende Literatur

Beck L.: Intra- und postoperative Komplikationen in der Gynäkologie. Georg Thieme, Stuttgart 1979

Bender H. G., Beck L.: Operative Gynäkologie. Springer, Berlin – Heidelberg – New York – Tokyo 1986

Bohmert H.: Brustkrebs. Organerhaltung und Rekonstruktion. Georg Thieme, Stuttgart – New York 1989

Bräutigam H. H., Hegerfeld R.: Qualitätssicherung in der operativen Frauenheilkunde. Zugleich ein Beitrag zur Kosten-Leistungs-Rechnung. Modell einer rechnergestützten Datenerfassung. Ferdinand Enke, Stuttgart 1984

Buchsbaum H. J., Walton L. A.: Strategies in Gynecologic Surgery. Springer, New York – Berlin – Heidelberg – Tokyo 1987

Donnez J.: Laser Operative Laparoscopy and Hysteroscopy. Nauwelaerts Printing – Leuven 1989

Frantzen C., Schlößer H. W.: Mikrochirurgie in der Gynäkologie. Ferdinand Enke, Stuttgart 1984

Guthrie, R. H., Schwartz, G. F.: Reconsructive and Aesthetic Mammoplasty. W. B. Saunders Company 1989

Henry M. M., Swash M.: Coloproctology and the Pelvic Floor. Pathophysiology and Management. Butterworths & Co Ltd. 1985

Hepp H., Scheidel P.: Nahtmaterialien und Nahttechniken in der operativen Gynäkologie. Urban & Schwarzenberg 1985

Hepp H., Scheidel P., Monaghan J. M.: Lymphododektomie in der gynäkologischen Onkologie. Urban & Schwarzenberg, München – Wien – Baltimore 1988

Hermanek P., Scheibe O., Spiessl B., Wagner G.: TNM-Klassifikation maligner Tumoren. Vierte, vollständig überarbeitete Auflage. Springer, Berlin – Heidelberg 1987

Howkins J., Hudson J.: Shaw's Textbook of Operative Gynaecology. Churchill Livingstone, Edinburgh – London – Melbourne and New York 1983

Käser O., Iklé F. A., Hirsch H. A.: Atlas der gynäkologischen Operationen. Georg Thieme, Stuttgart – New York 1983

Knapstein P. G., Friedberg V.: Plastische Chirurgie in der Gynäkologie. Georg Thieme, Stuttgart – New York 1987

Lierse W., Frohmüller H., Stelzner F., Stegner H. E.: In: V. Lanz, Wachsmuth: Praktische Anatomie, Teil 8, Band 2A: Becken. Springer, Berlin – Heidelberg 1984

Masterson B. J.: Manual of Gynecologic Surgery. Second Edition. Springer, New York – Heidelberg – Berlin – Tokyo 1986

Mattingly R. F., Thompson J. D.: Operative Gynecology. Sixth Edition. J. B. Lippincott Company, Philadelphia – London – Mexico City – New York – St. Louis – Sao Paulo – Sidney 1985

Monaghan J. M.: Bonney's Gynaecological Surgery. Ninth Edition. Baillièr Tindall, England 1986

Monaghan J. M.: Operative Surgery. Gynaecology and Obstetrics. Fourth Edition. Butterworths and Co Ltd 1987

Monaghan J. M.: Complications in the Surgical Management of Gynaecological and Obstetrical Malignancy. Baillière Tindall, England 1989

Newton, M., Newton, E.: Implication of Gynecology and Obstetric Management. W. B. Saunders Comp., Philadelphia 1988

Nichols D. H., Randall C. L.: Vaginal Surgery. Third Edition Williams & Wilkins 1989

Ober K. G., Meinrenken H.: Gynäkologische Operationen. Springer Verlag, Berlin–Göttingen–Heidelberg–New York 1964

Reiffenstuhl, G., Platzer W.: Die vaginalen Operationen. Chirurgische Anatomie und Operationslehre. Urban & Schwarzenberg, München – Berlin – Wien 1974

Reiffenstuhl G.: Das Lymphsystem des weiblichen Genitale. Urban & Schwarzenberg, München – Berlin – Wien 1957

Sanfilippo J. S., Levine R. L.: Operative Gynecologic Endoscopy. Springer, New York 1989

Scheidel P., Hepp H., DeCherney A. H.: Operative Techniken der Reproduktionsmedizin. Urban & Schwarzenberg, München – Wien – Baltimore 1990

Semm K.: Operationslehre für endoskopische Abdominal-Chirurgie. Operative Pelviskopie. Operative Laparoskopie. F. K. Schattauer, Stuttgart – New York 1984

Stanton S. L., Tanagho E. A.: Surgery of female incontinence. 2nd Edition. Springer, New York 1986

Strömbeck J. O., Rosato F. E.: Mammachirurgie. Diagnostik und Behandlung von Erkrankungen der Mamma. Georg Thieme, Stuttgart – New York 1987

Strömbeck J. O.: Plastische Mammachirurgie. Ein Operationsatlas. Springer, Berlin – Heidelberg 1989

Tapfer S.: Typische gynäkologische Operationen, unter besonderer Berücksichtigung technischer Vorteile. Urban & Schwarzenberg, München – Berlin 1952

Thiede A., Hamelmann H.: Moderne Nahtmaterialien und Nahttechniken in der Chirurgie. Ergebnisse der experimentellen Forschung und klinischen Anwendung. Springer, Berlin – Heidelberg – New York 1982

Ulsenheimer K., Schlüter U., Böcker M. H., Bayer M.: Rechtliche Probleme in Geburtshilfe und Gynäkologie. Eine Fallsammlung zu den Themen Haftung, Aufklärung, Behandlungsfehler und Schweigepflicht. Ferdinand Enke, Suttgart 1990

Wemer P., Sederl J.: Die Wertheim'sche Radikaloperation bei Carcinoma colli uteri. Urban & Schwarzenberg, Wien – Innsbruck 1952

Zander J., Graeff H.: Gynäkologische Operationen. Dritte völlig neubearbeitete und erweiterte Auflage. Springer, Berlin – Heidelberg 1991

Zumtobel V., Schäfer K.: Wunddrainage in der Elektiv- und Notfallchirurgie. Abdominalchirurgie – Gefäßchirurgie – Extremitätenchirurgie. Wolfgang Pabst, Lengerich 1991

Register

Abdomen
– Eröffnung 2ff
– – medianer Unterbauchlängsschnitt 21
– – suprasymphysärer Querschnitt 4, 17
– – Vorbereitung 3
– Verschluß 2, 14ff
Ablatio mammae 275ff
– Arbeitsunfähigkeit 286
– Definition 275
– Drainage, intraoperative 284
– Lagerung 276
– Lymphödem 285
– – Therapie 285
– Lymphonodektomie en bloc, axilläre 275ff, 281ff
– Makromastie 285
– Mobilisierung 286
– operative Technik 277ff
– – medialer Tumorsitz 285
– perioperative Maßnahmen 286
– plastisch-ästhetische Gesichtspunkte 285
– Risiken, aufklärungspflichtige 276
– Serom 273, 286
– Umschneidungsfigur 277
– Vorbereitung 276
Abort, septischer
– medikamentöse Uterusentleerung 182
Abrasio uteri s. Kürettage
Abstopfen, Darm 12
Adhäsiones, intraperitoneale
– Lösung bei Laparaskopie 236
– – bei vag. Hysterektomie 130
Adipositas 4
– Schnittführung bei Laparotomie 4
– – bei radikaler Hysterektomie 48
Adnexektomie 86ff
– Antibiotikaprophylaxe 92
– bei radikaler Hysterektomie 49
– Diagnostik, präoperative 86
– Definition 86
– Drainage 92
– hormonelle Substitution 93
– operative Technik 88ff
– Risiken, aufklärungspflichtige 87
– Thromboseprophylaxe 92
– Uretersplint, intraoperativer 92, 93
– Vorbereitung 86
Adnexoperation
– organerhaltende 98ff
– – operative Technik 99ff
– – Risiken, aufklärungspflichtige 98
– – Zystenextirpation 98
Adnexstumpf
– Extraperitonealisierung 42, 127
Aktivelektrode 379, 382
Allergie s. Handschuhallergie
Allgemeinanästhesie 346ff
Allschichtnaht nach Averette 23
Amniozentese, transabdominale bei Cerclage 336
Amenorrhoe, uterine 182
Anästhesie
– bei ambulanten Eingriffen 352ff
– bei Sectio caesarea 355ff
– geburtshilfliche 470
– – Aufgabenteilung 469
– – Aufklärung 468
– – Personalbedarf 468
Anästhesie-Bereitschaftsdienst 470
Anästhesieverfahren 345ff
– Allgemeinanästhesie 346ff, 354, 357
– – Intubationsnarkose 346, 354
– – Maskennarkose 346, 354
– – Narkoseführung 347
– – – balancierte Anästhesie 347
– – – Inhalationsanästhesie 347
– – – intravenöse Anästhesie 347
– – – Neuroleptanästhesie 347
– Regionalanästhesie 348ff, 354, 357
– – Komplikationen 350
– – Periduralanästhesie 349, 354, 357
– – – Kombination mit Intubationsnarkose 351
– – Spinalanästhesie 349, 354, 357
– Vereinbarung zwischen den Berufverbänden Gynäkologie und Anästhesie über die perioperative Zusammenarbeit 464
– Zuständigkeit 463
Anovulvektomie 157
Antikonzeption
– nach Abortabrasio 184
Anulus inguinalis superficialis 164
Anus praeter 2, 157
– vor Vulvektomie 157
Aponeurose
– Inzision bei Joel-Cohen-Schnitt 18
– Inzision bei Mackenrodt-Maylard-Schnitt 13
– Inzision bei suprasymphysärem Querschnitt 6
– Naht 15
ARDS
nach Aspiration 355
Argon-Laser 385

Arteria
- dorsalis clitoridis 169
- epigastrica superficialis 159
- femoralis 162
- iliaca communis 71, 72, 80
- iliaca externa 72
- iliaca interna 50, 75
- mesenterica inferior 79, 82
- - Durchtrennung 84
- ovarica 80
- profunda clitoridis 169
- pudenda interna 169
- uterina
- - Darstellung bei radikaler Hysterektomie 50
- - Ligatur 52
Aufklärungsgespräch, ärztliches 366
Aufwachraum 339, 353, 399ff, 467
Averettenaht s. Allschichtnaht

Barbotage 349
Bartholinische Drüse
- gonorrhöische Infektion 194
- Pseudoabszeß 191
- Zyste
- - Differentialdiagnose 194
- - Marsupialisation 191ff
Bauchdecke
- bei Pfannenstielinzision 7
- Eröffnung s. Abdomen, Eröffnung
- Verschluß 14ff, 22ff
Berufsverband Gynäkologie
- Vereinbarung mit Berufsverband Anästhesie über perioperative Zusammenarbeit 462ff
- - ambulantes Operieren 464
- - Aufgabenverteilung in postoperativer Phase 466
- - Leitsätze für die Zusammenarbeit 462ff
- - Operationsprogramm
- - - Planung und Durchführung 465
- - Patientenlagerung
- - Zuständigkeit für das Betäubungsverfahren 470
- Vereinbarung mit Berufsverband Chirurgie über Durchführung plastischer Mammaoperationen 471ff
Betäubungsverfahren s. Anästhesieverfahren
Blasenatonie
- nach radikaler Hysterektomie 47
- nach Streßinkontinenzoperation 196
Blasenentleerungsstörung
- nach abdominaler Hysterektomie 45
- nach radikaler Hysterektomie 68, 69
Blasenmole
- medikamentöse Uterusentleerung 182
Blasenpfeiler
- Absetzen bei abdominaler Hysterektomie 36
- Absetzen bei radikaler Hysterektomie 56, 57
Blasentamponade, postoperative 202
- nach suprapubischer Harnableitung 220
Blasen-Scheiden-Fistel 69
- Therapie 69
Blasenverletzung
- bei abdominaler Hysterektomie 43
- bei Diaphragmaplastik 140
- bei radikaler Hysterektomie 68
Bluttransfusion 360
- autologe 360
- Indikation 360
Blutung
- bei radikaler Hysterektomie 66ff

Canalis obturatorius 76
Candida albicans-Kolpitis
- präoperative Therapie 362
Cavum Retzii 198, 210
- Infektion des Fettgewebes 221
Cerclage nach McDonald 332ff
- Antibiotikaprophylaxe 336
- Arbeitsunfähigkeit 336
- Definition 332
- Entfernung 336
- Lagerung 332
- mit Amniozentese, transabdominaler 336
- operative Technik 333ff
- prophylaktische 332
- Risiken, aufklärungspflichtige 332
- therapeutische 332
- Tokolyse, perioperative 336
Cevicalkanal
- Dilatation 178, 183, 186, 247
Cervixcarcinom
- FIGO-Stadien 437
- Harnstau 48
- Lymphknotenmetastasierung, präoperative Diagnostik 48
- Operabilität, intraoperative Klärung 50
- präoperative Diagnostik 47
- radikale Hysterektomie 47ff
- Stadiengruppierung, klinische 47, 438
- TNM-Klassifikation 437
Cervixerweiterung
- medikamentöse 182
Cervixinsuffizienz
- nach Konisation 185
C-Faktor 435
Chorionepitheliom
- medikamentöse Uterusentleerung 182
Chromolaparoskopie 235
Clips c. Haemoclips
Corpuskarzinom
- FIGO-Stadien 442
- Lymphknoten, regionäre 441
- Stadiengruppierung, klinische 442
- TNM-Klassifikation 441ff
CO_2-Flow
- druckkontrollierter, Hysteroskopie 244
CO_2-Insufflation 227ff
- intraperitoneale, Laparoskopie 227
- - druckgesteuerte 230
CO_2-Laser 385
Cystocele 136, 138
- mit vorderer Enterocele 140
- Mobilisation 136
- operative Therapie s. Diaphragmaplastik

Dammriß III./IV. Grades 311 ff
– Definition 311
– Lagerung 311
– operative Technik 312 ff, 314 ff
– Vorbereitung 311

Darmspülung, orthograde 361
– Kontraindikationen 361
Darmperforation
– bei Laparoskopie 237
Darmverletzung
– bei Hysteroskopie 248
– nach einfacher Hysterektomie 44
– nach radikaler Hysterektomie 68
– nach suprapubischer Harnableitung 219
Darmvorbereitung, präoperative 361
Dermoidzyste 98, 104
– Extirpation 98
Desinfektion 3, 386 ff
– der Scheide 3, 388
– Händedesinfektion, chirurgische 386
– Operationsfeld 3, 387
– – Definition 387
– – Technik 388
– – Vorbereitung 3, 387
– Operationssaal 389
– – Raumdesinfektion 389
– – Scheuerdesinfektion 389
Desinfektionsmittel 3, 386, 389
Deszensus genitalis 132
– vaginalis anterior 132, 195 s. auch Zystozele
– – operative Korrektur 132
– vaginalis posterior s. Rektozele
– – operative Korrektur s. Kolpoperineoplastik
Diaphanoskopie, bei Laparoskopie 234
Diaphragmaplastik 132 ff, 195
– Arbeitsunfähigkeit 141
– Blasenverletzung 140
– Komplikationen 140
– Lagerung 132
– nach vaginaler Hysterektomie 132, 136, 140
– operative Technik 133 ff
– Risiken, aufklärungspflichtige 132
– Urethraverletzung 140
– Vorbereitung 132
Diathermie
– bei radikaler Hysterektomie 67
– monopolare
– – bei Keilexzision der Tube 112
– – bei Tubenteilresektion 105
Douglas'sche Umschlagsfalte s. Plica rectouterina
Douglas-Raum
– Eröffnung 121
Doppelschlingennaht 22
Drainage
– Bauchdecke 15, 26
– nach abdominaler Hysterektomie 40, 44
– nach abdominaler Kolposuspension 202, 203
– nach Adnexektomie 92
– nach Ablatio mammae 284
– nach inguinaler Lymphadenektomie 166, 172, 174
– nach radikaler Hysterektomie 65
– T-Drainage 40
Drainagesysteme 396 ff
– aktive 397
– Definition 396
– passive 396
– Saugdrainage 397
– Saug-Spüldrainage 398
Dranginkontinenz 195, 196

E-coli-Kolpitis
– präoperative Therapie 362
Eingriff, ambulanter 352
– Narkoseverfahren 354
– Patientenauswahl 352
– Prämedikation 353
– Überwachung, postoperative 354
– Vorbereitung 353
Einhandknoten 413 ff
Elektrochirurgie 379 ff
– bipolare Technik 382 ff
– Komplikationen 383
– monopolare Technik 379 ff
– – Koagulationsstrom 381
– – Schneidestrom 381
Elektrode
– Aktivelektrode 379, 382
– Neutralelektrode 379, 380, 382
Elektrokauter, Konisation 189
Elephantiasis 78
Ellis-Klemme 207, 208
Emphysem, präperitoneales 226, 237
Endometriose 44, 67, 92
– Ovar 100, 104
Endothermie 384
Enterokokken-Kolpitis
– präoperative Therapie 362
Enterozele
– operative Korrektur 140
– Prophylaxe, hohe Peritonealisierung 128
– vordere 140
Episiotomie 303 ff
– Definition 303
– – mediane 303, 304
– – mediolaterale 303, 304
– Drainage 310
– Lagerung 303
– Miterfassen der Darmschleimhaut 310
– operative Technik 304 ff
– Risiken, aufklärungspflichtige 304
Excavatio
– rectouterina 129
– vesicouterina 129
Extrauteringravidität s. Tubargravidität

Faszia lata 160, 162
Faszie
– endopelvine 133, 136, 138, 196, 201, 209 ff
Fettgewebsnekrose
– nach Reduktionsplastik 290
Fettkörper, prävesikaler 198
Flüssigkeitsersatz, perioperativer 359 ff, 400 ff
– Bluttransfusion 360
Fritsch-Haken 198

Grading, histopathologisches 434
Gardnerella-Kolpitis 362
– präoperative Therapie 362

Haberer-Spatel 198
Hämatom, subfasziales 46
Hämoclips 393
– resorbierbare 394
Handschuhallergie 390
– Therapie 390
Harnableitung
– suprapubische 68, 216ff
– – bei Harnwegsinfektion 221
– – Definition 216
– – Indikation 216
– – Komplikationen 219
– – Lagerung 216
– – nach abdominaler Kolposuspension 202
– – nach Diaphragmaplastik 140, 141
– – nach radikaler Hysterektomie 68
– – nach vaginaler Hysterektomie 131
– – nach vaginaler Kolposuspension
– – nach Vulvektomie
– – operative Technik
– – Vorbereitung 216
Hautnaht
– intrakutane 16
– durch Klammerung 16
Hautnekrose
– bei Reduktionsplastik 290
Hegar-Stift 179
– für Konisation 187
Herpes simplex-Kolpitis
– präoperative Therapie 362
Hiatus saphenus 163
High-Flow-Insufflation (CO_2) 228
Hochfrequenz-Elektrochirurgie 241, 249
Hormonsubstitution, postoperative 93
Hyperanteflexio uteri 183
Hysterektomie
– abdominale 27
– – Arbeitsunfähigkeit 46
– – bei Ovarialtumor 44
– – Definition 27
– – extrafasziale 36
– – intrafasziale 44
– – Komplikationen 29, 43
– – Lagerung 28
– – operative Technik 30ff
– – Risiken, aufklärungspflichtige 29
– – Uterus myomatosus 43
– – Vorbereitung 27
– erweiterte s. radikale Hysterektomie
– radikale 47ff
– – Antibiotikaprophylaxe 68
– – Arbeitsunfähigkeit 70
– – Definition 47
– – Harnableitung, suprapubische 68
– – Immobilität des Uterus 68
– – Infiltration Blase 68
– – Infiltration Rektum 68
– – Komplikationen 66ff
– – Lagerung 48
– – Mobilisation 70
– – operative Technik 50ff
– – Risiken, aufklärungspflichtige 49
– – Thromboembolieprophylaxe 68
– – Vorbereitung 48
– vaginale 114ff
– – Adhäsionen 130
– – Arbeitsunfähigkeit 131
– – Definition 114
– – Excavatio rectouterina 129
– – Excavatio vesicouterina 129
– – Komplikationen 129ff
– – Kontraindikation 114
– – Kostaufbau 131
– – Lagerung 115
– – mit Deszensusoperation 128
– – Morcellement 130
– – nach Voroperation 129
– – operative Technik 116ff
– – Risiken, aufklärungspflichtige 115
– – Thromboseprophylaxe 131
– – Uterusspaltung, mediane 129, 130
– – Uterus myomatosus 130
– – Vorbereitung 114
Hysteroskopie 239ff
– ambulante 240
– Definition 239
– diagnostische 242ff
– – Komplikationen 245
– – Lagerung 242
– – operative Technik 243ff
– – Vorbereitung 242
– therapeutische 246ff
– – Komplikationen 252
– – Lagerung 246
– – Myomabtragung 247
– – operative Technik 247
– – Risiken, aufklärungspflichtige 246
– – Septumentfernung 251
– – Vorbereitung 246
– Instrumentarium 239ff

Infrarotkoagulation 384
Inhalationsanästhesie 347
Injektions-Aspirationstest 227
Intensivbehandlungseinheit 339, 467
Introitusenge 142
Instrumentenknoten 420ff
Intubationsnarkose 346, 354

Joel Cohen-Inzision 17

Kaeser-Duval-Klemme 72, 80, 270
Katheter-Peridural-Anaesthesie s. Peridural-Anaesthesie
Kelly stiches 132
Keilexzision, Tube 112ff
Klammern 393
Knotentechnik, chirurgische 404ff
– Aufgabe 404
– doppelter überkreuzter Knoten (chirurgischer Knoten) 419ff
– Einhandknoten 413ff
– Instrumentenknoten 420ff
– Zweihandknoten 405ff
Knotensicherheit 404
Körperwasserverteilung 359
Kolpitis, präoperative

– Therapie 142, 362
Kolpoperineoplastik 142 ff
– Arbeitsunfähigkeit 154
– Definition 142
– operative Technik 144 ff
– Risiken, aufklärungspflichtige 142
– Vorbereitung 142
Kolposuspension
– abdominale 197 ff
– nach Symmonds-Krantz 197
– – Arbeitsunfähigkeit 203
– – Definition 197
– – Drainage 202, 203
– – Komplikationen 197
– – Lagerung 197
– – operative Technik 197
– – Risiken, aufklärungspflichtige 197
– – Vorbereitung 197
– nach Hirsch 204 ff
– – Definition 204
– – Lagerung 204
– – operative Technik 205 ff
– vaginale 206 ff
– – Definition 206
– – Lagerung 206
– – nach Stamey-Pereyra-Raz 195
– – operative Technik 207 ff
– – Risiken, aufklärungspflichtige 206
– – Vorbereitung 206
Konisation, Zervix 185 ff
– Arbeitsunfähigkeit 190
– Definition 185
– Kontraindikation 185
– operative Technik 186 ff
– Risiken, aufklärungspflichtige 185
– Vorbereitung 185
Kostaufbau, postoperativer 400 ff
Kürettage 176 ff
– ambulante 184
– Arbeitsunfähigkeit
– Komplikationen 182
– Lagerung 176
– nach Konisation 185, 189
– operative Technik 177 ff
– Risiken, aufklärungspflichtige 176

Längsschnitt
– Unterbauch, medianer 21 ff
– Uterus, isthmocorporaler 328 ff
Lagerung 373 ff, 465 ff
– Grundsätze, allgemeine 373
– Rückenlagerung 377 ff
– Steinschnittlagerung 375 ff
– Verantwortlichkeit 466
Lagerungsschaden 373, 465
Langenbeck-Häckchen 259
Laktationsstörung
– nach Reduktionsplastik 290
Laparotomie
– Aufklärung 3
– bei Relaparotomie 4
– Hautinzision 4
– Kontraindikation, relative 3
– Risiken, aufklärungspflichtige 3
– Vorbereitung 3
Laparoskopie 222 ff
– Arbeitsunfähigkeit 238
– Chromolaparoskopie 235
– Definition 222
– Komplikationen 224, 236
– Lagerung 223
– operative Technik 225 ff
– Risiken, aufklärungspflichtige 224
– Spätkomplikationen 238
– Vorbereitung 223
Lasertechnik 385
Laservaporisation 385
Level I, II, III, Axilla 457
Lifting, Mamma 287
Ligatur 423 ff
Lost IUD 244
Lugol'sche Lösung 249
Lymphangitis
– nach inguinaler Lymphonodektomie 170
Lymphknoten, regionäre
– Cervix uteri 437
– Corpus uteri 441
– Mamma 457, 459
– Ovar 445
– Vagina 453
– Vulva 449
Lymphödem
– Arm 285
– Bein 72, 78, 157, 170
Lymphonodektomie
– axilläre, en bloc 275 ff
– – Definition 275
– – Lagerung 276
– – Lymphödem 285
– – Mobilisierung 286
– – operative Technik 277 ff
– – Risiken, aufklärungspflichtige 276
– – Serom 286
– – Thromboseprophylaxe 286
– – Vorbereitung 276
– axilläre, en bloc s. Ablatio mammae
– axilläre, isolierte 265 ff
– – Arbeitsunfähigkeit 273
– – bei lokoregionärem Rezidiv 272
– – bei Makrometastasen 272
– – Definition 264
– – Drainage 273
– – Komplikationen 272
– – Lagerung 266
– – operative Technik 266 ff
– – Risiken, aufklärungspflichtige 266
– – Vorbereitung 264
– inguinale, beidseitige 155 ff
– – operative Technik 158 ff
– inguinale, einseitige 155
– inguinale, en bloc 173 ff
– – operative Technik 173
– inguinale, getrennte Schnittführung 171 ff
– – operative Technik 171
– paraaortale 79 ff
– – Definition 79
– – extraperitonealer Zugang 25
– – Komplikationen 84
– – Lagerung 79
– – operative Technik 80 ff
– – Risiken, aufklärungspflichtige 79

- – Vorbereitung 79
- pelvine 71 ff, 155, 164
- – Arbeitsunfähigkeit 78
- – Definition 78
- – extraperitonealer Zugang 25
- – Komplikationen 77
- – Lagerung 71
- – Lymphödem 78
- – Lymphzyste, postoperativ 77
- – operative Technik 72 ff
- – Risiken, aufklärungspflichtige 72
- – Vorbereitung 71
Lymphzyste 72, 77, 172
- femoroinguinale 172
Lyodurband 195, 206

Mackenrodt-Maylard-Schnitt 13
Makromastie 285
Mammachirurgie, plastische Vereinbarung zwischen den Berufsverbänden Gynäkologie und Chirurgie 471
- Zuständigkeit 471
Mammakarzinom
- Ablatio mammae mit axillärer Lymphonodektomie 275 ff
- axilläres Rezidiv 285
- entzündliches 458
- exulzeriertes 285
- FIGO-Stadien 460
- Lymphknoten, regionäre 457
- Makromastie 285
- Operation, organerhaltende 253 ff
- TNM-Klassifikation 457 ff
- Tumorsitz, oben-innen 285
Mammatumor, Extirpation 253
- Arbeitsunfähigkeit 263
- bei mastopathischem Drüsenkörper 258
- Definition 253
- Drainage 260, 263
- Fadenmarkierung 259
- Komplikationen 262
- Lagerung 253
- Markierung, präoperative 262
- operative Technik 255 ff
- Risiken, aufklärungspflichtige 254
- Vorbereitung 253
Mamillennekrose 290
Marshall-Marchietti-Operation s. Kolposuspension, abdominale
Marsupalisation 191 ff
- Arbeitsunfähigkeit 194
- Definition 191
- Komplikationen 194
- Lagerung 191
- operative Technik 192 ff
- Risiken, aufklärungspflichtige 191
- Vorbereitung 191
Medizingeräteverordnung 383
Mendelsonsyndrom 355
McKissock, Mamillenstielung 287
Mikroelektrode 381
Miktionstraining
- nach abdominaler Urethro-Kolposuspension 203
- nach Diaphragmaplastik 141
- nach radikaler Hysterektomie 68
- nach vaginaler Kolposuspension 215
Minilaparotomie 224
Missed abortion
- medikamentöse Uterusentleerung 182
Morcellement 130
Mortalität
- anästhesiebedingte 340
- perioperative 341
Musculus
- bulbocavernosus 307
- – Versorgung bei Episiotomie 307
- gracilis 164
- iliopsoas 71
- intercostalis externus 282
- latissimus dorsi 270, 282
- obliquus externus 159
- obliquus internus 164
- obturatorius 204
- pectoralis major 258, 261, 266
- – Tumorinfiltration 275
- – Verletzungsgefahr 258
- pectoralis minor 268, 270
- – Tumorinfiltration 275, 281
- psoas 72
- pyramidalis 9
- rectus abdominis 9, 10, 13, 15, 21
- – Durchtrennung bei Mackenrodt-Maylard-Schnitt 13
- sartorius 159, 166
- serratus anterior 270
- sphincter ani externus 69, 304, 315
- – Naht bei Dammriß Grad III 312 ff
- – Naht bei Dammriß Grad IV 315
- – Verletzung bei Episiotomie 304
- subscapularis 270, 282
- transversalis 164
Mykoplasmen-Kolpitis
- präoperative Therapie 362
Myomabtragung, hysteroskopische 247, 248 ff
Myombohrer 30
Myom in statu nascendi 249
Myom, intramurales 250

Nadel, chirurgische 394, 395
Nahtmaterial 391 ff, 394, 395
- absorbierbares 392
- Auswahl 391
- nichtabsorbierbares 393
Narkose
- bei ambulanten Eingriffen 352 ff
Narkoseverfahren s. Anästhesieverfahren
Narkoserisiko
- Einteilung 342 ff
- Minderung 344
- bei Diabetes mellitus 345
- bei Herzkreislauferkrankungen 344
- bei respiratorischen Erkrankungen 344
Narkoseuntersuchung
- vor Adnexektomie 86
- vor Kürettage 177
- vor radikaler Hysterektomie 48
Narbenbildung
- hypertrophe, Prophylaxe 26
Neodym-Yag-Laser 385

Nephrostomie, perkutane s. Nierenfistel, perkutane
Nervus
– cutaneus femoris lateralis 71
– femoralis
– – Druckschädigung 50, 373
– genitofemoralis 72, 161
– obturatorius 67, 71, 76
– – Durchtrennung 77
– peronäus
– – Druckschädigung 374
– radialis
– – Druckschädigung 373
– ulnaris
– – Druckschädigung 373
Neugeborenenerstversorgung, Zuständigkeit 470
Neuroleptanästhesie 347
Neutralelektrode 379 ff, 382
Nierenfistel, perkutane 69

Oberbauch
– Exploration 12, 50
Operation, ambulante s. Eingriff, ambulanter
Operationsbericht 428 ff
– Archivierung 431
– Aufbau 428 ff
– Epikrise 430
– Validisierung 431
Operationserweiterung 368
Operationsfeld
– Desinfektion 3, 387
Operationsindikation 463
Operationskatalog
– Anerkennung zum Arzt für Gynäkologie und Geburtshilfe 426 ff
Operationslagerung s. Lagerung
Operationsprogramm 389, 465
Ovar
– regionäre Lymphknoten 445
Ovarialkarzinom
– FIGO-Stadien 446 ff
– Grading, histopathologisches 445
– TNM-Klassifikation 446 ff
– Stadiengruppierung, klinische 448
Ovarialtumor
– bei abdominaler Hysterektomie 44
– Exstirpation in toto 92
– Differentialdiagnose 86
Ovarialzyste
– funktionelle 98
– Extirpation 98 ff

Parakolpium 47, 61
Parametrium
– vorderes, Absetzen 36, 57, 123
– – bei abdominaler Hysterektomie 36
– – bei radikaler Hysterektomie 57
– – bei vaginaler Hysterektomie 123
– hinteres, Absetzen 123
– – bei radikaler Hysterektomie 59, 60
– – bei vaginaler Hysterektomie 123
Patientenaufklärung, prätherapeutische 363 ff
– bei Operationserweiterung 368 ff
– Dokumentation 368
– Grundregeln 361
– Inhalt 365
– Minderjähriger 367
– nicht einwilligungsfähiger Patienten 367
– Reichweite 366
– Zeitpunkt 366
Patientenlagerung s. Lagerung
Patientenvorbereitung, präoperative 338 ff
Pelviskopie s. Laparoskopie
Penrosedrainage 40
– nach Kolpoperineoplastik 153
Perforation, Uterus 178, 183
– Inzidenz 183
– Ursachen 183
– Vorgehen 183
Peridural-Katheter s. Peridural-Anästhesie
Periduralanästhesie 349 ff, 469
– Kombination mit Intubationsnarkose 351
Periostitis
– nach Urethrokolposuspension, abdominaler 198
Peritoneum 6, 11, 14
– Eröffnung 6, 20
– – bei Laparotomie 6, 11, 20
– Verschluß 14
Peritonealisierung
– hohe, zur Enterozelenprophylaxe 128, 140
Peritonitis, postoperative
– nach Laparoskopie 238
Pfannenstielinzision 7 ff
Placentalösung, manuelle
– bei Sectio cäsarea 322
Plexus brachialis
– Schädigung durch Überdehnung 373
Plica
– vesicouterina, Eröffnung 33, 125
– rectouterina, Eröffnung 121
– – hochsitzende 129
– – Obliteration 129
Pneumoperitoneum 222
– Anlage 226 ff
Portioadapter
– nach Schultz 135, 225
– nach Fikentscher, Semm 225
Prämedikationsvisite 339 ff
Prämedikation 339 ff
Präparatradiographie 262
Puborektalisschlinge 151

Querschnitt
– interiliakaler 4
– isthmischer, Uterus 318 ff
– suprasymphysärer 4
– – Modifikation nach Joel Cohen 17

Radix mesenterii
– Inzision bei paraaortaler Lymphonodektomie 80
Raumdesinfektion 389
Raz, s. Kolposuspension, vaginal
Reduktionsmastektomie 287
Reduktionsplastik 287 ff

Reduktionsplastik, Arbeitsunfähigkeit 302
- Definition 287
- Lagerung 290
- operative Technik 291 ff
- Risiken, aufklärungspflichtige 290
- Vorbereitung 288
Rektozele
- operative Korrektur s. Kolpoperineoplastik
Rektum
- Eröffnung bei Kolpoperineoplastik 154
- Eröffnung bei radikaler Hysterektomie 69
- Mobilisation bei radikaler Hysterektomie 59, 60
Rektumpfeiler 59, 66, 149 ff
Rektusaponeurose 206, 212 ff
Relaparotomie 6
- Bauchdeckenverschluß 15
Resektoskop 241
Residualtumor-Klassifikation 435
Retroflexio uteri 183
Retroperitoneum, Eröffnung
- bei Adnexektomie 88
- bei paraaortaler Lymphonodektomie 80
- bei pelviner Lymphonodektomie
- bei radikaler Hysterektomie 30
Rezidiv, zentrales
- beim Cervixcarcinom 47
Risikofaktoren, perioperative 340 ff
Risikogruppe nach Peter 352
R-Klassifikation s. Residualtumor-Klassifikation
r-Symbol 435
Rückenlagerung 377 ff
- flach 377
- halbsitzend 378

Salpingektomie 94 ff
- Definition 94
- operative Technik 95 ff
- Risiken, aufklärungspflichtige 94
- Vorbereitung 94
Salpingotomie
- bei Tubargravidität 110 ff
Saug-Drainage 397
Saug-Spül-Drainage 398
Scheidenmanschette
- bei radikaler Hysterektomie 62
Scheidentamponade 140
- bei radikaler Hysterektomie 49
- nach Konisation 190
- nach vaginaler Kolposuspension 215
Scheidenplastik
- vordere s. Diaphragmaplastik
- hintere s. Kolpoperineoplastik
Scheidenstumpf-Drainage
- nach abdominaler Hysterektomie 40
- nach radikaler Hysterektomie 65
Scheidenwundrand
- Blutstillung bei vaginaler Hysterektomie 122, 127
- Naht bei abdominaler Hysterektomie 40
- Naht bei radikaler Hysterektomie 64
Scheuerdesinfektion 389
Schiller'sche Jodprobe 186
Schneidestrom 381
Schuchardtschnitt 114
Schultz'scher Adapter s. Portioadapter nach Schultz
Sectio cäsarea 317 ff
- Anästhesieverfahren 355 ff
- - Allgemeinanästhesie 357
- - Regionalanästhesie 357
- bei Uterus myomatosus 327
- Definition 317
- Lagerung 317
- Risiken, aufklärungspflichtige 317
- Vorbereitung 317
- isthmokorporaler Längsschnitt 328 ff
- - Definition 328
- - operative Technik 329 ff
- transperitonealer isthmischer Querschnitt 318 ff
- - operative Technik 318
- - Vorteile 318
- - Weiterreißen der Hysterotomie 327
Selbsthaltespekulum 116
Sellickmanöver 357
Sigma, Mobilisation
- bei paraaortaler Lymphonodektomie 80
- vor radikaler Hysterektomie 50
Skalenuslymphknoten, Palpation 48
Sondierung uterus 178
Sondierungstest bei Laparoskopie 230
Spatium
- pararektale
- - bei Kolpoperineoplastik 147
- rektovaginale
- - bei Kolpoperineoplastik 148
- - Eröffnung bei radikaler Hysterektomie 59
- vesicouterinum
- - Eröffnung bei radikaler Hysterektomie 54
Spencer-Wells-Klemme 161
Spinalanästhesie 349
Spüllösung, niederosmolare 252
Staphylokokken-Kolpitis
- präoperative Therapie 362
Stamey-Nadel 215
Stamey-Pereyra s. Kolposuspension, vaginale
Steinschnittlagerung 374 ff
- flach 376
- steil 375
Streptokokken-Kolpitis
- präoperative Therapie 362
Streßinkontinenz 195
- Operationsverfahren 195
- - Vorbereitung 196
Strömbecksche Umschneidungsfigur 287
Strom, elektrischer
- Koagulationsstrom 381
- Schneidestrom 381
- Resektionsstrom 248
- Verletzung 383, 384

Thermokoagulation s. Endothermie
TNM-Klassifikation 432 ff
- Grundregeln 432

– klinische Klassifikation (TNM) 432ff
– pathologische Klassifikation (pTNM) 432, 434
– zusätzliche Kennzeichen 434f
Tokolyse 359
– bei Cerclage 336
Treitz'sches Band 80
Trichomonaden-Kolpitis
– präoperative Therapie 362
Trigonum femorale 159
Trokar
– für Laparoskopie 232
Tubargravidität 94, 105, 184
– isthmisch-ampulläre 105
– rupturierte
– – Salpingektomie 94
– – Tubenteilresektion 105
Tube 95
– Keilexzision 112ff
– – operative Technik 112
– Mobilisierung bei Salpingektomie 95
– Salpingotomie 110ff
– Teilresektion, Tubargravidität 105
– – operative Technik 105
Tubendurchgängigkeitsprüfung 235
Tubenwinkel
– bei Kürettage 180
Tuboovarialabszeß
– rupturierter 92
Tuohy-Nadel 349

Überwachung, intraoperative 352
Umlagerung, postoperative 466
Umschneidungsfigur
– Portio 116
– – bei Konisation 187
– Vulvektomie 168, 171, 173
Ureter
– Darstellung bei radikaler Hysterektomie 53, 66, 67
– Fistel 69, 131
– Ligatur 131
– Resektion bei radikaler Hysterektomie 67
– Splint 48, 92, 93
– Stauung nach radikaler Hysterektomie 69
– Tunnel 53
Urethro-Kolposuspension, abdominale s. Kolposuspension, abdominale
Urethra
– Resektion, bei Vulvektomie 157
– Verletzung 140
– Verschlußmechanismus 132
Urge-Inkontinenz s. Dranginkontinenz
Uterus bicornis 251
Uterus
– senile Involution 183
Uterus myomatosus
– mediane Spaltung, vaginale Hysterektomie 130
– Morcellierung 130
Uteruschirurgie, transzervikale 246
– Definition 246
– Lagerung 246
– operative Technik 246
– Risiken, aufklärungspflichtige 246
– Vorbereitung 246
Uterusperforation 178, 183
– bei Hysteroskopie 245
– Inzidenz 183
– Spätfolgen 183
– Therapie 183
– Ursachen 183
Uterusseptum
– hysteroskopische Entfernung 251
Uterussonde 243

Vagina s. auch Scheide
– regionäre Lymphknoten 453
Vagina, präoperative Vorbereitung 362
Vaginalkarzinom
– FIGO-Stadien 454
– TNM-Klassifikation 453ff
– Stadiengruppierung, klinische 454
Vena axillaris
– Gefäßvarianten 273
– Verletzung, axilläre Lymphonodektomie 272
Verres-Nadel 222, 225
– modifizierte 226
Vulvakarzinom 155
– Ausbreitung 155, 171
– FIGO-Stadien 450
– Invasionstiefe 155
– operative Therapie s. Vulvektomie 168ff
– Stadiengruppierung, klinische 450
– Strahlentherapie 155
– TNM-Klassifikation 449ff
Vulvektomie 157, 168ff
– Arbeitsunfähigkeit 170
– Anovulvektomie 157
– Antibiotikaprophylaxe 156, 170
– Drainage 166
– Komplikationen 157
– Lagerung 157
– Leistenhernie 170
– Lymphödem 170
– Lymphonodektomie 155
– – inguinale, beidseitige 155ff
– – inguinale, einseitige 155
– – inguinale, en bloc 173ff
– – inguinale, getrennte Schnittführung 171ff
– – pelvine 155, 164ff
– Mobilisierung, postoperative 170
– Nachbehandlung 170
– operative Technik 158ff
– Osteitis pubis 170
– radikale 155ff
– Regionalanästhesie 156
– Risiken, aufklärungspflichtige 156
– Thromboseprophylaxe 156, 170
– Tumorsitz, lateral 155
– Vorbereitung 156

Wachstation 467
Wertheim-Meigs-Operation s. radikale Hysterektomie
Würfelpessar 196
Wundheilung, sekundäre 3

Wundheilungsstörung 25
Wundinfektion 25
Wundrevision 25 ff
y-Symbol 434

Zervikalkanal
– Dilatation 179, 183, 186, 247
Zervix s. Cervix
Ödlerband 195
Z-Stich, Laparoskopie 232
Zweihandknoten 405 ff
Zwischenfall
– Verhaltensweise 370
Zystozele s. Cystocele